Atlas of Oral Pathology
口腔病理アトラス
第3版

監▶**髙木　實** 東京医科歯科大学名誉教授
編▶**高田　隆** 広島大学教授
　　豊澤　悟 大阪大学教授

文光堂

■ 第3版　執筆者一覧

1. 歯牙硬組織の病変
   - 岡田　康男　　日本歯科大学新潟生命歯学部病理学講座教授
   - 髙木　　實　　東京医科歯科大学名誉教授

2. 齲　蝕
   - 川上　敏行　　松本歯科大学総合歯科医学研究所硬組織疾患病態解析学教授
   - 佐藤かおり　　日本歯科大学生命歯学部病理学講座講師

3. 歯髄および根尖歯周組織の病変
   - 澤田　　隆　　埼玉県立大学保健医療福祉学部
   - 田中　昭男　　大阪歯科大学病理学室教授
   - 長塚　　仁　　岡山大学大学院医歯薬学総合研究科口腔病理学分野教授

4. 辺縁性歯周組織の病変
   - 田中　昭男　　大阪歯科大学病理学室教授
   - 前田　初彦　　愛知学院大学歯学部口腔病理学講座教授
   - 宮内　睦美　　広島大学大学院医歯薬保健学研究科口腔顎顔面病理病態学研究室准教授

5. 口腔領域の奇形
   - 髙木　　實　　東京医科歯科大学名誉教授
   - 田沼　順一　　新潟大学大学院医歯学総合研究科口腔病理学分野教授
   - 永山　元彦　　朝日大学歯学部口腔病態医療学講座口腔病理学分野教授

6. 口腔粘膜の感染性疾患
   - 出雲　俊之　　日本歯科大学附属病院歯科放射線科・口腔病理診断科客員教授
   - 小宮山一雄　　日本大学歯学部歯学科病理学講座教授
   - 進藤　正信　　北海道大学大学院歯学研究科口腔病理病態学教室教授

7. 口腔の粘膜皮膚疾患
   - 宇都宮忠彦　　日本大学松戸歯学部口腔病理学講座准教授
   - 小宮山一雄　　日本大学歯学部歯学科病理学講座教授
   - 朔　　　敬　　新潟大学名誉教授・大阪歯科大学客員教授
   - 程　　　珺　　新潟大学大学院医歯学総合研究科口腔病理学分野准教授
   - 丸山　　智　　新潟大学医歯学総合病院病理部歯科病理検査室講師

8. 顎骨および顎関節の病変
   - 菊池建太郎　　明海大学歯学部病態診断治療学講座病理学分野准教授
   - 佐藤　　淳　　大阪大学大学院歯学研究科口腔病理学教室
   - 髙木　　實　　東京医科歯科大学名誉教授
   - 山口　　朗　　東京医科歯科大学名誉教授・東京歯科大学口腔科学研究センター客員教授

9. 嚢　胞
   - 安彦　善裕　　北海道医療大学歯学部生体機能・病態学系臨床口腔病理学分野教授
   - 伊東　博司　　奥羽大学大学院歯学研究科口腔病態学領域口腔病理学教授
   - 大野　　純　　福岡歯科大学再生医学研究センター教授
   - 菊池建太郎　　明海大学歯学部病態診断治療学講座病理学分野准教授
   - 草間　　薫　　明海大学歯学部病態診断治療学講座病理学分野教授
   - 坂下　英明　　明海大学歯学部病態診断治療学講座口腔顔面外科学Ⅱ分野教授
   - 澤田　　隆　　埼玉県立大学保健医療福祉学部

仙波伊知郎　鹿児島大学大学院医歯学総合研究科口腔病理解析学分野教授
　　槻木　恵一　神奈川歯科大学大学院歯学研究科環境病理学・口腔病理診断学分野教授

10. **歯原性腫瘍**
　　池田　通　　東京医科歯科大学大学院医歯学総合研究科口腔病理学分野教授
　　井上　孝　　東京歯科大学大学院歯学研究科臨床検査病理学講座主任教授
　　熊本　裕行　東北大学大学院歯学研究科口腔病態外科学講座口腔病理学分野教授
　　髙木　實　　東京医科歯科大学名誉教授
　　武田　泰典　岩手医科大学歯学部口腔顎顔面再建学講座臨床病理学分野教授
　　槻木　恵一　神奈川歯科大学大学院歯学研究科環境病理学・口腔病理診断学分野教授
　　豊澤　悟　　大阪大学大学院歯学研究科口腔病理学教室教授
　　長塚　仁　　岡山大学大学院医歯薬学総合研究科口腔病理学分野教授
　　三上　俊成　岩手医科大学歯学部病理学講座病態解析学分野准教授
　　森田　章介　大阪歯科大学口腔外科学第一講座教授

11. **口腔粘膜上皮の腫瘍および腫瘍状病変**
　　柴原　孝彦　東京歯科大学千葉病院口腔外科部長
　　仙波伊知郎　鹿児島大学大学院医歯学総合研究科口腔病理解析学分野教授
　　長谷川博雅　松本歯科大学歯学部歯学科口腔病理学講座教授
　　美島　健二　昭和大学歯学部口腔病態診断科学講座口腔病理学部門教授

12. **口腔軟組織・顎骨の腫瘍および腫瘍状病変**
　　池田　通　　東京医科歯科大学大学院医歯学総合研究科口腔病理学分野教授
　　佐々木　朗　岡山大学大学院医歯薬学総合研究科口腔顎顔面外科学分野教授
　　豊澤　悟　　大阪大学大学院歯学研究科口腔病理学教室教授
　　長塚　仁　　岡山大学大学院医歯薬学総合研究科口腔病理学分野教授
　　長谷川博雅　松本歯科大学歯学部歯学科口腔病理学講座教授

13. **唾液腺の非腫瘍性の病変**
　　安彦　善裕　北海道医療大学歯学部生体機能・病態学系臨床口腔病理学分野教授
　　石丸　直澄　徳島大学大学院医歯薬学研究部口腔分子病態学分野教授
　　斎藤　一郎　鶴見大学歯学部病理学講座教授
　　槻木　恵一　神奈川歯科大学大学院歯学研究科環境病理学・口腔病理診断学分野教授
　　美島　健二　昭和大学歯学部口腔病態診断科学講座口腔病理学部門教授

14. **唾液腺腫瘍**
　　小川　郁子　広島大学病院口腔検査センター診療准教授
　　久山　佳代　日本大学松戸歯学部口腔病理学講座教授
　　高田　隆　　広島大学大学院医歯薬保健学研究科口腔顎顔面病理病態学研究室教授
　　森田　章介　大阪歯科大学口腔外科学第一講座教授

15. **全身疾患に伴う口腔病変**
　　北川　善政　北海道大学大学院歯学研究院口腔診断内科学教室教授
　　黒嶋　雄志　北海道大学大学院歯学研究院口腔診断内科学教室
　　進藤　正信　北海道大学大学院歯学研究院口腔病理病態学教室教授
　　田中　陽一　東京歯科大学市川総合病院臨床検査科病理客員教授
　　槻木　恵一　神奈川歯科大学大学院歯学研究科環境病理学・口腔病理診断学分野教授
　　橋本　和彦　東京歯科大学市川総合病院臨床検査科病理講師

（章内は五十音順）

● 第1版　執筆者一覧（章内は五十音順．所属表記は第1版発刊当時）

1. **歯牙硬組織の病変**
   - 菅原　信一　鶴見大学教授
   - 髙木　　實　東京医科歯科大学教授
   - 柳澤　孝彰　東京歯科大学教授
2. **齲　蝕**
   - 青葉　孝昭　日本歯科大学教授
   - 枝　　重夫　松本歯科大学教授
   - 見明　康雄　東京歯科大学助教授
3. **歯髄および根尖歯周組織の病変**
   - 内海　順夫　明海大学教授
   - 澤田　　隆　東京歯科大学助教授
   - 立川　哲彦　昭和大学教授
   - 吉木　周作　昭和大学名誉教授
4. **辺縁歯周組織の病変**
   - 雨宮　　璋　北海道大学名誉教授
   - 亀山洋一郎　愛知学院大学教授
   - 田中　昭男　大阪歯科大学教授
5. **口腔領域の奇形**
   - 大家　　清　東北大学教授
   - 片桐　正隆　日本歯科大学新潟教授
   - 髙木　　實　東京医科歯科大学教授
   - 竹内　　宏　朝日大学教授
6. **口腔粘膜の感染性疾患**
   - 岡田　憲彦　東京医科歯科大学助教授
   - 鈴木　　誠　新潟大学講師
   - 茂呂　　周　日本大学教授
7. **口腔の粘膜皮膚疾患**
   - 石田　　武　大阪大学助教授
   - 朔　　　敬　新潟大学教授
   - 山本　浩嗣　日本大学松戸教授
8. **顎骨および顎関節の病変**
   - 小川　裕三　大阪大学助教授
   - 田島　義文　明海大学助教授
   - 山口　　朗　昭和大学助教授
9. **嚢　胞**
   - 片桐　正隆　日本歯科大学新潟教授
   - 北村　勝也　福岡歯科大学教授
   - 福嶋　祥紘　明倫短期大学教授
   - 福山　　宏　九州歯科大学教授
10. **歯原性腫瘍**
    - 伊集院直邦　大阪大学教授
    - 下野　正基　東京歯科大学教授
    - 渡邉　是久　神奈川歯科大学教授
11. **非歯原性腫瘍**
    - 岡邉　治男　長崎大学教授
    - 佐藤　方信　岩手医科大学教授
    - 立川　哲彦　昭和大学教授
12. **唾液腺の非腫瘍性病変**
    - 賀来　　亨　北海道医療大学教授
    - 高田　　隆　広島大学助教授
    - 林　　良夫　徳島大学教授
13. **唾液腺腫瘍**
    - 大家　　清　東北大学教授
    - 小川　郁子　広島大学講師
    - 竹内　　宏　朝日大学教授
    - 二階　宏昌　広島大学教授
14. **全身性疾患に伴う口腔病変**
    - 向後　隆男　北海道大学教授
    - 坂井　英隆　九州大学教授

● 第2版　執筆者一覧（章内は五十音順．所属表記は第2版発刊当時）

1. **歯牙硬組織の病変**
   - 片桐　正隆　日本歯科大学新潟生命歯学部教授
   - 髙木　　實　東京医科歯科大学名誉教授
   - 柳澤　孝彰　東京歯科大学教授
2. **齲　蝕**
   - 青葉　孝昭　日本歯科大学教授
   - 川上　敏行　松本歯科大学教授
   - 見明　康雄　東京歯科大学助教授
3. **歯髄および根尖歯周組織の病変**
   - 澤田　　隆　東京歯科大学助教授
   - 谷口　邦久　福岡歯科大学教授
   - 長塚　　仁　岡山大学助教授
4. **辺縁歯周組織の病変**
   - 亀山洋一郎　愛知学院大学教授
   - 田中　昭男　大阪歯科大学教授
   - 宮内　睦美　広島大学助教授
5. **口腔領域の奇形**
   - 大家　　清　東北大学教授
   - 髙木　　實　東京医科歯科大学名誉教授
   - 竹内　　宏　朝日大学教授
6. **口腔粘膜の感染性疾患**
   - 岡田　憲彦　東京医科歯科大学助教授
   - 鈴木　　誠　新潟大学講師
   - 茂呂　　周　日本大学教授
7. **口腔の粘膜皮膚疾患**
   - 石田　　武　前大阪大学歯学部附属病院検査部長
   - 朔　　　敬　新潟大学教授
   - 山本　浩嗣　日本大学松戸教授
8. **顎骨および顎関節の病変**
   - 小川　裕三　大阪大学助教授
   - 髙木　　實　東京医科歯科大学名誉教授
   - 田島　義文　明海大学助教授
   - 山口　　朗　東京医科歯科大学教授
9. **嚢　胞**
   - 草間　　薫　明海大学教授
   - 仙波伊知郎　鹿児島大学教授
   - 福山　　宏　九州歯科大学教授
   - 山崎　　章　奥羽大学教授
10. **歯原性腫瘍**
    - 伊集院直邦　大阪大学名誉教授
    - 坂井　英隆　九州大学教授
    - 下野　正基　東京歯科大学教授
    - 髙木　　實　東京医科歯科大学名誉教授
    - 槻木　恵一　神奈川歯科大学助教授
    - 村松　　敬　東京歯科大学講師
    - 山崎　　章　奥羽大学教授
11. **口腔粘膜上皮の腫瘍および腫瘍状病変**
    - 佐藤　方信　岩手医科大学教授
    - 立川　哲彦　昭和大学教授
    - 長谷川博雅　松本歯科大学教授
12. **口腔軟組織・顎骨の腫瘍および腫瘍状病変**
    - 佐藤　方信　岩手医科大学教授
    - 立川　哲彦　昭和大学教授
    - 長谷川博雅　松本歯科大学教授
13. **唾液腺の非腫瘍性病変**
    - 賀来　　亨　北海道医療大学教授
    - 斎藤　一郎　鶴見大学教授
    - 林　　良夫　徳島大学教授
14. **唾液腺腫瘍**
    - 小川　郁子　広島大学講師
    - 久山　佳代　日本大学松戸講師
    - 高田　　隆　広島大学教授
15. **全身性疾患に伴う口腔病変**
    - 向後　隆男　北海道大学名誉教授・特命教授
    - 田中　陽一　東京歯科大学助教授
    - 槻木　恵一　神奈川歯科大学助教授
    - 渡邉　是久　神奈川歯科大学教授

第3版　序

　第2版の上梓から12年が経ちました．この間，疾患概念や免疫組織学的手法の発展で，病理組織像の解釈も進みました．また，口腔病理医の世代変わりもありました．

　そこで今回，改訂して第3版を出版することになりました．いくつかの章には，口腔外科の先生方に臨床的事項のご執筆をして頂きました．

　本書に記載した疾患数は270です．前版までの写真は，〈写真の中の写真〉といえる精選したものでした．第2版のもので良好なものは残しましたが，著者の変更に伴って記述は新しくなりました．人に人格があるように，本にも品格があります．本書は本の品格の追及を旨としました．本書執筆の口腔病理関連者は，全国の大学歯学部，歯科大学からの総勢48名で，これら研究者の連携により，本書が日本の口腔疾患の組織診断の基準の一つとなると考えます．

――学生諸君へ――

　本書はもともと学生さんの口腔病理実習の参考書として著作されました．組織像の細部だけではなく，実習・講義を通して口腔病変のそれぞれがどんな疾患であるかという疾患概念の把握を本書から学んで頂きたいと思います．

――研修医の先生方へ――

　口腔疾患にはいろいろあります．それがどんな疾患の病態であるかということを臨床経験と併せて本書から学んで欲しいと思います．

――口腔外科の先生方へ――

　本書には日々の臨床実地で経験される疾患はほとんど網羅されています．疾患の口腔病理的背景を理解するとともに，口腔病理の生検像の理解を向上させて頂きたいと思います．

――一般病理医の先生方へ――

　日頃の病理組織診断のための座右の書の一つにして頂きたいと思います．

　本書が，口腔病理学を通して，歯科医学，臨床歯科医学の向上に寄与できることを祈念いたします．終わりに，編集に多大な労を願った文光堂の佐藤真二様に感謝いたします．

平成30年1月　　　　　　　　　　　　　　　　　　　　　　　　　　　　髙木　實

第2版　序

　本書の初版が刊行されてから7年が過ぎ，この間幸いにも多くの人々に利用され，今回，第2版を出版することになった．編集者として山本浩嗣，坂井英隆，高田隆の各先生に加わっていただき，小生は監修者となった．

　本書の基本的理念は変わっていない．歯学を学ぶ学生を主な対象とするが，研修医や口腔外科医，また一般病理医にも利用されることを期待する．全国の歯学部，歯科大学の口腔病理の教育・研究に携わる先生方の連携を高めることも目的の1つであるので，今回も多くの執筆者に執筆をお願いし，総勢44名となった．平成16年3月に執筆者を決定した時点で，退官・退職されていた初版執筆者の先生方には，新しい先生方に交替していただいた．

　初版の11章「非歯原性腫瘍」は，「口腔粘膜上皮の腫瘍および腫瘍状病変」と「口腔軟組織・顎骨の腫瘍および腫瘍状病変」に二分した．またこれらの章と，「歯原性腫瘍」と「唾液腺腫瘍」の章の分類は基本的にWHOの組織分類（2005年）に準拠した．

　初版に掲載した写真は，"写真の中の写真"と言えるような良質なものであったが，今回2割ほどの写真を入れ替えてさらに完全を期した．第2版も多くの人々に利用・活用され，口腔病理の発展の一助となれば幸甚と思う．

　終わりに，編集に多大な労を願った文光堂の浅井宏祐社長，嵩恭子様に感謝します．

平成18年3月

髙木　實

序

　わが国における口腔病理学の発達の歴史はそれほど長いとは言い難いが，近年大きな発展をなしている．日本口腔病理学会が設立されたり，日本病理学会認定口腔病理医制度の発足もその現れの一つである．病理学は最近，分子病理学の分野の展開がめざましいが，疾患の理解や病態像の把握に組織病理の必要性は依然高いものであり，また歯科臨床における病理検査の必要性は今後さらに高まると期待される．そこで本書は全国の歯学部，歯科大学の口腔病理の先生方の連携を強めることも目的の一つとして編纂された，基本的には組織病理の教科書である．

　本書は多くの著者によって執筆されているが，やや特殊な編集方針がとられた．一つは章毎の執筆者全員に章の疾患全体の写真を提供願ってプールし，章毎に編集会議を開いて，プールの中から最も良い写真を選んだ．従って掲載された写真はある意味では"写真の中の写真"と言える．もう一つは稀な疾患については，多くの症例で主に論文から借用させて頂いた．御快諾頂いた先生方に改めて感謝するとともに，巻末に名前を挙げさせて頂きました．全体を通覧すると当初意図したようにはならなかった点もあるが，読者のご批判も頂戴しながら改めていきたい．

　このようななわがままな編集に多大な協力を願った文光堂の浅井宏祐社長，嵩　恭子様，青島由佳様，小室智子様には心から有難く思っております．また白木頌子様はじめ教室の方々の協力にも感謝します．

平成十年二月

髙木　實

目　次

1　歯牙硬組織の病変　　1

- 歯の数の異常 …………………… 5
- 歯の大きさの異常 ……………… 6
- 歯の形の異常 …………………… 7
- 癒着歯と癒(融)合歯 …………… 8
- 歯内歯 …………………………… 9
- エナメル滴 ……………………… 10
- 乳歯の早期萌出(先天歯) ……… 11
- 歯の変位(位置の異常) ………… 12
- エナメル質形成不全症 ………… 13
- 象牙質形成不全症 ……………… 14
- 表皮水疱症 ……………………… 15
- 低ホスファターゼ症 …………… 16
- 低リン血症性ビタミンD抵抗性くる病 … 17
- ムコ脂質症・ムコ多糖症 ……… 18
- 限局性歯牙異形成症 …………… 19
- 外傷による歯の形成障害 ……… 20
- Turner歯 ………………………… 21
- 周産期障害による歯の異常 …… 22
- 歯のフッ素症 …………………… 23
- 全身疾患による歯の形成障害 … 25
- エナメル斑 ……………………… 26
- 歯の咬耗(症) …………………… 27
- 歯の摩耗(症) …………………… 28
- 職業性歯科疾患 ………………… 29
- 歯の着色 ………………………… 30
- 歯の吸収 ………………………… 31

2　齲蝕　　33

- 齲蝕円錐 ………………………… 37
- 咬合面齲蝕(1) …………………… 38
- 咬合面齲蝕(2) …………………… 39
- 咬合面齲蝕(3) …………………… 40
- 隣接面齲蝕(1) …………………… 41
- 隣接面齲蝕(2) …………………… 42
- エナメル質齲蝕 ………………… 43
- 象牙質齲蝕(1) …………………… 44
- 象牙質齲蝕(2) …………………… 45
- 象牙質齲蝕(透過型電子顕微鏡像) … 46
- 歯頸部齲蝕(1) …………………… 47
- 歯頸部齲蝕(2) …………………… 48
- 歯頸部齲蝕(3) …………………… 49
- セメント質齲蝕 ………………… 50
- 二次齲蝕 ………………………… 51
- 乳歯齲蝕 ………………………… 52

3　歯髄および根尖歯周組織の病変　　53

歯髄の退行性病変 ……………………… 56	セメント（質）粒 ………………………… 65
第二および第三象牙質 …………………… 57	慢性化膿性根尖性歯周炎 ………………… 66
象牙（質）粒 ……………………………… 58	歯根肉芽腫（1） …………………………… 67
急性漿液性（単純性）歯髄炎 …………… 59	歯根肉芽腫（2） …………………………… 68
急性化膿性歯髄炎 ………………………… 60	齲蝕および窩洞形成に伴う歯髄変化 …… 69
慢性潰瘍性歯髄炎 ………………………… 61	断髄と覆髄（罩）による歯髄変化 ……… 70
慢性増殖性歯髄炎 ………………………… 62	根管充填後の根尖病巣 …………………… 71
セメント質増生（セメント質増殖症） … 63	根管治療に伴う歯周組織の病変 ………… 72
セメント質吸収 …………………………… 64	

4　辺縁性歯周組織の病変　　73

歯肉炎 ……………………………………… 75	侵襲性歯周炎（若年性歯周炎） ………… 82
薬物による歯肉増殖 ……………………… 76	Papillon-Lefèvre症候群 …………………… 83
歯肉線維腫症 ……………………………… 77	壊死性潰瘍性歯肉炎 ……………………… 84
慢性剝離性歯肉炎（粘膜皮膚病変） …… 78	咬合性外傷 ………………………………… 85
慢性歯周炎（1）歯間乳頭部・歯周ポケット … 79	矯正移動に伴う歯周組織の変化 ………… 86
慢性歯周炎（2）プラーク・歯石 ………… 80	抜歯創の治癒 ……………………………… 87
慢性歯周炎（3）骨吸収 …………………… 81	

5　口腔領域の奇形　　89

舌の発育異常 ……………………………… 91	Apert症候群 ……………………………… 100
Down症候群 ……………………………… 92	Treacher Collins症候群 ………………… 101
5p-症候群・4p-症候群 …………………… 93	Ellis-van Creveld症候群 ………………… 102
唇顎口蓋裂 ………………………………… 94	Marfan症候群 …………………………… 103
奇形の組織 ………………………………… 95	Cornelia de Lange症候群 ……………… 104
第一第二鰓弓症候群 ……………………… 96	全前脳胞症 ………………………………… 105
外胚葉形成異常症 ………………………… 97	Fordyce斑 ………………………………… 106
Gardner症候群 …………………………… 98	口唇瘻，舌扁桃 …………………………… 107
口腔・顔面・指趾症候群 ………………… 99	Melkersson-Rosenthal症候群 …………… 108

6　口腔粘膜の感染性疾患　109

- 結核性口内炎 ……………………… 111
- 結核性リンパ節炎 ………………… 112
- 梅　毒 ……………………………… 113
- 壊死性潰瘍性歯肉口内炎 ………… 114
- 放線菌症 …………………………… 115
- カンジダ症(1) ……………………… 116
- カンジダ症(2) ……………………… 117
- アスペルギルス症 ………………… 118
- ムコール症(接合菌症) …………… 119
- 単純ヘルペス ……………………… 120
- 帯状疱疹 …………………………… 121
- ヘルパンギーナ・手足口病 ……… 122
- 伝染性単核症 ……………………… 123
- AIDS ………………………………… 124
- ネコひっかき病 …………………… 125
- トキソプラズマ症 ………………… 126

7　口腔の粘膜皮膚疾患　127

- 地図状舌，黒毛舌 ………………… 131
- Plummer-Vinson症候群，Möller-Hunter舌炎 …………… 132
- 白色海綿状母斑 …………………… 133
- アフタ性口内炎 …………………… 134
- 口唇炎 ……………………………… 135
- 肉芽腫性口唇炎 …………………… 136
- 扁平苔癬 …………………………… 137
- 多形(滲出性)紅斑 ………………… 139
- 天疱瘡 ……………………………… 140
- 類天疱瘡 …………………………… 141
- 色素沈着 …………………………… 142
- 母斑細胞母斑 ……………………… 143
- 白板症 ……………………………… 144
- 紅板症 ……………………………… 146
- Behçet病 …………………………… 147

8　顎骨および顎関節の病変　149

- 鎖骨頭蓋異形成症 ………………… 151
- 大理石骨病 ………………………… 152
- 骨形成不全症 ……………………… 153
- pycnodysostosis …………………… 154
- Crouzon症候群 …………………… 155
- 軟骨無形成症 ……………………… 156
- 進行性顔面半側萎縮症 …………… 157
- 線維性骨異形成症 ………………… 158
- McCune-Albright症候群 ………… 159
- Paget骨病 ………………………… 160
- 副甲状腺機能亢進症 ……………… 161
- 先端巨大症 ………………………… 162
- 静止性骨空洞 ……………………… 163
- 急性顎骨骨髄炎 …………………… 164
- Garré骨髄炎 ……………………… 165
- 慢性巣状硬化性骨髄炎 …………… 166
- 慢性びまん性硬化性骨髄炎 ……… 167
- 放射線性骨壊死・骨髄炎 ………… 168
- 薬剤関連顎骨壊死 ………………… 169
- Langerhans細胞組織球症 ………… 170
- 変形性関節症 ……………………… 171
- 顎関節強直症 ……………………… 172
- 関節リウマチ ……………………… 173

9 嚢胞 　175

- 臨床的事項 ･･････････････････････ 178
- 含歯性嚢胞 ･･････････････････････ 181
- 歯原性角化嚢胞(1) ･･････････････ 182
- 歯原性角化嚢胞(2) ･･････････････ 183
- 正角化性歯原性嚢胞 ･･････････････ 184
- 石灰化歯原性嚢胞 ････････････････ 185
- 側方性歯周嚢胞 ･･････････････････ 186
- 腺性歯原性嚢胞 ･･････････････････ 187
- 鼻口蓋管嚢胞 ････････････････････ 188
- 歯根嚢胞 ････････････････････････ 189
- 残存(留)嚢胞 ････････････････････ 191
- 炎症性傍側嚢胞 ･･････････････････ 192
- 術後性上顎嚢胞 ･･････････････････ 193
- 動脈瘤様骨嚢胞 ･･････････････････ 194
- 単純性骨嚢胞 ････････････････････ 195
- 萌出嚢胞 ････････････････････････ 196
- 歯肉嚢胞 ････････････････････････ 197
- 鼻唇(歯槽)嚢胞 ･･････････････････ 198
- 類皮嚢胞・類表皮嚢胞 ････････････ 199
- 鰓嚢胞(リンパ上皮性嚢胞) ･･･････ 200
- 甲状舌管嚢胞 ････････････････････ 201
- 粘液嚢胞(粘液瘤) ････････････････ 202
- 唾液腺導管嚢胞 ･･････････････････ 203
- 上顎洞粘液嚢胞 ･･････････････････ 204

10 歯原性腫瘍 　205

- 臨床的事項 ･･････････････････････ 207
- エナメル上皮癌 ･･････････････････ 210
- 原発性骨内癌 NOS ･･････････････ 211
- 歯原性嚢胞に由来する
  　原発性骨内癌 NOS ････････････ 212
- 明細胞性歯原性癌 ････････････････ 213
- 歯原性肉腫(1) エナメル上皮線維肉腫 ･･･ 214
- 歯原性肉腫(2) エナメル上皮線維歯牙
  　肉腫 ････････････････････････ 215
- エナメル上皮腫(1) 濾胞型 ････････ 216
- エナメル上皮腫(2) 叢状型 ････････ 217
- エナメル上皮腫(3) 歯牙エナメル上皮種,
  　転移性エナメル上皮腫 ････････ 218
- エナメル上皮腫(4) 単嚢胞型 ･･････ 219
- エナメル上皮腫(5) 骨外型/周辺型 ････ 220
- 扁平歯原性腫瘍 ･･････････････････ 221
- 石灰化上皮性歯原性腫瘍 ･･････････ 222
- 腺腫様歯原性腫瘍 ････････････････ 223
- エナメル上皮線維腫 ･･････････････ 224
- エナメル上皮線維歯牙腫 ･･････････ 225
- 歯牙腫(複雑型) ･･････････････････ 226
- 歯牙腫(集合型) ･･････････････････ 227
- 象牙質形成性幻影細胞腫 ･･････････ 228
- 歯原性線維腫・歯原性粘液腫 ･･････ 229
- セメント芽細胞腫 ････････････････ 230
- セメント質骨形成線維腫 ･･････････ 231
- 根尖性/限局性セメント質骨性異形成症 ･･ 232
- 開花性セメント質骨性異形成症 ････ 233

11　口腔粘膜上皮の腫瘍および腫瘍状病変　235

臨床的事項・・・・・・・・・・・・・・・237
乳頭腫・・・・・・・・・・・・・・・・・240
上皮性異形成症・上皮内癌・・・・・・・・242
扁平上皮癌・・・・・・・・・・・・・・・243
未分化癌・・・・・・・・・・・・・・・・245
疣贅状扁平上皮癌・・・・・・・・・・・・246
紡錘細胞扁平上皮癌・・・・・・・・・・・247

12　口腔軟組織・顎骨の腫瘍および腫瘍様病変　249

臨床的事項・・・・・・・・・・・・・・・251
エプーリス・・・・・・・・・・・・・・・253
線維腫（刺激によるもの）・・・・・・・・255
膿原性肉芽腫・・・・・・・・・・・・・・256
多発血管炎性肉芽腫症
　　（Wegener肉芽腫症）・・・・・・・・257
結節性筋膜炎・・・・・・・・・・・・・・258
デスモイド型線維腫症
　　（乳児線維腫症を含む）・・・・・・・259
成人型線維肉腫・脂肪肉腫・・・・・・・・260
疣贅性黄色腫・・・・・・・・・・・・・・261
未分化多形肉腫（悪性線維性組織球腫）・・262
リンパ管腫・・・・・・・・・・・・・・・263
血管腫・・・・・・・・・・・・・・・・・264
血管肉腫・悪性末梢神経鞘腫瘍・・・・・・266
脂肪腫・・・・・・・・・・・・・・・・・267
外傷性神経腫・・・・・・・・・・・・・・268
顆粒細胞腫・・・・・・・・・・・・・・・269
神経鞘腫・・・・・・・・・・・・・・・・270
神経線維腫・・・・・・・・・・・・・・・271
神経線維腫症Ⅰ型
　　（von Recklinghausen病）・・・・・・272
横紋筋肉腫・・・・・・・・・・・・・・・273
母斑細胞母斑・・・・・・・・・・・・・・274
悪性黒色腫・・・・・・・・・・・・・・・275
悪性リンパ腫（1）・・・・・・・・・・・・276
悪性リンパ腫（2）・・・・・・・・・・・・277
悪性リンパ腫（3）・・・・・・・・・・・・278
悪性リンパ腫（4）・・・・・・・・・・・・279
外骨症・・・・・・・・・・・・・・・・・280
骨　腫・・・・・・・・・・・・・・・・・281
骨芽細胞腫・・・・・・・・・・・・・・・282
骨肉腫・・・・・・・・・・・・・・・・・283
滑膜軟骨腫症・・・・・・・・・・・・・・284
軟骨肉腫・・・・・・・・・・・・・・・・285
類腱線維腫・・・・・・・・・・・・・・・286
中心性巨細胞肉芽腫・骨巨細胞腫・・・・・287
ケルビズム・・・・・・・・・・・・・・・288
乳児のメラニン（黒色）性神経外胚葉性
　　腫瘍・・・・・・・・・・・・・・・・289

13　唾液腺の非腫瘍性の病変　291

加齢性変化，化生，異所性唾液腺・・・・・293
リンパ上皮性嚢胞・・・・・・・・・・・・294
壊死性唾液腺化生（症）・・・・・・・・・295
唾石症・・・・・・・・・・・・・・・・・296
唾液腺炎・・・・・・・・・・・・・・・・297
慢性硬化性唾液腺炎・・・・・・・・・・・298
放射線障害・・・・・・・・・・・・・・・299
巨細胞封入体症・・・・・・・・・・・・・300
Sjögren症候群・・・・・・・・・・・・・301
良性リンパ上皮性疾患・・・・・・・・・・303

14 唾液腺腫瘍　305

- 臨床的事項　309
- 腺房細胞癌　311
- 分泌癌　312
- 粘表皮癌　313
- 腺様嚢胞癌　314
- 多型腺癌　316
- 上皮筋上皮癌　317
- 基底細胞腺癌　318
- 脂腺腺癌，オンコサイト癌，導管内癌　319
- 唾液腺導管癌　320
- 腺癌 NOS　321
- 筋上皮癌　322
- 多形腺腫由来癌　232
- 扁平上皮癌，低分化癌，リンパ上皮癌　324
- 多形腺腫　325
- 筋上皮腫　327
- 基底細胞腺腫，細管状腺腫　328
- Warthin腫瘍　329
- 導管乳頭腫，乳頭状唾液腺腺腫，嚢胞腺腫　330
- 穿刺吸引細胞診　331

15 全身疾患に伴う口腔病変　333

- 臨床的事項　335
- 貧血　338
- 顆粒球減少症　339
- 血小板異常による出血性素因　340
- 骨髄性白血病　341
- リンパ性白血病　342
- 形質細胞性骨髄腫・髄外性形質細胞腫　343
- 自己免疫疾患　344
- 臓器移植に伴う口腔病変　345
- サルコイドーシス　346
- Crohn病　347
- 開口部周囲性形質細胞症　348
- 軟部好酸球肉芽腫　349
- Langerhans細胞組織球症　350
- 糖尿病　351
- アミロイドーシス　352
- Peutz-Jeghers症候群　353
- 筋肉の病変　354
- 口腔転移腫瘍　355
- 化学物質による傷害　356
- 偽痛風　357
- Addison病　358

写真提供者一覧　359

索引　369

1 歯牙硬組織の病変

　ヒトの歯は発育・発達に伴い，乳歯列から永久歯列に交換する二生歯性である．乳歯列は上下左右5本ずつの合計20本の歯からなり，表1-1に示すように生後6〜8ヵ月頃の下顎乳中切歯の萌出に始まり，2歳6ヵ月頃までに上顎第二乳臼歯が萌出して乳歯列が完成する．その後，6歳頃の下顎中切歯の萌出と乳中切歯の脱落により交換を開始し，緩やかに永久歯列弓（上下左右8本ずつの合計32本の歯からなる）に移行する．歯は萌出位置により形態が異なり，異形歯性といわれる．切歯，犬歯および小臼歯は乳歯に代わって萌出することから代生歯ないし後継歯と呼ばれる．大臼歯は先行乳歯がないため加生歯といわれる．後継永久歯の先天性欠如などの場合を除き，乳歯は後継永久歯に交代するため存在期間に限度がある．一方，永久歯は長期にわたり物理的・機械的因子，化学的因子に曝露され，また，口腔内環境で齲蝕活動性微生物の関与を伴って齲蝕，根尖性ないし辺縁性歯周疾患に罹患することがあるが，保存的治療や補綴治療を受けて，その機能を果たしていく．

　歯の発生は胎生6〜7週頃に口腔粘膜上皮の肥厚に始まり，肥厚部は間葉組織に向かって嵌入し馬蹄形の上皮性葉板が形成され，これを歯堤という．歯堤はさらに増殖し，上下顎に10個ずつ歯蕾を形成する（蕾状期）．歯蕾に由来する上皮をエナメル器と呼び，その周囲に神経堤由来の外胚葉性間葉細胞が球状に密集したものを歯乳頭といい，さらにその周囲の間葉組織を歯小囊と呼び，これら3要素からなる歯胚を形成する．エナメル器からエナメル質が，歯乳頭から歯髄と象牙質が，歯小囊から歯根膜とセメント質が形成される．エナメル器は分裂と増殖を繰り返し（増殖期），その後，形態と構造を発達させ（組織分化期），さらに，それぞれの歯に相応する大きさと輪郭を有するようになる（形態分化期）．すなわち，エナメル器の成長に従い，内・外エナメル上皮，星状網，中間層が形成される．歯乳頭の最表層の細胞は前象牙芽細胞，さらに象牙芽細胞になり，内エナメル上皮から高円柱状の前エナメル芽細胞，さらにエナメル芽細胞になり，それぞれ象牙質の基質と少し遅れてエナメル質の基質を形成する．それに引き続き石灰化が起き，歯冠が完成する．歯根の形成は歯冠完成後に進む．Hertwig上皮鞘（エナメル器から星状網と中間層が欠落した内・外エナメル上皮の鞘状構造組織）が根尖方向に成長し，象牙芽細胞の分化を促し，歯根象牙質が形成される．Hertwig上皮鞘の分断後に歯小囊細胞が象牙質表面に移動し，セメント芽細胞に分化しセメント質が形成される．歯小囊細胞は骨芽細胞と線維芽細胞に分化し，歯槽骨と歯根膜の形成を開始する．歯の萌出は歯根の形成と歯根膜の形成・発育による萌出力が関与する．歯根の完成には歯が萌出後1〜数年の期間を要する（表1-1）．

　歯は胎生期から出生後の長い期間をかけて形成され萌出するが，生涯にわたって多くの有害因子の作用を受ける．そのため様々な障害を生じ，異常をきたす．本章ではそれらの異常について解説する．

1. 歯の発育異常

　歯は歯原性上皮と神経堤由来の外胚葉性間葉の相互誘導のもと，口腔粘膜上皮の肥厚に始まる開始期，蕾状期，帽状期，鐘状期を経て象牙質，次いでエナメル質で基質形成と石灰化が起きる．その後，歯冠完成，萌出開始，歯根完成に至り，歯列を構成する．この間，様々な有害因子が作用し，歯の形成，発育が障害され，種々の異常を生じるが，その内容と程度は有害因子が作用した時期と程度により異なる（表1-2）．すなわち，異常の原因となるイベントが生じ，有害因子が作用した時期や程度が歯に記録されることを意味している．

　歯の発育異常には，歯数，大きさ，形，構造，萌出時期，萌出位置，咬合および歯列弓の異常がある．歯数の異常には，歯の先天性欠如（無歯症）と過剰歯がある．乳歯の先天性欠如では後継永久歯にも先天性欠如を生じやすい．また，永久歯では外胚葉異形成症で

表1-1 ヒトの歯の発育

(乳歯)

歯種	歯胚形成	石灰化開始	出生時の歯冠形成量	歯冠完成	萌出	歯根完成	根吸収開始	脱落
A	胎生7週	胎生4～4½月	5/6 3/5	1½～2½月	7½月 6月	1½年	4年	6～7年
B	胎生7週	胎生4½月	2/3 3/5	2½～3月	9月 7月	1½～2年	5年	7～8年
C	胎生7½週	胎生5月	1/3	9月	18月 16½月	3¼年	7年	9～12年
D	胎生8週	胎生5月	咬頭融合	5½～6月	14月 12月	2½年	8年	9～11年
E	胎生10週	胎生6月	咬頭頂孤立	10～11	24月 20月	3年	8年	10～12年

(永久歯)

歯種	歯胚形成	石灰化開始	出生時の歯冠形成量	歯冠完成	萌出	歯根完成
1	胎生5～5¼月	3～4月	0	4～5年	7～8年 6～7年	9～10年
2	胎生5～5½月	10～12月 3～4月	0	4～5年	8～9年 7～8年	10～11年
3	胎生5½～6月	4～5月	0	6～7年	11～12年 9～10年	12～15年
4	出生時	1½～2年	0	5～6年	10～11年 10～12年	12～13年
5	7½～8月	2～2½年	0	6～7年	10～12年 11～12年	12～14年
6	胎生3½～4月	出生時	痕跡	2½～3年	6～7年 6～7年	9～10年
7	8½～9月	2½～3年	0	7～8年	12～13年 11～13年	14～16年
8	3½～4年	7～10年	0	12～16年	17～21年	18～25年

(文献1)より引用)

先天性欠如をみる．大きさの異常には，矮小歯と巨大歯の他に，痕跡歯，円錐歯があり，下垂体機能低下，Down症候群，外胚葉異形成症，先天梅毒や歯槽裂の患者でみられる．形の異常には，癒着歯，癒合歯，双生歯，嵌入歯（歯内歯），エナメル滴，結節，異常髄室角，歯根における長さの異常，彎曲，離開，軸合，癒合，数の異常，根管における分岐，側枝，網状形態などがある．構造の異常は形成不全によるもので，外傷，局所の炎症，過剰なフッ素，栄養障害および全身的疾患などが原因である．Turner歯は，乳歯の根尖性歯周炎が後継永久歯に波及し，そのエナメル質に形成不全を生じるものである．歯牙フッ素症はフッ素の過剰摂取による．Hutchinson歯やFournier歯は先天梅毒による形成不全歯である．新産線は出生前後の一時的な栄養障害からくる石灰化障害によるものである．萌出時期の異常には，早期萌出，萌出遅延や埋伏歯がある．先天性歯は患児の舌下面に外傷性潰瘍を生じる他に，授乳時に母親の乳首にも潰瘍を生じることがある．下顎埋伏智歯の存在により智歯周囲炎から膿瘍，顎炎，蜂窩織炎をきたす．また，含歯性嚢胞を生じる．咬合の異常には，上顎前突，下顎前突，切端咬合，開咬，過蓋咬合や交叉咬合がある．歯列弓の異常には，狭窄，V字形，鞍状および間隙（空隙）の歯列弓がある．

表1-2　歯胚発生に始まる歯の発生と発育期に関連する歯の質的・構造的・形態的な発育異常

発育時期	主因	発育異常の種類	疾患例(各症例を参照)
①歯の発生開始(歯胚発生)期 　a.細胞増殖(蕾状)期 　b.組織分化(帽状)期	母体環境と歯胚の質的先天的異常(遺伝的因子を含む)が関与(歯の原器の分離,融合の異常)	歯胚の異常	歯の数の異常(欠如歯,過剰歯),歯の萌出方向の異常(逆生)
	歯質形成細胞の異常	歯の構造の異常	歯質の基質形成障害に伴う減形成
②組織と形態の分化(鐘状)期 　a.形態分化期 　　(歯の形態形成早期)	個体の全身状態(母体環境を含む)と局所的環境の異常が関与 1.歯胚の質的異常 　(先天性/全身的因子による) 2.生体の環境異常 　(後天性/局所的因子による)	歯の大きさと形態の異常	巨大歯,矮小歯,融合歯,双生歯
		歯の構造の異常 (基質形成障害>石灰化障害)	歯冠の異常,歯根の異常,嵌入歯(歯内歯),エナメル滴,Hutchinson歯(先天梅毒の後遺症)
b.基質形成期 　　(エナメル質形成中期){エナメル基質と象牙前質を含む}		歯の大きさと形態の異常	巨大歯,矮小歯,癒着歯
		歯の構造の異常 (基質形成障害/石灰化障害)	エナメル質形成不全症の一型,象牙質形成不全症
③成熟(石灰化)期 　(象牙質形成中期)		歯の構造の異常(基質形成障害<石灰化障害)	石灰化不全症,歯牙フッ素症,エナメル質形成不全症の一型
④萌出期 　(歯の形態形成末期)		萌出時期の異常 (象牙質/顎骨の歯槽骨部と歯根膜を含むセメント質の基質形成障害<石灰化障害)	埋伏歯(半埋伏,完全埋伏),乳歯の早期萌出・萌出遅延,永久歯の早期萌出・萌出遅延,乳歯萌出期の生歯症
		萌出位置の異常	傾斜歯,転位歯,捻転歯,叢生歯,高位歯,低位歯,歯列弓の異常,咬合の異常

〔注〕歯の発生は第一鰓弓に存在する神経堤細胞neural crest cell由来の頭頸部の外胚葉性間葉が口腔粘膜の発生・分化を誘導増殖し,歯の発生開始である歯堤dental laminaを形成後,蕾状期bud stage,帽状期cap stage,鐘状期bell stageへと発生段階が進行する.その後,成熟期・萌出期を経て歯の完成に至る.

(文献2)より引用)

2. 歯の損傷

歯は萌出後のみならず形成途中の段階からすでに様々な物理的・機械的,化学的な有害因子による作用を受け,損耗や破壊をきたす.有害因子のうち物理的・機械的因子によるものでは,損傷は急性と慢性に分けられ,急性は打撲,転倒や転落などにより外力が急激に加わって生じる.歯が形成後であれば,破折,脱臼などが起こるが,乳歯の打撲により形成途中の後継永久歯に外力が及ぶと形成不全,歯根彎曲,萌出位置異常を生じることもある.破折歯は破折部位により歯冠,歯根および歯冠歯根の破折に分類される.歯冠破折では歯髄を含む場合と含まない場合に細分類される.歯根破折のうち垂直性破折は根管処置歯に多く発生するが,水平性破折は急性外傷歯に多く発生する.異常に強大な外力が作用して生じる破折を外傷性破折という.大きな齲窩や充填物を有する歯,歯頸部に楔状欠損wedge-shaped defect(WSD)がある場合では,歯質が薄いため通常の咬合力あるいは小さな外力によっても破折が起こる.これを病的破折という.脱臼は程度により完全と不完全に分類される.完全脱臼は歯が歯槽外に脱落,骨内に圧入,軟組織内に迷入する場合で,不完全脱臼は歯が歯槽窩内にあり,挺出または偏位しているものをいう.慢性には咬耗症,摩耗症,酸蝕症などがある.咬耗症は咬合の異常,習慣性の片咀嚼癖,歯ぎしり,くいしばり,歯の形成不全,

硬い食品の食習慣があげられ，切歯切縁，犬歯尖頭，臼歯の咬頭にみられる．摩耗症は咬耗以外の慢性機械的作用により歯質が徐々に損耗するもので，不適切な歯磨き，義歯のクラスプや床縁，パイプ，楊枝，爪咬み，職業性(吹奏楽器奏者，靴職人，裁縫師，大工，ガラス吹管工)にみられる．化学的因子によるものでは酸蝕症が多くみられるが，食品では柑橘類，酢などが原因で上顎歯頸部に，習慣性嘔吐による胃酸によるものは前歯舌側面，臼歯咬合面にみられる．職業性では強い無機酸を取り扱う職場の従業員の下顎前歯唇側面にみられる．

3. 職業性歯科疾患

労働に従事することで，物理的・機械的，化学的因子に曝露され，口腔領域に健康障害を引き起こすものである．物理的・機械的因子に曝露される例では，鋳物職人の高熱曝露によるエナメル質亀裂，ガラス吹管工や吹奏楽器奏者の摩耗症がある．化学的因子によるものでは，肥料工場などのフッ化物ガスによる歯の腐食，酸(塩酸，硝酸，硫酸，亜硫酸など)の曝露による酸蝕症，溶接作業や塗料製造に用いるカドミウムによる前歯のリング状黄色着色，菓子製造業では使用されるショ糖による多数歯の齲蝕がみられる．

4. 歯の着色

歯の表面に食品，タバコ，口腔細菌，金属により着色がみられる．薬剤では多量のテトラサイクリン系抗菌薬の服用により黄色から灰褐色の沈着がみられる．長期経過したアマルガム充填歯では灰黒色の着色が，フッ化ジアミン銀塗布では硝酸銀により青黒色の着色がみられる．内因性では生体内に産生されたビリルビンやポルフィリンが血中に入り，形成中の歯の硬組織に沈着することで，歯の着色をきたす．

5. 歯の吸収

乳歯と永久歯の交換期における乳歯根の吸収以外は病的なものがほとんどで，表面から生じる外部吸収と歯髄側象牙質から生じる内部吸収がある．外部吸収は局所的な原因によるものが多く，外力，炎症，囊胞，腫瘍が原因となるほか，埋伏歯や再植・移植歯の歯根にみられることもある．原因が不明確で広範に高度な歯根吸収を生じる場合を特発性歯根吸収という．内部吸収は歯髄疾患に起因して歯髄側から象牙質に吸収を生じるが，歯冠部や歯根部に発現する．単発性のことが多いが，多発性のこともある．進行すると紅色調の内部の組織が透けてみえ，紅色斑点(ピンクスポット pink spot)を呈する．

文　献

1) Schour I, et al：Studies in tooth development：the growth pattern of human teeth. J Am Dent Assoc 27：1918-31, 1940
2) 黒須一夫編：現代小児歯科学―基礎と臨床―第5版, 89-90, 1994

歯の数の異常

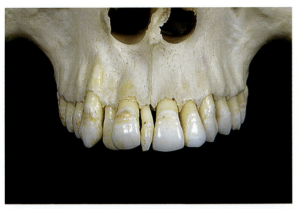

図1　正中歯　上顎の左右中切歯間の正中部に矮小な過剰歯が認められる．

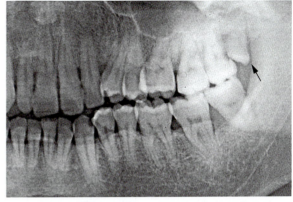

図2　臼後歯（第四大臼歯）　上顎左側第三大臼歯の後方に過剰歯（矢印）が認められる．

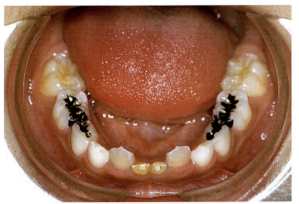

図3　歯の欠如　下顎の左右中切歯が先天的に欠如し，乳中切歯の残存が認められる．

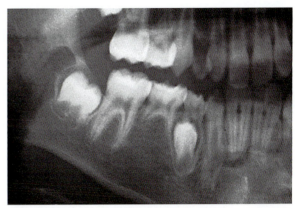

図4　歯の欠如　下顎右側第二乳臼歯の下方に第二小臼歯の歯胚がみられず，その先天的欠如と考えられる．

　正常歯数を超えて存在するものを過剰歯supernumerary tooth，正常歯数より少ないものを欠如歯missing toothあるいは無歯症anodontiaという．過剰歯は歯列中，歯列外に萌出する場合のほかに埋伏歯の場合もある．欠如歯は先天的に歯が形成されないことをいい，後天的に抜歯された場合や埋伏状態の場合とは区別されるが，肉眼観察のみでは不明確なこともある．

●過剰歯は上顎切歯部や上下顎大臼歯部に好発する．上顎切歯部では，両側中切歯間やその口蓋側に出現した正中歯（図1）は正中離開の原因となる．中切歯と側切歯間，側切歯と犬歯間のものを過剰側切歯という．大臼歯部では，上顎第二，第三大臼歯の頰側のものを臼傍歯，上下顎第三大臼歯の遠心部のものを臼後歯または第四大臼歯と呼ぶ（図2）．下顎では，過剰歯は小臼歯部にもみられる．過剰歯の埋伏歯には含歯性囊胞を生じることがある．過剰歯の大きさや形態は，正常に近いものから，矮小や奇形を呈するものまで様々である．

●欠如歯には，先天的に1から数本の歯が欠如する数歯不足（図3，4），比較的多くの歯が欠如する部分的無歯症，すべての歯が欠如している完全無歯症がある．完全無歯症や乳歯の先天性欠如はまれである．乳歯の先天性欠如では後継永久歯にも先天性欠如を伴いやすい．永久歯の部分的無歯症は第三大臼歯が最も多く，次いで第二小臼歯，上顎側切歯の順にみられる．

▶病理発生　過剰歯は歯胚の過形成や分裂によるが，その原因として鎖骨頭蓋異骨症などの遺伝的要因，外傷や顎裂などが考えられている．欠如歯は歯胚上皮の嵌入障害やその後の上皮‐間葉相互作用に関わる分子の異常による歯胚の先天的欠如や無形成によるが，原因として，外胚葉異形成症などの遺伝的要因，内分泌異常や栄養障害などが考えられている．

歯の大きさの異常

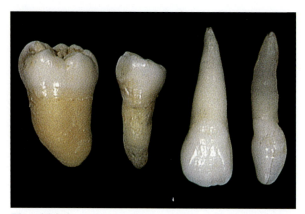

図1 矮小歯　左2本は下顎第三大臼歯,右2本は上顎側切歯で,それぞれの左側の平均的な大きさのものに比べ,右側の矮小歯は外形も異なり,小さい.

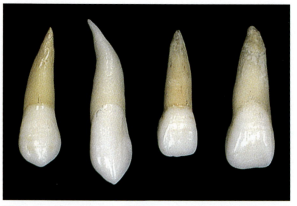

図2 巨大歯　左2本は上顎犬歯,右2本は上顎中切歯で,それぞれの左側の平均的な大きさのものに比べ,右側のものはかなり大きい.

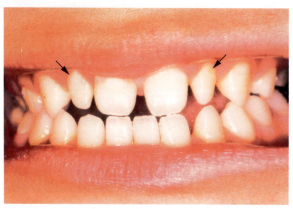

図3 矮小歯　左右の上顎側切歯(矢印)は切縁隅角の発育が悪く,大きさが小さく,円錐歯の形態を示す(14歳の混合歯列期から永久歯列期への移行期の症例).

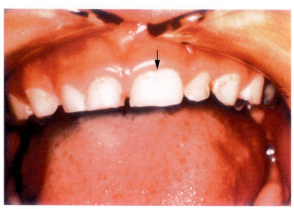

図4 巨大歯　上顎の左側乳中切歯(矢印)は右側乳中切歯に比べ,極端に大きい(4歳半の乳歯列期の症例).

● ヒトの歯の解剖学的な平均的大きさと比べ異常に小さい歯を矮小歯 microdont (dwarfed tooth)(図1),極端に小さいものを痕跡歯 rudimentary tooth といい,異常に大きい歯を巨大歯 macrodont (giant tooth)(図2)という.今日では,解剖学的な平均値より3標準偏差(3σ)を超えているものが矮小歯や巨大歯とされるが,それに達しない場合には「標準偏差の何倍」の矮小歯あるいは巨大歯と表現される.

▶臨床所見　歯群全体が矮小歯あるいは巨大歯になることは少なく,多くの場合,歯群内にある1歯に限られる.矮小歯は上顎側切歯(図3),第三大臼歯に好発するが,過剰歯においてもみられる.上顎側切歯では円錐歯 cone-shaped tooth や栓状歯 peg-shaped tooth の形態を呈するものが多く,第三大臼歯では蕾状歯 bud-shaped tooth の形態を呈するものが多い.巨大歯は上顎の中切歯(図4),犬歯や第一大臼歯に好発する.

▶病理発生　歯の大きさの異常についての原因はいまだに十分に解明されておらず不明な点が多い.矮小歯では,顎と歯のいずれもが小さい場合は下垂体機能低下症,Down症候群,Bloom症候群(小型な体型,日光過敏性紅斑,免疫不全)でみられ,顎の大きさが正常で歯のみが小さい場合は遺伝的素因や外胚葉異形成症が考えられ,ある特定の歯のみが小さい場合は歯槽裂や先天梅毒で認められる.巨大歯では,顎と歯のいずれもが大きい場合は下垂体機能亢進症でみられ,顎の大きさが正常で歯のみが大きい場合は遺伝的素因が考えられ,ある特定の歯のみが大きい場合は歯胚の部分的過剰発育が関与するとされている.

歯の形の異常

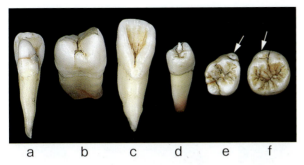

図1 歯冠の形態異常　左から切歯結節(a)，介在結節(b)，シャベル状切歯(c)，中心結節(d)，臼傍結節(e，矢印)，プロトスタイリッド(f，矢印)を認める．

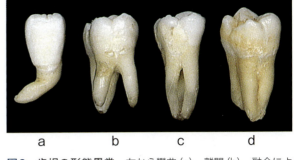

図2 歯根の形態異常　左から彎曲(a)，離開(b)，融合による樋状根(c)，融合・軸合によるプリズム状根(d)を認める．

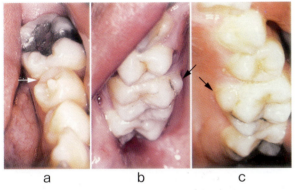

図3 歯冠の形態異常　下顎左側第二小臼歯の中心結節(a，矢印)，上顎第一大臼歯のCarabelli結節(b，cの矢印)を認める．

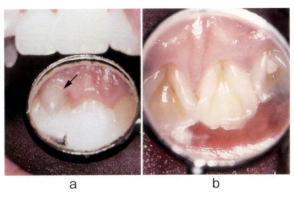

図4 歯冠の形態異常　上顎右側側切歯の切歯結節(a，矢印，ミラー像)，上顎の左右中切歯のシャベル状切歯(b，ミラー像)を認める．

● 歯の形は歯種により解剖学的形態はほぼ同様であるが，個体によって，歯の各構成部分(切縁，咬頭，小窩，裂溝，隆線など)に形態の異常が認められることがある．これらの形の異常は歯冠と歯根の形態異常に分けられる．

▶臨床所見　歯冠の形態異常には，異常結節，切歯舌側面の異常辺縁隆線や舌面歯頸溝などがある．異常結節では，舌側面基底結節が発達した切歯結節(図1a，4a)，犬歯結節，臼歯咬合面中央部の中心結節(図1d，3a)，上顎第一小臼歯の近心辺縁隆線が発達した介在結節(図1b)，上顎大臼歯の舌側近心咬頭舌側面のCarabelli結節(図3b，c)，上顎大臼歯の近心頬側咬頭頬側面の臼傍結節(図1e)，下顎大臼歯の近心頬側咬頭頬側面の小さな筆先状のプロトスタイリッド(原錐茎状突起)(図1f)，上下顎第三大臼歯の歯冠遠心面の臼後結節などがある．辺縁隆線の異常では，上顎中切歯の舌側辺縁隆線が著しく発達したシャベル状切歯(図1c，4b)がある．

歯根の形態異常には，彎曲(図2a)，離開(図2b)，軸合(収斂；図2c)，融合・軸合(図2d)，長根歯や短根歯などがある．彎曲は上顎前歯に好発する．離開は複根歯の根尖が互いに広く開いたもので，上下顎乳臼歯，上顎の第一小臼歯や第一大臼歯に好発する．軸合(収斂)は複根歯の根尖が互いに近接したもので，上顎大臼歯や下顎第三大臼歯に好発する．融合は複根の一部かすべてが結合したもので，樋状根は下顎の第二，第三大臼歯に，台状根は上顎大臼歯にみられる．長根歯は上顎の側切歯，犬歯，下顎の小臼歯や第二大臼歯でみられ，歯内療法時にリーマーやファイルが根尖まで到達しないことがある．短根歯は上顎の中切歯，第二小臼歯，下顎の中切歯，第三大臼歯にみられる．

▶病理発生　歯冠の形態異常はエナメル器の発育異常により，歯根の形態異常はHertwig上皮鞘の発育異常に関連して発生したり，萌出遅延や埋伏状態など後天的因子により生じると考えられている．

癒着歯と癒(融)合歯

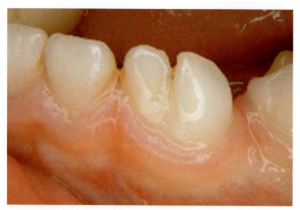

図1　癒着歯　下顎乳側切歯と乳犬歯が結合している．

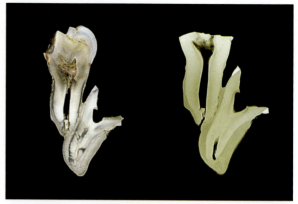

図2　癒着歯　癒着歯の研磨切片像とそのコンタクトマイクロラジオグラム．連結は増殖したセメント質のみで行われている．

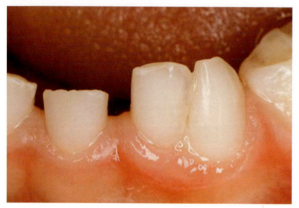

図3　癒合歯　下顎乳側切歯と乳犬歯が結合している．

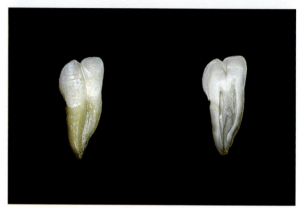

図4　癒合歯　下顎の側切歯と犬歯が癒合したもので，各歯冠は独立している．

● 歯根形成の完成した複数の隣接する歯がセメント質の肥厚により結合したものを癒着歯 concrescent tooth といい，複数の歯が象牙質とエナメル質で結合し，歯髄腔の連絡がみられるものを癒(融)合歯 fused tooth という．

▶ **臨床所見**　癒着歯は上顎の第二大臼歯と第三大臼歯の間に好発するが，セメント質で結合したもので，各々の歯の歯髄，象牙質，エナメル質は完全に独立している（図1，2）．

　癒合歯は，下顎前歯部に好発し，乳中切歯と乳側切歯，乳側切歯と乳犬歯，中切歯と側切歯，側切歯と犬歯で多くみられる（図3）．癒合が歯冠部（エナメル質と象牙質）のみに起こる場合，歯冠部から歯根部（セメント質と象牙質）まで及んでいる場合（図4），歯根部のみに起こっている場合がある．癒合は正常歯相互間，正常歯と過剰歯，あるいは過剰歯相互間に起こる．癒合歯に酷似し，1つの歯胚の不完全に分裂し，発育した形態異常歯を双生歯 geminated tooth という．見かけ上，正常歯と過剰歯による癒合歯とは区別がつかない．

▶ **病理発生**　癒着歯は，別々に形成された複数の歯が，萌出の過程または萌出後にセメント質により二次的に結合したものである．癒合歯は近接して発生した複数の歯胚が結合・発育したものである．また，双生歯は1つの歯胚が2つ以上に分裂後，その分離が不十分な状態で形成された歯である．

▶ **組織所見**　癒着歯では有細胞セメント質の限局的な増殖による結合が認められる．癒合歯では象牙質，エナメル質やセメント質はそれぞれ移行的に連続し，歯髄腔は歯根部あるいは歯冠・歯根部で1つになっている．

歯内歯

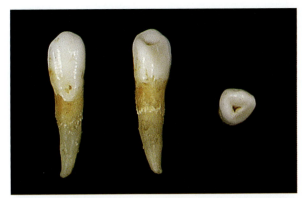

図1 上顎側切歯にみられた歯内歯　左は唇側面，中央は舌側面，右は切縁側を示す．切縁側から観察すると深い舌面窩（盲孔）が認められる．

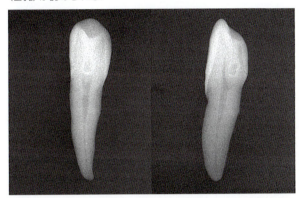

図2 歯内歯のX線像　左は図1で示す歯の舌側から，右は近心側から撮影したX線像である．表層から連続して歯冠中心に嵌入したエナメル質が一層の不透過像として，その内部は透過像として認められる．

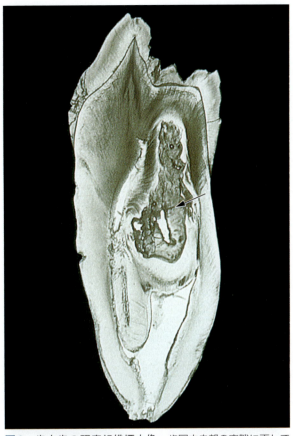

図3 歯内歯の研磨組織標本像　歯冠中央部の空隙に面して不規則な組織構造を示すエナメル質（矢印）が，その周囲に象牙質が認められる．

● 歯内歯 dens in dente は歯の形成の早期に歯冠部のエナメル質と象牙質が歯髄側に嵌入した奇形歯のことである．X線像で歯の中に歯が存在するかのような所見を示すことからこの名がある．嵌入歯，重積歯 dens invaginatus ともいわれる．まれに根尖部の象牙質が翻転して根管腔内に入った場合もある．

▶ **臨床所見**　上顎側切歯がその好発部位である（図1）．その他に上顎の正中歯（過剰歯），第三大臼歯，犬歯や中切歯，下顎の第一小臼歯，第二大臼歯などにみられる．発生頻度は下顎より上顎に多い．視診による歯内歯の嵌入した構造そのものの診断は困難であるが，歯冠の形態異常を認め，X線検査により容易に診断できる（図2）．嵌入部は深い小窩（盲孔）をなし（図1）不潔域になるため，嵌入部から感染を生じ，早期に歯髄炎から歯髄壊死，根尖性歯周炎をきたす場合がある．嵌入が深いほど形態学的に複雑になるため，歯内療法は困難になる．根未完成の場合にはアペキシフィケーションが行われる．

▶ **病理発生**　歯内歯発生の原因は不明であるが，エナメル質形成前の形態分化に歯胚の内エナメル上皮が歯乳頭内に侵入，増殖して歯冠部のエナメル質と象牙質が歯髄側に嵌入することで，盲孔と異常髄室角様の歯髄腔を伴って形成されるとされている．

▶ **組織所見**　歯内歯の割面を観察すると切縁側ないし咬合面から歯髄側に続く小窩は深側内部で類球形や洋梨状の小腔を形成している．組織学的には，小腔に面してエナメル質，それを取り巻いて象牙質が配列して（図3），先の歯髄へと続いていく．小腔内には変性したエナメル器由来の上皮遺残，その石灰化物や食物残渣がみられる．嵌入の程度は様々であるが，歯冠部に収まるもの，歯頸部を越えて歯根部に及ぶもの，さらに著しい場合は歯根膜に至るものまである．

エナメル滴

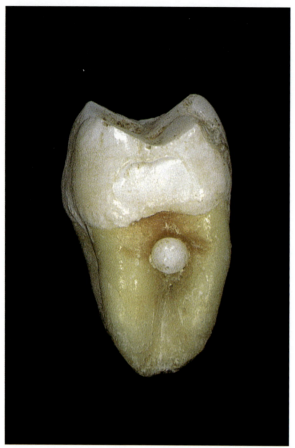

図1 エナメル滴　上顎第二大臼歯の遠心根面に半球状，白色調のエナメル滴を認める．

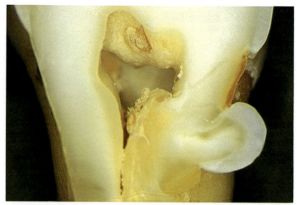

図2 エナメル滴の割面　図1の滑面．エナメル滴は歯冠側にやや彎曲し，内部に象牙質を認めるが，髄室角はみられない．

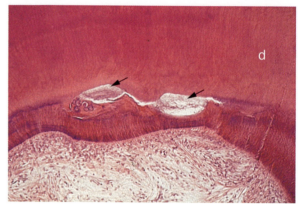

図3 エナメル滴の脱灰染色切片像　根分岐部に発生したエナメル滴（矢印）はセメント質で覆われている．d：象牙質．

● エナメル滴 enamel drop とは，歯根歯頸部から根分岐部に異所性にエナメル質が滴状に形成されたものであるが，内部に象牙質や髄室角を有するものもある．その外観と色調からエナメル真珠 enamel pearl ともいわれる．

▶臨床所見　好発部位は上下顎大臼歯で，これらの歯では根分岐部や癒合した歯根面の溝などにみられる．形態は半球状が多いが（図1），卵円形や楕円形のものもある．大きさは長径が1mm程度から大きなものでは5mm大のものまである．大きなものは萌出障害や抜歯困難の原因となる．その他，象牙質や異常髄質角を伴うものでは歯頸部齲蝕や根面齲蝕，エナメル滴の破折や損耗により，歯髄の感染を生じ，歯髄炎，抜髄後の残髄炎などをきたすこともある．

▶病理発生　Hertwig上皮鞘の一部が再度エナメル器に分化して，限局性にエナメル質を形成すると考えられているが，歯胚の側方分芽によるとも考えられている．内部に象牙質と異常髄室角を伴うものは，歯胚の分裂不全な過剰歯との癒合により発生したものと考えられる．

▶組織所見　エナメル質のみからなるもの，エナメル質に象牙質を伴うもの（図2）およびエナメル質に象牙質と異常髄室角を伴うものに分類される．これらのうち根分岐部に生じたものでは，その表面がセメント質で覆われていたり（図3），周囲にはHertwig上皮鞘の遺残やその石灰化が認められることがある．エナメル質では小柱の走行が不規則で，エナメル紡錘や小柱横線の明瞭化が認められる．象牙質では象牙細管の走行が不規則で，その数も減少し，球間象牙質の増加がみられる．

乳歯の早期萌出（先天歯）

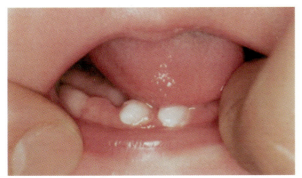

図1　先天歯　生後2ヵ月の新生児（女児）例で，両側下顎乳中切歯の早期萌出を認める．

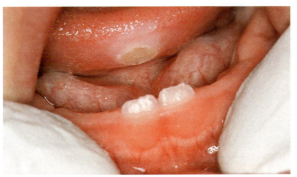

図2　先天歯による潰瘍形成（Riga-Fede病）　早期萌出した両側下顎乳中切歯の慢性機械的刺激により舌下面に潰瘍を生じた．

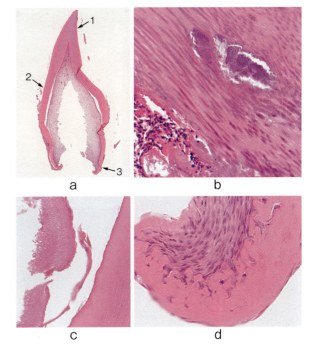

図3　先天歯　象牙質は菲薄で，歯髄腔は広く，歯根は未完成の状態である（a）．bはaの1の部分拡大像．象牙質に齲蝕病巣を認める．cはaの2の部分拡大像．低石灰化状態と明確なエナメル基質の残存を認める．dはaの3の部分拡大像．根尖側の象牙質に細胞の封入を認め，象牙細管は不明瞭である．

●乳歯の萌出は一般に生後6ヵ月頃の下顎乳中切歯の萌出に始まるが，それより早く萌出する乳歯があり，先天歯 congenital toothという（図1）．そのうち生下時にすでに萌出している歯を出生歯 natal tooth，出生後1ヵ月以内の新生児期に萌出する歯を新生歯 neo-natal toothという．

▶**臨床所見**　乳歯の早期萌出がみられるのは下顎乳中切歯がほとんどであるが，まれに過剰歯のこともある．形態は正常なものと同様な場合と，矮小歯ないし痕跡歯の場合がある．歯冠に形成不全が認められたり，歯根の形成が不十分なために動揺を認め，しばしば自然脱落する．哺乳時に早期萌出した下顎乳中切歯は舌下面，特に舌小帯に接触し，その慢性機械的刺激により褥瘡性潰瘍（Riga-Fede病）をきたす（図2）．また，授乳時に母親の乳頭部が咬傷により乳腺炎をきたす．

▶**病理発生**　局所的には歯胚の位置異常，すなわち歯胚の位置が歯肉表面に近く，歯根形成が不十分な早期に萌出すると考えられる．全身的には内分泌腺（下垂体，甲状腺などの）機能亢進や遺伝的要因が考えられている．

▶**組織所見**　先天歯の歯根形成は一般に不十分で，歯冠ではエナメル基質の残存や石灰化不全がみられるが（図3c），萌出後に長く存在した場合には歯根が形成され，正常に近い形態を呈するようになる．象牙質は形成は不十分であるため菲薄で，歯髄腔が広い（図3a）．根尖側の象牙細管は欠如しているか，走行が不規則で数も少なく，象牙細管構造の消失や細胞の封入がみられることがある（図3d）．象牙芽細胞の分化は不十分であり，歯冠部歯髄では分化した象牙芽細胞が認められることもあるが，その配列は不規則である．セメント質の形成は一般には認めないことが多い．先天歯は萌出後に齲蝕に罹患しやすい（図3b）．

歯の変位（位置の異常）

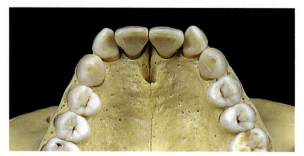

図1　歯の捻転　左右の上顎側切歯が歯軸を中心に回転している．

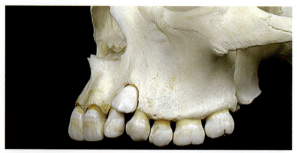

図2　歯の転位と低位　左側上顎犬歯が唇側に転位し，かつその咬頭が咬合平面に達していない（低位唇側転位）．

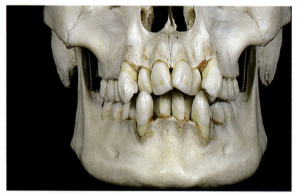

図3　歯の叢生　上下顎の前歯に転位，捻転，傾斜がみられ，重なり合うように不規則に配列する．

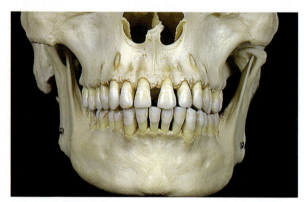

図4　正中離開　左右の上顎中切歯間に広い間隔が存在する．

　歯の変位とは，歯が歯列の正規の位置からずれていることで（歯の位置の異常），乳歯ではあまりみられない．変異は審美，発音，咀嚼などの障害の原因となる歯列弓異常（狭窄，V字，鞍状，間隙），咬合異常（上顎前突，下顎前突，切端／切縁咬合，過蓋咬合，開咬，交叉咬合）をきたし，齲蝕や歯周疾患の誘因となる．
●捻転 rotation：歯が長軸を中心に回転しているもので，上顎切歯（図1，3）や上下顎小臼歯に好発する．
●傾斜 tipping：歯軸が傾斜したもので，歯軸の傾きにより，唇・頰側，舌側，近心，遠心に分けられる．原因として隣在歯欠損，歯肉・顎骨内の腫瘍や囊胞がある．
●転位 version：歯が歯列の正常な位置から移動しているもので，唇・頰側，舌側，近心，遠心に分けられる．唇側転位は上顎犬歯（図2）に，舌側転位は下顎小臼歯に好発する．原因として隣在歯欠損，萌出スペース不足，乳歯晩期残存がある．
●移転 transversion：隣接する歯が互いに萌出位置を交換したもので，上顎犬歯と第一小臼歯の間に好発する．原因として乳歯の早期脱落，晩期残存や永久歯胚の位置異常がある．
●高位 supraversion：歯が咬合平面を越えて対合歯側へ突出しているもので，原因として転位や対合歯の欠損がある．
●低位 infraversion：歯が咬合平面に達していない状態で（図2），原因として萌出スペース不足や歯の骨性癒着がある．
●逆生 inversion：正常とは逆方向に萌出，発育するもので，上顎では鼻腔，上顎洞底や眼窩に，下顎では下顎管や下顎角や下顎縁に向かっている状態である．上顎切歯や犬歯，下顎智歯や小臼歯に好発する．原因として歯胚の位置異常がある．
●叢生 crowding：多数歯が傾斜，捻転，転位を伴い，不規則に配列（乱杭歯）したもので（図3），原因として歯の近遠心幅径と顎の大きさの不調和，萌出スペース不足や萌出時期の異常がある．
●離開 diastema：隣在歯との接触がなく，スペースがある状態をいう．上顎中切歯間に好発する（正中離開）（図4）．原因として上顎正中過剰歯の埋伏，側切歯欠如や指しゃぶりがある．
▶病理発生　歯胚の位置異常，萌出スペース不足，歯数の過不足，乳歯の早期脱落や晩期残存，隣在歯の欠損，歯肉や顎骨内の腫瘍や囊胞などが原因となる．

エナメル質形成不全症

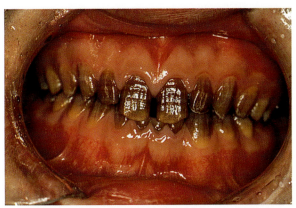

図1 エナメル質形成不全症（低形成型） エナメル質形成は不良で，エナメル質層は薄く，歯は黄褐色を呈する．

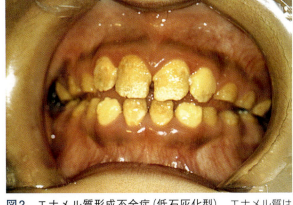

図2 エナメル質形成不全症（低石灰化型） エナメル質は消失して象牙質が露出している．開咬がみられる．

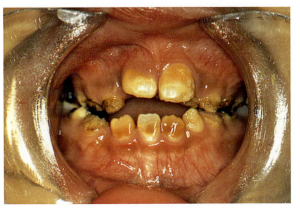

図3 エナメル質形成不全症（低成熟型） 前歯唇面は全体に粗糙となっており，歯は黄色調を呈する．

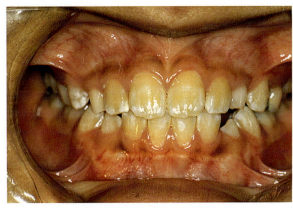

図4 エナメル質形成不全症（低成熟型） 前歯の切縁や臼歯咬合面が白濁し，snow-capped toothとなっている．

●エナメル質形成不全症 amelogenesis imperfectaは，全身疾患や症候群を伴わずに，エナメル質形成が障害される遺伝性疾患である．エナメル質の形成障害のタイプによって，①低形成型，②低石灰化型，③低成熟型の3型に分けられる．

▶臨床所見 ①低形成型（図1）では，エナメル質層は薄く，表面に小窩や横溝が生じ，隣接歯間には空隙が生じる．低形成型を細分類すると，1）唇面に小窩のある小窩型，2）唇面に小窩や欠損が限局する限局型，3）エナメル質層が薄くて表面が平滑な平滑面型，4）エナメル質が粗糙で表面が顆粒状の粗糙面型があり，その遺伝型は1）と2）が常染色体優性，3）はX染色体連鎖性優性と常染色体優性，4）は常染色体優性と劣性である．②低石灰化型（図2）では，エナメル質はチョーク様の白黄色や褐色調を示し，軟らかく，経年的に消失していく．③低成熟型は，1）タウロドントを伴う低成熟・低形成型，2）黄白色の斑状歯様外観を示す型（図3），3）萌出後に著しく着色する型，4）切歯切縁や臼歯咬合面が乳白色に混濁して雪をかぶったようにみえる snow-capped tooth型（図4）に細分類され，その遺伝型は1）が常染色体優性，2）がX染色体劣性，3）は常染色体劣性，4）はX染色体性遺伝である．

▶病理発生 エナメル質タンパクであるアメロジェニンやエナメリンの遺伝子変異，タンパク分解酵素であるMMP-20やKLK4の遺伝子変異などが関与する．

▶組織所見 低形成型では，エナメル質基質の形成が障害され，エナメル小柱の太さや走行の乱れがある．低石灰化型ではエナメル質基質の形成は正常だが，石灰化障害がある．低成熟型はエナメル質の成熟過程である二次石灰化が障害されて，エナメル小柱の走行異常や無形成がみられる．

象牙質形成不全症

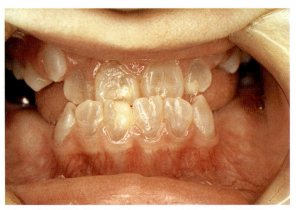

図1 象牙質形成不全症（Shields Ⅰ型） 前歯は透明度の高い淡褐色調を呈し，歯冠形態の異常が認められる．

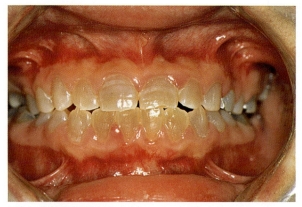

図2 象牙質形成不全症（Shields Ⅱ型） 前歯は褐色半透明で，臼歯は灰青色を呈する．

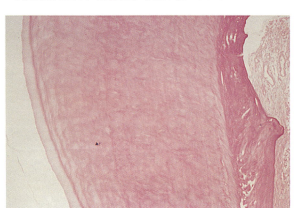

図3 象牙質形成不全症（Shields Ⅰ型） 図1の患児の乳歯で，正常な象牙細管はほとんど認められない．

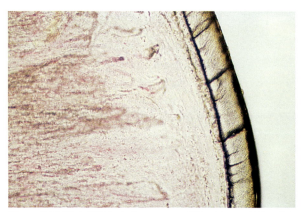

図4 象牙質形成不全症（Shields Ⅱ型） 図2の患児の乳歯で，象牙細管と思われる太い管状構造を認める．

●**象牙質形成不全症** dentinogenesis imperfectaは，象牙質形成が障害される遺伝性疾患である．

▶**臨床所見** 象牙質形成障害の程度は乳歯で最も強く発現し，次に永久歯の第一大臼歯と切歯に強く発現する．歯の色調は灰青色から灰褐色を呈し，透明度を増す（図1, 2）．エナメル質は形成障害のある象牙質から容易に剥離し，露出した象牙質を放置すると急速に咬耗や摩耗が進む．歯冠は球形で，歯頸部は狭窄し，歯根は短く，歯髄腔が異常に広い．歯根や歯髄腔の閉塞がみられる．

象牙質形成不全症は，Shieldsらにより3型に分類されている．Ⅰ型は象牙質形成不全症に骨形成不全症を伴うもの，Ⅱ型は象牙質形成不全症が単独に生じるもの，Ⅲ型は象牙質形成不全症が単独で生じるものの中で，歯髄腔が著しく拡大し，多発性の歯髄露出を伴うものである．遺伝子型はすべて常染色体優性遺伝であるが，Ⅰ型には常染色体劣性遺伝もある．

▶**組織発生** 骨形成不全を伴うⅠ型はⅠ型コラーゲン（COL1A1，COL1A2）の遺伝子変異が原因で，Ⅱ型とⅢ型は象牙質基質タンパクの象牙質シアロホスホタンパク質（DSPP）の遺伝子変異が原因である．

▶**組織所見** エナメル質に接する外套象牙質はほぼ正常であるが，その他の象牙質に異常が認められる．正常な象牙細管はほとんどみられず，象牙細管の太さや走行が不規則で，太い管状構造を認める（図3, 4）．歯髄腔には，正常な象牙質を形成できない象牙芽細胞により異常象牙質が多量に形成され，象牙質に封入細胞や，歯髄腔の狭窄や閉塞がみられることもある．また，エナメル質においてもしばしば形成不全や石灰化不全を認める．

表皮水疱症

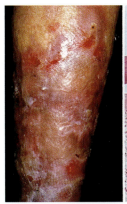
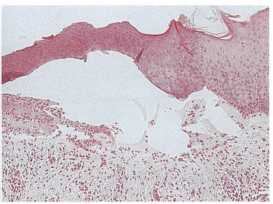

図1 表皮水疱症［栄養障害型（劣性遺伝）］　下肢皮膚にびらんや潰瘍があり（左），組織像では上皮下水疱がある（右）．

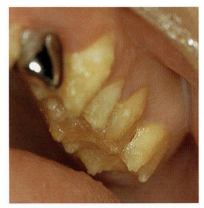

図2 表皮水疱症［栄養障害型（劣性遺伝）］　臼歯咬合面のエナメル質には顆粒状の凹凸があり，粗糙となっている．

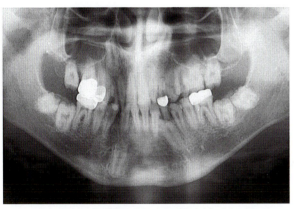

図3 表皮水疱症［栄養障害型（劣性遺伝）］　20歳患者のX線像．$\frac{3}{873}|\frac{3}{878}$は埋伏し，$\frac{C|C}{C|C}$の晩期残存がある．

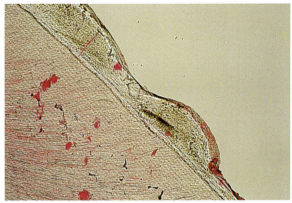

図4 表皮水疱症［栄養障害型（劣性遺伝）］　エナメル質は薄く，小柱は不規則で，エナメル象牙境は直線的である．

● 表皮水疱症 epidermolysis bullosaは皮膚，粘膜の水疱形成を主徴とする疾患で，多くは先天性であり，病型と遺伝形式により5型に分類される．

▶ 臨床所見　口腔粘膜の水疱は破れて瘢痕化して，舌強直症や小口症をきたすこともある．エナメル質形成不全を認める型もある．1) 単純型では軽微な外力で，上皮内に水疱形成が起こる．常染色体優性遺伝で，KRT5，KRT14の遺伝子異常によりケラチンの変異をきたすと，ケラチン細胞骨格が脆弱になり，基底層のケラチノサイトが断裂して水疱を形成する．2) 接合部型は常染色体劣性遺伝で，上皮基底膜の透明層内に水疱を形成する．LAMA3，LAMB3，LAMC2の遺伝子異常によりラミニン332が欠損する予後不良なHerlitz型，ラミニン332の減弱あるいはXVII型コラーゲンの欠損による予後良好な型がある．3) 栄養障害型は常染色体の優性遺伝と劣性遺伝があり，基底板直下に水疱を形成する．COL7A1の遺伝子変異によりVII型コラーゲンが減少する．劣性遺伝では皮膚の他に口腔や食道の粘膜，爪に病変がみられる（図1，2）．4) Kindler症候群は上記の3型の混合型で種々の深さに水疱を形成する．5) 後天型は遺伝性のないもので，成人に発症する．

エナメル質表面に凹凸や小窩がみられる（図2）．萌出は障害されて多数歯の埋伏が起こる（図3）．

▶ 組織所見　エナメル質は不規則に菲薄となり，エナメル小柱の走行に乱れがあり，エナメル象牙境は直線的となる（図4）．発生中の歯では外エナメル上皮の部に球状の石灰化物が出現する．象牙質の形成障害も軽度に起こる．セメント質は原生セメント質，細胞性セメント質の形成や石灰化が障害される．口腔粘膜の水疱は上皮下水疱である．

低ホスファターゼ症

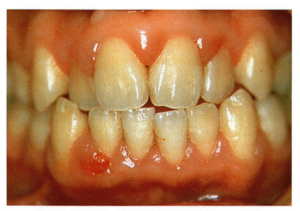

図1　低ホスファターゼ症　歯肉乳頭部の発赤・腫脹が著明で，強い歯肉炎がみられ，2̄部では肉芽腫様になっている．

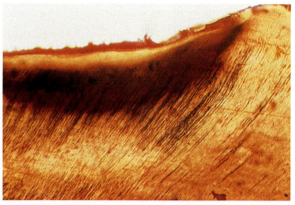

図2　低ホスファターゼ症　乳歯象牙質上にセメント質様物があるが，セメント質の正常構造はみられない（von Kossa染色）．

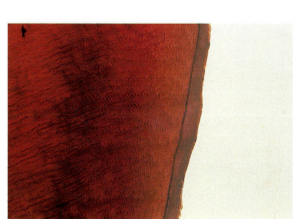

図3　低ホスファターゼ症　乳歯セメント質は薄く，正常構造が乱れている．象牙細管は走行不正を示す．

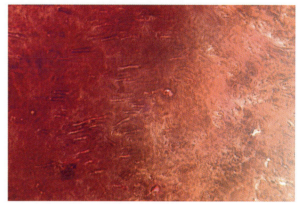

図4　低ホスファターゼ症　乳歯歯根部では象牙質形成障害が著明で，骨様象牙質になっている（右側）．

●低ホスファターゼ症 hypophosphatasiaは，組織非特異的アルカリホスファターゼ（*TNSALP*）遺伝子の異常により，血清や組織中のアルカリホスファターゼが欠乏し，骨や歯の低石灰化をきたす先天性疾患で，常染色体劣性遺伝を示す．

▶臨床所見　胎内で発病する周産期型の致死型と生後6ヵ月以内に発病する乳児型は予後不良で，くる病様症状を呈し，石灰化障害，骨の欠損，四肢短縮，胸郭低形成および呼吸障害をきたし，致死的である．小児期に発病する小児型，成人期に発病する成人型の骨病変症状は強くなく，これら2型では偽骨折がみられる．歯限局型では歯のみに症状が現れる．また乳歯，特に前歯部の早期脱落が特徴的である．X線像では歯槽骨の吸収と乳歯では大きな歯髄腔がみられる．永久歯列では歯肉炎を起こすことが多い（図1）．

▶病理発生　*TNSALP*遺伝子の変異により，硬組織の形成や石灰化と関連したアルカリホスファターゼの活性低下と，それに伴うピロリン酸の蓄積や局所のリン濃度の低下が骨やセメント質の形成障害を起こしているとされる．乳歯セメント質の形成障害と歯槽骨の変化が歯の早期喪失を起こす．永久歯列では歯槽骨の吸収が主な原因となって歯肉炎を起こすことが多い．

▶組織所見　乳歯セメント質の形成障害が特徴的で，セメント質は菲薄で正常構造を示さず，無形成のこともある（図2，3）．Sharpey線維の減少もみられる．セメント質の形成障害は歯全体ではなく，部位によって程度が異なる．歯槽骨には骨吸収がみられる．乳歯象牙質では象牙細管の走行の乱れや球間象牙質の増加，象牙前質の幅の増大，ときには骨様象牙質になることもある（図4）．乳歯エナメル質の形成は障害されない．長管骨の所見はくる病と類似しており，骨端部軟骨柱の不規則な残存や石灰化障害がみられる．

低リン血症性ビタミンD抵抗性くる病

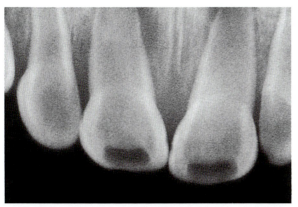

図1 低リン血症性ビタミンD抵抗性くる病 上顎両側乳切歯は広い歯髄腔を示す．切縁像は髄腔開放処置による．

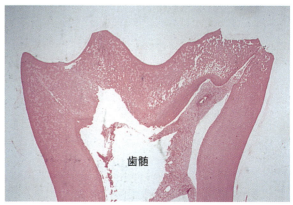

図2 低リン血症性ビタミンD抵抗性くる病 乳臼歯で，歯髄腔の大きな歯髄壊死を起こしている．

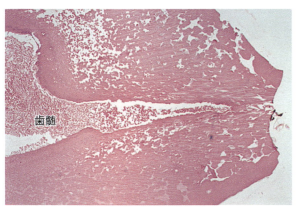

図3 低リン血症性ビタミンD抵抗性くる病 図2の拡大像．象牙質に球間区があり，髄室角部に裂溝がある．

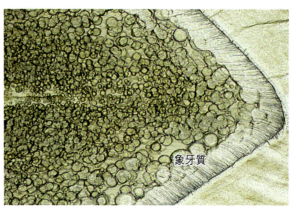

図4 低リン血症性ビタミンD抵抗性くる病 歯冠象牙質には無数の石灰化球がみられる（研磨標本）．

●低リン血症性ビタミンD抵抗性くる病 hypophosphatemic vitamin D-resistant rickets は，腎尿細管におけるリンの再吸収障害により尿のリン排泄が増加し著明な低リン血症を起こし，くる病をきたす疾患である．家族性で，X染色体優性遺伝形式を示すX連鎖性低リン血性くる病であり，原因遺伝子としてPHEX遺伝子が報告されている．

▶**臨床所見** 発症年齢は1〜2歳が多く，O脚，低身長，関節変形，くる病数珠などの病変を示すが，ビタミンD投与では改善されない．前頭部突出，上顎骨の低発育がみられ，う蝕のない乳歯に起因して内歯瘻や歯肉膿瘍が多発性に形成される．X線像では薄い象牙質，著明に拡大した歯髄腔や突出した髄室角が乳歯，永久歯にみられる（図1）．

▶**病理発生** くる病は，1) ビタミンD欠乏，2) ビタミンD活性化障害（ビタミンD依存性くる病Ⅰ型），3) ビタミンD作用障害（ビタミンD依存性くる病Ⅱ型），4) リン代謝障害（家族性低リン血症性くる病，など）などに分けられる．ビタミンD依存性くる病Ⅰ型・Ⅱ型は常染色体劣性遺伝である．低リン血症性くる病には常染色体優性と劣性の遺伝もある．

▶**組織所見** 象牙質層は薄く，歯髄腔は広く，髄室角が突出して（図2），象牙前質の幅は広い．多数の球状の石灰化不全が生じ，これらは融合して球間区を形成している（図3, 4）．変化は歯冠部象牙質に強いが，歯頸部の高さでもみられ，また，外側の象牙質の方が歯髄側より変化が強い（図4）．咬頭部では髄角のところに象牙細管に沿った裂隙がみられ，歯髄感染の原因となって，化膿性歯髄炎や歯髄壊死を起こす．最外層の外套象牙質には石灰化不全はない．エナメル質はやや薄く，咬耗を受けやすいが，質的な異常は認められない．骨では長管骨骨端部の軟骨板と軟骨柱の石灰化が障害される．

ムコ脂質症・ムコ多糖症

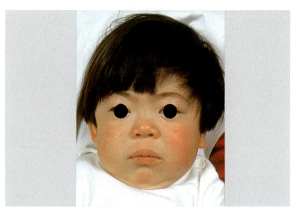

図1 I-cell病　鼻根が平坦で鼻孔と口唇の間が広いなど，ガルゴイリズム様顔貌を示し，短頸である．

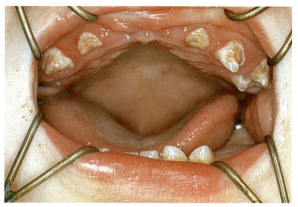

図2 I-cell病　歯肉が肥大，歯間離開がみられ，第二乳臼歯は未萌出で，萌出した乳歯は重度の齲蝕に罹患している．

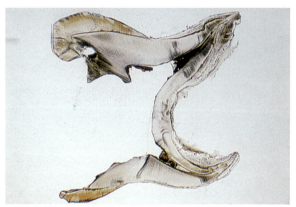

図3 I-cell病　歯髄腔は広く，象牙質の深層部では球間象牙質が多く，石灰化不全を示す（$\overline{|E}$の研磨標本）．

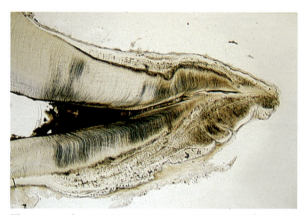

図4 I-cell病　歯根部では象牙細管の走行に乱れがあり，第二セメント質による肥厚がみられる（$\overline{|E}$の研磨標本）．

●ムコ脂質症 mucolipidosis はムコ多糖症とスフィンゴリピドーシスの中間型で，GM1-ガングリオシドーシス，フコシドーシス，マンノシドーシス，ムコ脂質症Ⅰ型，ムコ脂質症Ⅱ型（I-cell病），ムコ脂質症Ⅲ型，ムコ脂質症Ⅳ型などがある．I-cell病は患者の培養線維芽細胞内に多数の顆粒状の封入体を認める inclusion cell に因んだ病名で，N-アセチルグルコサミン-1-リン酸基転移酵素（GNPT）の活性欠損によるもので，常染色体劣性遺伝を示す．封入体は電子顕微鏡では変質したリソソームを示すリソソーム蓄積病である．

▶臨床所見　I-cell病ではガルゴイリズム様顔貌，精神遅滞，低身長，骨形成不全がみられ，毛髪は密生していて粗剛で，首は短い．鼻根部は平低で鞍鼻であり，鼻孔は上向きが多い．鼻孔と上唇の間が長い（図1）．口唇はやや厚く，開いていることが多い．進行性の線維性増殖による歯肉肥大が特徴的で，生後4ヵ月頃から始まり，歯を覆うほどに著明になることもある．歯肉肥大により開咬，歯の萌出遅延や歯間離開を起こすこともある（図2）．Hurler病に類似する症状を示すが，培養線維芽細胞内の封入体，角膜混濁や尿中のムコ多糖排泄がない点などで異なる．X線像では，ときにエナメル質の石灰化異常を認める．

▶組織所見　象牙質の深層部で球間象牙質が多く，石灰化が障害されている．歯根部では象牙細管の走行の乱れや（図3，4），セメント質肥厚が認められる．

●ムコ多糖症 mucopolysaccharidosis には7つの病型があり，Ⅱ型のHunter病では歯間離開，円錐歯，萌出遅延，咬合異常，歯間歯肉の肥大，巨舌がみられる．Ⅳ型のMorquio症候群では乳歯，永久歯のエナメル質低形成により，エナメル質は菲薄になり，小窩がみられたり，灰白色を呈する．

限局性歯牙異形成症

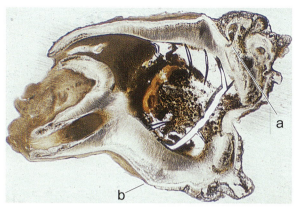

図1　限局性歯牙異形成症　6|の研磨標本で歯髄腔が広く，エナメル質は複雑な外形をしている．

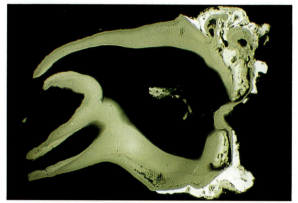

図2　限局性歯牙異形成症　図1のコンタクトマイクロラジオグラムで，広い歯髄腔と歯質形成不全がみられる．

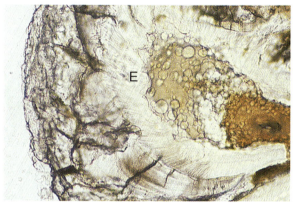

図3　限局性歯牙異形成症　図1のaの部分．エナメル質（E）外側に無構造の硬組織がみられる（研磨標本）．

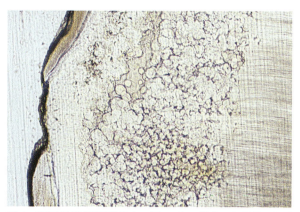

図4　限局性歯牙異形成症　図1のbの部分．歯頸部の象牙質には著明な球間象牙質がみられる（研磨標本）．

●限局性歯牙異形成症 regional odontodysplasia は，まれな歯の形成不全症である．歯列弓の一部という意味で regional という言葉が使われ，乳歯，永久歯ともにみられる．象牙質形成が途中で停止するためにX線像では象牙質層は薄く，歯髄腔は広くなる．また，エナメル質と象牙質がともに形成不全を起こしてX線透過性が高くなるので，両者の境界が不明なり，ghost tooth とも呼ばれる．odontodysplasia, odontogenic dysplasia, odontogenesis imperfecta, localized arrested tooth development, unilateral dental malformation などの名称も用いられてきた．

▶臨床所見　患歯の萌出は遅延し，未萌出のこともある．肉眼的に患歯は形が不整で，エナメル質表面は凹凸があって粗糙となり，黄褐色の着色がみられる．

▶病理発生　遺伝性は明らかでない．歯列の一部に限局して起こることから，原因として外傷，感染，循環障害，代謝障害，突然変異などが考えられている．

▶組織所見　エナメル質の表面は凹凸不整で，エナメル質の厚さが一様でない．エナメル小柱は不規則で，石灰化不全部もみられる．エナメル質の外側には連続して，あるいは線維組織を介して厚い球状，板状ないし不規則な形態をする硬組織が多量に形成されることが多い（図1〜3）．この硬組織の性状はエナメル質あるいはセメント質に類似することもあるが，どちらか明らかにし得ないものも多い．未萌出歯では退縮エナメル上皮が種々の程度の石灰化を示す．象牙質の形成障害が著明で，形成が途中で止まってしまうため，象牙質層は薄く，歯髄腔は異常に広くなる（図1，2）．象牙前質層は厚く，象牙細管の走行の乱れ，球間象牙質や裂隙をみるものから細胞封入，時には象牙細管を認めないものまである（図4）．形成障害は根部より冠部象牙質の方でより強い．

外傷による歯の形成障害

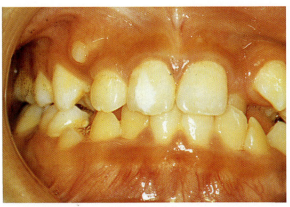

図1 乳歯外傷による歯の形成障害　乳歯外傷に起因したエナメル質の白斑が右上顎永久中切歯の唇面にみられる.

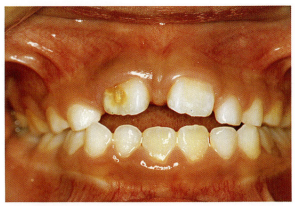

図2 乳歯外傷による歯の形成障害　右側上顎中切歯唇面に黄褐色調を呈するエナメル質形成不全が認められる.

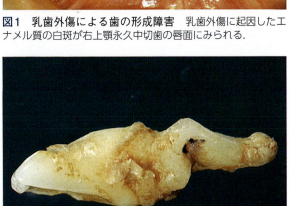

図3 外傷による歯の形成障害　上顎側切歯で外傷後に形成された歯根に屈曲が認められる.

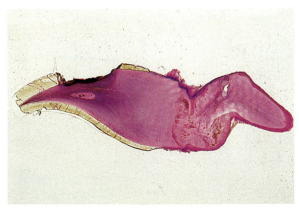

図4 外傷による歯の形成障害　図3の組織像. 異常象牙質の過剰形成が認められる.

●形成途中の歯に外傷による外力が直接, 間接に及び, あるいは顎骨の骨折線に連続して生じる. 特に乳歯の打撲により後継永久歯の形成不全, 歯根彎曲, 萌出位置異常を生じることが多い.

▶臨床所見　乳歯胚は外傷を受けることが少ないため, 乳歯に外傷による形成障害が生じることは少ない. 一方, 代生歯では発育中に乳歯外傷により形成不全を生じるが, 転倒, 転落や衝突の際に強打しやすい上顎前歯部に好発する. すなわち, 上顎の乳切歯に加わった外傷により後継永久歯である切歯に障害を及ぼすが, その際, 上顎の乳切歯歯根が切歯歯冠の唇側に位置するため, 後継永久歯である切歯の歯冠唇面に形成不全がみられる (図1, 2).

▶病理発生　歯の形成障害の程度, 形態や萌出位置は, 受傷時の歯の発育段階により異なり, 発育段階の早期であるほど, また, 外傷の程度が強度であるほど著しい. すなわち, エナメル質では, 基質形成期に受傷した場合にはエナメル芽細胞に障害が及び減形成を生じる. 基質形成後の成熟期 (石灰化が進行する時期) に受傷した場合には石灰化不全をきたすが, 歯質の輪郭や構造の異常はみられず, 白色や黄白色調を呈する. 外傷の程度が一定の強度を超えると象牙質の形成も障害され, 歯根の形態や構造に異常をきたす.

▶組織所見　主に乳切歯の外傷により後継永久歯である切歯唇面のエナメル質形成不全を生じるが, 基質形成期に障害が及んだ場合にはエナメル質減形成により, エナメル質は菲薄で, エナメル小柱の太さや走行が不規則になる. 成熟期に障害が及んだ場合にはエナメル基質は正常の厚さで形成されるが, 石灰化不全が認められ, 萌出後に損耗をきたしやすい. 図3, 4でみられる歯根形態の異常は, 外傷によりHertwig上皮鞘の断裂, 上皮細胞が変性や壊死をきたすことで生じる.

Turner歯

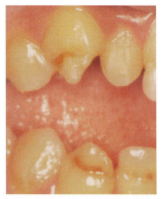
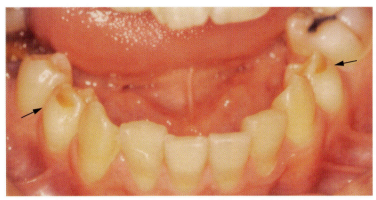

図1 Turner歯 右側上下顎犬歯と下顎側切歯に乳切歯や乳犬歯の根尖病巣と関連して発現した例で，切縁付近の唇側面に象牙質に達する実質欠損と着色を認める（左）．同様に乳歯根尖病巣と関連して後続の下顎左右第一小臼歯頬側咬頭（矢印）に発現した例で，エナメル質形成不全と二次的に象牙質露出を伴った実質欠損（褐色の小陥凹部）を認める（矢印）（右）．

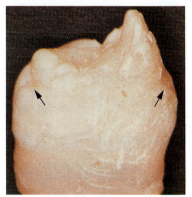
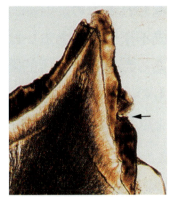
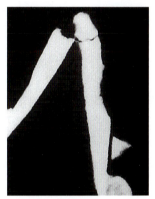

図2 Turner歯 上顎第一小臼歯で，舌側咬頭（左）および頬側咬頭（右）にエナメル質の部分的欠損（矢印）を複数認める（左図）．左の頬側咬頭で，形成不全を示すエナメル質上に病的なエナメル質を含む不規則な歯牙硬組織（矢印）の増殖を認める（中央図）．中央図のコンタクトマイクロラジオグラム（CMR）で，通常のエナメル質上に病的なエナメル質と病的な石灰化物の介在がX線透過像と不透過像として不規則に混在して認められる（右図）．

● Turner歯は，形成中の後継永久歯胚に乳歯の根尖性歯周炎が波及して，局所の炎症性障害として永久歯のエナメル質に形成不全を生じたものである．この時期における後継永久歯の歯冠は乳歯の歯根に近接し，発育途中で未完成であるため，形成不全をきたしやすい．

▶**臨床所見** 1歯から数歯にわたって生じるが，遺伝や全身的な要因による形成不全とは異なり，全周性に生じることはない．小臼歯に好発し，形成不全は頬側咬頭部に生じ，切歯や犬歯では唇面に生じる．形成不全の程度については，エナメル質に白斑やわずかな陥凹がみられる軽度のものから，エナメル質形成障害が象牙質に波及し，白濁ないしは黄褐色調の着色を伴う高度なものまで（図1，2左）様々である．

▶**病理発生** 乳歯の根尖性歯周炎により炎症が，歯小囊を越えて永久歯歯胚に波及して，エナメル上皮（エナメル芽細胞）が傷害される．エナメル質形成障害は，基質形成の段階でも石灰化の段階でも起こるが，軽度の慢性根尖性歯周炎では障害されることは少なく，急性根尖性歯周炎や慢性根尖性歯周炎の急性発作の場合に生じやすい．エナメル質の障害の程度は，炎症の広がりや強さ，外傷の程度，歯の形成時期によって異なる．

▶**組織所見** エナメル質の形成不全部ではエナメル質は菲薄化しており，形成が停止した部分では欠如する．菲薄部ではエナメル小柱の構造の乱れや石灰化不全がみられ，エナメル象牙境が平坦あるいは不規則になり，一部が象牙質内に埋入することもある．エナメル質の欠如部分では象牙質が補空性に肥厚することもある．また，エナメル質表面では，病的なエナメル質や不規則な硬組織の介在を伴うことや（図2中，右），象牙質に球間象牙質が出現することもある．

周産期障害による歯の異常

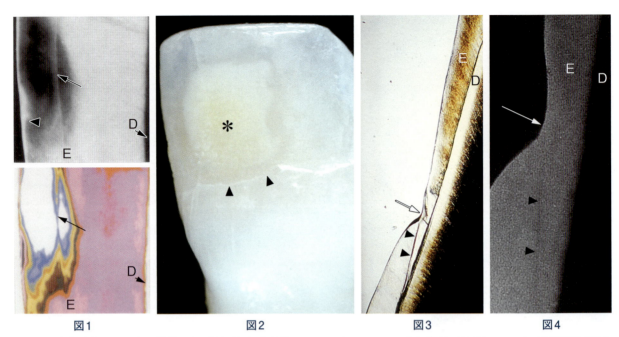

図1 周産期障害による歯の異常 上は乳臼歯平滑面齲蝕のコンタクトマイクロラジオグラム（CMR）で，エナメル質齲蝕病巣内の幅の狭い表層エナメル質には再石灰化による高石灰化（矢頭）を認める．病巣内の本来，低石灰化の新産線が脱灰病巣より高い石灰化を示す（矢印）．下は上段のCMRのカラーディスプレーによる等濃度線分布図．E：エナメル質，D：象牙質．

図2 周産期障害による歯の異常 仮死状態で出生した脳性麻痺児の下顎左側乳側切歯．エナメル質形成不全状態で，唇側の歯頸側1/3に溝状の段差（矢頭）を，その切縁側には斑状の淡黄白色の着色（*）を伴う胎生期の形成不全を認める．

図3 周産期障害による歯の異常 図2の矢状割断面研磨標本の透過光像で，胎生期の形成不全部のエナメル質に萌出後の損耗も加わって溝状の陥凹（白矢印），新産線（矢頭）と部分的な白斑や黄褐色化を認める．E：エナメル質，D：象牙質．

図4 周産期障害による歯の異常 図3の陥凹部のCMR像の部分拡大で，陥凹部（矢印）に一致して明瞭な帯状の新産線（矢頭）がみられる．E：エナメル質，D：象牙質．

●周産期とは妊娠22週から出生後7日未満までの期間を指す．この時期の胎児・新生児は母体の健康状態の影響を強く受ける．周産期障害によるものには，新産線 neonatal lineやエナメル質形成不全などがある．周産期の歯の形成不全の要因として，母親の妊娠高血圧症候群，糖尿病，感染症，アレルギー疾患などの罹患時に母体からの栄養供給との関連，新生児仮死での血行障害，また，未熟児や脳性麻痺などとの関連があげられる．

▶**臨床所見** 新産線は出生時の急激な環境変化により，石灰化障害が生じたものである．エナメル質ではRetzius線条（Retzius条）に平行な線条として認められ，乳歯のすべてと永久歯の第一大臼歯・咬頭で認められる．象牙質の成長線であるEbnerの成長線 lines of von Ebnerのうち石灰化不全により強調された線状構造がOwen外形線であり，出生時の石灰化不全線が新産線である．乳歯の環状齲蝕 circular cariesは新産線の関与が考えられている．

▶**病理発生** エナメル質表面にはRetzius条から連続している周波条を認め，その出生時の石灰化不全が新産線である．象牙質では成長線であるEbnerの成長線をみるが，その出生時の石灰化不全が強調されたものが新産線である．母親が糖尿病の場合や未熟児の場合のエナメル質形成不全は低カルシウム血症により生じ，脳性麻痺児の場合はエナメル上皮への栄養や酸素の血行性の供給障害により生じる．

▶**組織所見** エナメル質齲蝕病巣では本来，低石灰化の新産線部で脱灰が著しくなることなく，脱灰に抵抗性で，再石灰化により高石灰化をみる場合がある（図1）．未熟児や脳性麻痺児では乳切歯唇面に横線を伴い，エナメル質形成不全部には着色がみられ，小窩や段差を認めることがある（図2）．エナメル質形成不全は新産線に一致して認められる（図3，4）．また，象牙質ではOwen外形線の歯髄側で象牙細管の不規則な走行や球間象牙質がみられる．

歯のフッ素症

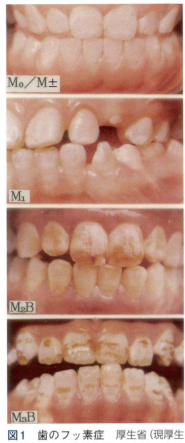

図1 歯のフッ素症 厚生省（現厚生労働省）の分類（1953）による．上からM₀/M±，M₁，M₂B，M₃Bの症例．

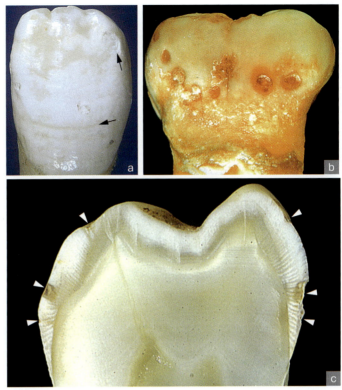

図2 歯のフッ素症 a：フッ素2.6ppm程度含有飲料水の地域における小児の上顎側切歯で，歯冠表面に周波条と平行に帯状や縞模様の白濁と二次的な実質欠損を認める（矢印）（Deanの分類の3）．b：フッ素3.5ppm程度含有飲料水の地域における出生から中年までの生活者で，下顎大臼歯の歯冠表面に減形成と黄褐色の着色を認める（Deanの分類の4）．c：bと同一歯の頬舌的割面像で，エナメル質の白濁や実質欠損（矢頭）は深部にまで及ぶ．

●歯のフッ素症 dental fluorosis は，フッ素の過剰な摂取によって，エナメル質の形成不全や石灰化不全を生じるもので，斑状歯 mottled tooth ともいわれる．飲料水中のフッ素濃度が1〜2ppm以上の地域の住民に，多く発生する．厚生省の分類（図1，表1）やDeanの分類があり，後者ではスコアリングによる歯のフッ素症指数が算出される（表1）．

▶臨床所見 軽度な場合は，歯冠表面に斑点状，縞状や帯状に白濁がみられる程度で（図2a），高度になると歯冠の一部や全体が光沢を失いチョーク様を呈する．著しい場合には実質欠損が認められ，茶褐色調の着色を伴う（図2b, c）．左右対称性で，一歯列に複数歯みられる．一般には永久歯に発現するが，フッ素濃度が高度になると乳歯にも発現する．フッ素症の歯は齲蝕罹患率が低いが，一般に飲料水中のフッ素濃度が0.5〜1ppmで罹患率が著しく低下する．フッ素濃度

表1 歯のフッ素症の分類

Deanの分類（1934）	厚生省の分類（1953）
questionable：0.5	M₀（M±）：疑問型
very mild：1 白濁部が歯面の25%以下．着色なし．	M₁：白濁部が全歯面にまで至らない． 着色がみられることもある（M₁B）．
mild：2 白濁部が歯面の50%前後． 着色がみられることもある．	
moderate：3 白濁部が歯面のほとんどに及ぶ． 小さな陥凹部が存在することもある． 着色がみられることもある．	M₂：白濁部がほとんど全歯面に及ぶ． 着色がみられることもある（M₂B）．
severe：4 不連続あるいは合流した陥凹部形成． エナメル質形成不全が著明． 着色も著明なものが多い．	M₃：M₂に陥凹部形成が加わる． さらに高度の実質欠損を示すものもある． 着色も著明（M₃B）．

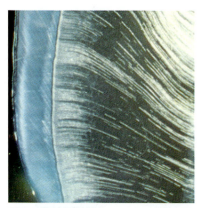

図3 落射顕微鏡像 エナメル質の変化は深部にまで及ぶ（透過光における所見とは明暗が逆転）．

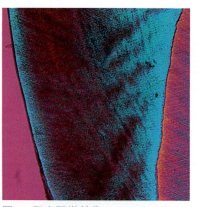

図4 偏光顕微鏡像 エナメル質の最表層は負の複屈折性を示すが，その直下は負の複屈折性を失う．

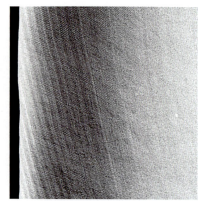

図5 コンタクトマイクロラジオグラム エナメル質の最表層は高度の石灰化を示すが，その直下の層は低石灰化を示す．

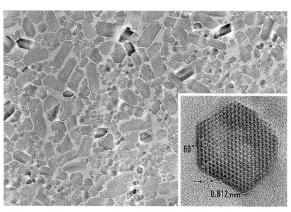

図6 最表層エナメル質の透過型電子顕微鏡像 大小様々な大きさからなる結晶が密に配列する．inset：同領域にみられたfluoroapatiteを示す．

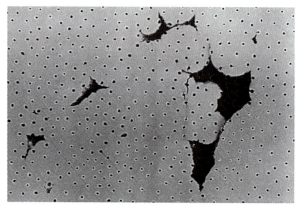

図7 象牙質の走査型電子顕微鏡像（反射電子像） エナメル質直下の象牙質に出現した球間象牙質．象牙細管は太い．

が3〜6ppm以上になると骨硬化症を伴う．

▶**病理発生** 歯牙の基質形成期から成熟期に過剰なフッ素を長期間摂取することにより発現する．飲料水中のフッ素濃度が1ppm前後では軽度の白濁を生じる程度だが，3ppmを超えるとエナメル質に欠損が生じる．

▶**組織所見** エナメル質の白濁や実質欠損は深部にまで及ぶ（図2c）．一般に，エナメル質の小柱間質や小柱の形成不全，石灰化不全，走行不整が散在性にみられ，重症の場合には小柱の断裂や顆粒状構造が認められる．エナメル質の最表層の薄層は光線透過性の良い明るい層としてみられ，その直下には光線不透過性の暗い帯状の層を伴う．落射光では明暗が逆転し，変化の確認が容易である（図3）．偏光顕微鏡像では，エナメル質の最表層は負の複屈折性を示すが，その直下は負の複屈折性を失う（図4）．コンタクトマイクロラジオグラム（CMR）では，エナメル質の最表層は高度の石灰化を示すが，その直下の層は低石灰化を示す（図5）．最表層エナメル質の透過型電子顕微鏡像では大小様々な大きさからなる結晶の密な配列が観察され（図6）．大型結晶のほとんどはhydroxyapatiteであるが，小型のものにはfluoroapatiteもみられる（図6 inset）．象牙質の変化は一般には軽微であるが，著しい場合には石灰化不全をきたし，球間象牙質が多量に認められる（図7）．球間象牙質内では管周象牙質を欠くこともあり，そこでは象牙細管径は増大している．

全身疾患による歯の形成障害

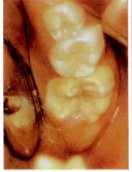 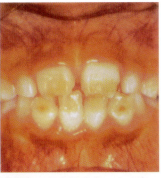 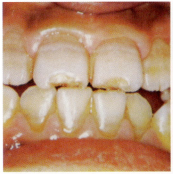 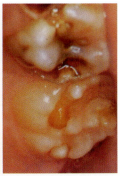

図1 抗癌薬による歯の形成障害と発疹性疾患による歯の形成障害 左は抗癌薬の治療を受けた白血病患者の上顎右側第一大臼歯に色素沈着を伴って発現したエナメル質の形成障害．右は小児期に発疹性疾患の既往を有する患者の上下顎切歯の切縁側に発現したエナメル質の形成障害．

図2 先天梅毒による歯の形成障害 左は上顎中切歯に発現したHutchinson歯．切縁に半月状の欠損を認める．右は左側上顎大臼歯に発現したFournier歯．咬頭の形態異常により桑実状を呈する．

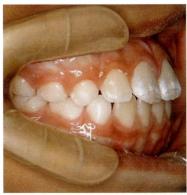 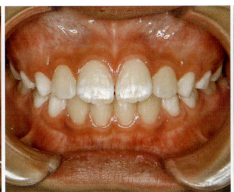 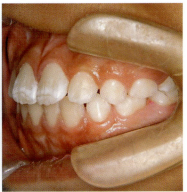

図3 熱性疾患による歯の形成障害 1歳時に熱性疾患の既往を有する7歳児の上顎切歯にみられたエナメル質の形成障害．

●歯の形成障害は，感染，化学的障害，栄養障害，代謝障害，皮膚疾患，感染症，脳神経疾患，悪性腫瘍，急性熱性疾患などの全身疾患に関連して発現する場合がある．

▶**臨床所見** 化学的障害は薬物性が多く，テトラサイクリン系抗菌薬や抗癌薬の大量投与によりエナメル質の形成障害をきたす（図1左）．栄養障害では，カルシウム，リンやマグネシウムの欠乏により象牙質の石灰化障害を，ビタミンA欠乏によりエナメル質の形成障害を，ビタミンD欠乏により象牙質の形成障害をきたす．代謝障害では，副甲状腺機能低下症によりエナメル質と象牙質の形成障害を，甲状腺機能低下症によりエナメル質形成障害をきたす．糖尿病の母親から生まれた子供には乳歯のエナメル質形成障害を認める．皮膚疾患では，表皮水疱症（p.15）によりエナメル質の形成障害が生じる．感染症では，先天梅毒で胎児期の歯胚が経胎盤性に感染した梅毒スピロヘータにより傷害され，永久歯の上顎切歯にHutchinson歯を，第一大臼歯にFournier歯を認める（図2）．また，先天性風疹症候群で歯の形態や萌出の異常を認める．消化器疾患や熱性疾患（麻疹，水痘，風疹，猩紅熱）に関連したエナメル質の形成障害もある（図1右，図3）．脳神経疾患では，脳性麻痺児でエナメル質形成障害を認める．顎骨内に病変を生じる全身疾患では，形成障害をきたす．Rh血液型不適合による胎児赤芽球症では歯の着色とエナメル質の形成障害をきたす．

▶**病理発生** 歯の形成は，様々な全身疾患によって障害され得るが，形成過程のどの段階が障害されるかは，罹患時期や疾患の重症度によっても異なる．また，同じ疾患でも歯の形成障害が生じないこともあり，詳しい機序はわかっていない．

エナメル斑

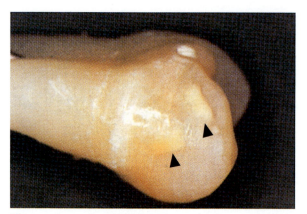

図1 エナメル斑　歯冠の頰側面のほぼ中央で，近心に境界明瞭な白濁がみられる（矢頭）．

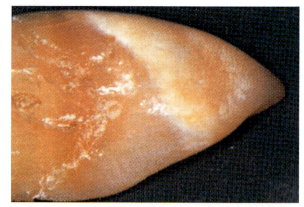

図2 エナメル斑　歯冠の中央部から切縁にかけて境界やや明瞭な帯状で，光沢のほとんどない白濁がみられる．

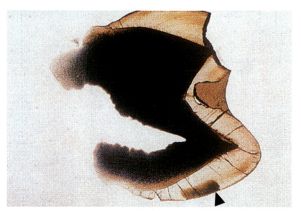

図3 エナメル斑　図1の組織像．白濁部エナメル質に着色がみられる（矢頭）．

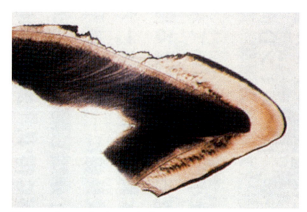

図4 エナメル斑　図2の組織像．白濁部は脆弱で破砕しており，残存部に着色がみられる．

●エナメル斑 enamel opacity は opaque enamelspots などとも呼ばれる．エナメル斑の多くは2～5mmの白く不透明な1つまたは複数の斑からなるが，黄色がかった色のこともある（図1，2）．白斑部のエナメル質表面は粗糙でなく平滑である．乳歯，永久歯ともにみられ，多くは上顎前歯に起こり，左右対称性のこともある．上顎臼歯，下顎歯にもみられるが，頻度は低い．白濁には境界が不明瞭でびまん性に起こるものと，境界明瞭なものがある．エナメル斑の発現頻度は比較的高く，疫学調査では20～35％ぐらいの頻度でみられる．

▶病理発生　エナメル斑の発生はエナメル基質の沈着時に短時間で起こると考えられているが，原因は明らかではない．好発部位が上顎前歯唇面であることから外傷も一因と考えられる．局所的因子としては炎症も考えられるが，乳歯の根尖性歯周炎によるTurner歯は臼歯部に多い．左右対称性にも起こることから全身疾患も考えられ，発疹性発熱が第一大臼歯の白濁と関係するという意見もある．軽度の歯のフッ素症との鑑別は難しいが，飲料水を調べてもフッ素を検出することはない．初期う蝕病変とは発生部位などで区別される．乳酸飲料などによる酸蝕症でも白斑となることがある．

▶組織所見　エナメル斑はエナメル質の形成不全を示すもので，小柱間物質が欠乏して石灰化が悪く，化学分析では有機基質量が多い（図3，4）．石灰化不全はエナメル小柱やRetzius条に沿ってみられる．コンタクトマイクロラジオグラム（CMR）でみるとX線透過性は高まっているが，エナメル質う蝕の初期病変よりはX線透過性が低い．電顕像では白濁部のhydroxyapatiteは結晶が不揃いとなっていて，エナメル小柱に小さな孔がみられる．

歯の咬耗（症）

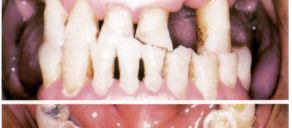
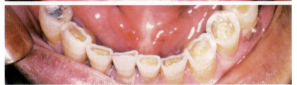

図1 咬耗（症） クギをくわえる習慣の大工職人の例で，上下顎前歯部を中心とした著しい咬耗症例の正面像（上）．同一症例の下顎の咬合面像で切縁のエナメル質の消失と象牙質の凹面部を認める（下）．

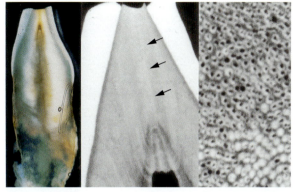

図2 咬耗（症） 下顎切歯切縁の矢状断研磨片の反射落射光像で，死帯に一致した黄色の変色（左）．矢状断のCMR像で，不透明象牙質の石灰化亢進像（矢印）（中）．中図の矢印部の不透明象牙質の象牙細管内に石灰沈着を認める（右）．

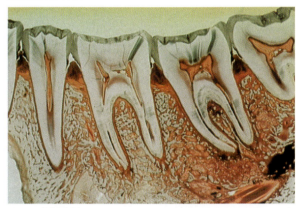

図3 咬耗（症） 歯と下顎骨の大割標本組織で，咬頭は消失し，不透明象牙質がみられ，隣接面の接触部は平面状となる（研磨標本）．

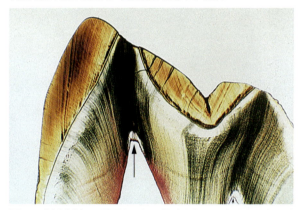

図4 咬耗（症） 咬頭部の象牙質が露出した上顎小臼歯．咬耗面から歯髄腔に向かう帯状の黒色調の不透明象牙質と髄室角部に第三象牙質（矢印）の形成を認める（研磨標本）．

● 咬耗 attrition は咀嚼や咬合による機械的接触作用でエナメル質や象牙質の一部が損耗することである．加齢に伴う通常の咬合や咀嚼により生じる生理的な咬耗とは別に，年齢不相応に歯冠象牙質に過度の病的な損耗を及ぼすことを咬耗症（病的咬耗）という．

▶臨床所見 咬耗の原因として，咬合の異常（不正咬合や大臼歯欠如による残存歯における過度な咬合圧など），習慣性の偏咀嚼癖，歯ぎしり，くいしばり，エナメル質形成不全や象牙質形成不全による質的性状，歯の形態，硬固食品の摂食習慣があげられる．好発部位は，切歯切縁，犬歯尖頭，臼歯の咬頭で，著しい場合は咬頭がほとんど消失する（図1，2左）．エナメル質の咬耗面は表面滑沢，堅固である．象牙質が露出すると損耗は急速に進み，咬耗面は皿状をなし，褐色調を呈する．咬耗は隣接面にもみられ，歯間接触は平面状となり（図3），咬合面では平滑で光沢を帯びる．Broca分類ではⅠ度（エナメル質のみ），Ⅱ度（象牙質の露出），Ⅲ度（歯冠のかなりの部分の損耗），Ⅳ度（歯冠のほとんどが損耗）としている．

▶病理発生 咀嚼や咬合による機械的作用で歯の損耗を生じるが，咬耗面が象牙質に近づいたり象牙質が露出した場合に，咬耗面から歯髄にかけて象牙細管内の石灰沈着により，Tomes線維が変性崩壊した不透明象牙質が出現し（図4），死帯 dead tract ともいわれる．高度な咬耗症では歯髄の感染を生じる．

▶組織所見 研磨標本では，咬耗面直下の象牙質には，帯状の黒色の不透明象牙質が認められ，さらに歯髄腔には，第三象牙質の形成がみられる（図2，4）．不透過象牙質は，象牙細管内の石灰沈着により，コンタクトマイクロラジオグラム（CMR）で不透過像を示し（図2中・右），さらに石灰沈着が亢進すると，周囲の象牙質との透過光の屈折がなくなり，透明象牙質となる．

歯の摩耗（症）

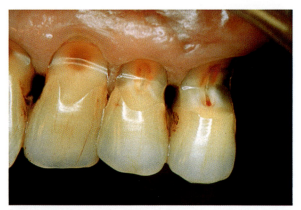

図1　摩耗（症）　|123 の歯頸部の歯肉は退縮し，WSDがあり，歯髄腔近くにまで達する．

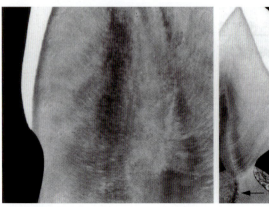

図2　摩耗（症）　CMR像では皿状の欠損に対応して，象牙細管の不明瞭化と石灰化亢進を認める（左）．WSD部に慢性齲蝕と歯石の沈着を認め，それに相応する歯髄壁に第三象牙質の形成を認める（右）．

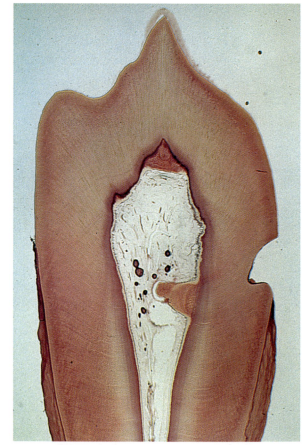

図3　摩耗（症）　歯頸部にWSDがあり，それに相応する歯髄壁に第三象牙質の形成と象牙質粒を認める（脱灰HE標本）．

●摩耗 abrasion は咬耗以外の種々の慢性の機械的作用によって，歯質の一部が徐々に損耗することである．原因としては不適切な歯磨き，義歯のクラスプや床縁の接触により生じる摩耗，パイプ，楊枝，爪咬みなどによる習慣性摩耗，吹奏楽器奏者，針，金具，クギや吹き竿をくわえる靴職人，裁縫師，大工，ガラス吹管工にみられる職業性摩耗などがある．

▶臨床所見　原因により発生部位や形態に特徴がある．不適切な歯磨きによる摩耗が最も多く，利き腕と反対側の犬歯や小臼歯の唇頬側歯頸部に楔状欠損 wedge-shaped defect（WSD）として認められる．WSD部は滑沢，堅固で，露出した象牙質は黄色を呈する（図1）．露出象牙質面の形態は，皿状（図2左），椀状，溝状，階段状，楔状などを示す．歯ブラシ摩耗と咬合時の応力によるエナメル質の小破折を伴う欠損は，外力が作用した部位から離れた部位に生じ，アブフラクション abfraction という．

▶病理発生　機械的作用が歯質欠損をきたす機序は明らかではないが，単に歯質表面の消耗だけではなく，歯質の構造的脆弱化が要因とされる．不適切な歯磨きによるWSDでは，歯肉退縮により露出した軟らかいセメント質から摩耗が始まる．欠損部には歯垢が停滞しやすく，齲蝕による脱灰や歯石沈着をみることがある（図2右）．義歯に関連するものでは，清掃が不十分な場合にクラスプや床縁にプラークが大量に付着し，齲蝕による脱灰から歯質欠損を促進する．

▶組織所見　摩耗面から歯髄にかけて，不透明象牙質（図2左）を認め，それに相応する歯髄壁に第二象牙質の形成（図2右，3）を認める．また，象牙細管内に高石灰化の無機塩の沈着亢進が起こると透明象牙質を認める．コンタクトマイクロラジオグラム（CMR）像では，象牙細管のX線不透過性が亢進し，高石灰化を示す．

職業性歯科疾患

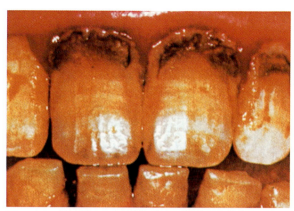

図1 フッ化水素による歯の障害　肥料工場の社員の症例で，エナメル質の白濁と腐食による変色がみられる．

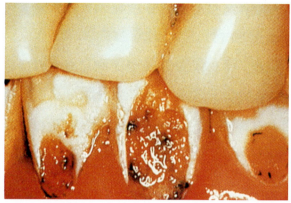

図2 歯の酸蝕症　染料工場の社員の症例で，下顎前歯部唇面のエナメル質には白濁と欠損がみられる．

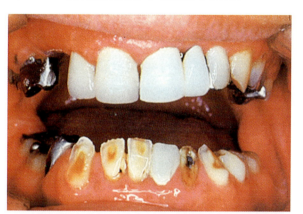

図3 歯の酸蝕症　酸洗浄作業員の下顎前歯にみられた症例で，咬耗も加わり，増悪したと考えられる．

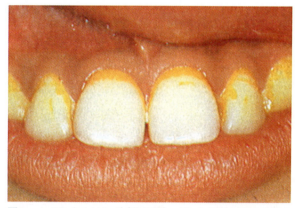

図4 カドミウムリング（黄色環）　Ni-Cd電池工場の社員の症例で，前歯の歯頸部にリング状に黄色の着色がみられる．

●産業労働者はその従事する作業環境下で，物理的・機械的因子（熱，外傷，放射線など），化学的因子（無機・有機化合物，金属塩，食品など）に曝露される．その際，口腔領域に健康障害を引き起こすものを職業性歯科疾患という．

▶臨床所見・病理発生　物理的因子のうち，高熱曝露ではエナメル質表面に線状亀裂を認める．外傷は急性と慢性に分けられ，急性には歯の破折がある．慢性には摩耗があり，ガラス吹管工や吹奏楽器奏者では上下顎中切歯にくわえているものの形に一致した損耗を生じる．歯の形成中に放射線照射を受けると形成異常をみるが，照射範囲に大唾液腺が含まれると唾液分泌量低下のため齲蝕を生じ，歯質欠損をきたす．化学的因子のうち，リン酸製造の際に発生するフッ化物ガスでエナメル質の白濁，着色や剝脱による欠損を生じる（図1）．酸（塩酸，硝酸，硫酸，亜硫酸など）のガス，蒸気やミストによる酸蝕症ではエナメル質の脱灰侵蝕がみられ，機械的刺激で増悪する（図2，3）．侵蝕面は前方（唇側）へ傾斜・進行する（図3）．酸蝕症の分類は，1度は欠損がエナメル質のみ，2度は象牙質に及ぶもの，3度は歯髄または歯髄近くにまで及ぶもの，4度は歯冠部が大きく（およそ2/3以上）欠損したものである．金属による歯の着色は，鉄では赤褐色，銅では青緑色，水銀では黒色，鉛では褐色，銀では黒色となる．カドミウムでは前歯の歯頸部にリング状着色（カドミウムリング（黄色環））（図4）がみられる．菓子製造業ではショ糖により多数歯の齲蝕を発症する．

▶組織所見　継続的な酸の曝露があるとエナメル質の脱灰がみられ，曝露されなくなると再石灰化を生じる．脱灰が緩徐に起きる場合には相当する歯髄腔に第二象牙質の形成を認める．慢性外傷では不透明象牙質と相当する歯髄腔に第二象牙質の形成を認める．

歯の着色

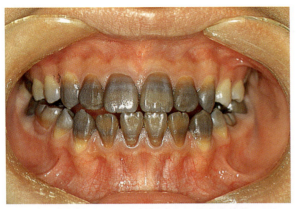

図1 テトラサイクリン系抗菌薬による歯の着色　永久前歯と乳臼歯の全体および小臼歯の歯冠側に灰褐色の着色がみられる．

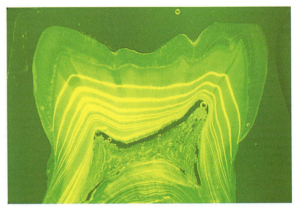

図2 テトラサイクリン系抗菌薬による歯の着色　テトラサイクリンの着色は，黄色蛍光による蛍光顕微鏡下で，象牙質の成長線に沿って層状の着色線としてみられる．

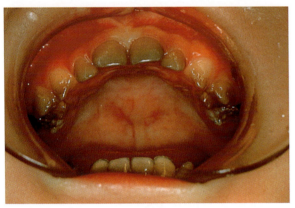

図3 ビリルビンによる歯の着色　重度新生児黄疸と新生児肝炎の既往を有する小児例で，乳前歯部を中心にビリルビンによる緑褐色の着色がみられる．

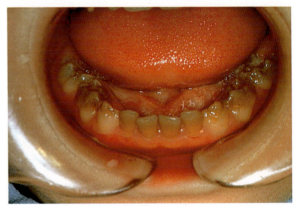

図4 ビリルビンによる歯の着色　図3と同じ患児．下顎の乳中切歯と乳側切歯の歯冠全体に緑褐色の着色がみられ，下顎の乳犬歯と乳臼歯の切縁・咬頭側に着色とエナメル質の形成不全がみられる．

●歯の着色には，歯面に着色物質が沈着する場合，歯石やプラークに着色物を含む場合，歯質内に着色物が沈着する場合がある．原因には外来性と内因性のものがある．
▶**臨床所見・病理発生**　外来性物質によるものでは，歯の表面への食品着色料やタバコのタールの沈着，あるいは口腔細菌由来の色素による緑，黒やオレンジ色などの着色がみられる．金属によるものに，銅，青銅による緑色や青緑色，鉄による赤褐色，水銀による黒色，カドミウムによる黄色の着色がある．薬剤によるものでは，テトラサイクリン系抗菌薬によるものが多く，その服用により血行性に石灰化中の硬組織に到達し，カルシウム結合性有機基質と結合して沈着するが，着色の程度は服用量と期間により，主に象牙質とセメント質に沈着し，黄色から灰褐色の着色がみられる（図1）．その研磨標本を蛍光顕微鏡下で観察すると，象牙質に着色線がみられる（図2）．また，多量の服用により形成不全，石灰化不全を認めることもある．長期経過したアマルガム充填歯では灰黒色，フッ化ジアミン銀塗布では硝酸銀により青黒色の着色がみられる．

内因性の歯の着色は種々の疾患に伴い，生体内で産生された色素が血行性に形成中の歯の硬組織に到達し，沈着することで生じる．ビリルビンやポルフィリンによるものがほとんどである．重度の新生児黄疸，新生児溶血性黄疸や新生児肝炎では，形成中の乳歯にビリルビンが沈着して緑褐色に着色し（図3，4），時にエナメル質の形成不全がみられる（図4）．ポルフィリン症では骨髄で形成された多量のポルフィリンが形成中の歯に沈着し，赤色を呈する．主に象牙質に沈着するが，エナメル質にもみられる．
▶**組織所見**　テトラサイクリン系抗菌薬による着色歯の研磨標本を蛍光顕微鏡で観察すると，象牙質の成長線に沿って，層状の着色線として観察される（図2）．

歯の吸収

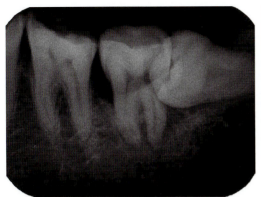

図1 外部吸収　水平埋伏智歯に隣接する第二大臼歯遠心にX線で吸収を認める.

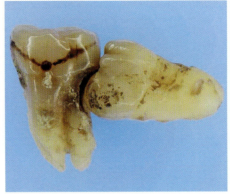

図2 外部吸収　智歯の歯冠が第二大臼歯遠心歯頸部にくい込むように位置している(左).第二大臼歯の割面では歯頸部に吸収所見を認める(右,矢印).

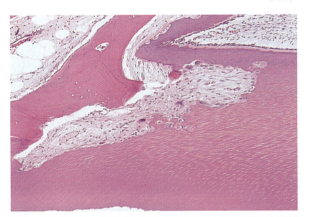

図3 外部吸収　歯冠が著明に吸収された埋伏状態の上顎側切歯の例.吸収された歯冠象牙質に破歯細胞と吸収窩がみられ,吸収部周囲には骨の形成が認められる.

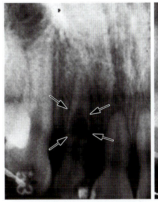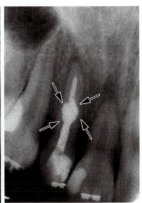

図4 内部吸収(内部肉芽腫)　左:治療前X線写真.歯根部の歯髄内に卵円形透過像を認める(矢印).右:治療後X線写真.根管充塡された歯根部の病変部(矢印)と歯髄腔が不透過像を示す.

● 病的な歯の吸収には歯の外側から起こる外部吸収 external resorption と,歯髄側から起こる内部吸収 internal resorption(内部肉芽腫 internal granuloma)がある.外部吸収が生じる原因として外力,炎症,囊胞,腫瘍,再植・移植,埋伏などがある.内部吸収が生じる原因として慢性歯髄炎が考えられている.

▶ 臨床所見・組織発生　外部吸収の原因のうち,外力として,急性外傷,外傷性咬合,矯正力があげられる.急性外傷では,歯の脱臼や歯周組織の変性壊死が起こり,続いて歯根吸収が起こる.外傷性咬合では歯周組織の傷害(咬合性外傷)により,矯正力では圧迫側歯根膜の組織圧上昇により,歯根吸収が起こる.炎症による歯根吸収は,根尖性歯周炎の際に起こり,肉芽組織中の破歯細胞が歯根表層を吸収する.顎骨囊胞では,囊胞に隣接する歯根の吸収がみられることがある.腫瘍では,エナメル上皮腫など歯原性の良性腫瘍で隣接歯根に吸収がみられる.再植・移植では,歯根が不規則に吸収されることがあり,セメント質や骨が新たに形成されて,骨性癒着を起こすことも多い.埋伏歯では,下顎水平埋伏智歯に隣接する第二大臼歯遠心歯根面に吸収がみられることがある(図1,2).また,埋伏歯の歯根や歯冠に吸収がみられることもある(図3).

内部吸収は,歯髄内で肉芽組織の増殖により象牙質の吸収が生じたもので,進行すると内部の紅色調組織が透けてみえる(ピンクスポット pink spot).無症状で経過し,X線検査で類円形の歯髄腔拡大像がみられる(図4).

▶ 組織所見　外部吸収では,歯根表層のセメント質に破歯細胞とそれによる吸収窩がみられることが多い.埋伏歯では歯根だけでなく,歯冠が吸収されることもある(図3).内部吸収では歯髄腔内に肉芽組織が形成され,歯髄側象牙質に破歯細胞とそれによる吸収窩がみられる.

川端竹取

2 齲蝕

齲蝕 dental caries は，歯面に付着したプラーク内の細菌が同部の糖質の代謝により生じさせた有機酸によって，歯の結晶が溶解し，歯の構造が破壊（脱灰 demineralization）される病態をいう．このような考え方は，19世紀末にMiller, WDによって，化学細菌説 chemicoparasitic theory として提唱された．なお，齲蝕を細菌感染に起因すると定義することにより，外因性の酸による歯質の溶解（酸蝕症 dental erosion）と区別している．

齲蝕の進行過程では，歯質の脱灰とともに結晶の再沈着（再石灰化 remineralization）を繰り返しており，病変拡大は一方的に進行しているのではない．それゆえ，エナメル質の初期齲蝕 incipient caries については，再石灰化現象により回復可能な可逆的病変として捉えられている（図2-1）．

1. 齲蝕の原因

齲蝕は細菌による感染症であるが，口腔内に齲蝕原性菌 cariogenic bacteria が存在するだけでは発症しない．細菌感染と感染症としての齲蝕病変の成立を区別する必要がある．すなわち，齲蝕は多くの要因が絡み合って起こる多因子性疾患である．これを端的に表現したのが Keyes の輪（図2-2）である．これは，細菌，食物（基質），宿主（歯質）の3つの要素（環）が重なった条件下でのみ，齲蝕が発生することを示している．

齲蝕原性菌はミュータンスレンサ球菌群（Mutans streptococci）がよく知られているが，セメント質齲蝕などの成人の齲蝕では，グラム陽性レンサ球菌を主体とした糖発酵性の多くの口腔常在菌が関与するとされている．宿主側での齲蝕感受性 caries susceptibility を左右する要因として，唾液の分泌量とその緩衝能，歯質の耐酸性，プラーク内の環境，有機酸の浸透を制御するペリクルが重要である．さらに，生活習慣，社会環境，予防衛生なども，齲蝕発生率とその予後に大きく影響する（図2-2）．

2. 齲蝕の分類

臨床的あるいは病理組織学的な齲蝕の分類を表2-1

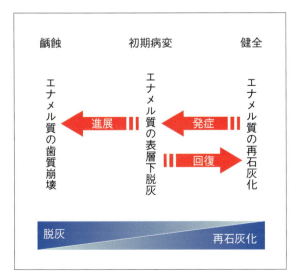

図2-1 エナメル質齲蝕の発症・回復・進展

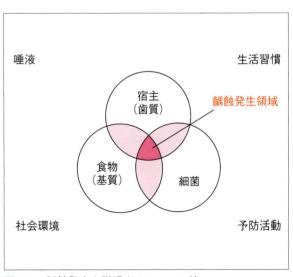

図2-2 齲蝕発生を説明するKeyesの輪

表2-1 齲蝕の分類と名称

1. 臨床的分類
    - C_0：要観察歯
    - C_1：エナメル質に限局した齲蝕
    - C_2：象牙質に進んだ齲蝕
    - C_3：歯髄に達した齲蝕
2. 臨床経過による分類
    - 急性齲蝕 acute caries
    - 慢性齲蝕 chronic caries
    - 停止性齲蝕 arrested caries
3. 発生部位および解剖学的な位置による分類
    - エナメル質齲蝕 enamel caries, 象牙質齲蝕 dentin caries, セメント質齲蝕 cementum caries
    - 歯冠部齲蝕 coronal caries, 咬合面齲蝕 occlusal caries, 隣接面齲蝕 proximal caries, 歯頸部齲蝕 cervical caries, 根面齲蝕 root surface caries, 小窩裂溝齲蝕 pit and fissure caries, 平滑面齲蝕 smooth surface caries
4. 病態に基づく分類
    - 表在性齲蝕 superficial caries：歯質の表面に限局している齲蝕
    - 穿通性齲蝕 perforative caries：側方への拡大は限られているが，脱灰が歯質深部に進行している齲蝕
    - 掘削性齲蝕 undermining caries：歯の表層は崩壊していないが，歯の内部で側方に大きく拡大した齲蝕
    - 逆行性齲蝕 reversible caries：エナメル象牙境で側方に広がったのちに，エナメル質に向けて拡大した齲蝕
    - 環状齲蝕 circular caries：乳歯齲蝕で発症しやすい歯頸部を取り巻くように拡大した齲蝕

表2-2 象牙質齲蝕における急性と慢性の臨床的および組織学的所見の比較

	好発年齢	部位	病態	着色	軟化象牙質	硬化反応	修復象牙質
急性齲蝕	若年層	小窩裂溝	穿通性	軽度	多く，湿潤	乏しい	まれ，少ない
慢性齲蝕	中高年層	平滑面	表在性	褐色〜黒色	少なく，乾燥	目立つ	起こりやすい

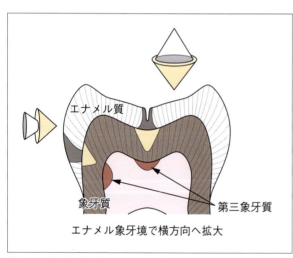

図2-3 齲蝕円錐（carious cone）

に示す．また，臨床診断で重要な象牙質の急性齲蝕と慢性齲蝕の特徴を表2-2にまとめた．

3. 齲蝕の病理組織像

齲蝕病変はプラークに接する歯質表面からはじまり，深層へと進行していく．この過程において，歯質内における有機酸の拡散は，エナメル質では小柱の走向，象牙質では象牙細管の走向に沿って起こり，いわゆる齲蝕円錐を形成する．

1) 齲蝕円錐 carious cone（図2-3）

（1）齲蝕円錐の向きは，エナメル質では平滑面で底面をエナメル質表面に，小窩裂溝では底面を内側（歯髄側）に向け，象牙質では常に底面が外側を向く．

（2）エナメル象牙境では横方向へ拡大する（＝下掘れ齲蝕）．

2) エナメル質齲蝕病巣（非脱灰研磨標本）の病理組織像

肉眼的に白斑 white spot を呈するエナメル質初期齲蝕の病理組織像は，表層下脱灰病変 subsurface lesion を示す．典型的な病変においては，健全部エナメル質に近い石灰化度を維持している表層 surface layer，その表層下で無機成分の減少と小隙の増加が

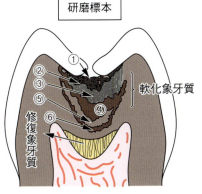

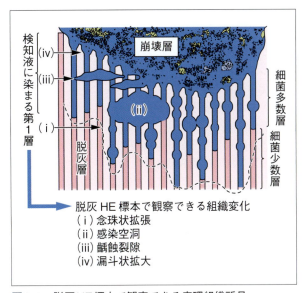

図2-5 脱灰HE標本で観察できる病理組織所見
（図版作成：松本歯科大学　長谷川博雅教授）

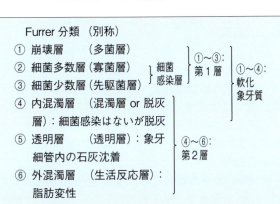

図2-4 象牙質齲蝕の層分け
（図版作成：松本歯科大学　長谷川博雅教授）

象牙質の層分けは，Furrerによってなされており，浅層（EDJ側）から深層（歯髄側）にかけて，崩壊層→細菌多数層→細菌少数層→内混濁層→透明層→外混濁層に分けられている（図2-4）．

崩壊層と細菌感染層では，象牙細管壁の崩壊により象牙細管構造が不明瞭となっている．まず，酸の侵食に弱い管周象牙質の崩壊からはじまり，管間象牙質に波及する．象牙細管内にも波及し，細菌感染が起こる．その結果，象牙細管が拡大し，急性齲蝕では念珠状拡張torise expansionを起こし，隣接細管を巻き込んで大きな病巣を形成する．これを感染空洞infection cavity（溶解原巣liquefaction foci）という．また管間象牙質の収縮によって象牙質の成長線（Ebnerの象牙層板（lines of von Ebner））に沿った楔状の亀裂が形成され，これを齲蝕裂隙caries crackという．慢性齲蝕では，象牙細管は漏斗状拡大funneled expansionを示すことが多い．これらは，脱灰HE標本で病理組織学的所見として観察される（図2-5）．

内混濁層では，細菌の侵入に先立って，浸透してきた有機酸による脱灰が目立っている．透明層では，象牙細管内の象牙芽細胞突起の変性と，石灰沈着がみられる．

透明層より深層象牙質（生活反応層）では，再石灰化による象牙質の硬化sclerosis of dentinも生じる．以上の層分けは模式化したものであり，その層内に含まれる象牙細管がすべて同じ変化を示すことはないが，比較的ゆっくりと拡大した慢性齲蝕では，再石灰

顕著な脱灰層decalcified layerからなる．ここにはエナメル質（エナメル小柱）の発育線であるRetzius条や横線構造が明瞭に観察され，横線層とも呼ばれる．その周辺を取り囲む不透明層opaque layer，さらにその深部で軽度の脱灰がはじまっている透明層transparent layerに区別される．円錐形の齲蝕病巣には基本的に典型例では次の4層が区別できるが，脱灰，再石灰化，崩壊（破壊）などが混在している．

（1）崩壊層
（2）脱灰層（横線層）
（3）不透明層
（4）透明層

なお，Retzius条や横線（エナメル小柱横線）は，脱灰することで明瞭に観察できる．不透明層は，石灰塩が不均一に沈着して散乱が起こり，不透明化する．透明層は結晶が均一に沈着するため，透明化する．

3) 象牙質齲蝕の病理組織像

象牙質はエナメル質と異なり，コラーゲンを主とする有機質を20％前後含んでいるため，象牙質の崩壊には歯質の脱灰だけでなく，有機基質の分解が伴う．

化反応の進行によって層分けが容易である．他方，急性齲蝕では細菌感染層が大部分を占め，再石灰化反応の起こる時間的余裕もない場合には，混濁層や透明層の存在は明瞭でない．

4) 軟化象牙質

有機酸により象牙質基質が部分分解されて，軟化象牙質 softened dentin が形成される．臨床の場においては，齲蝕象牙質を2層に区別する．外側の第1層は細菌感染を被り，基質の変性・分解が進んでいるために再石灰化能を失っている．内側の第2層はある程度脱灰されているが，感染の程度も限られており，再石灰化能を保持していると考えられている（図2-4）．"軟化象牙質の除去"に際しては，齲蝕象牙質の第1層を徹底的に除去する目的で，第1層を好染する染色液（齲蝕検知液；通常1％のAcid Redのプロピレングリコール溶液などを使う）が利用されている．齲蝕象牙質の第2層では，たとえ感染した象牙質が若干残っていても，その後の間接覆髄処置により残存象牙質は無菌化され，その後の再石灰化反応が起こると期待される．

5) セメント質齲蝕

セメント質は石灰化度が低く，脱灰されやすく，齲蝕はSharpey線維やセメント細管，セメント小腔に沿って進行する．齲蝕侵襲によりセメント質の成長線や象牙セメント境に裂隙ができると，セメント質は剝離して実質欠損を生じる．脱灰されたセメント質は機械的刺激によっても剝離・損耗を被りやすい．そのため，臨床的に根面齲蝕として捉えられる病変は象牙質齲蝕の場合が多い．

6) 歯頸部・根面齲蝕

加齢変化や辺縁性歯周炎の進行により歯根面が露出して，その歯根表面にプラークが付着してくると，セメント質表面あるいはセメント質が剝離された後の象牙質表面から齲蝕が発症する．根面齲蝕の病巣が広く開口し，唾液による自浄効果が及びやすく，口腔内清掃の徹底などによって，根面齲蝕が活動性齲蝕病変 active caries lesion から停止性齲蝕病変 arrested caries lesion に変化することもある．臨床では，茶褐色から黒色の滑沢で硬い表面を持つ齲蝕として捉えられる．

7) 二次齲蝕

歯科受診の主訴の第1位は充塡歯の再処置である．不潔域にある歯質に原発した齲蝕を一次（原発性）齲蝕と総称するのに対して，窩洞壁と充塡物の間隙の窩壁に沿って進行する病変を二次齲蝕と呼ぶ．これには，初期治療時の齲蝕罹患部の取り残しによる再発齲蝕が含まれる．

8) 乳歯齲蝕

肉眼的に小さな齲蝕でも，乳歯エナメル質は薄いため，小さな病変でも象牙質に達している場合が多い．他方，歯髄側での第三象牙質の添加が活発なため，歯冠歯質が高度に破壊されても歯髄の露出をみる症例は少ない．頻回に間食をとる習慣のある児童や口腔清掃が不徹底な児童においては，ランパントカリエス rampant caries（多発性齲蝕）や歯冠部全周を取り囲むように進行する環状齲蝕を生じる場合もある．

齲蝕円錐

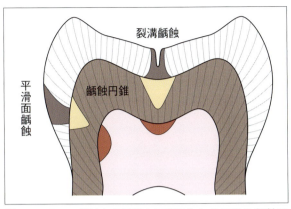

図1 エナメル質（小窩裂溝と平滑面）と象牙質の齲蝕円錐　齲蝕の発症部位と円錐の形状を理解する必要がある．

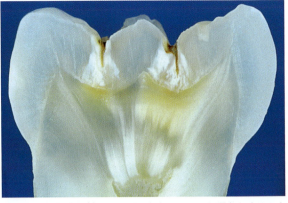

図2 小窩裂溝齲蝕　2ヵ所の小窩の入り口を頂点とするエナメル質の齲蝕円錐がみられる．象牙質の齲蝕円錐は歯髄側を頂点としている（研磨標本）．

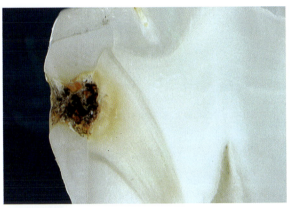

図3 平滑面齲蝕　象牙質齲蝕の崩壊層がエナメル象牙境付近で側方に拡大し，遊離エナメル質が形成されている（研磨標本）．

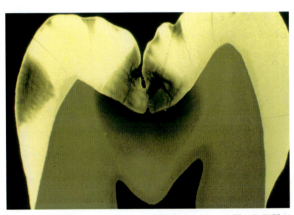

図4 齲蝕円錐　CMRではX線透過性のエナメル質と象牙質の齲蝕病巣は，標本上は三角形，立体的には円錐状に広がっている．

●プラーク内で産生された有機酸は，エナメル小柱および象牙細管の走向に沿って浸透する傾向があり，結果として齲蝕病変の輪郭は円錐形を呈することが多い．これを齲蝕円錐 carious cone と呼ぶ．

小窩裂溝齲蝕 pit and fissure caries では，エナメル質の齲蝕円錐は底面が象牙質側，象牙質の齲蝕円錐は底面がエナメル質側にあるため，各底面は相接している．象牙質齲蝕は比較的進行が速いため，齲蝕円錐の底面はエナメル質よりも象牙質で大きくなりやすく（図1），病変がさらに進行し，象牙質の崩壊がエナメル質病変よりも大きくなると，遊離エナメル質 free enamel ができる．

図2は2つの裂溝に発生した齲蝕の研磨面を落射光で接写した写真である．エナメル質では白濁した病巣が，裂溝部入口付近を頂点とする齲蝕円錐を形成している．エナメル象牙境での側方への病巣の拡大により，2つの病巣が融合して，象牙質では底辺を上にした大きな逆三角形の病巣となっている．

平滑面齲蝕ではエナメル質と象牙質の齲蝕円錐の先端はともに内側を向いており，小窩裂溝齲蝕のように両者の底面が相接することはない．

図3は接触部から発生した平滑面齲蝕で，エナメル質の表層は崩壊して齲窩が形成されている．エナメル質の病巣では典型的な齲蝕円錐の形態を確認できないが，象牙質の齲蝕円錐は底面が外側，先端が内側を向いている．病変が進行し，エナメル象牙境近辺での象牙質の崩壊が側方にも波及したため，遊離エナメル質が形成されている．

研磨切片のコンタクトマイクロラジオグラム（CMR）では，裂溝齲蝕と隣接面齲蝕での齲蝕円錐の形態が捉えやすい（図4）．この写真では，エナメル質の脱灰病巣を覆う石灰化度の高い表層，すなわち表層下脱灰が観察できる．

咬合面齲蝕（1）

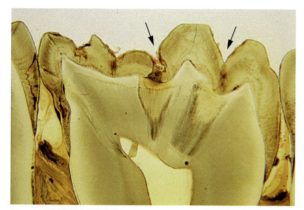

図1　裂溝齲蝕（矢印）　裂溝底部のエナメル質は着色し，直下の象牙質には齲蝕円錐が形成されている（研磨標本）．

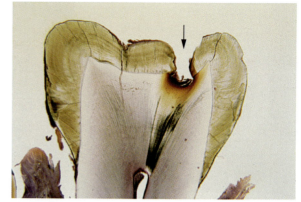

図2　裂溝齲蝕（矢印）　エナメル質と象牙質の一部が破壊され，齲蝕が歯髄付近まで進行している（研磨標本）．

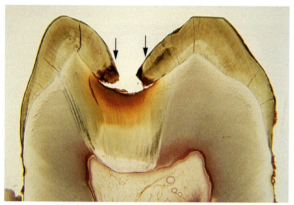

図3　咬合面齲蝕　齲蝕がエナメル象牙境に沿って拡大し，遊離エナメル質（矢印）が形成されている（研磨標本）．

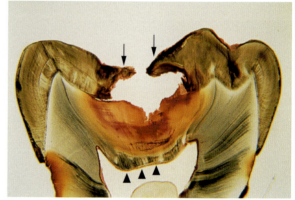

図4　咬合面齲蝕　掘削性齲蝕により遊離エナメル質（矢印）を伴う大きな齲窩が生じている歯髄内に第三象牙質形成をみる（矢頭）（研磨標本）．

●咬合面齲蝕occlusal cariesは臼歯咬合面の小窩裂溝部より起こる齲蝕で，初期では小窩裂溝齲蝕pit and fissure cariesともいう．齲窩の開口部が狭いため，咬合面からみただけでは発見が難しいものもある．齲蝕の初発部位は，裂溝の形や深さと関係し，裂溝が深く狭いものではその開口部，浅く広いものでは裂溝底部となる．やや進行した裂溝齲蝕ではエナメル質の一部が崩壊し，齲窩が拡大している．

▶組織所見　裂溝齲蝕の初期では裂溝底部のエナメル質は茶色く着色し，進行に伴って一部は崩壊している．齲蝕病巣はエナメル象牙境で側方に拡大し，直下の象牙質表層付近は黄色に着色している．着色部分は象牙細管の走向に沿って下方へ拡大しており，これを取り囲むようにさらに下方には象牙細管が黒く明瞭にみえる部分（不透明層）が存在する．不透明層の歯髄側には象牙細管構造が不明瞭で，正常象牙質より明るくみえる部分（透明層）が1層みられる．これらの齲蝕病巣と歯髄の間には薄い正常象牙質が介在している（図1）．裂溝齲蝕が進行すると齲窩が拡大して象牙質表層も破壊され，本来の象牙質構造を失った崩壊層が生じる．その下方には不透明層がみられる（図2）．裂溝齲蝕では歯牙内部に大きな齲窩ができるので，自浄作用が働きにくく，急性経過をとることが多い．

　齲蝕の範囲が拡大すると，咬合面からも齲蝕が明瞭に認められる．齲蝕がエナメル象牙境にも沿って進行し（掘削性齲蝕undermining caries），エナメル質を遊離させ（遊離エナメル質），同時に下方の象牙質を侵して歯髄に達する齲蝕円錐を形成する（図3）．

　さらに齲蝕が進行すると，掘削性齲蝕によって生じた遊離エナメル質が裏側から破壊され，象牙質の崩壊と相まって大きな齲窩をつくる．また歯髄の天蓋部分には，齲蝕の刺激による第三象牙質の形成がみられる（図4）．

咬合面齲蝕（2）

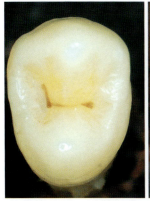
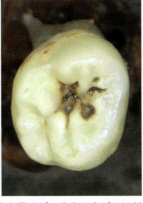

図1 裂溝齲蝕　初期には着色を示すが，病変の広がりは判定しにくい（左）．齲窩の形成が明瞭に認められる（右）．

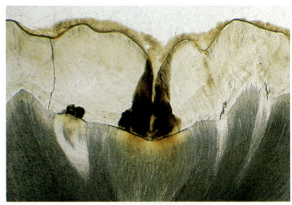

図2 裂溝部のエナメル質齲蝕と象牙質齲蝕　エナメル質表面にはプラークが堆積し，裂溝周囲に齲蝕病巣がみられる（研磨標本）．

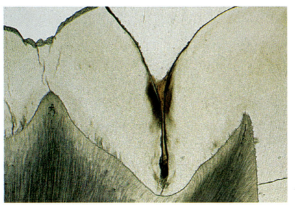

図3 初期裂溝齲蝕　裂溝の開口部で暗褐色の齲蝕病巣がみられ，裂溝内部は茶色の有機成分で満たされている（研磨標本）．

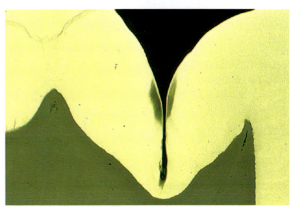

図4 初期裂溝齲蝕のCMR　開口部の着色部に一致して，左右対称に小さな表層下脱灰の病巣がみられる．

● 咬合面の小窩裂溝に起こる齲蝕は開口部付近から発症しやすく，歯質の着色や白濁を経て齲窩が生じる（図1）．

　小窩裂溝の形態は，1）小窩裂溝の入口が広く開口し，内部で小窩裂溝壁が狭いもの（Y型），2）開口部が広く，小窩裂溝部分が浅いもの（V型），3）開口部が狭く，内部も狭窄したもの（I型），さらには4）小窩裂溝中央部が著しく狭窄したもの（X型）に大別できる．

　Y，I型あるいはX型の深い裂溝では，開口部付近から病変がはじまり，エナメル小柱の走向に沿って，左右に扇形に拡大する．V型の浅い裂溝部では裂溝の底部からの発症もあり，同じく扇型に拡大する．

　二次元像で左右対称に認められる病変は，三次元的には齲蝕が裂溝周囲を取り囲むように発生していることを推察させる．咬合面においては裂溝部以外に，小窩のような凹みや平滑な面にも浅在性の着色がみられ，軽度の脱灰を伴う齲蝕病巣が発生している．

　図2では歯の表面にプラークがみられる．裂溝部のエナメル質では，黒く着色した齲蝕病巣が齲蝕円錐を形成し，さらに，象牙質にも茶褐色の脱灰病変と，深部に向かって象牙細管を介した齲蝕の進行がみられる．中央部の象牙質病変の左右には，一群の象牙細管が白色にみえる．この部分は円錐状の齲蝕病変の周辺部に相当し，象牙細管は混濁し，一部で再石灰化を生じている．

　図3にはI型の裂溝に生じた齲蝕を示す．裂溝部の入口と内部は茶色の有機成分で満たされている．開口部付近には黒く着色された齲蝕病巣が認められる．裂溝部エナメル質齲蝕でも，再石灰化層が裂溝齲蝕病巣の表層を覆い，本来の裂溝の輪郭が保たれている．同じ研磨標本のコンタクトマイクロラジオグラム（CMR）（図4）では同部に左右対称の脱灰病巣がみられる．それらの表層は，健全エナメル質に近い石灰化度を維持しており，表層下脱灰が生じている．

咬合面齲蝕 (3)

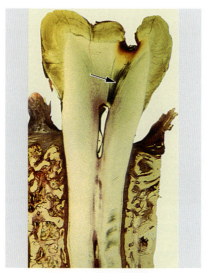

図1 C_2状態の小臼歯　裂溝周囲のエナメル質は崩壊し,象牙質には歯髄に近接する齲蝕円錐が形成され,不透明象牙質(矢印)を認める.

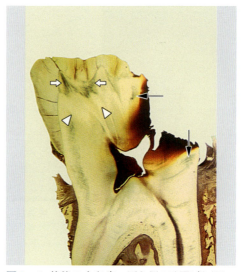

図2 C_3状態の大臼歯　近心側の咬頭が欠損し,残存している象牙質にも強い着色がみられる.

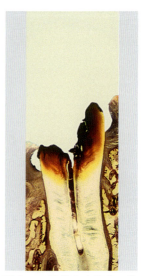

図3 C_4状態の小臼歯　歯冠のほとんどを失って,いわゆる残根状態となっている.

● 臨床的には齲蝕の進行に基づいた分類がよく用いられており,第1度(C_1)は齲蝕がエナメル質に限局しているもの,第2度(C_2)は齲蝕が象牙質に及んでいるが,まだ歯髄に変化を起こしていないもの,第3度(C_3)は齲蝕が歯髄に達し変化を起こしているもの,第4度(C_4)は齲蝕により歯冠が崩壊し残根状態になったものをいう.

なお,図1～3は,近心側から順に図1,図3,図2であり,いずれの写真も右側が近心側である.

▶組織所見　図1は裂溝齲蝕に罹患している第一小臼歯である.裂溝周囲のエナメル質はエナメル象牙境を底面とする円錐状に崩壊し,齲蝕がエナメル象牙境に沿って拡大したことによりエナメル質が遊離している(遊離エナメル質).同時に,下方の象牙質も侵されて歯髄に近接する齲蝕円錐が形成されている.不透明象牙質もみられる(矢印).

図2では,臨床分類ではC_3の齲蝕に罹患した第一大臼歯を示す.齲窩が拡大し,近心側のエナメル質と象牙質が欠損し,残存している象牙質は茶褐色に着色している.この周囲には象牙細管が暗くみえる不透明層(矢印)が形成されている.齲蝕病巣は歯髄にまで達しており,歯髄の一部は露髄し歯髄炎を併発していると考えられるが,ここでは軟化象牙質により歯髄腔が区別される(仮性露髄).遠心側の咬頭付近の象牙質には不透明象牙質(白抜き矢印)と透明象牙質(白抜き矢頭)が観察されるが,これはこの標本の研磨断面より離れた位置にある齲蝕によって起こった変化と考えられる.

図3は,臨床分類C_4の第二小臼歯で,歯冠のほとんどを喪失し,いわゆる残根状態となっている.崩壊した歯頸部付近の残根象牙質は強く着色し,広い範囲にわたって脱灰が起こっている.

隣接面齲蝕（1）

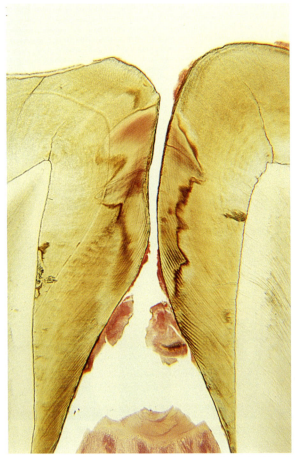

図1　隣接面齲蝕　接触点を初発部位とする齲蝕が両側の歯のエナメル質に齲蝕円錐を形成している（研磨標本）．

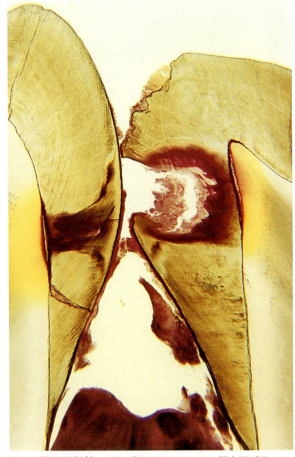

図2　隣接面齲蝕　齲蝕が進行してエナメル質全層が侵され，一部は破壊消失している（研磨標本）．

●隣接面齲蝕 proximal caries は歯牙の隣接面の接触点を初発とする齲蝕で，エナメル質の平滑面にみられることにより平滑面齲蝕 smooth surface caries ともいわれる．齲蝕の初期ではエナメル質の病巣の表面は肉眼的に境界の明瞭な白濁部（白斑）として観察され，齲蝕の進行とともに茶色に着色し，実質欠損を伴うようになる．

▶組織所見　図1の大臼歯隣接面では接触点から初発した齲蝕が両大臼歯を侵している．歯冠の輪郭は保たれている．この部の平滑面齲蝕病巣は小さい齲蝕円錐がいくつも集まって形成されたもので，全体としてエナメル質表面で広く，深部で狭い齲蝕円錐を形成している．平滑面齲蝕の齲蝕円錐は，このような不規則な形をとるものが多い．エナメル質にみられる茶色の不規則な線（不透明層）に囲まれた病巣部分では，Retzius条や横線（エナメル小柱横線）が明瞭に観察される．歯間乳頭部では不潔性沈着物（プラークや食物残渣など）がエナメル質表面に存在している．

図2では齲蝕がさらに進行し，エナメル質全層が侵され，不透明層が拡大しているが，全体として齲蝕円錐の形を保っている．深部に進行した齲蝕はエナメル象牙境に沿って側方に拡大しており，そこに小さい亀裂を形成している．またこれに接する象牙質にも着色が起こっている（図2左側の歯）．齲蝕の進行に伴いエナメル質は崩壊し，そこに大きな齲窩がつくられ，齲窩の内部には不潔性沈着物や歯質の破壊片がみられる．齲蝕はエナメル象牙境でさらに側方に拡大しており境界線に沿った亀裂も広がり，象牙質の着色が観察される（図2右側の歯）．このような隣接面の齲蝕は相接する両方の歯に同時に発症することが多く，また外部からは直視できないため，齲蝕の程度の判定が困難となる．

隣接面齲蝕（2）

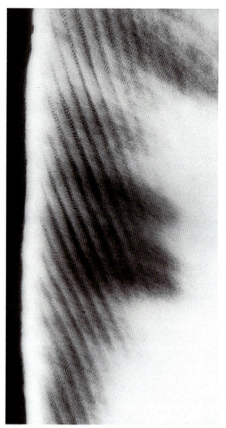
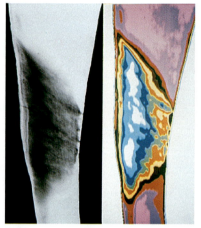
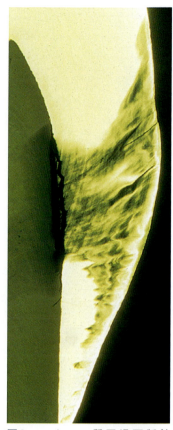

図1　エナメル質平滑面齲蝕（CMR）　表層下脱灰がみられ，病巣部では歯質を斜走するRetzius条が明瞭となっている．

図2　CMRの画像解析　X線透過度の濃淡の差を擬似カラーにより強調すると，病巣内部の石灰化度の違いや層状構造を明瞭に判別できる．

図3　エナメル質平滑面齲蝕（CMR）　表層下脱灰がみられ，脱灰病巣はエナメル象牙境まで達する．

●隣接面のエナメル質齲蝕の初期では，臨床的には白斑，病理組織学的には表層下脱灰病巣を特徴とする．平滑面には，隣接（近遠心）面と頬舌面があるが，齲蝕病変は不潔域となりやすい前者で発生しやすい．コンタクトマイクロラジオグラム（CMR）による観察では，エナメル質表層は比較的石灰化度が高い状態に維持されており，エナメル質の輪郭は保たれている．

▶組織所見　表層下脱灰は，CMRでは石灰化度の保たれたエナメル質表層下に透過像を示す脱灰病巣として認められる（図1）．この病巣部では，X線吸収度の低い線と高い線とが交互に走行している様子が強調されているが，前者はRetzius条に相当する部分であり，後者は同線の間に相当する．ただし，脱灰は，エナメル小柱の走行に沿って深部に進行するのであって，Retzius条に沿うのではない．

CMRに画像処理を施すと，齲蝕病巣の微細な層状構造を容易にとらえることができる（図2）．表層下の病巣内でも，白色から青色で示したように脱灰の程度は異なっている．石灰化度は，周囲の健全なエナメル質に比べて，齲蝕病巣ではいずれの部位でも低いが，脱灰病巣を取り囲むようにオレンジ色や黒色，黄色の層が最表層部から連続して認められる．この所見は，最表層部と同様に，脱灰の進行する前線部においても再石灰化が生じていることを示す．

図3のCMRでは，エナメル質齲蝕が象牙質に達した段階でも，エナメル質の輪郭は保持されている．最表層の高石灰化層は破壊されることもなく，むしろその幅は広がっている．また，この病巣の特徴として，脱灰病巣体部に低石灰化部位に混じって高石灰化帯が幾重にも形成されており，脱灰と再石灰化が繰り返し生じたことを反映している．

エナメル質齲蝕

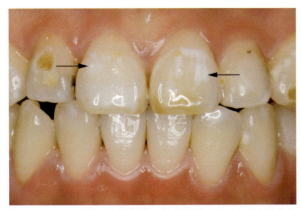

図1 エナメル質の初期齲蝕　前歯唇側面のエナメル質が白濁している(矢印).

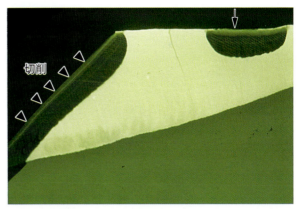

図2 人工齲蝕　人工齲蝕実験液に浸漬したエナメル質(矢印)と,切削された歯面(エナメル質と象牙質(矢頭))においても,表層下脱灰現象がみられる(研磨標本).

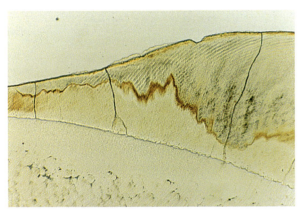

図3 エナメル質齲蝕病巣の透過光像　隣接面に発生した初期病巣の脱灰前線部では,褐色の着色帯がみられる(研磨標本).

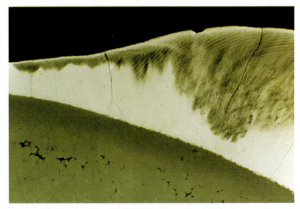

図4 図3のCMR　最表層部で高石灰化層が存在し,脱灰病巣内での石灰化度は均一ではない.

●エナメル質齲蝕enamel cariesの初期は,肉眼的にエナメル質特有の透明感がなくなり,白濁した病変(白斑 white spot)として認められる(図1矢印).

表層下脱灰のメカニズムに関して,エナメル質表層の構造や化学的性状(高石灰化,高Fと低CO_3含有量に起因した低い溶解度,あるいは無柱エナメル質の存在)を重視する考え方と,齲蝕進行過程での再石灰化現象を最も基本的な要因とみなす考え方がある.再石灰化現象の重要性を支持する実験的根拠として,合成アパタイトを成型したペレットや,本来のエナメル質表層を削除した歯を実験室内で人工齲蝕実験液に浸漬しておくと,表層下脱灰病変が形成される.図2の左側の斜面は歯質を削除して生じた歯面であるが,本来の表層(矢印)とともに削除した歯面(エナメル質から象牙質に及ぶ)(矢頭)全体に,表層下脱灰現象が再現されている.

このような再石灰化反応には,脱灰病巣で溶出したカルシウムイオンやリン酸イオンが歯質内を表層と歯質深部に向かって拡散することにより,脱灰病巣の周辺で新たにリン酸カルシウムの沈澱が生じたり,既存のアパタイト結晶の成長が起こっていると考えられる.

エナメル質初期齲蝕病巣の透過像(図3)とコンタクトマイクロラジオグラム(CMR)(図4)を対比すると,齲蝕進行の前線部では茶褐色を呈する層が一様に認められ,さらに,その深部では白色(透明)にみえる透明層も一部で識別することができる.CMRでは,最表層部での高い石灰化層が齲蝕病巣全体を覆っていることや,脱灰病巣内での局所的な石灰化度の違いを明示しているが,透過光像にみられる齲蝕進行の前線に生じた褐色の着色帯などの層分けについては明瞭でない.

象牙質齲蝕（1）

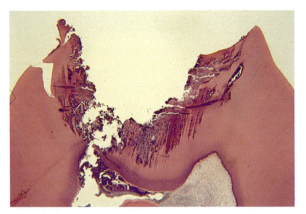

図1　高度な象牙質齲蝕　窩溝齲蝕の進行により病巣は象牙質の全層に至り，歯髄炎を起こしている．

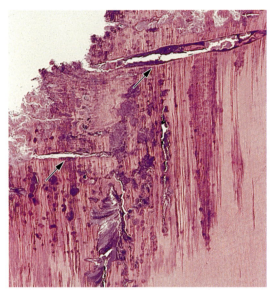

図2　高度な象牙質齲蝕　図1の一部拡大像．感染層には，象牙細管を横断するように齲蝕裂隙（矢印）ができ，念珠状拡張や感染空洞もみられる．

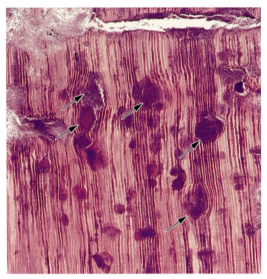

図3　高度な象牙質齲蝕　図2の一部拡大像．上端にみられる亀裂が齲蝕裂隙である．感染象牙細管の念珠状拡張が大きくなり，他の象牙細管をも巻き込んで大きい感染空洞（溶解原巣）をつくっている（矢印）．

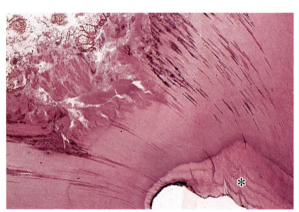

図4　齲蝕欠損による修復象牙質の形成　左上に大きい崩壊層と細菌感染層がある．脱灰層は脱灰標本のため，認められない．歯髄側（右下）に第三象牙質（＊）が形成されている．

　図1の齲蝕病巣は象牙質の全層に至り，完全に歯髄に達している（C_3）．脱灰標本なので，エナメル質は消失しており，象牙細管内に石灰塩が沈着してできる不透明層や透明層も確認できない．さらに脱灰層と健常象牙質との識別もできない．

　図2の感染象牙細管は青染し，球状に拡大している．これを念珠状拡張という．さらに象牙細管と直交する細長い空隙がある．これは齲蝕の進行に伴い，酸による脱灰が起こることで象牙質が収縮し，象牙質の発育線（Ebnerの象牙層板）の弱いところが亀裂を起こしたもので，齲蝕裂隙caries crackという．

　象牙細管の念珠状拡張のほかに，数個の大きい球状の病巣がある（図3矢印）．これは念珠状拡張が管間象牙質の溶解によってさらに拡大し，近隣の象牙細管をも破壊し融合したもので，感染空洞または溶解原巣といわれる．

　図4の象牙質の病巣はかなり拡大しているが，全層には到達していない．歯髄側には，齲蝕に対する防御反応として多量の第三象牙質が形成されている．注意深く観察すると，象牙細管内の細菌感染は第三象牙質にまで及んでいることがわかる．

象牙質齲蝕 (2)

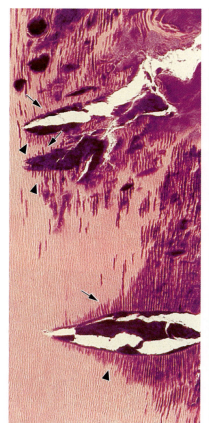 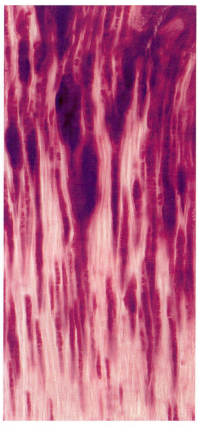 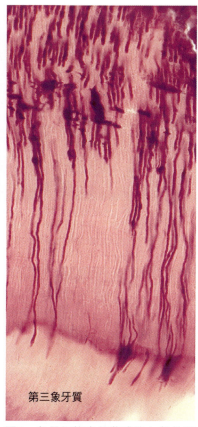

図1　齲蝕裂隙の形成　縦に走る象牙細管とほぼ直角に3個の齲蝕裂隙がある．ここから細菌が象牙細管内に侵入し，外側（矢印）と内側（矢頭）に向かって増殖している．

図2　象牙細管内細菌感染，念珠状拡張，感染空洞　象牙細管内の細菌は顆粒状にみえる．細管の一部が拡大して念珠状になり，さらに他の細管と融合して感染空洞をつくっている．

図3　象牙細管内細菌感染と齲蝕裂隙　細菌は一部の象牙細管を通して深部まで侵入し，第三象牙質の象牙細管内に達している．表層（上方）には齲蝕裂隙がみられる．

●齲蝕裂隙 caries crack は象牙質齲蝕の進行に重要な意味を持っている．前述 (p.44) の通り，この裂隙は酸による脱灰によって生ずるが，細菌感染層（青紫色部）から未感染層（淡赤色部）にまで象牙細管を横断しながら拡張する（図1）．したがって，この裂隙を通して細菌は未感染の象牙細管内に侵入し，外側（矢印）と内側（矢頭）の両方に向かって増殖していく．裂隙が急性齲蝕に多くみられるのはこのためである．

図2の象牙細管では，象牙線維が破壊されてそこに細菌が侵入し，顆粒状にみえる．これを拡大して詳細に観察すると，球菌状ないし桿菌状にみえる．さらに細管の一部が拡大し念珠状になり，次第に近隣の象牙細管と融合して感染空洞（溶解原巣）になる．この感染空洞も急性齲蝕において顕著に現れる．

細菌感染は一部の象牙細管を通して深部（下方）にまで波及し，原生象牙質から第三象牙質の象牙細管内に達することがある（図3）．これは急性の穿通性齲蝕にしばしば観察される所見である．なお，図3上方には小さい齲蝕裂隙がみられる．これらは象牙質の発育線である Ebner の象牙層板に一致する．

象牙質齲蝕（透過型電子顕微鏡像）

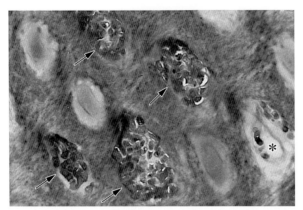

図1　象牙細管内への細菌の侵入　細菌が充満している4本の象牙細管（矢印），数個の細菌が侵入した1本の象牙細管（＊），および未感染の象牙細管が数本ある．

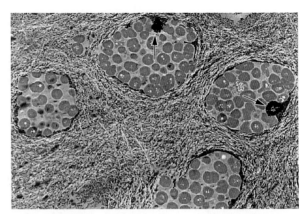

図2　象牙細管内への細菌の侵入　4本の象牙細管内には細菌が充満して象牙細管が拡張している．象牙細管内へ突出した球状物は細菌が石灰化したもの（矢印）．

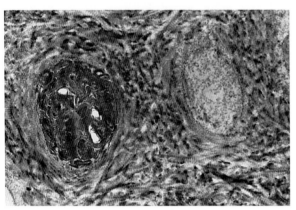

図3　透明層にまで波及した象牙細管内細菌感染　象牙細管内にカルシウム塩が沈着して透明層になっても脱灰が進み（右），さらに細菌が侵入する（左）．

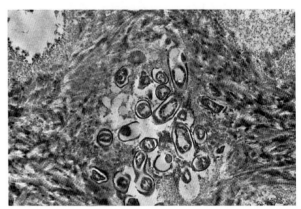

図4　管間象牙質への細菌の侵入　象牙細管内の細菌はついに細管を破壊して管間象牙質へ侵入する．

▶前項（p.45）の光学顕微鏡所見によれば，象牙質齲蝕においては，細菌はまず象牙細管内に侵入してそれを拡張させ，続いて管間象牙質を破壊する．電子顕微鏡像はどうであろうか．

　図1の横断された4本の象牙細管（矢印）内には多数の細菌が充満しており，右端の象牙細管には数個の細菌が認められる．しかしその他の象牙細管内にはいまだ細菌の侵入はなく，象牙芽細胞突起が健在である．なお，その周囲の輪状の空隙は管周象牙質が酸によって脱灰されてできた溶け出した跡である．また，管間象牙質の破壊もない．

　図2の象牙細管はその内部に細菌が充満したため大きく拡張している．その周囲には二次的石灰化と思われる1層の石灰化部があり，さらに象牙細管内に突出した球状の石灰化物は細菌が石灰化したものである（矢印）．

　脱灰によって遊離したカルシウム塩の一部は象牙細管内に均一に沈着して透明層をつくる（図3）が，齲蝕が進行するとその層も脱灰され（右の細管），さらに細菌が侵入する（左の細管）．この両者を比較すれば細菌が侵入すると象牙細管が拡張することがよくわかる．いまだ管間象牙質への細菌の侵入はなく，それを構成するコラーゲン線維が認められる．

　象牙細管内の細菌はさらに象牙細管を破壊して管間象牙質に侵入するようになる．中央の細菌集団の上方の2本の象牙細管の大きさを比較されたい（図4）．

歯頸部齲蝕（1）

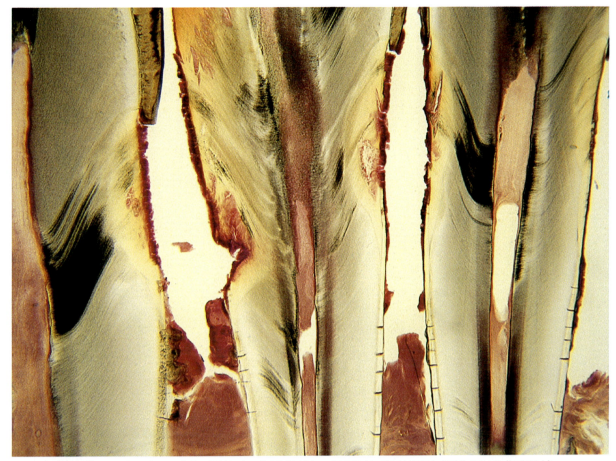

図1 歯頸部齲蝕 下顎切歯部では歯肉の退縮により歯根が露出し，根面の広い範囲が齲蝕に罹患している（研磨標本）．

● 歯頸部齲蝕 cervical caries は歯肉縁付近のエナメル質表層から起こることもあるが，若年者を除けばそのような例は少なく，大部分は歯周組織の退縮により露出したセメント質に初発するので，根面齲蝕 root surface caries とも呼ばれる．歯頸部付近の歯根面は主に無細胞セメント質に覆われており，Sharpey 線維の感染に伴う膨化と，そこから侵入した細菌の増殖によりセメント質が破壊される．細胞性セメント質が罹患すると，Sharpey 線維の感染に加え，表面に開口しているセメント細管が細菌の主な侵入経路となる．齲蝕はセメント質層板および象牙セメント境で側方に進行し，急速にセメント質を崩壊脱落させ象牙質を広く露出させる．歯頸部付近は食物残渣や歯周疾患による炎症性滲出物などの不潔性沈着物が多く存在し，露出した象牙質は齲蝕により急速に破壊されていく．

▶**組織所見** 下顎切歯部では歯肉が退縮し，歯根の広い範囲が露出して根面齲蝕に罹患している．図1の右端の歯の右側根面では，表層のセメント質が齲蝕に罹患し茶色に着色しているが，その内側の象牙質にはまだ大きな変化がみられない．図1の左端の歯の根面は齲蝕による変化がやや進み，露出した象牙質の表層は崩壊し，内側（歯髄側）に向かって崩壊層，透明層，不透明層の形成がみられる．また歯頸部のエナメル質は象牙セメント境から波及した掘削性齲蝕により剝離脱落している．中央の歯の根面は，象牙質齲蝕に侵され，象牙細管を横断する方向に亀裂（裂隙）が形成されており，歯質に大きな欠損も認められる．しかし齲蝕象牙質部分の着色は少なく，歯髄腔側への第三象牙質の形成もほとんどみられず，エナメル質の剝離脱落が広い範囲にわたってみられることから，この歯では齲蝕による変化が象牙セメント境に沿って極めて急速に進行したものと思われる．

歯頸部齲蝕（2）

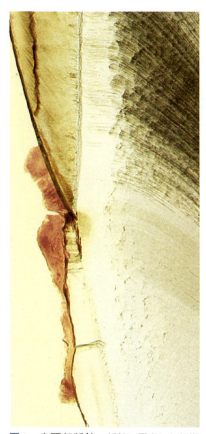

図1 歯頸部齲蝕　齲蝕に罹患した初期の像で，セメント-エナメル境を中心に着色がはじまっている（研磨標本）．

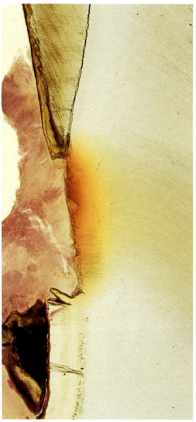

図2 歯頸部齲蝕　エナメル質とセメント質は崩壊し，露出した象牙質は着色している（研磨標本）．

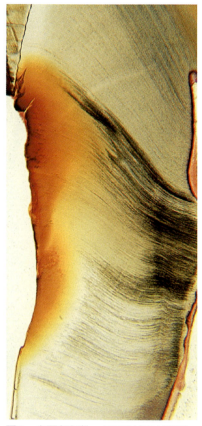

図3 歯頸部齲蝕　象牙質が広く露出し，浅い皿状の実質欠損がみられ，表層部付近は強く着色している（研磨標本）．

● 図1～3は歯頸部齲蝕の進行状態を示したもので，齲蝕の初期より中期に至るものである．

▶ **組織所見**　歯頸部齲蝕の初発段階では歯頸部のセメント-エナメル境を中心に不潔性沈着物がみられ，これに接するエナメル質表層は平滑面齲蝕に罹患し，着色層と透明層が形成されているが，それより内層には変化が認められない．この下方のセメント質部分では，歯軸と垂直な線状の着色がみられる．これはセメント質のSharpey線維に沿って感染が進んだことを示しており，感染はセメント質全層に及んでいる．この部の象牙セメント境は着色の程度が強く，齲蝕が境界部に沿って進行していることを表している．感染したセメント質に接する象牙質には薄く着色した部分がみられ，初期の齲蝕に罹患していることがわかる（図1）．なお上方のエナメル質にみられる齲蝕像は，接触点から起こった隣接面齲蝕の一部である．

図2では，セメント-エナメル境を中心に周囲のエナメル質とセメント質は掘削性齲蝕により剥離脱落し，象牙質が露出している．露出象牙質の表層付近は茶色ないし黄色に着色しているが，透明層や不透明層はみられない．

齲蝕がさらに進行し，広い範囲にわたって象牙質が露出したものでは，エナメル質表層からの平滑面齲蝕も拡大しているが，エナメル象牙境に沿って進行する掘削性齲蝕により，広い範囲のエナメル質が剥離脱落している（図3）．セメント質も齲蝕により幅広く消失し，露出した象牙質には浅い皿状の実質欠損がみられる．この象牙質表層付近は強く着色し，欠損部に対応した象牙細管は，歯頸寄りの部分で象牙細管が黒く明瞭にみえる不透明層を形成している．象牙質は歯髄中にやや突出し，第三象牙質の形成が認められる．この第三象牙質の最内層は明るくみえ，透明層となっている．

歯頸部齲蝕（3）

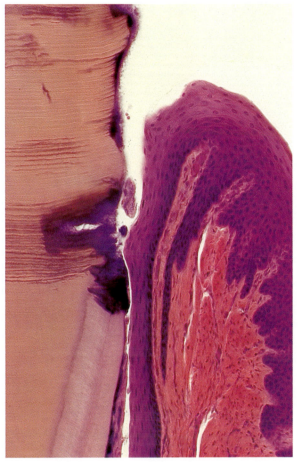

図1 歯頸部齲蝕と歯肉との関係　歯周ポケットは深いがその深側は密着しているので，開口部付近に齲蝕が発生している．エナメル質は標本作製時に脱灰され消失している．象牙質とセメント質に齲蝕がみられる．

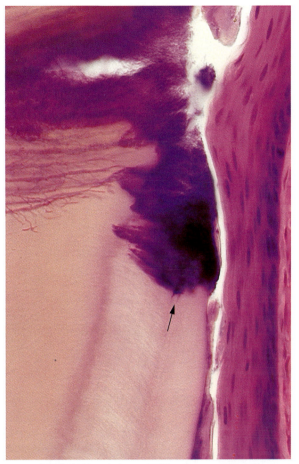

図2 歯頸部齲蝕と歯肉との関係　図1の一部拡大像．セメント質の齲蝕病変はSharpey線維を介して深部に進行して，一部は象牙質に達している．また，わずかにセメント質層板に沿って側方にも拡大している（矢印）．

● 歯頸部齲蝕は歯肉が退縮した場合と歯周ポケットが形成された場合に起こる．

　図1は深い歯周ポケット内に発生した歯頸部齲蝕で，右側は歯肉である．エナメル質は消失しており，病変は歯冠部象牙質に及んでいる．さらに歯頸部では拡大した象牙質齲蝕とセメント質の齲蝕が認められる．齲蝕の発生機序を考えると当然のことであるが，これらの齲蝕病変は歯周ポケットの底部ではなく，開口部付近に発生していることに注目しなければならない．

　無細胞性セメント質に発生した齲蝕はSharpey線維を介して進行し，セメント層板に沿って側方（図2矢印）にわずかに拡大しているが，大部分は象牙セメント境にまで達し，さらに一部はそれを突破して象牙質に波及している．細菌はその先端から象牙細管内に侵入し，深部にまで進行している．

　歯頸部に発生したセメント質齲蝕では，齲窩をつくらずに原生セメント質の剥離・脱落によって象牙質が露出するという特徴がある．

セメント質齲蝕

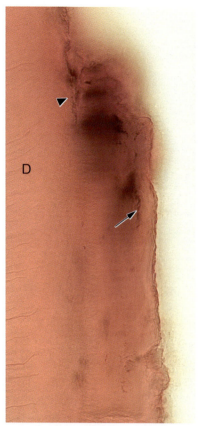

図1 セメント質齲蝕の研磨標本　病変はセメント質の全層に及び，象牙セメント境に齲蝕裂隙ができたため（矢頭），その上部のセメント質は剝離・脱落している．セメント層板に沿っても裂隙が形成されている（矢印）．D：象牙質．

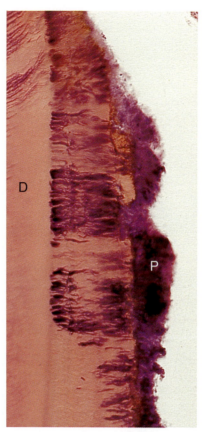

図2 セメント質齲蝕　歯頸部のセメント質は無細胞性であるため，細菌は主としてSharpey線維を介して侵入する．D：象牙質，P：プラーク．

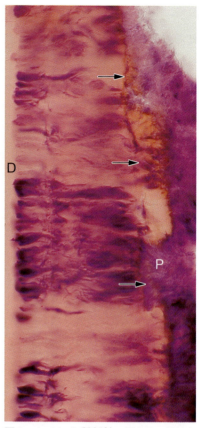

図3 セメント質齲蝕　図2の一部拡大像．セメント質の表面の1層が，裂隙の形成によって3ヵ所（矢印）で剝離・脱落している．そこにはすでにプラーク（P）が付着している．細菌は象牙質（D）には侵入していない．

●セメント質齲蝕 cementum caries は歯肉が退縮し，根面が露出することによって発生することが多い．この場合は慢性に経過するため，病変部の着色は高度である．図1では，齲蝕はSharpey線維やセメント細管を通して進行するが，セメント層板に沿って側方にも拡大する（図1矢印）．さらに，セメント質の成長線に齲蝕裂隙ができるとその外側が剝離し，脱落する（図1上部の外層遊離端）．また象牙セメント境にも齲蝕裂隙を形成することが多い（図1矢頭）．しかし，エナメル質や象牙質にみられるような明瞭な齲蝕円錐は形成されない．

図2では，セメント質の表面にプラークが沈着している（図2のP）．齲蝕はSharpey線維を介して深部に進行し，象牙セメント境に到達している．

図3では，セメント質表面の1層は3ヵ所で剝離・脱落し（図3矢印），その部を埋めるようにプラーク（図3のP）が沈着している．病変はSharpey線維を介して拡大し，象牙セメント境に達しているが，象牙質（図3のD）には侵入していない．これはSharpey線維と象牙質が連絡していないことを示している．

二次齲蝕

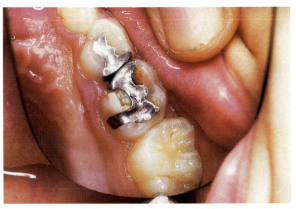

図1 インレー充塡の周囲に広がった齲蝕　充塡物周囲が大きく崩壊している.

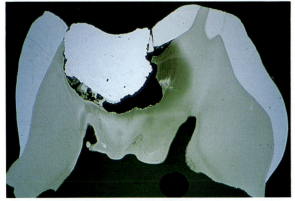

図2 二次齲蝕　乳臼歯での充塡物周囲に広がった脱灰病巣. 歯髄側では第三象牙質が形成されている.

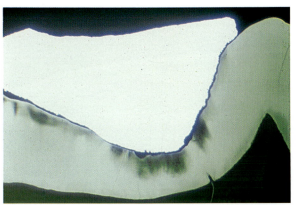

図3 二次齲蝕　アマルガム充塡物の周囲のエナメル質に脱灰病巣が多発している.

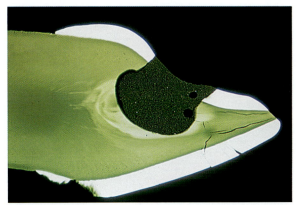

図4 充塡物周囲の象牙質硬化反応　象牙質に形成された窩洞壁から深部に向かって, X線不透過像がみられる.

● 齲蝕病変に侵された歯質を除去し, 歯冠修復物により機能を回復する処置を行った後, その周辺に齲蝕病変が二次的に生じることがある (**図1**). これを一般的に二次齲蝕 secondary caries と呼ぶ. 二次齲蝕には, 修復物の不適合や破損により窩縁から窩壁に沿って進行する辺縁性二次齲蝕 marginal secondary caries の他に, 窩洞形成時の齲蝕罹患部の取り残しによると思われる再発齲蝕 recurrent caries が含まれる.

図2に示す症例では, 乳臼歯の咬合面窩洞にアマルガム充塡が施されているが, 窩壁側方の象牙質は広範囲にわたって脱灰され, 脱灰病変の一部は窩底にまで及んでいる. 充塡物と歯質の間の空隙は裏装材が溶出したために生じたものと考えられる. 齲蝕を覆った窩壁表面では1層の高石灰化反応が認められる. 歯髄側では幅の広い第三象牙質が形成され, その一部では硬化反応を生じており, 他部の健全な髄周象牙質より高い石灰化度を示す.

図3のコンタクトマイクロラジオグラム (CMR) 上で, 充塡されたアマルガムは不透過物としてみられる. 窩洞はエナメル質内にとどまり, 充塡物の辺縁は破断により失われ, 窩縁部に段差を生じている. 窩縁にとどまらず窩底においても齲蝕病巣が多発している. **図3**の左側にみられる齲蝕病巣では, 表層下脱灰現象が観察される.

近年, 齲蝕予防の目的でフッ素をはじめ様々な充塡材料が使われており, 充塡物からそれらの微量元素が溶出し, 窩洞壁の歯質に高石灰化反応を生じることがある. **図4**に前歯部舌側面にレジン充塡が施された症例を示す. 辺縁の封鎖もよく, 充塡物も窩洞によく適合している. 二次齲蝕の発生はこの切片上では観察されず, 窩壁周囲の象牙質は高度な石灰化反応を示す. この歯では咬耗に伴い切端部で象牙質が露出している.

乳歯齲蝕

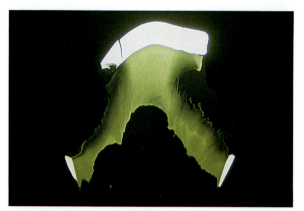

図1 乳歯齲蝕（CMR） 歯冠部での歯髄腔に達する環状齲蝕と，歯根吸収がみられる．エナメル質は歯冠頂と歯頸部に残存している．

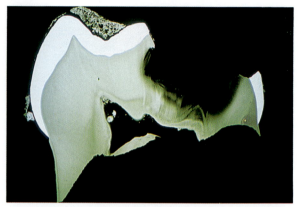

図2 乳歯齲蝕（CMR） 乳臼歯の咬合面より広がった齲蝕が修復象牙質にまで到達している．象牙質での硬化反応，象牙粒，歯冠部歯石がみられる．

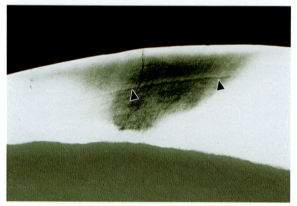

図3 乳歯齲蝕（CMR） 隣接面での初期エナメル質病変は，永久歯と同様の表層下脱灰像を示す．脱灰病巣を横切るように新産線（矢頭）がみられる．

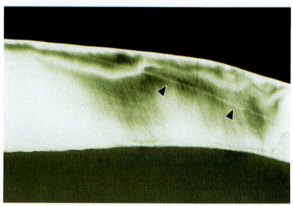

図4 新産線と層状の再石灰化層がみられた乳歯の初期エナメル質病変（CMR） 病巣内の新産線（矢頭）はX線不透過線として現れている．

●乳歯の場合，裂溝や隣接面齲蝕とともに頰（唇）舌面に発生する病巣も多い．特に，上顎前歯部の唇側面の歯頸部側に帯状に発生する病変は，環状（輪状）齲蝕circular cariesと呼ばれる．また，乳歯では同時に多数歯に齲蝕病変が発現すること（rampant caries）が多く，乳歯エナメル質の厚みが永久歯より薄いため，象牙質齲蝕へと拡大しやすい．乳歯の齲蝕の発生と進行を規定するその他の要因として，乳歯期での口腔環境や食習慣，口腔内細菌叢の構成と代謝などが重要である．

▶**組織所見** 環状齲蝕のコンタクトマイクロラジオグラム（CMR）を図1に示す．エナメル質はすでに崩壊し，大きな齲窩が象牙質に生じている．口腔内に露出していた齲蝕象牙質の表層では高石灰化層が一部でみられ，深部では波状を呈する高石灰化帯も観察される．

図2では第三象牙質に達する齲蝕の侵食により，広範な歯質の崩壊が生じている．齲窩が開放されたことにより，その後の侵食は遅延あるいは停滞することがある．この症例では，病巣底部の象牙質で石灰化反応が生じている．また，歯髄側では第三象牙質の形成により，歯冠歯質の高度な破壊にもかかわらず歯髄の露出には至っていない．歯髄にみられる球状の石灰化物は象牙粒である．

図3では，乳歯エナメル質の初期齲蝕は永久歯の場合と同様に，表層下脱灰の特徴を示す．ただし，表層部の高石灰化層の幅は狭い例が多く，外力により歯質が破壊され齲窩を形成しやすい．

出産期をはさんでエナメル質の形成が起こる乳歯では，一種の形成障害反応である新産線が観察される．新産線に相当する部位は脱灰病巣内でX線不透過像を呈している（図4）．

3 歯髄および根尖歯周組織の病変

1. 歯髄の病変

歯髄は硬組織に囲まれていて，神経・血管の交通は根尖孔のみで行われており，側副循環も期待できないため，退行性病変や循環障害をきたしやすい．歯は完成後にも生理的・病的刺激により象牙質や象牙質様硬組織を形成するが，これは象牙質・歯髄複合体による進行性病変である．また，歯髄は疎性結合組織であることから，炎症の波及が速やかである．また，歯髄炎においては疼痛や咬めないなどの機能障害が出現する．歯髄の病変を表3-1に示す．

表3-1 歯髄の病変

1. 加齢変化
2. 退行性病変
    1) 変性（空胞変性，脂肪変性，硝子変性，アミロイド変性，石灰変性，色素変性）
    2) 萎縮（網様萎縮，変性萎縮）
    3) 壊死と壊疽
3. 進行性病変
    1) 第二象牙質（生理的第二象牙質）
    2) 第三象牙質（病的第二象牙質）
    3) 象牙（質）粒
4. 循環障害
    1) 歯髄充血
5. 歯髄炎

1) 加齢変化

歯髄腔は加齢とともに容積を減じ，歯髄では種々の退行性変化がみられるようになる．また，根管も狭窄するため，歯内療法の際に支障をきたすこともある．

2) 退行性病変

（1）変性：歯髄には空胞変性，脂肪変性，硝子変性，アミロイド変性，石灰変性，色素変性などが生じる．空胞変性は特に象牙芽細胞に認められるが，歯髄細胞でもみられることがある．石灰変性は，根部歯髄によく認められる異栄養性石灰化であり，血管壁や神経線維，膠原線維などにみられる．

（2）萎縮：網様萎縮と変性萎縮に分類される．網様萎縮は加齢変化として冠部歯髄にみられることが多く，歯髄細胞数の減少と萎縮により網目状を呈する．変性萎縮は硝子変性や石灰変性などを伴った萎縮として根部歯髄でみられる．

（3）壊死と壊疽：細菌感染を伴わない歯髄の組織死を歯髄壊死という．歯髄炎の進行に伴って生じるが，臨床的には自覚症状がなく，温度診・電気診に反応がない．打診に対しても通常は反応がないが，根尖性歯周炎を併発すると，打診に反応するようになる．歯髄壊死に嫌気性の腐敗菌感染をきたすと歯髄壊疽となる．歯髄壊疽では髄室開放時に強い腐敗臭を伴い，根尖性歯周炎を併発していることが多い．

3) 進行性病変

（1）第二象牙質（生理的第二象牙質）：咬合や温度刺激などの生理的刺激により象牙質が形成される．第二象牙質は歯髄腔内の全面でみられる．

（2）第三象牙質（病的第二象牙質）：齲蝕，咬耗，摩耗，酸蝕症，窩洞形成などの刺激により，刺激を受けた部位の歯髄面に形成される．

（3）象牙（質）粒：象牙（質）粒と歯髄腔の位置関係から，遊離性，壁着性，介在性に分類される．加齢変化としてみられることが多いが，臨床的な症状はない．

4) 循環障害

（1）歯髄充血：歯髄の血管内に血液が充満した状態をいう．臨床的には自発痛はないが，冷熱や機械的，化学的刺激により一過性の疼痛を生じる．歯髄炎の前駆症状としてみられることも多い．

5) 歯髄炎

歯髄炎は歯髄組織に対する様々な傷害性刺激に対して生じるが，その多くは齲蝕の継発症である．病理組織学的に歯髄炎は滲出性炎と増殖性炎に大別される．また臨床的には急性炎症と慢性炎症に分けられる．こ

表3-2 歯髄炎の分類

1. 急性歯髄炎
   1) 急性漿液性（単純性）歯髄炎（一部性，全部性）
   2) 急性化膿性歯髄炎（一部性，全部性）
   3) 急性上行性歯髄炎
2. 慢性歯髄炎
   1) 慢性潰瘍性歯髄炎
   2) 慢性増殖性歯髄炎
   3) 慢性閉鎖性歯髄炎
3. 歯髄壊死
4. 歯髄壊疽

表3-3 根尖性歯周炎の分類

1. 急性根尖性歯周炎
   1) 急性漿液性（単純性）根尖性歯周炎
   2) 急性化膿性根尖性歯周炎
      （急性根尖周囲膿瘍/急性歯槽膿瘍）
2. 慢性根尖性歯周炎
   1) 慢性単純性根尖性歯周炎
   2) 慢性化膿性根尖性歯周炎
      （慢性根尖周囲膿瘍/慢性歯槽膿瘍）
   3) 慢性肉芽性根尖性歯周炎
      (1) 歯根肉芽腫
      (2) 歯根囊胞

こでは病理組織学的分類と臨床症状に基づく分類を考慮して，表3-2のように分類する．

(1) 急性歯髄炎：臨床的に急性症状を示した歯髄炎で，病理組織学的には滲出機転が著明な組織像を呈する．急性漿液性（単純性）歯髄炎では漿液の滲出が著明で浮腫状変化を示す．強い充血と滲出のため冷水痛が生じる．急性化膿性歯髄炎は好中球の滲出が著明で，内圧亢進により激しい自発痛をきたす．根尖口から歯髄へ炎症が波及したものを上行性歯髄炎と呼ぶ．原因としては深い歯周ポケット形成を伴う歯周炎や隣接歯の根尖病巣からの炎症波及，骨髄炎からの炎症波及などがある．

(2) 慢性歯髄炎：臨床的に経過の長い歯髄炎で，病理組織学的には肉芽組織がみられる．慢性潰瘍性歯髄炎は髄腔が外界に対して開放され，露髄面では表層から白血球層，肉芽組織層を形成する．臨床的には自発痛に乏しい．慢性増殖性歯髄炎は若年者に多く，肉芽組織が息肉状に増殖したものであるが，自発痛は生じにくい．慢性閉鎖性歯髄炎は，露髄のない閉鎖性環境下の歯髄内に肉芽組織の形成がみられるもので，慢性齲蝕や歯の修復素材などによる歯髄への弱い慢性刺激に対して生じる．

(3) 歯髄壊死，(4) 歯髄壊疽（歯髄の退行性病変(p.56)参照）．

2. 根尖歯周組織の病変

根尖歯周組織はセメント質，歯槽骨およびその両者間に介在する歯根膜からなる組織である．病変としては炎症性疾患の他，セメント質の吸収・添加や骨の硬化性病変などがみられる．

1) セメント質の増生

セメント質の増殖性病変として，セメント質増生（セメント質増殖症）とセメント（質）粒がある．セメント質増生はセメント質の異常な過形成が生じたものである．セメント（質）粒は歯根膜内に形成された類円形のセメント質からなり，加齢に伴って増加する傾向にある．

2) セメント質の吸収

セメント質吸収の原因には，炎症，過剰な外力，歯の移植，腫瘍や囊胞による圧迫などがある．局所に誘導された破歯細胞によりセメント質の吸収が生じる．

3) 強直

強直は歯根のセメント質と周囲の骨組織が癒着した状態をいう．歯の移植や強い外力などにより歯根膜が傷害され，修復機転による肉芽組織形成に続いて，骨形成が著明になった場合に強直が発生する．

4) 根尖性歯周炎

根尖性歯周炎も他の部位の炎症と同様，傷害性刺激の質，強さ，持続期間などにより急性と慢性の経過をとる．根尖性歯周炎の分類を表3-3に示す．

(1) 急性根尖性歯周炎：急性根尖性歯周炎では滲出をはじめとする局所循環障害が著明である．急性漿液性（単純性）根尖性歯周炎では漿液を主体とした滲出と浮腫がみられるが，組織破壊に乏しい．臨床的には根尖部内圧亢進による歯の挺出感を伴う．急性化膿性根尖性歯周炎では好中球の著明な滲出があり，膿瘍形成をみる．膿瘍は根尖部歯周組織に貯留し，強い咬合痛や挺出感を伴う．炎症が周囲に波及すると急性あるいは慢性骨髄炎，骨膜炎，上顎洞炎，口腔底蜂窩織炎などが生じる．

(2) 慢性根尖性歯周炎：慢性単純性根尖性歯周炎は滲出機転に乏しく，形質細胞やリンパ球主体の軽度の炎症反応と肉芽組織の増殖がみられる．慢性化膿性根尖性歯周炎は急性化膿性根尖性歯周炎からの移行例が

多い．根尖部に膿瘍が形成され，マクロファージの浸潤を伴う肉芽組織が膿瘍の周囲を取り囲む構造を呈する．歯根肉芽腫では膿瘍が肉芽組織により置換された病態を呈する．器質化の過程で囊胞を形成したものを歯根囊胞と呼ぶ．歯根囊胞では囊胞壁は内腔側から裏装上皮，炎症性肉芽組織および線維性結合組織の3層の区分を有する．裏装上皮は非角化重層扁平上皮からなるが，線毛上皮や円柱上皮を含むことも多い．上皮下の肉芽組織は幼若な肉芽組織を主体とするが，陳旧化した歯根囊胞では線維化していることもある．囊胞の内容物として，剥離上皮細胞，炎症性滲出物やコレステリン結晶などがみられる．

歯髄の退行性病変

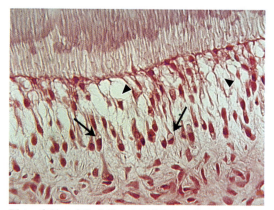

図1 歯髄の空胞変性　象牙芽細胞内（矢印）や細胞間（矢頭）に空胞が多数出現している．

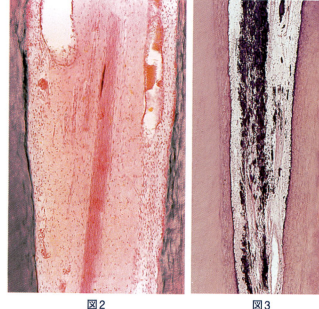

図2　歯髄の硝子（様）変性　eosin好性の硝子質が根部歯髄の結合組織線維に沈着している．
図3　歯髄の石灰変性　hematoxylinに濃染する石灰化物が神経線維束や血管壁に沈着している．

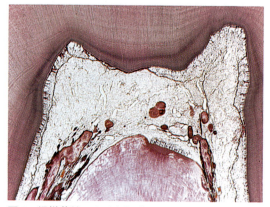

図4　網様萎縮　歯髄全体が網目状を呈し，不定形の大小象牙（質）粒を伴っている．

● 歯髄にみられる退行性病変は，変性degeneration，萎縮atrophy，壊死necrosisに分類される．このうち生活機能の低下により，細胞内や細胞間質に異常な物質が出現する場合や，正常代謝産物であっても，量的または部位的に異常に出現する場合を変性と呼ぶ．

▶組織所見　空胞変性vacuolar degenerationは象牙芽細胞層によくみられる（図1）．細胞内に出現した空胞は次第に大きさと数を増し，細胞辺縁に核を圧迫するようになる．空胞内にはタンパクを含む液体が入っている．さらに，空胞は細胞間にも出現し，象牙芽細胞を圧迫するようになる．

硝子（様）変性hyaline degenerationに陥った歯髄では，結合組織の線維成分に沿ってeosinに好染する均質無構造な硝子質hyalineが沈着している（図2）．歯髄細胞は萎縮あるいは消失し，変性部ではしばしば石灰化物が沈着している．

石灰変性calcareous degenerationは根部歯髄に好発し，hematoxylinに濃染する石灰化物が歯髄の線維や神経線維束，あるいは血管壁に沈着する（図3）．石灰化物は微細粒状ないし大小の不定形を呈し，それらがびまん性に沈着し，また集合して大きな塊状物を形成することもある．歯髄の石灰化物は，血液や組織液中に溶解しているカルシウムが遊離・析出して，変性・壊死に陥った細胞や神経線維などに沈着したものである（異栄養性石灰化dystrophic calcification）．

根尖孔の狭窄に伴い歯髄への栄養の供給が滞ると，歯髄組織は萎縮する．網様萎縮reticular atrophyは歯冠部歯髄に多くみられ（図4），歯髄本来の構造を失い，網目状を呈しているのが特徴である．歯髄細胞は減少し，著しく開大した細胞間隙は漿液で満たされている．神経線維や血管も減少し，象牙芽細胞は空胞変性に陥っている．象牙前質は消失傾向にある．

第二および第三象牙質

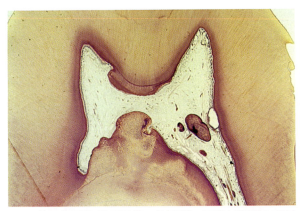

図1 第二象牙質(生理的第二象牙質) 天蓋と髄床底に多量の第二象牙質が形成されている.

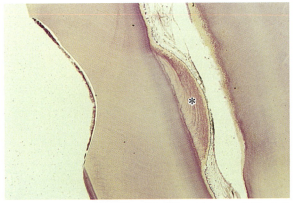

図2 第三象牙質(病的第二象牙質) 摩耗による歯質の欠損(楔状欠損)に対応して髄腔壁に第三象牙質(*)が形成されている.

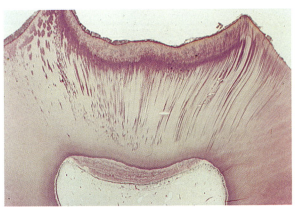

図3 第三象牙質(病的第二象牙質) 象牙質齲蝕病巣の下に層板構造が明瞭な第三象牙質が形成されている.

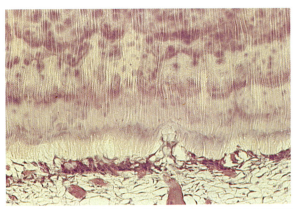

図4 第三象牙質(病的第二象牙質) 第三象牙質の象牙細管は走行が不規則で,基質には広い球間象牙質がみられる.象牙芽細胞は扁平化している.

● 第二および第三象牙質 secondary and tertiary dentin は歯根が完成した後に歯髄腔壁に形成される象牙質である.生理的刺激により形成されるものを第二象牙質(生理的第二象牙質;図1),咬耗,摩耗,齲蝕あるいは窩洞形成などが原因で形成されるものを第三象牙質(病的第二象牙質;図2,3)と呼んで区別している.第二象牙質は既存の象牙芽細胞によって髄腔壁全面に形成されるものであり,とりわけ天蓋,根管口,髄床底に多くみられる.第三象牙質は象牙細管を通じて刺激を受けた象牙芽細胞によって形成されるため,形成範囲は限定され,かつ,その量と構造は刺激の種類や強度,作用時間などによって影響を受ける.例えば,刺激が比較的弱く持続的に作用するような場合には,形成される第三象牙質を反応象牙質 reactionary dentin と呼び,原生象牙質に近い構造を示す.しかし,刺激が強すぎて象牙芽細胞が変性あるいは壊死に陥った場合には,その下方の歯髄から遊走してきた細胞が象牙芽細胞様の細胞へと分化し,この細胞が作る第三象牙質を修復象牙質 reparative dentin と呼ぶ.乳歯の場合には歯髄組織の生活力が旺盛なため,永久歯に比べて第二象牙質の形成量が多い.

▶組織所見 第三象牙質は原生象牙質と比べると,象牙細管の数は少なく,太さは細いものが多い.象牙細管の走行は不規則である.象牙質基質には層板構造を認めるが,その間隔は不均一である.石灰化球の融合不全によって生じた広く不規則な球間象牙質が各所にみられることから,この部位の石灰化が均一に進行していないことがうかがえる(図4).象牙前質に接する象牙芽細胞は配列が不規則で,かつ扁平となっている.場所によっては象牙芽細胞が形成中の象牙質基質に取り込まれる場合があり,これを骨様象牙質 osteodentin と呼ぶ.

象牙(質)粒

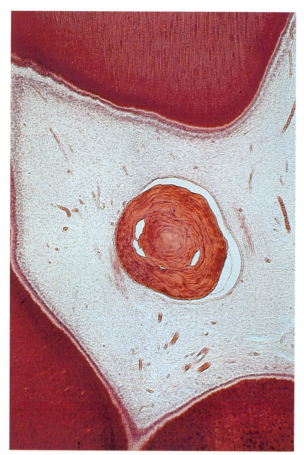 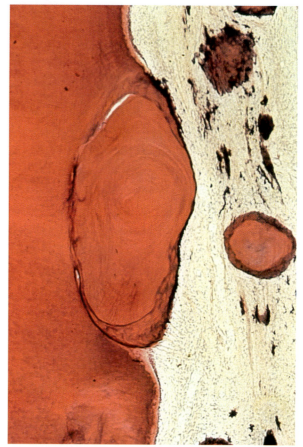

図1 遊離性象牙(質)粒　遊離性象牙(質)粒には層板構造と象牙細管がみられ,象牙(質)粒の周辺には象牙芽細胞様の細胞が配列している(真性象牙(質)粒).

図2 壁着性象牙(質)粒　壁着性象牙(質)粒が,増生した第二象牙質に取り込まれつつある.歯髄には円形の遊離性象牙(質)粒が出現している.

●象牙(質)粒denticleは歯髄内に形成される象牙質様の構造を有する石灰化物である.大きさは種々あり,形は円形あるいは類円形を呈する.隣在する数個の象牙(質)粒が成長して互いに融合した結果,不整形の大きな象牙(質)粒となって歯髄内の大部分を占めている場合もある.象牙(質)粒は若年者より高齢者の歯髄に多く出現する傾向がある.象牙(質)粒が歯髄内に遊離した状態で分布しているものを遊離性象牙(質)粒 free denticle(図1),髄腔壁に付着しているものを壁着性象牙(質)粒 adherent denticle(図2),増生した第二象牙質中に埋入された状態のものを介在性象牙(質)粒 interstitial denticle と呼んでいる.

▶組織発生　象牙(質)粒の発生機序は明らかでないが,歯髄組織を構成している未分化間葉細胞がなんらかの原因で象牙芽細胞様細胞に分化することにより,象牙(質)粒が形成されるものと考えられている.

▶組織所見　象牙(質)粒には同心円状の層板構造がみられ,基質の染色性は原生象牙質のそれに近い(図1).細い象牙細管が象牙(質)粒の中心部から周辺部に向かって放射状に走行しているが,その分布は均一ではなく,周辺部にのみ限局して観察されるものも多い.象牙(質)粒の中心には無構造の石灰化核を認める場合があり,特に象牙(質)粒が融合して大きくなったものでは複数の石灰化核を含んでいることがある.図2に示すように,基質の構造と染色性は原生象牙質に似ており,明瞭な象牙細管を持ち,象牙芽細胞様細胞を伴っている象牙(質)粒を真性象牙(質)粒 true denticle と呼ぶ.これに対して図2に示すように,基質に象牙細管を含まず,辺縁には象牙芽細胞様細胞がみられないものは,仮性象牙(質)粒 false denticle と呼ばれ,真性象牙(質)粒と区別される.

急性漿液性（単純性）歯髄炎

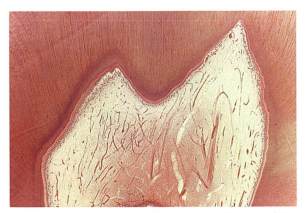

図1　急性漿液性（単純性）歯髄炎　歯冠部歯髄の充血が著明に認められる．

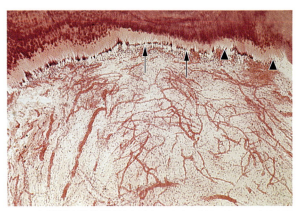

図2　急性漿液性（単純性）歯髄炎　歯髄の血管は拡張し，充血を認める．象牙芽細胞は配列が乱れ，変性（矢印），消失（矢頭）が認められる．

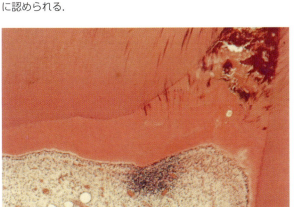

図3　急性漿液性（単純性）歯髄炎　歯冠部歯髄の髄角部に第三象牙質の形成がみられ，その部の歯髄には細胞浸潤を認める．

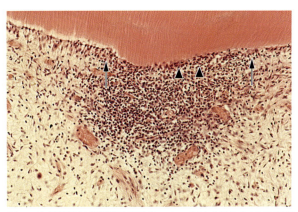

図4　急性漿液性（単純性）歯髄炎　リンパ球を主体とする細胞浸潤がみられ，その部の象牙芽細胞は変性（矢印），壊死（矢頭）が認められる．

●歯髄は硬組織に囲まれた，幼若な線維性結合組織からなり，炎症に対する抵抗性が脆弱である．さらに，血行路は根尖孔のみであり，滲出物の吸収・排除が困難で内圧が亢進しやすい．そのため病状は急速に進行し，早期に歯髄壊死に陥る．臨床的に，歯髄に豊富に分布する知覚神経を介した種々の刺激や内圧の亢進による著明な疼痛やそれに伴う機能障害が認められる．急性歯髄炎とは，臨床的に初期病変が急性症状を示した歯髄炎をいい，病理組織学的には滲出機転が著明にみられる炎症病態である．急性歯髄炎は，急性漿液性（単純性）歯髄炎 acute serous pulpitis，急性化膿性歯髄炎 acute suppurative pulpitis に分類される．急性化膿性歯髄炎において歯髄が部分的に壊疽に陥ったものを急性壊疽性歯髄炎 acute gangrenous pulpitis と呼ぶ．急性漿液性歯髄炎は閉鎖性歯髄炎において漿液性炎がみられるもので，炎症が象牙質病巣部の直下に限局して発生している場合を一部性漿液性歯髄炎，歯髄全体に発生している場合を全部性漿液性歯髄炎という．

▶臨床所見　歯髄炎の症状は，滲出性変化のため歯髄内圧の亢進が起こり，温熱，冷熱，甘味，酸味などの刺激，食片圧入などの機械的刺激で痛みを生じる．炎症が歯髄全体に拡大すると，放散性，持続性の疼痛がみられ，打診痛，咬合痛が生じるようになる．

▶組織所見　齲蝕病巣の直下は象牙質が残存し，歯髄組織は完全に被覆されている．歯髄組織には強い充血やうっ血がみられ，著明な漿液の滲出により歯髄は水腫状を示す（図1, 2）．病変の進行とともにリンパ球や形質細胞などの細胞浸潤を認めるが，好中球などの多核白血球浸潤は少ない．線維芽細胞の軽度の増加や膠原線維の増生がみられることもある．炎症部の象牙芽細胞は萎縮，変性，配列の乱れをきたし，部分的に壊死像を認めることがある（図2〜4）．

急性化膿性歯髄炎

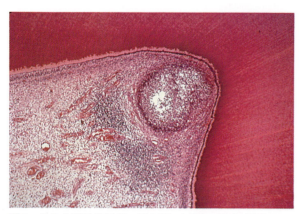

図1　急性化膿性歯髄炎　髄角部に小膿瘍の形成がみられる．周囲歯髄組織では血管の拡張や充血などを認める．

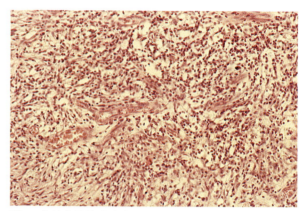

図2　急性化膿性歯髄炎　髄角部小膿瘍の周囲歯髄組織は変性，壊死を伴い，幼若な肉芽組織で形成されている．

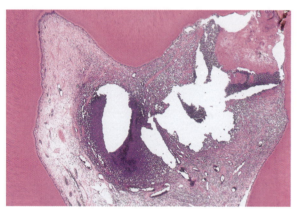

図3　急性化膿性歯髄炎　歯冠部歯髄の大部分が膿瘍で占められている．

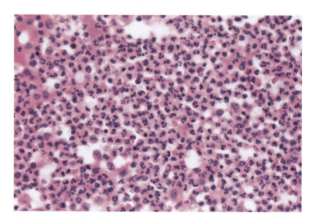

図4　急性化膿性歯髄炎　膿瘍部の浸潤細胞はその多くが好中球や組織球で占められている．

●歯髄の漿液性炎症に感染が起こると，好中球浸潤が著明となり，急性化膿性歯髄炎acute suppurative pulpitisへ移行する．齲蝕の進行が速やかで，歯髄感染と歯冠部象牙質の破壊が前後して生じた場合，開放性全部性歯髄炎が起こる．加えて腐敗菌との混合感染を受けると，歯髄は部分的に壊疽に陥って急性壊疽性歯髄炎acute gangrenous pulpitisとなる．この病変が全歯髄に波及した場合を歯髄壊疽pulp gangreneという．さらに炎症が根尖孔から根尖歯周組織に及んだ場合には急性根尖性歯周炎acute apical periodontitisを合併する．

▶臨床所見　急性化膿性歯髄炎では強い自発痛が生じる．痛みは拍動性で初期には限局性，間欠性であるが，やがて持続性，放散性となる．温熱で強い痛みが生じるが，冷熱では痛みはむしろ軽減する．炎症が歯髄全体に拡大すると打診痛の増強，根尖部歯肉の圧痛，所属リンパ節の腫脹，歯の動揺などもみられるようになり，急性歯槽膿瘍との鑑別が必要となる．歯髄を開放して排膿させると，自発痛は消退する．

▶組織所見　齲蝕病巣直下の歯髄に生じた好中球主体の細胞浸潤は，好中球の変性，組織の融解により歯髄膿瘍を形成する．膿瘍周囲では，循環障害が認められ（図1），リンパ球，組織球などの細胞浸潤がみられる（図2）．膿瘍周囲には時間の経過とともに線維芽細胞の増殖がみられ，膿瘍膜による化膿巣の被包化が認められるようになる．

一部性化膿性歯髄炎partial suppurative pulpitisが歯冠部歯髄全体に拡大すると全部性化膿性歯髄炎total suppurative pulpitisとなる（図3，4）．明瞭な膿瘍を形成せず好中球の強い浸潤がびまん性に生じた場合は，蜂窩織炎性歯髄炎phlegmonous pulpitisともいう．

慢性潰瘍性歯髄炎

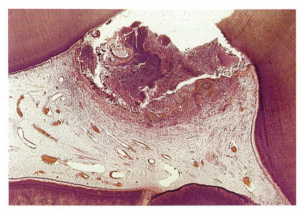

図1 慢性潰瘍性歯髄炎　露出した髄角部歯髄に潰瘍が形成され，その表面には多量の膿球や組織破壊片がみられる．

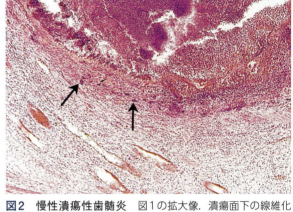

図2 慢性潰瘍性歯髄炎　図1の拡大像．潰瘍面下の線維化を伴う肉芽組織に石灰化物（矢印）の沈着がみられる．

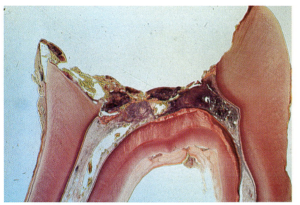

図3 慢性潰瘍性歯髄炎　歯冠部歯髄は広範囲にわたって露出し，歯髄の大部分は肉芽組織に置き換わっている．

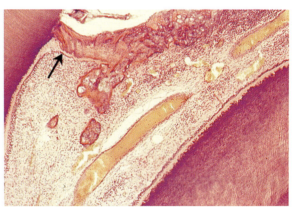

図4 慢性潰瘍性歯髄炎　不規則な石灰化物を核とし，これを取り囲むように象牙質が添加されている．矢印は象牙芽細胞．

● 慢性歯髄炎 chronic pulpitis は経過が長く，臨床症状がほとんどないか，あってもごく軽度で，歯髄での滲出性変化は減弱し，リンパ球や形質細胞浸潤を伴う結合組織の増殖がみられる．慢性歯髄炎は急性歯髄炎から移行することが多いが，歯髄に加わる刺激が比較的緩徐な場合には，はじめから慢性に経過することがある．齲蝕に続発する歯髄炎では，急性化膿性歯髄炎は齲窩の拡大に伴う髄腔の開放と滲出液の排出とにより，歯髄組織が露出状態となり，潰瘍状の慢性病態を呈する慢性潰瘍性歯髄炎 chronic ulcerative pulpitis へと移行する．

▶臨床所見　一般に自発痛はない．齲窩内へ食片などが圧入して露髄部分が閉鎖されると，内圧の亢進により痛みを生じるが，除去されると痛みは消失する．打診痛は軽度で，熱刺激に対しても強い反応はみられないことが多い．

▶組織所見　齲蝕の進行により，歯髄は髄角部で露出し潰瘍を形成している（図1）．潰瘍表面には膿球や線維素などからなる滲出物の他，細菌，壊死組織片や食物残渣の付着がみられる．潰瘍面に近い歯髄では好中球の強い浸潤がみられ，深部に向かい形質細胞，リンパ球の浸潤が強く，毛細血管に富む肉芽組織となっている．潰瘍付近の歯髄には肉芽組織の線維化とともに，hematoxylin に好染する異栄養性の石灰化物がみられることがある（図2）．線維化した肉芽組織部では，象牙質様の構造物が病巣部と下層の歯髄とを隔絶するように形成されている（図3, 4）．この構造物は，象牙質に近い性状のものから，不規則な構造を呈するものまで様々である．この硬組織は，図2に示したような大小の石灰化物が融合，成長して大きくなり，その後，歯髄組織から誘導された象牙芽細胞が形成したもので，一種の生体防御機転と考えられている．

慢性増殖性歯髄炎

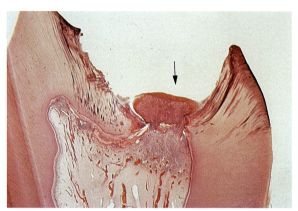

図1 慢性増殖性歯髄炎　肉芽組織の増生により形成されたポリープ（矢印）が齲窩に出現している．

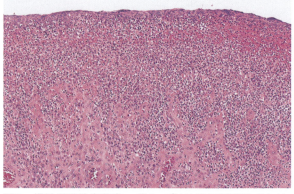

図2 慢性増殖性歯髄炎　ポリープは幼若肉芽組織からなり，表層では多数の好中球浸潤を認める．

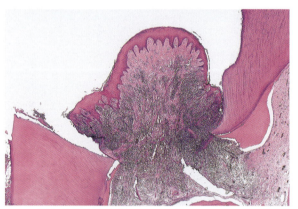

図3 慢性増殖性歯髄炎　ポリープは頭部と頸部からなり，頭部の最表層は上皮により被覆されている．

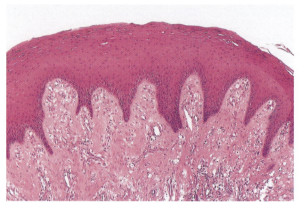

図4 慢性増殖性歯髄炎　ポリープは重層扁平上皮により被覆され，上皮突起の肥厚・延長が顕著にみられる．

● 慢性潰瘍性歯髄炎において露出した歯髄に様々な刺激が加わり，潰瘍面から肉芽組織がポリープ状に増殖した歯髄炎を慢性増殖性歯髄炎 chronic hyperplastic pulpitis と呼ぶ．歯髄ポリープあるいは歯髄息肉と呼ばれることもあり，乳歯や幼若永久歯のような根尖孔が広く，血液の十分な供給を受け，生活力の旺盛な歯髄でみられる．

▶臨床所見　齲窩のなかに肉眼的に暗赤色のポリープが認められる．一般に自発痛や打診痛はなく，温冷熱にも反応のないことが多いが，食片圧入や対合歯による機械的刺激で痛みを生じることがある．

▶組織所見　図1は，白歯髄室角の露髄部にみられた比較的初期の所見である．潰瘍面から肉芽組織の顕著な増殖が起こり，齲窩に特徴ある茸状のポリープを形成している．ポリープは頭部と頸部に分けられるが，病理組織学的には3層に区分される．最表層は白血球層または上皮細胞層で，多数の好中球やリンパ球の浸潤，あるいは重層扁平上皮による被覆がみられる．次の層は幼若肉芽層で，細胞成分と新生小血管に富む幼若な肉芽組織からなる．最下層はポリープの頸部付近にみられる結合組織層で，太い結合組織線維が不規則に走行する線維化の強い肉芽組織からなる（図2, 3）．

図3に上皮細胞層を有する慢性増殖性歯髄炎を示す．歯髄の露出部には肉芽組織の著明な増殖によって形成されたポリープが認められる．また，上皮層は肥厚し，強い錯角化を示し，上皮突起は肥厚・延長している（図4）．上皮下は炎症性細胞浸潤を伴う線維性結合組織から構成される．このような上皮の由来については，剥離した口腔粘膜上皮の付着移植，あるいは歯肉上皮の接触移行などが考えられている．

セメント質増生（セメント質増殖症）

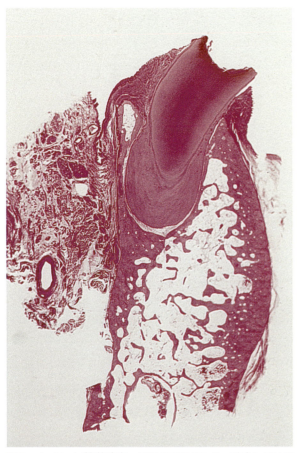

図1　セメント質増殖症　残根歯であるため，咬合していない歯のセメント質は根尖付近で顕著に増生している．

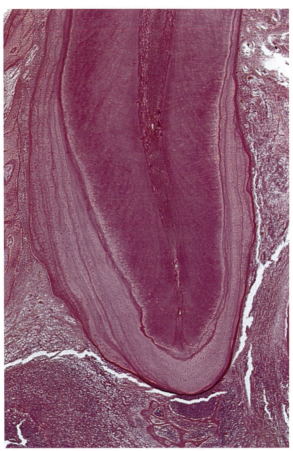

図2　セメント質増殖症　歯根中央部から根尖部にかけてセメント質の増生をみる．

● セメント質過形成は，セメント質増生 cementum hyperplasia と同義である．セメント質が増生するのは加齢や炎症，歯の移動，咬合性外傷の際である．加齢におけるセメント質の増生は歯の根尖部や根分岐部に顕著であり，慢性根尖性歯周炎では病巣部，および歯の移動と咬合性外傷では異常な外力が作用した箇所にみられる．しかし，一定の刺激が加わらない場合，例えば，残痕状態の歯や対合歯がなく咬合していない歯，埋伏歯でもセメント質の添加増生が進行する（図1）．

▶ 臨床所見　臨床症状が現れることはないが，セメント質の増生が顕著になると，X線像で歯根の形態異常として認められる．

▶ 組織所見　組織学的にセメント質の増殖（増生）は限局性（図2）あるいはびまん性にみられる．セメント質には細胞（性）セメント質と無細胞セメント質があるが，増生するセメント質は主に細胞（性）セメント質である．無細胞セメント質や骨構造に類似した骨様あるいはセメント質様硬組織が混在することもある．また増生したセメント質にはhematoxylin好性の縞状の層板間層が周期的にみられ，層板構造を呈する．Sharpey線維の分布状態は，対合歯と咬合している歯および対合歯が喪失し咬合していない歯では異なる．咬合機能が十分である歯の歯根膜線維は豊富にみられるが，咬合機能が不十分の歯では線維の数が少ないか，あるいは全く存在しない．

　増生したセメント質は一定の幅をもっているが，それ以外に咬合性外傷がみられる歯根膜の牽引側ではセメント質が限局性に増殖してスパイク状を呈することがある．これを拍車状石灰化といい，その形成機序は根面に付着している歯根膜線維が強く伸展し，その部位に二次的に石灰化が起こったものである．

セメント質吸収

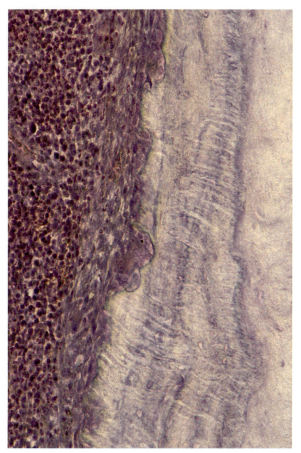

図1 セメント質吸収 セメント質に接して炎症細胞の浸潤が顕著で，その箇所のセメント質表面に窩状吸収および破歯細胞がみられる．

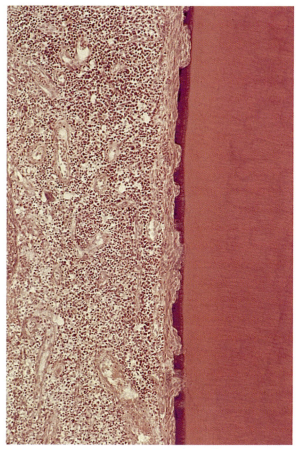

図2 セメント質吸収 炎症に起因するセメント質の吸収像を示す．炎症細胞の顕著な浸潤巣に接して無細胞セメント質の表面が吸収した凹部が認められる．

●セメント質吸収 cementum resorption は骨組織と異なり，生理的状態では通常起こらない．しかし，生理的な状態であるセメント質吸収が起こる．永久歯の萌出に伴って乳歯の歯根が圧迫され，乳歯根のセメント質が吸収される．通常，セメント質の吸収は病的に生じ，歯周炎などの炎症，歯の移動，咬合性外傷，顎骨内の囊胞や腫瘍の増大による圧迫，埋伏歯による機械的な圧迫などの外力や外傷時にセメント質吸収が起こる．また，再植歯や移植歯などでも吸収が生じる．原因不明の特発性吸収もある．

▶臨床所見 臨床症状はみられない．セメント質は菲薄なためX線ではセメント質の吸収は観察しにくい．象牙質まで吸収が進行すると，吸収による欠損の幅が広がるためX線で歯根の吸収が観察される．

▶組織発生 根尖性歯周炎などが生じると，その付近のセメント質の周囲には肉芽組織が存在し，破歯細胞 odontoclast が出現し，セメント質吸収が生じる．機械的な圧迫の場合は，圧迫部位の歯根膜の組織圧が上昇し，破歯細胞が出現してセメント質吸収が生じる．

▶組織所見 炎症性病変では歯根膜組織に肉芽組織が存在し，セメント質にはHowship窩がみられ，そこには破歯細胞が認められるが（図1），破歯細胞は吸収が完了すると，速やかに消失するため吸収窩にみられないことの方が多い（図2）．なお，吸収の原因がなくなると，吸収窩はセメント質の新生により補塡・修復される．

セメント(質)粒

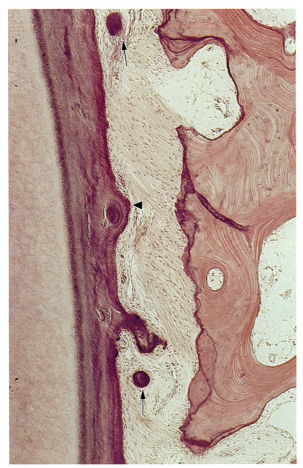

図1 セメント(質)粒　遊離性セメント(質)粒(矢印)と無細胞セメント質中に埋入された介在性セメント(質)粒(矢頭).

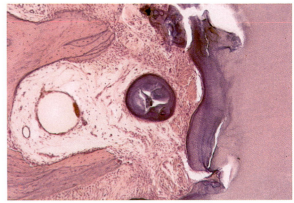

図2 遊離性セメント(質)粒　同心円状の層状構造と中央部での亀裂の形成をみる.

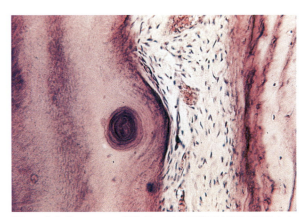

図3 介在性セメント(質)粒　同心円状層状構造が明らかな介在性セメント(質)粒.

- セメント(質)粒 cementicle は歯根膜組織に存在する類円形のセメント質の小塊であり，加齢に伴い数は増加する．
- ▶臨床症状　臨床症状はなく，X線による観察は困難である．
- ▶組織発生　セメント(質)粒は歯根膜に存在するMalassez上皮遺残が石灰変性をきたし，それが核となって周囲の歯根膜幹細胞から分化したセメント芽細胞がセメント質を形成したものである．
- ▶組織所見　セメント(質)粒は無細胞セメント質に類似し，中心部から周辺に向かって放射状の線維構造を持ち，大きいものは同心円状の層状構造を呈する．セメント(質)粒はeosin好性の無構造な類セメント質で周囲が取り囲まれ，類セメント質の外側にセメント芽細胞がみられる場合もある．セメント(質)粒の中心部にhematoxylin好性の無構造な石灰化核がみられることが多い．

歯根とセメント(質)粒との位置関係からセメント(質)粒は3種に分けられる．歯根膜組織中に遊離しているものは遊離性セメント(質)粒(図1, 2)，歯根セメント質に付着しているものは壁着性セメント(質)粒，歯根セメント質中に埋入されているものは介在性セメント(質)粒(図1, 3)である．介在性セメント(質)粒は，最初遊離性あるいは壁着性のものがその周囲にセメント質が増生することによって既存のセメント(質)粒が取り込まれたものである．

複数の遊離性セメント(質)粒が癒合したものや，遊離性セメント(質)粒が増大したり，根面のセメント質の増生により遊離性のものが壁着性になったり，介在性になるものがある．セメント(質)粒に密接してMalassez上皮遺残がみられることもある．

3　歯髄および根尖歯周組織の病変

慢性化膿性根尖性歯周炎

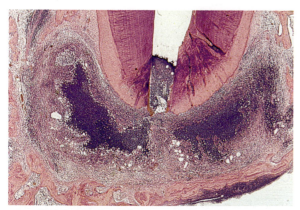

図1　慢性化膿性根尖性歯周炎　根尖部の歯周組織に膿瘍が形成されている．その周囲を肉芽組織が取り囲んでいる．

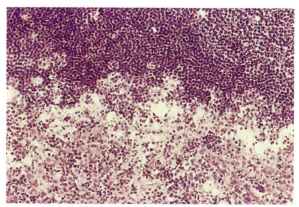

図2　慢性化膿性根尖性歯周炎　膿瘍の周囲には炎症性細胞浸潤に富んだ極めて幼若な肉芽組織が形成されている．

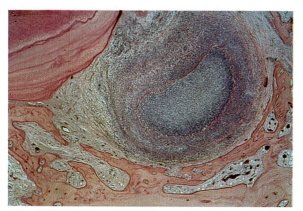

図3　慢性化膿性根尖性歯周炎　炎症が長期化した病巣．歯槽骨の吸収がみられ，病巣に接した根尖部のセメント質は肥厚している．

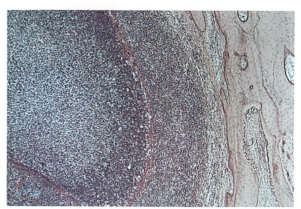

図4　慢性化膿性根尖性歯周炎　病巣は膿瘍部，炎症性細胞浸潤に富んだ幼若肉芽組織，その外周の線維化した肉芽組織に区別される．

●慢性根尖性歯周炎 chronic apical periodontitis は根尖部歯周組織に生じた急性炎症から移行することが多いが，病巣の刺激が弱いときには急性症状を示すことなく，はじめから慢性炎症として経過する場合もある．臨床的には自覚症状を欠くことが多いが，時に咀嚼痛や根尖部の圧痛を伴う．X線により骨吸収像を認める．慢性根尖性歯周炎は慢性化膿性根尖性歯周炎 chronic suppurative apical periodontitis と慢性肉芽性根尖性歯周炎 chronic granulomatous apical periodontitis に分類され，さらに慢性肉芽性根尖性歯周炎は歯根肉芽腫 radicular (periapical) granuloma と歯根囊胞 radicular (periapical) cyst に細分類される（9章「囊胞」(p.175〜) 参照）．

▶組織所見　慢性化膿性根尖性歯周炎は慢性根尖周囲膿瘍 chronic periapical abscess ともいわれ，根尖部歯周組織における膿瘍形成を特徴とする（図1）．病巣中心部はそのほとんどが浸潤した好中球（膿球）によって占められ，周辺部には壊死物質や脂肪を貪食したマクロファージが出現している．このマクロファージのことを泡沫細胞あるいは偽黄色腫細胞と呼ぶことがある．膿瘍を取り囲むようにして肉芽組織（膿瘍膜）が形成されているが，特に膿瘍に面した領域では炎症性細胞浸潤に富んだ極めて幼若な肉芽組織となっている（図2）．感染期間が長期に及んだ場合には，膿瘍は縮小し，周囲の肉芽組織は内層と外層の2層が区別できるようになる（図3）．内層は膿瘍に近い部位のもので，形質細胞とリンパ球などの炎症性細胞に富んだ幼若な肉芽組織層であり，これを取り巻くように外層には軽度の炎症性細胞浸潤を伴った線維化傾向の強い肉芽組織が形成される（図4）．また，長期化した病巣には，しばしば根尖部のセメント質の肥厚が生じ，その結果，歯槽骨とセメント質の癒着を認めることがある．

歯根肉芽腫（1）

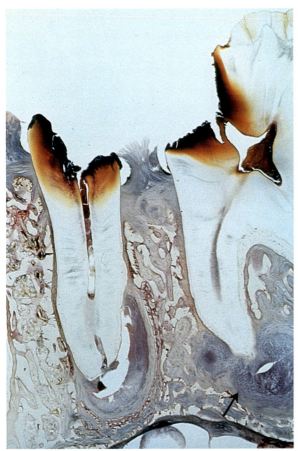

図1　単純性歯根肉芽腫　第一大臼歯の根尖部に歯根肉芽腫（矢印）が形成され，周囲の歯槽骨には吸収が認められる．

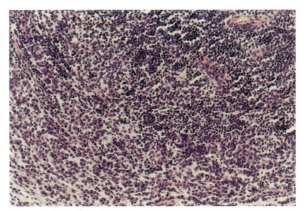

図2　歯根肉芽腫の内層　肉芽組織は豊富な毛細血管と線維芽細胞の他，リンパ球，マクロファージ，形質細胞などよりなる．

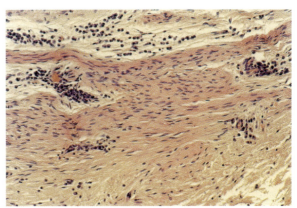

図3　歯根肉芽腫の外層　発達した線維束が内層を取り囲むように走行している．血管周囲に限局した浸潤細胞がみられる．

● 慢性根尖周囲膿瘍は時間の経過とともに，その化膿機転が低下すると，これを被覆する膿瘍膜から増殖した肉芽組織により徐々に膿瘍が吸収され，最終的に肉芽組織によって置換される（器質化）．これを歯根肉芽腫 radicular (periapical) granuloma といい，このうち肉芽組織中に上皮が侵入・増殖したものを上皮性歯根肉芽腫 epithelized radicular (periapical) granuloma，上皮のないものを単純性歯根肉芽腫 simple radicular (periapical) granuloma と呼んで区別している．

▶組織所見　図1は非脱灰研磨標本に染色を施したものである．第二小臼歯は残根状態となり，その根尖部に根尖膿瘍が観察できる．病巣の中央部には膿瘍腔があり，多量の膿球で満たされ，肉芽組織よりなる膿瘍膜で被包されている．隣りの第一大臼歯近心根の根尖部には単純性歯根肉芽腫が形成されている．根尖に接して hematoxylin に濃染している部分が幼若肉芽組織で，多量の細胞成分と豊富な新生毛細血管よりなる．これを線維化傾向の強い肉芽組織（被膜）が取り囲み，線維束の一部は歯根セメント質に付着する．歯槽骨は病巣の形に応じて吸収されている．歯根肉芽腫の内層は線維芽細胞と豊富な毛細血管，少量の結合組織線維，およびこれらの間に浸潤する多数のリンパ球，形質細胞，マクロファージで構成され，泡沫細胞などがこれに加わる（図2）．外層（被膜）では，多量の線維が発達した線維束をつくって内層を被包するように走行している．線維束間には浸潤細胞をわずかに認めるにすぎない（図3）．被膜は，周囲組織への炎症の進展拡大を防ぐ，いわゆる隔壁としての役割を果たしていると考えられている．

歯根肉芽腫(2)

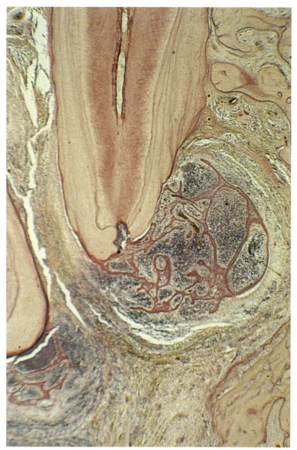

図1 上皮性歯根肉芽腫 根尖部に上皮成分を含んだ肉芽組織が形成されている.

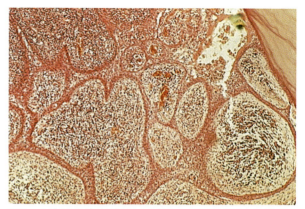

図2 上皮性歯根肉芽腫 病巣内部に索状に増殖した重層扁平上皮がみられる.

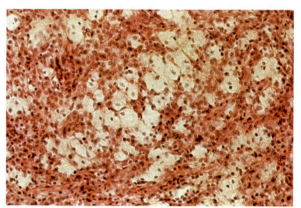

図3 上皮性歯根肉芽腫 幼若肉芽組織中に多数の泡沫細胞が出現している.

●上皮性歯根肉芽腫 epithelized radicular (periapical) granuloma は肉芽組織内に上皮細胞が増殖する．この上皮細胞の由来については，もともと歯根膜に存在している Malassez 上皮遺残がなんらかの刺激により増殖すると考えられているが，その他に，炎症が進展拡大して口腔や上顎洞あるいは鼻腔に波及した結果，これらの粘膜上皮が病巣部に侵入・増殖する，あるいは3) 歯肉内縁上皮が歯根面に沿って深部に侵入し病巣内で増殖する，などの説がある．

▶組織所見　根尖部を取り囲んで上皮性歯根肉芽腫が形成されている．増殖した肉芽組織は内外2層に区別される．内層は著しい炎症性細胞浸潤を伴う幼若肉芽組織からなり，ここに上皮細胞が索状に増殖している．外層は線維化の強い肉芽組織で，この部の炎症性細胞浸潤は少ない．外層の線維は束をつくって内層を取り巻くように平行に配列して走行し，線維の一端を肥厚したセメント質に付着させている (図1)．歯根肉芽腫の内層には，豊富な毛細血管と多数の線維芽細胞，これに混じってリンパ球や形質細胞などの炎症性細胞が浸潤している．線維成分は少ない．この肉芽組織のなかに重層扁平上皮が索状あるいは網状に増殖している (図2)．肉芽組織内に多数の泡沫細胞を伴うことがあり，これを偽黄色腫性肉芽組織と呼んでいる．泡沫細胞は円形の腫大した細胞で，細胞質は脂肪の貪食により明るい泡沫状を呈している (図3)．

齲蝕および窩洞形成に伴う歯髄変化

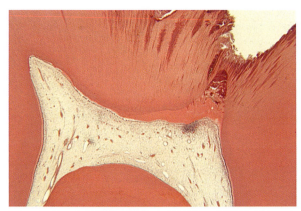

図1 齲蝕による歯髄の変化 感染は第三象牙質に達し、直下の歯髄に限局性の炎症性細胞浸潤がみられる.

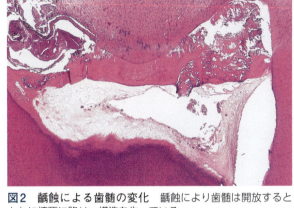

図2 齲蝕による歯髄の変化 齲蝕により歯髄は開放するとともに壊死に陥り、構造を失っている.

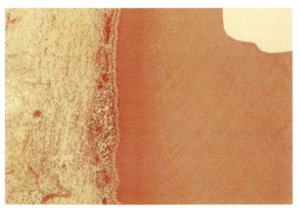

図3 窩洞形成による歯髄の変化 窩洞直下からやや根尖よりに炎症性細胞が浸潤している. 充血も顕著にみられる.

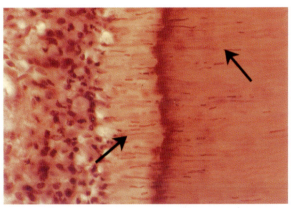

図4 窩洞形成による歯髄の変化 窩洞直下の髄壁象牙質に多数の桿状体（矢印）が出現している.

●歯牙に種々の外来刺激が加わると、その種類や程度、あるいは作用時間などに応じて歯髄に変化が現れる. 外来刺激には多くのものがあるが、ここでは臨床上、特に重要と考えられる齲蝕ならびに歯質切削によって引き起こされる歯髄の変化について記載する.

歯質の切削は、振動や熱の発生により歯髄組織に障害を起こす. 窩洞形成による歯髄の障害は、機械的刺激と発熱が最も重要な因子であり、適切な器具の操作と冷却により障害の程度を軽減できる.

▶組織所見 咬合面から発生した齲蝕が、象牙質深部へと進展波及し、その先端部は髄角部に形成された第三象牙質にまで達している. 直下の歯髄には限局性の炎症性細胞浸潤が認められる（図1）. 浸潤細胞の主体はリンパ球と形質細胞であり、急性齲蝕によって惹起された急性漿液性歯髄炎の所見である. さらに齲蝕が進行し歯髄組織が生活力を失うと、歯髄組織は崩壊し歯髄壊疽へと移行する. 齲蝕は歯髄にまで達しており、歯髄組織の構造は消失している（図2）. 図3は窩洞形成による歯髄の変化を示している. 象牙質に形成された窩洞が図の右上にみられる. 髄壁に面した領域に炎症性細胞が浸潤している. この場合、炎症巣は窩洞の直下に出現しているのではなく、やや根尖側よりに位置している. これは、象牙芽細管の走行に沿って刺激が歯髄を伝わっていくためである. 窩洞形成直後には象牙質桿状体がしばしば出現する（図4）. 切削により象牙質が露出すると、切断された象牙芽細胞に毛細管現象が生じ、そのため象牙芽細胞が吸引されることがある. これをその形状にちなんで桿状体と呼んでいる. また、炎症に際して歯髄の内圧が上昇すると、象牙芽細胞の他に白血球や赤血球などが象牙芽細管内に圧入されることもある.

断髄と覆髄（罩）による歯髄変化

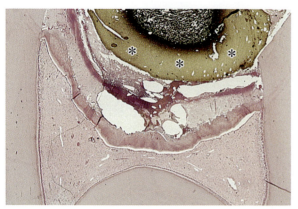

図1 歯髄切断後の水酸化カルシウム（＊）による歯髄覆髄（罩） 断髄面は新生した象牙質橋で完全に覆われる．

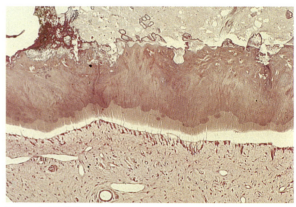

図2 象牙質橋 象牙質は不規則な象牙細管を有し，石灰化度も不均一である．

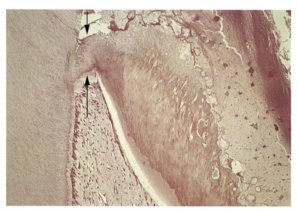

図3 原生象牙質と象牙質橋の移行部 移行部（矢印）は非常に密に接合し，その部の象牙芽細胞も連続的に移行している．

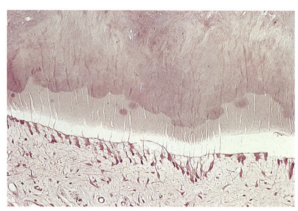

図4 象牙質橋 象牙質橋の象牙細管および象牙芽細胞はその数，太さ，走行が不規則である．

●断髄pulp amputationは歯髄の一部が罹患した場合，その罹患部歯髄を切断し，健康歯髄を保存する治療法である．この方法は残存した歯髄の生活機能を保持するとともに，残存歯髄の切断面における治癒機能の促進により新生硬組織を形成させ，歯髄を被覆して生活歯として保存させることを目的とする．断髄法では，切断面を水酸化カルシウム製剤で覆髄（罩）pulp cappingする．切断面には象牙質橋といわれる新生象牙質が形成され，術後6～8週で歯髄の創傷治癒が終了する．断髄法は歯髄の炎症や損傷が冠部歯髄に限局している場合に用いられるが，主に根尖未完成歯や若年者などが適応となる．保存された歯髄は根尖未完成歯の歯根を形成するが，第三象牙質の形成や根管の閉鎖などの変化を起こしやすいとされる．

▶組織所見 象牙質橋の形成過程は滲出期，増殖期，骨様象牙質形成期，および象牙質形成期に分類される．滲出期は切断面にフィブリンが存在し，水酸化カルシウムと接する歯髄組織はその強いアルカリ性のため速やかに壊死層を形成する．この壊死層の下部では好中球を主体とする炎症性細胞浸潤を認める．増殖期になると，壊死層直下の歯髄断端部には歯髄細胞由来の大型の細胞が増殖し，いわゆる未分化の間葉系細胞増殖として認められる．続いて，断端部の増殖した大型の細胞は多角形，あるいは短円柱形の細胞に変化し，1層ないし3層の密な配列を示す骨様象牙芽細胞となる．さらにこれらの細胞は多数の細胞突起を形成し，核は基底部に偏在して細胞極性を示すようになる．この時期に細胞周囲に膠原線維の形成と基質の石灰化が開始される．この骨様象牙質の形成とともに，その直下では円柱状の象牙芽細胞の規則正しい配列が認められる象牙質形成期の像を呈する（図1～4）．

根管充填後の根尖病巣

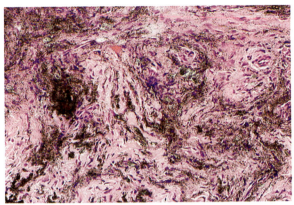

図1　根管充填後の合併症　糊剤性根管充填剤が根尖孔外に溢出し，歯根肉芽腫が生じ，そこに存在する細胞内や膠原線維間に褐色の細顆粒物として認められる．

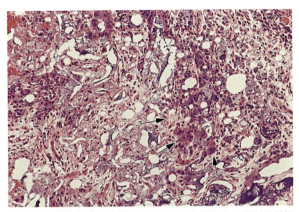

図2　根管充填後の合併症　根尖孔外に溢出した糊剤性根管充填剤の周囲にマクロファージや異物巨細胞（矢印）が認められる．

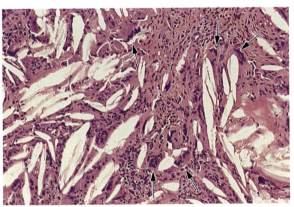

図3　根管充填後の合併症　糊剤性根管充填剤が根尖孔外へ溢出し，生じた歯根肉芽腫内に無定形物質，コレステリン裂隙，異物巨細胞（矢印）がみられる．

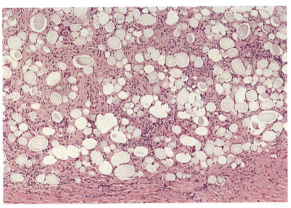

図4　根管充填後の合併症　根尖孔外に溢出した，油性成分を含む粒子状充填剤の貯留が認められる．

● 歯髄炎 pulpitis や根尖性歯周炎 apical periodontitis の治療として根管治療が行われる．その治療は根管充填をもって終了する．その際に充填材が適切に充填されていると，根尖孔は瘢痕組織や類セメント質で閉鎖され治癒する．しかし，根管充填が不適切な場合，根尖性歯周炎が生じ，歯根肉芽腫や歯根囊胞などの根尖病巣が発生することがある．

▶**臨床所見**　根管充填の予後が良好であれば，ほとんど症状はみられない．予後不良の場合には打診に対し違和感や疼痛が生じる．

▶**病理発生**　根管充填剤（材）として固形のガッタパーチャポイントや糊剤性根管充填剤が用いられる．糊剤性根管充填剤が根尖孔外に溢出すると根尖性歯周炎が発症しやすくなる．

　充填剤（材）が不足の場合，根管内に死腔が生じ，死腔内に組織分解産物が貯留し，これが根尖孔外へ溢出し，根尖性歯周炎を引き起こす．一方，溢出した充填剤（材）が極少量で組織為害性がなければ，吸収や貪食の処理を受け，治癒に向かう．

▶**組織所見**　糊剤性根管充填剤が根尖孔外に溢出し根尖性歯周炎が生じ，慢性経過を辿ると，根尖部にリンパ球，形質細胞，マクロファージが浸潤し，急性発作を起こすと好中球の浸潤が顕著になる．特に充填剤が糊剤の場合は褐色調の細顆粒状や油状の滴状物として存在し，異物反応が生じ，マクロファージやコレステリン裂隙，異物巨細胞がみられる（図1〜4）．

根管治療に伴う歯周組織の病変

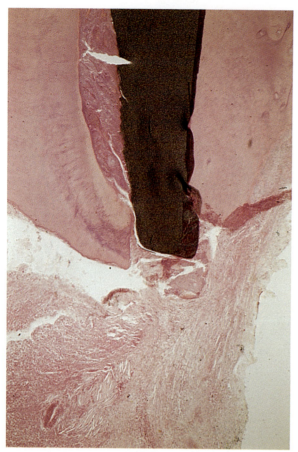

図1 根管治療に伴う歯周組織の病変　根管充塡材と根管壁の間に肉芽組織，根尖部には線維性結合組織が認められる．

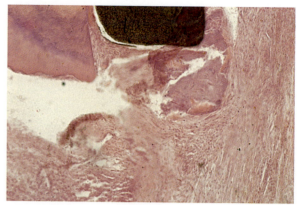

図2 根管治療に伴う歯周組織の病変　根管充塡材に接して炎症性細胞浸潤を伴った線維性結合組織および歯根の一部の吸収が認められる．

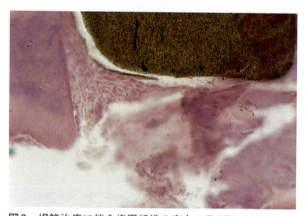

図3 根管治療に伴う歯周組織の病変　根尖孔の拡大．

● 抜髄や感染根管治療，根管充塡による影響が根尖孔付近に組織反応として現れる．

1) 抜髄後の歯周組織の変化
生活歯髄の抜髄によって根尖孔付近の組織が断裂し，出血やフィブリンの析出がみられ，凝血塊が形成される．感染がなければ漿液が滲出し，好中球が軽度に浸潤し，滲出が治まると，創面に肉芽組織が形成され，線維化し瘢痕治癒する．

2) 歯髄失活剤による歯周組織の変化
局所麻酔液が禁忌の場合は，歯髄失活剤として三酸化ヒ素を用いることがある．これを象牙質面や歯髄に貼薬して長く放置していると，根尖孔を介して薬剤が漏出し，根尖部の歯周組織に循環障害と壊死を生じる．よって取り扱いには注意が必要である．

3) 根管消毒剤による歯周組織の変化
感染根管治療に当たっては根管内および象牙細管内の細菌を殺菌する必要がある．そのため強力な消毒剤（ホルマリン，クレゾールなど）が用いられる．この薬剤が根管内に過剰に貼薬されると根尖孔外へ溢出し，根尖部の血管の拡張・充血，炎症性水腫や好中球の浸潤が起こる．

4) 感染根管に伴う歯周組織の変化
感染根管では，根管内の細菌が根尖孔を介して根尖部歯周組織に侵入して炎症が生じ，滲出現象や炎症性細胞浸潤が認められる．しかし，感染根管治療により炎症が消退すると根尖病巣は肉芽組織によって置換され，やがて線維化して治癒する．

5) 根管充塡後の歯周組織の変化
根管充塡が適切な場合，根尖孔部は線維性結合組織か，セメント質の添加によって封鎖される．逆にガッタパーチャポイントが根尖孔外に突出すると，治癒が阻害される（図1〜3）．

4 辺縁性歯周組織の病変

歯周組織は歯肉，歯根膜（歯周靱帯），セメント質，歯槽骨の4種の組織からなり，歯を歯槽窩に保持する役割を持っている．歯周組織に生じる病変は根尖部と辺縁部に分かれるが，本章では辺縁部に生じる病変である歯周病（歯周疾患）のほかに，薬物による歯肉増殖や歯肉線維腫症，咬合性外傷，矯正治療に伴う歯周組織の変化，抜歯創の治癒過程などを取り上げる．

1. 歯周病の原因

歯周病の大半は歯に付着するプラーク中の細菌によって引き起こされる．歯周病原細菌として慢性歯周炎ではポルフィロモナス・ジンジバリス *Porphyromonas gingivalis*，タネレラ・フォーサイシア *Tannerella forsythia*，トレポネーマ・デンティコラ *Treponema denticola* などが，侵襲性歯周炎ではアグリゲイティバクター（アクチノバチルス）・アクチノミセテムコミタンス *Aggregatibacter (Actinobacillus) actinomycetemcomitans* などが多く検出されている．そのほかの局所的原因として外傷性咬合，歯ぎしり，歯石，口呼吸，歯列不正，不適正な歯冠装着物など，全身的原因として栄養障害，内分泌障害，遺伝的要因などがあげられる．

2. 歯周病の分類

歯周病の大半はプラークに起因する歯肉炎と歯周炎であり，そのほかに全身性疾患に随伴する病変や咬合性外傷などがある．表4-1に日本歯周病学会による分類を本章で取り上げる疾患を中心にまとめた．

3. 歯周病の病理発生

歯周組織は，歯肉溝に存在するプラーク（バイオフィルム）中の細菌が産生するプロテアーゼ，代謝産物，毒素，酵素，リポ多糖体 lipopolysaccharide（LPS）などが原因となって炎症が生じ，炎症性細胞が浸潤する．浸潤した好中球やマクロファージ，リンパ球は歯周病原細菌で刺激されているので，特に好中球

表4-1 歯周病の分類

Ⅰ．歯肉病変
　1．プラーク性歯肉炎
　2．非プラーク性歯肉病変
　3．歯肉増殖
　　1）薬物性歯肉増殖症
　　2）遺伝性歯肉線維腫症
Ⅱ．歯周炎
　1．慢性歯周炎
　2．侵襲性歯周炎
　3．遺伝疾患に伴う歯周炎
Ⅲ．壊死性歯周疾患
　1．壊死性潰瘍性歯肉炎
　2．壊死性潰瘍性歯周炎
Ⅳ．歯周組織の膿瘍
　1．歯肉膿瘍
　2．歯周膿瘍
Ⅴ．歯周-歯内病変
Ⅵ．歯肉退縮
Ⅶ．咬合性外傷
　1．一次性咬合性外傷
　2．二次性咬合性外傷

（文献1）より引用，改変）

やマクロファージは炎症性サイトカインと呼ばれるインターロイキン interleukin（IL）-1や腫瘍壊死因子 tumour necrosis factor（TNF）-αを産生する．また，マクロファージ，リンパ球，線維芽細胞などの細胞が活性化されるとIL-1, IL-6, IL-8, TNF-α，プロスタグランジン prostaglandin（PG）E_2などが産生され，コラゲナーゼなどのマトリックスメタロプロテアーゼ matrix metalloproteinase（MMP）の産生も起こり，それらの作用で組織破壊が生じる．

歯周組織の炎症性病変は，PageとSchroeder（1976）によって開始期，早期，確立期，発展期に分けられている．開始期病変では歯肉溝付近の上皮下結

合組織に急性滲出性炎症が生じ，滲出液や歯肉溝上皮内への好中球の浸潤がみられる．早期病変では歯肉結合組織に多数のリンパ球（主にT細胞）の浸潤と少数の形質細胞がみられる．炎症が進行して確立期病変になると，多数のB細胞やそれが成熟した形質細胞が認められ，さらに歯根膜や歯槽骨に炎症が波及すると発展期病変へと移行し，歯根膜の破壊や歯槽骨の吸収を伴い，形質細胞やリンパ球浸潤がより一層強くなる．開始期から確立期までの病変が歯肉炎であり，発展期病変は歯周炎と呼ばれる段階である．

歯肉炎では歯肉にのみ炎症が生じ，歯肉の発赤や腫脹を伴い，歯肉ポケット（仮性ポケット）が形成される．なお，歯槽骨の吸収はまだ起こっていない．一方，歯周炎では炎症が歯根膜や歯槽骨に波及し，接合上皮も破壊され，歯根から剥がれて歯肉溝底部が根尖方向に移動し，歯周ポケット（真性ポケット）が形成され，歯槽骨が吸収され，X線で変化が認められる．歯周ポケットが形成されると結合組織性付着の喪失（アタッチメントロス）が生じ，次第に歯の弛緩，動揺が強くなり，歯の脱落へと進行する．

文　献

1) 日本歯周病学会：歯周病とは．日本歯周病学会（編），歯周治療の指針2015，医歯薬出版，10，2016

歯肉炎

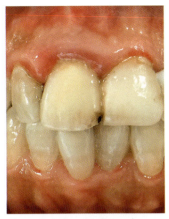

図1 歯肉炎 歯頸部にプラークがみられ，歯肉に発赤が認められる．

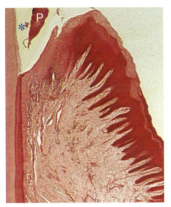

図2 歯肉炎 炎症は歯肉に限局している．＊：脱灰されたエナメル質の空隙．P：プラーク，歯石．

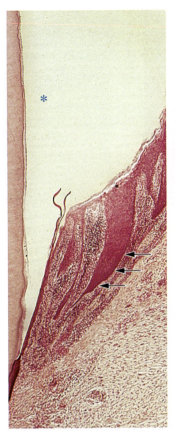

図3 歯肉炎 ポケット上皮の基底部では上皮突起（上皮釘脚）の形成と炎症性細胞浸潤が認められる（矢印）．＊：脱灰されたエナメル質の空隙．

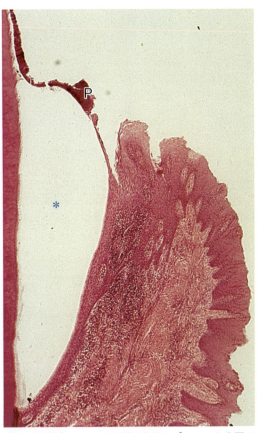

図4 歯肉炎 エナメル質の表面にプラークと歯石の沈着（P）がみられる．歯肉結合組織には著明な炎症性細胞浸潤がみられる．＊：脱灰されたエナメル質の空隙．

●歯肉炎 gingivitis は，炎症症状や病変が歯肉に限局して，上皮性付着の破壊や結合組織性付着の喪失（アタッチメントロス）を伴わない．歯肉病変は，その病因によりプラーク性歯肉炎，非プラーク性歯肉病変，歯肉増殖の3つに分類されている．さらに，プラーク性歯肉炎は，プラーク単独性歯肉炎，全身因子関連歯肉炎，栄養障害関連歯肉炎に細分類されている．

▶臨床所見　初期には，歯肉辺縁部がうっ血して暗赤色を示し，歯肉溝滲出液が増加する．浮腫性に歯間乳頭部は腫大して，スティップリングが消失する．わずかな刺激によっても歯肉出血が起きる．進行した症例では，歯肉ポケットから排膿がみられる．歯肉ポケット（仮性ポケット）は，歯肉炎により歯肉が腫脹し，病的に深くなった歯肉溝で，その深さは3mm以上である．歯槽骨の吸収や歯の動揺はみられない．歯肉ポケットに隣接する歯の表面には，プラークや歯石の沈着が認められる（図1，2，4）．X線像では，歯槽骨に吸収などの変化は認められない．

▶組織所見　ポケット上皮ではびらんや潰瘍の形成がみられる．また，ポケット上皮細胞の間隙は拡張し，そのなかに主に好中球の浸潤がみられ，さらに，ポケット上皮の基底部では基底細胞が側方に増殖して上皮突起（上皮釘脚）を形成する（図2，3）．接合上皮はエナメル質表面からセメント質表面に沿って深行増殖を起こす（図2）．歯肉結合組織では毛細血管が拡張して，炎症性水腫とリンパ球や形質細胞の炎症性細胞浸潤が生じる（図2〜4）．また，炎症のために歯肉結合組織では膠原線維の分解や喪失も起こっている．しかし，炎症性病変は歯肉に限局しているので，アタッチメントロスはみられず，歯槽骨の吸収も認められない．

薬物による歯肉増殖

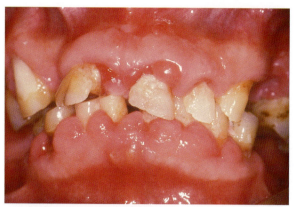

図1 ニフェジピンによる歯肉増殖　上下顎前歯唇側の歯間乳頭歯肉が特に顕著に腫脹している．

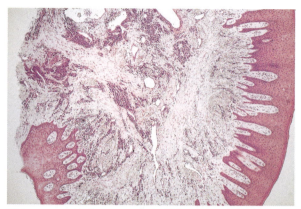

図2 ニフェジピンによる歯肉増殖　歯肉上皮の上皮突起は伸長し，有棘層の肥厚，上皮下結合組織の増生，炎症性細胞の浸潤がみられる．

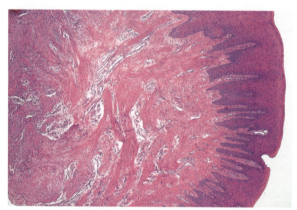

図3 フェニトインによる歯肉増殖　歯肉上皮の上皮突起は伸長し，有棘層の肥厚および上皮下の密な結合組織の増生が著しい．

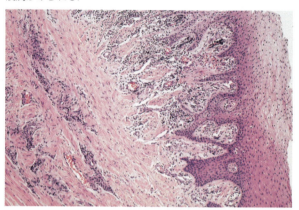

図4 シクロスポリンによる歯肉増殖　歯肉上皮の上皮突起の伸長，有棘層の肥厚，上皮下結合組織の増生，炎症性細胞の浸潤が認められる．

●薬物誘発性歯肉増殖症 drug-induced gingival hyperplasia は，降圧薬や抗痙攣薬，免疫抑制薬を長期にわたって服用することによって生じる副作用であり，歯肉の線維性増殖が起こる．しかし，すべての症例にみられるとは限らない．

▶臨床所見　ニフェジピンによる歯肉増殖（図1）では，歯間乳頭部の発赤や腫脹が著しく，歯の移動による歯列不正や深い歯周ポケット，プロービング時の出血，全顎的な水平性歯槽骨吸収が認められる．フェニトインによる歯肉増殖でも歯肉の増生が顕著で，歯が隠れるくらいの状態になる．歯列不正も伴い，プラークの付着もみられる．シクロスポリンAによる歯肉増殖でも同様に歯肉の増生などの臨床所見がみられる．

▶病理発生　薬物の影響によって膠原線維が産生され，口腔清掃が悪いと歯肉増殖が顕著になる．しかし，口腔清掃が良い場合には歯肉増殖が起こらないので，炎症が誘因であると考えられている．

▶組織所見　歯肉には慢性炎症が存在し，形質細胞を主とする炎症性細胞浸潤が広範囲に認められる．また，膠原線維の増生が著しく，毛細血管の増生や拡張があり，上皮組織の有棘層は肥厚し，上皮突起（上皮釘脚）は軽度に伸長している（図2）．抗痙攣薬であるフェニトインの服用者では，歯肉の上皮突起は伸長し，有棘層が肥厚している．上皮下には密な膠原線維束および少数の炎症性細胞浸潤が認められる（図3）．免疫抑制薬であるシクロスポリンの服用者では，ニフェジピンやフェニトインの場合と同様に歯肉の上皮突起は伸長し，有棘層が肥厚している．上皮下には密な膠原線維束および少数の炎症性細胞浸潤が認められる．また，結合組織中には形質細胞やリンパ球を主とする炎症性細胞浸潤もみられる（図4）．

歯肉線維腫症

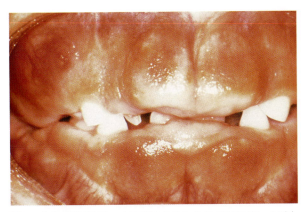

図1 歯肉線維腫症 上下顎全体にわたり歯肉は著しく腫大し，上顎切歯歯冠は完全に覆いつくされている．

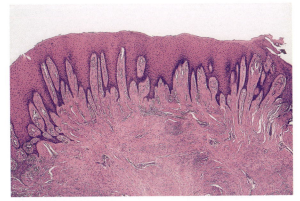

図2 歯肉線維腫症 緻密な膠原線維の増生からなり，表面は細長い上皮突起(上皮釘脚)を不規則に伸展する重層扁平上皮が被覆している．結合組織にほとんど炎症性細胞浸潤はみられない．

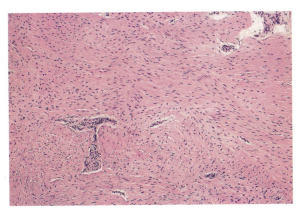

図3 歯肉線維腫症 錯綜する膠原線維束がみられ，血管や細胞成分は少ない．

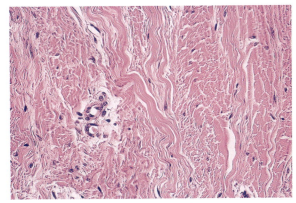

図4 歯肉線維腫症 図3の拡大像．膠原線維束は硝子化し，炎症性細胞はほとんど観察されない．

●歯肉線維腫症 gingival fibromatosis は，びまん性の歯肉腫大をきたす疾患で，一種の発育異常と考えられる．遺伝性歯肉線維腫症 hereditary gingival fibromatosis，特発性歯肉線維腫症 idiopathic gingival fibromatosis，歯肉象皮病 elephantiasis gingivae などとも呼ばれるまれな疾患である．

▶臨床所見 病変の出現は20歳頃までに起こるが，一般に永久歯の萌出が始まる7〜9歳頃が多く，思春期に最も著しい変化を示す．発症に性差はみられない．歯肉の腫大は上下顎全体にわたるものが多く，高度の場合には歯冠の大部分を覆い尽くすほどになる(図1)．表面は正常粘膜色あるいはやや白色調を呈し，比較的平坦であるが，ときに分葉状〜乳頭状で硬い．

▶病理発生 本症は家族性，症候性に発症することがあり，歯肉病変以外に多毛症，てんかん，精神遅滞などの症状を伴うものも多い．そのほとんどが常染色体優性遺伝で，原因遺伝子座は2p22-p21 (*GINGF1*) と5q13-q22 (*GINGF2*) にある．発症機序に関しては明らかでないが，歯の萌出開始に伴って発症し，歯が抜去されると再発しないことから，歯に関連した機械的刺激や歯肉ポケットからの炎症性刺激が影響を及ぼしている可能性がある．

▶組織所見 病理組織学的に，細胞成分に乏しい膠原線維に富む線維性結合組織の増生からなっている．病変部を覆う上皮は角化亢進を示し，細く伸長した上皮釘脚を下在の結合組織内へ深く伸展している(図2)．固有層には緻密な膠原線維の増生がみられ，硝子化した太い膠原線維束が不規則に錯綜している(図3)．血管や細胞成分は少なく，炎症性細胞浸潤もほとんど認められない(図4)．

組織像は非特異的で，本症の確定診断には病歴や臨床所見が重要となる．

慢性剝離性歯肉炎（粘膜皮膚病変）

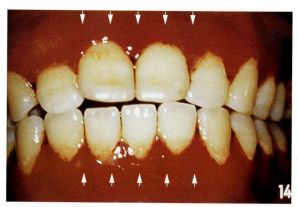

図1 慢性剝離性歯肉炎　歯肉全般にわたり，著明な発赤・腫脹がみられる（矢印）．

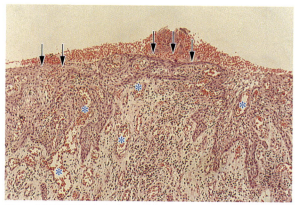

図2 慢性剝離性歯肉炎　歯肉上皮は菲薄化（矢印）し，結合組織には多数の毛細血管（＊）と著しい炎症性細胞浸潤が認められる．

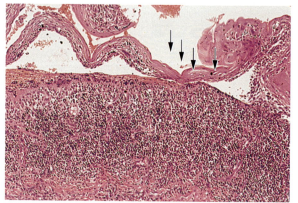

図3 慢性剝離性歯肉炎　歯肉上皮（矢印）が剝離し，その直下の結合組織には著明な炎症性細胞浸潤がみられる．

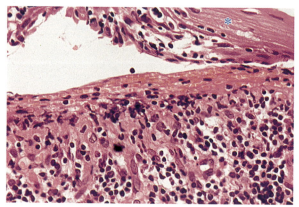

図4 慢性剝離性歯肉炎　図3の拡大像．歯肉上皮（＊）は剝離して，結合組織には著明な炎症性細胞浸潤が認められる．

●慢性剝離性歯肉炎 chronic desquamative gingivitis とは，歯肉粘膜上皮の剝離を繰り返す疾患で，現在は粘膜皮膚病変 mucocutaneous disorders として，歯肉病変の非プラーク性歯肉病変の一つとして分類されている．このなかには，水疱性粘膜疾患としての粘膜類天疱瘡や尋常性天疱瘡，炎症性角化症としての扁平苔癬などがあげられているが，特に粘膜類天疱瘡と扁平苔癬が多いといわれている．

▶臨床所見　本病変は一般に閉経前後の女性に多く，特に唇頬側の歯肉に発赤，腫脹，出血，水疱，上皮剝離，潰瘍などが多発性あるいは全体的に生じる（図1）．歯肉には灼熱感があり，刺激性食物，ブラッシングなどにより疼痛が起こる．経過は長期にわたり，増悪と寛解を繰り返し，数年に及ぶものもまれではない．口腔衛生が不十分で，プラークの沈着があると病変は増悪するといわれている．したがって，できる限り口腔を清潔に保つことが重要である．尋常性天疱瘡では，歯肉病変の初発後，数ヵ月以内に口腔以外にも病変が出現するため診断が容易であるが，粘膜類天疱瘡や扁平苔癬で病変が歯肉に限局している症例では皮膚科的疾患を明確にすることは困難である．本病変は，皮膚科的疾患の口腔内症状として捉えるべきである．

▶組織所見　歯肉上皮は萎縮，菲薄化し（図2, 3），上皮細胞内や細胞間に水腫が生じ，小水疱が現れる．また，基底膜が破壊されて，上皮と上皮下結合組織が分離して，上皮の剝離が起こる．上皮下の結合組織には炎症性細胞浸潤，水腫および血管の拡張などがみられる（図3, 4）．診断には，病歴，臨床所見，生検による組織検査，特にIgGやBP180/BP230などの免疫蛍光法や免疫組織化学検査が必要である．

慢性歯周炎（1）歯間乳頭部・歯周ポケット

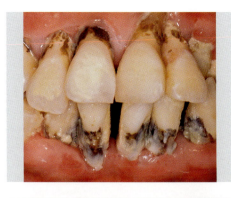

図1　慢性歯周炎　歯頸部に歯石や排膿および歯根露出がみられる．

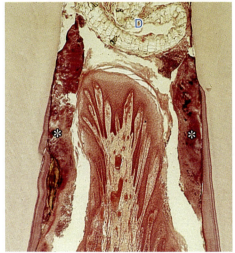

図2　慢性歯周炎　両側の歯根セメント質表面には歯石の沈着（＊）がみられる．歯肉の上方には食物残渣（D）が存在している．

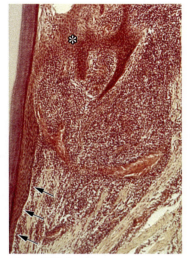

図3　慢性歯周炎　図2の左側下部の拡大像．接合上皮が深行増殖（矢印）している．ポケット上皮には上皮突起の形成（＊）がみられる．

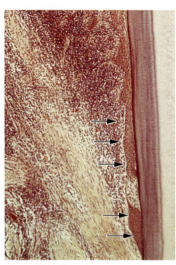

図4　慢性歯周炎　図2の右側下部の拡大像．接合上皮が深行増殖（矢印）している．結合組織には著明な炎症性細胞浸潤がみられる．

●慢性歯周炎 chronic periodontitis は，炎症が深部歯周組織に波及してアタッチメントロスや歯槽骨吸収を伴う慢性炎症性疾患である．成人において最も多い歯周炎である．慢性歯周炎の類義語が成人性歯周炎や辺縁性歯周炎である．辺縁性歯周炎は根尖性歯周炎に対応する用語で，一般的に歯周炎や歯周病のことを指す．

▶**臨床所見**　歯周炎は，臨床症状の程度によって軽度，中等度，高度の3段階に分けられる．また，歯列の30％以内のものを限局型，これ以上のものを広汎型と区別する．軽度の歯周炎は臨床的に歯肉炎と区別が難しいが，中等度，高度では，炎症により深部の歯周組織破壊が起こり，歯周ポケットや歯の動揺および移動が認められるようになる．ポケット底部が歯槽頂（歯槽骨頂）より歯冠側に位置する場合は，骨縁上ポケット，歯槽頂より根尖側に位置する場合は骨縁下ポケットという．歯にはプラークや歯石の沈着も観察される（図1，2）．X線所見としては，歯槽骨の水平性吸収が一般的であるが，垂直性あるいは混合性の骨吸収もみられる．

▶**組織所見**　歯周炎が歯肉炎と異なる点は，炎症が歯槽頂線維を越えて歯根膜（歯周靱帯）や歯槽骨に波及し，結合組織性付着の破壊と歯槽骨吸収が起きることである．ポケット上皮では上皮細胞が剥離してびらんや潰瘍が生じ，上皮細胞間には主に好中球の浸潤が認められる（図3，4）．また，ポケット上皮では基底細胞が側方に増殖して上皮突起を形成する（図3）．ポケット上皮および接合上皮下の結合組織では，好中球，リンパ球，形質細胞などの炎症性細胞浸潤がみられ，その部分の歯肉線維は融解・消失している（図2～4）．さらに，歯根膜にも炎症性細胞浸潤が拡大し，歯根膜主線維にも融解・消失がみられる．また，歯槽骨には破骨細胞による骨吸収が起こる．

慢性歯周炎（2） プラーク・歯石

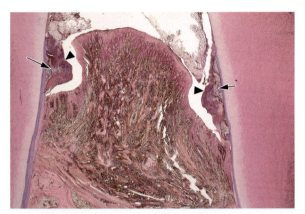

図1 慢性歯周炎（プラーク・歯石） 歯周ポケットに面する歯面に付着したプラーク（矢頭）および歯石（矢印）が認められる．

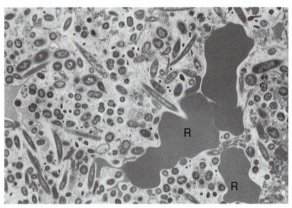

図2 慢性歯周炎（プラークの透過型電顕像） 球菌，桿菌，糸状菌などの細菌間に非定型物質の細菌間基質および赤血球（R）が認められる．

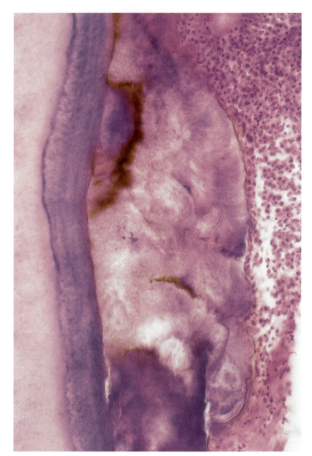

図3 慢性歯周炎 歯石は層状に歯面に付着し，その表面にはプラークが存在し，それに接して多数の好中球が認められる．

● プラーク（歯垢）plaqueは，口腔内に萌出した歯の表面や充填物，補綴物歯石の表面に付着する白色ないし黄白色の軟らかい有機性付着物である．プラークは咬合面の小窩裂溝や歯頸部，隣接面などの自浄作用の起こりにくい歯面に付着しやすい．

歯石 dental calculusは，萌出歯の表面に付着する無機性付着物であり，プラークの石灰化によって生じる．歯石は，歯肉縁を境に歯冠側か根尖側によって歯肉縁上歯石と歯肉縁下歯石に分けられる．

▶**臨床所見** 歯肉縁より歯冠側に存在しているものを歯肉縁上プラーク，歯肉縁よりも根尖側に付着するものを歯肉縁下プラークと分類する．

歯肉縁上歯石は耳下腺開口部に近い上顎大臼歯の頬側面および顎下腺や舌下腺の開口部に近い下顎前歯部の舌側面に沈着することが多く，色調は灰白色から灰黄色を呈している．一方，歯肉縁下歯石はポケット内の歯面に沈着し，灰緑色から暗褐色を呈し，血清石と呼ばれている．歯肉縁下歯石は歯肉縁上歯石よりも硬く，歯面に強固に付着している．

▶**組織所見** 歯肉縁上プラークと歯肉縁下プラークは，顕微鏡的には両者の区別は困難で自然移行している（図1）．プラークを構成しているのは細菌と細菌間基質であり，プラーク形成の初期には球菌が多く，次第に桿菌や糸状菌が増加する（図2）．細菌間基質には唾液と歯肉溝由来の糖タンパク，菌体外多糖，細菌の代謝産物，細菌由来の酵素や内毒素が含まれ，ときに歯肉剥離上皮細胞やポケット壁から滲出する好中球を含んでいる．歯石は層状を呈し，その表面にはプラークが必ず付着し，プラークの表面には排膿を示す好中球の集簇を認める（図3）．

慢性歯周炎(3) 骨吸収

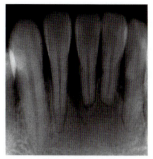

図1 慢性歯周炎(骨吸収)
下顎前歯部に骨吸収が認められる.

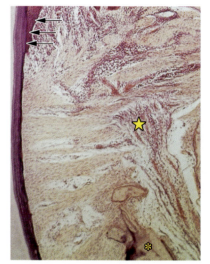

図2 慢性歯周炎(骨吸収) 歯槽骨(✽)に骨吸収がみられ,接合上皮(矢印)や歯根膜(☆)が炎症性細胞浸潤により部分的に消失している.

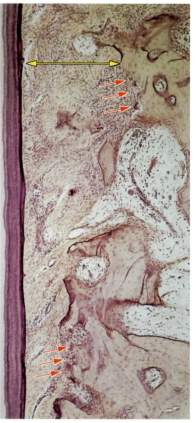

図3 慢性歯周炎(骨吸収) 炎症性細胞浸潤が歯根膜腔(隙)内(黄矢印)や歯槽骨内に拡大し,破骨細胞による骨吸収(赤矢印)が認められる.

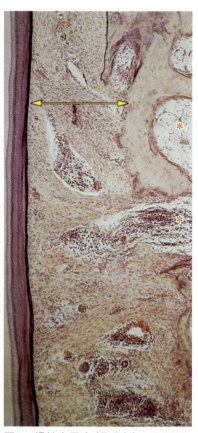

図4 慢性歯周炎(骨吸収) 炎症性細胞浸潤が歯槽骨内に進展して骨吸収が起こったために,歯槽骨内の骨髄腔(✽)が歯根膜腔(黄矢印)と交通している.

▶**組織所見** 慢性歯周炎では,上皮性付着の破壊と結合組織性付着の喪失(アタッチメントロス)が起きるとともに,歯槽頂(歯槽骨頂)部の表面には破骨細胞による骨吸収がみられる(図1, 2).歯周炎病巣では,TNF-α,IL-1β,IL-6,IL-8などのサイトカインやPGE$_2$,MMPが複雑な細胞間ネットワークを形成し,骨吸収に関与している.TNF-α,IL-1β,PGE$_2$は,マクロファージや線維芽細胞からMMPを産生させて歯根膜(歯周靱帯)を破壊するとともに骨芽細胞に作用して破骨細胞による歯槽骨吸収を誘導する.IL-8は上皮細胞やマクロファージから産生され,好中球をポケット壁へと遊走させて上皮性付着の破壊を促す.

これらより,接合上皮がさらに根尖側に移動して歯周ポケットが形成される.さらに,炎症性細胞浸潤は歯槽骨内の骨髄腔にも波及し,歯槽骨内部からの骨吸収も起こるようになる(図3, 4).歯槽骨が吸収されると,骨髄腔と歯根膜腔(隙)が交通して歯根膜腔(隙)がさらに拡大する(図3, 4).破骨細胞は酸とプロテアーゼを分泌して,無機性基質を脱灰し,コラーゲンなどのタンパクを分解・吸収することにより骨吸収を起こす.破骨細胞による骨吸収では,骨吸収窩(Howship窩)が認められる.

侵襲性歯周炎（若年性歯周炎）

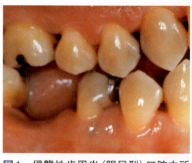
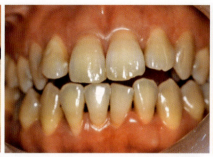
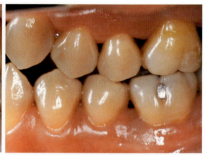

図1　侵襲性歯周炎（限局型）口腔内所見　口腔内所見では著しい炎症所見を認めないが，急速な歯周組織破壊を認める（口腔内写真は右下第一大臼歯の抜去後に撮影した）．

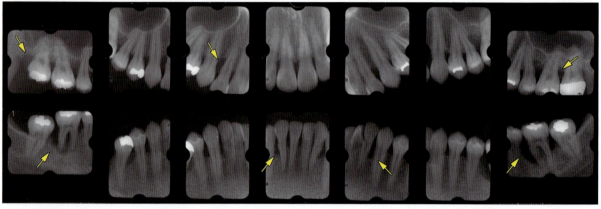

図2　侵襲性歯周炎（限局型）Ｘ線像　左右両側の上下顎側切歯部および大臼歯部などに明らかな歯周組織破壊（垂直性骨吸収）（黄矢印）を認める．

- 侵襲性歯周炎 aggressive periodontitis は，これまで，若年性歯周炎と呼ばれていた疾患で，歯周炎を除いて全身的には健康であるが，急速な歯周組織破壊（アタッチメントロス，歯槽骨吸収）と家族性発現を特徴とする歯周炎である．全部位の30％未満の限局型と30％以上の広汎型に分けられる．限局型では *Aggregatibacter actinomycetemcomitans* が，広汎型では *Porphyromonas gingivalis* が関与していると考えられている．侵襲性歯周炎は，これらのグラム陰性嫌気性桿菌の感染，好中球・マクロファージなどの貪食細胞の食菌作用や走化性機能の低下，マクロファージからの PGE_2 や IL-1β 産生量の増加などと関連した炎症性病変であることが判明している．

▶臨床所見　一般的にプラーク（歯垢）付着量は少なく，歯肉の炎症所見はほとんどみられず（図1），10～30歳代で発症することが多い．限局型侵襲性歯周炎は極めてまれな疾患で，女性に多く，思春期前後に発症する．左右両側の上下顎第一大臼歯や中切歯の著しい骨吸収に伴う歯の挺出，傾斜，移動が初発症状となる（図2）．多くの症例では，発症後数年以内で深い骨縁下ポケットを伴う垂直性骨吸収が起こり，慢性歯周炎に比べ治療が困難である．広汎型侵襲性歯周炎は，より広汎に速やかな骨破壊が起こる病変である．

▶組織所見　接合上皮が深行増殖して深い骨縁下ポケットが形成されると，プラークが蓄積して，ポケット壁に炎症所見がみられるようになる．また，左右両側の上下顎第一大臼歯や中切歯に，著しい骨吸収が認められる．

Papillon-Lefèvre 症候群

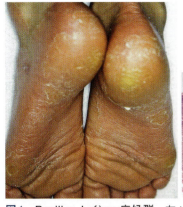
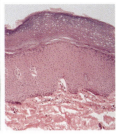

図1 Papillon-Lefèvre症候群　左：（足底部肉眼像）足底部皮膚は角化により肥厚し，白色から淡黄色を呈し，表面は剥離している．右：足底部皮膚．表皮の不規則な肥厚と著明な角化亢進がみられる．

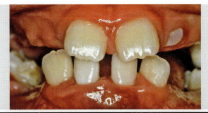
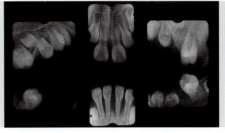

図2 Papillon-Lefèvre症候群　口腔内肉眼像．重度の歯周炎により歯肉は発赤・腫脹している（上）．X線像．萌出歯の周囲には顕著な歯槽骨破壊が認められる（下）．

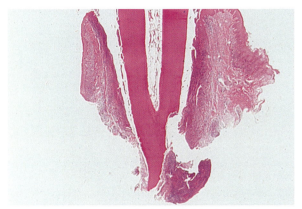

図3 Papillon-Lefèvre症候群（下顎乳切歯歯根部）　根尖部に及ぶ深いポケット形成と歯槽骨消失が観察される．根尖部に歯周膿瘍が形成され，近接する歯根は著しく吸収されている．

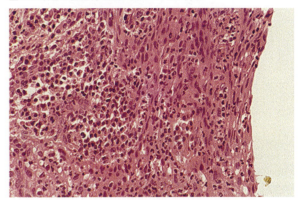

図4 Papillon-Lefèvre症候群（歯周組織）　ポケット上皮内および上皮直下には好中球，リンパ球，形質細胞の高度の浸潤が観察される．

● Papillon-Lefèvre症候群は，掌蹠角化症，乳歯列および永久歯列の高度な歯周組織破壊を特徴とする常染色体劣性遺伝の疾患である．原因遺伝子座は11q14-q21に存在する．発生頻度は100万人あたり1～4人と，非常にまれである．

▶臨床所見　手掌や足底部の過角化病変（図1）は乳幼児期から発生し，手背，足背に徐々に拡大する．乳歯の萌出は正常に起こるが，萌出と同時に，深いポケットの形成と歯槽骨破壊を伴った重度の歯周炎が発症する．急激な結合組織性付着の喪失のため歯の弛緩・動揺をきたし，すべての乳歯が4歳頃までに脱落し，歯肉の炎症は急速に終息する．永久歯の萌出に伴い再び重篤な歯周炎が発症し（図2），乳歯と同様の経過を辿り，14歳頃までに永久歯も脱落・消失する．永久歯脱落後には炎症は急速に終息する．X線像では著しい歯槽骨破壊がみられる（図2）．歯周組織破壊の著明な時期でも，他の粘膜は正常である．一般に口臭が強い．

▶病理発生　*Aggregatibacter actinomycetemcomitans* などの特異的病原細菌の感染が関係する．種々の白血球機能障害や細菌に対する上皮の防衛機構の異常が重要な役割を演じる．近年，本症患者にはカテプシンC遺伝子変異の存在が報告された．カテプシンCの機能消失が感染に対する白血球の反応性や接合上皮の異常を誘導し，急激な歯周組織破壊が生じるという．

▶組織所見　慢性歯周炎と同様の組織像を呈し，本症に特異的な組織像はない．深いポケットの形成と歯槽骨吸収がみられ，歯周膿瘍が形成されることもある（図3）．接合上皮直下結合組織内には好中球，リンパ球，形質細胞からなる高度の炎症性細胞浸潤が認められる（図4）．

壊死性潰瘍性歯肉炎

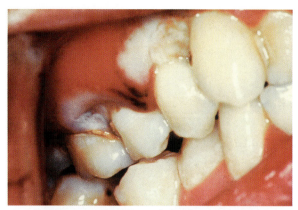

図1 壊死性潰瘍性歯肉炎 歯間乳頭から辺縁歯肉にかけて白色病変がみられる．

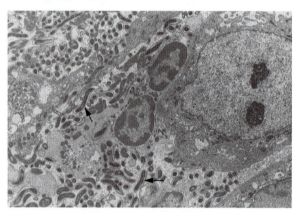

図3 壊死性潰瘍性歯肉炎（透過型電顕像） スピロヘータ（矢印）が上皮細胞や好中球の間に多数認められる．

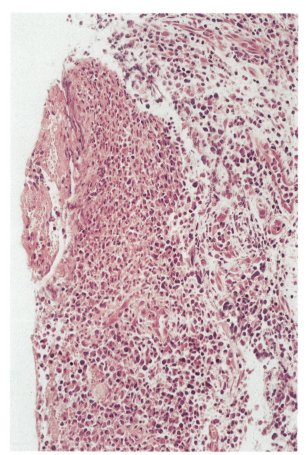

図2 壊死性潰瘍性歯肉炎 潰瘍面（図の左側）にはフィブリンの顕著な析出，好中球の著明な浸潤があり，その下部（図の右側）にはリンパ球や形質細胞の浸潤が認められる．

●壊死性潰瘍性歯肉炎 necrotizing ulcerative gingivitisは比較的まれな病変で，Vincent歯肉炎ともいわれる歯肉炎の特殊型である．炎症が歯肉から口蓋粘膜に広がるとVincent口内炎，さらに軟口蓋や扁桃に波及するとVincent口峡炎と呼ばれる．歯間乳頭や辺縁歯肉に出血，腫脹，疼痛，潰瘍がみられ，潰瘍表面には壊死性物質からなる灰白色の偽膜が形成される．本疾患は口腔内の不潔，栄養不良，全身疾患，極度の疲労，精神的ストレスやタバコが関与して発症する．局所的・全身的防御機構の障害が関与するといわれている．特にタバコは好中球の機能を阻害し，生体の防御機構が影響を受ける．

▶**臨床所見** 18～30歳が好発年齢で，小児ではまれである．歯間乳頭や辺縁歯肉に潰瘍と壊死がみられるため，クレーター状を呈する（図1）．その表面は偽膜で覆われ，偽膜を剝離すると出血がみられる．食物や歯ブラシの接触によって激痛が走り，口臭，唾液分泌過多，発熱，食欲減退，好中球増加症，所属リンパ節の腫脹がみられる．

▶**病理発生** 強度のストレスによって体内のステロイドホルモンの変化があり，CD4/CD8リンパ球の比率が変わり，好中球の走化性の低下，貪食能の低下，局所的虚血などによって歯周組織に壊死が生じる．

▶**組織所見** 歯肉組織の壊死が広範囲に存在して，潰瘍が形成され，潰瘍面はフィブリンや好中球からなる線維素性化膿性滲出物（偽膜）で覆われ，フィブリンの析出と好中球の著しい浸潤がある．深部にはリンパ球や形質細胞が浸潤している（図2）．歯肉の表面や上皮細胞間隙には紡錘菌とスピロヘータが多数認められる（図3）．

表面の滲出物とそれに接する部位は細菌層，好中球層，壊死層，スピロヘータ侵入層の4層に分けられる．

咬合性外傷

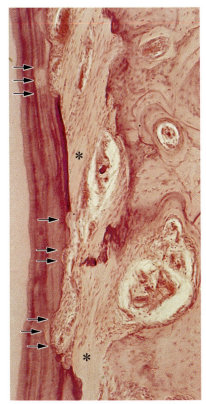

図1 咬合性外傷（圧迫側） セメント質表面に不規則な吸収（矢印）がみられる．歯根膜には硝子様変性（*）も認められ，歯槽骨の歯根膜面も不規則になっている．

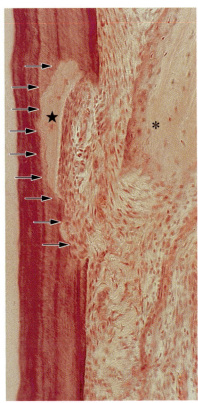

図2 咬合性外傷（圧迫側） セメント質表面に吸収窩（矢印）がみられ，一部に新生セメント質による修復（★）が認められる．反対側の歯槽骨（*）は歯根膜内に突出している．

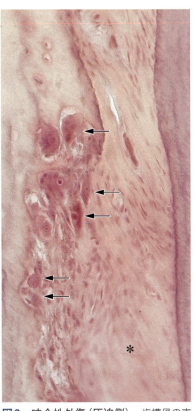

図3 咬合性外傷（圧迫側） 歯槽骨の表面に破骨細胞（矢印）による骨吸収がみられる．歯根膜腔（隙）の細胞成分は減少している（*）．

●咬合性外傷 occlusal trauma とは，咬合力によって生じるセメント質や歯根膜（歯周靭帯）および歯槽骨の傷害である．一次性と二次性に分けられる．前者は，健全な支持組織を持つ歯に過度な咬合力が加わったときに起き，後者は歯周炎の進行により支持歯槽骨が減少すると咬合負担能力が低下して，生理的な咬合力によって起きることをいう．

▶臨床所見　咬合性外傷の起こっている歯では，歯の動揺や移動，咬合干渉，咬合痛，打診痛，顎関節障害などの症状がみられる．また，X線像では，歯根膜腔（隙）の拡大，歯槽骨の垂直性の骨吸収などが特徴的である．このような外傷を起こす咬合を外傷性咬合と呼ぶ．歯に側方圧が加わると歯根膜に圧迫力として働く部分と，牽引力として作用する部分ができるので，外傷性咬合による変化は部位によって異なる．

▶組織所見　圧迫域では歯根膜腔は狭窄し，歯根膜主線維の走行は乱れ，硝子化や圧迫壊死が起こる（図1〜3）．また，セメント芽細胞，骨芽細胞，歯根膜の線維芽細胞などの細胞成分は減少する（図1，3）．さらに，セメント質や歯槽骨にはそれぞれ破歯細胞や破骨細胞による吸収が起こる（図3）．牽引部では歯根膜腔は拡大し，歯根膜主線維は伸展して細くなり，断裂が生じる．この伸展による刺激のために，セメント質表面の歯根膜主線維の封入部には拍車状の石灰化や剝離性破折が起こる．慢性歯周炎がすでに起こっている歯周組織では咬合性外傷が合併すると，歯周組織の破壊は急速に進行する．

矯正移動に伴う歯周組織の変化

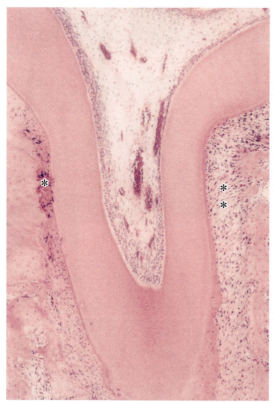
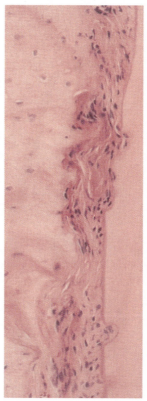
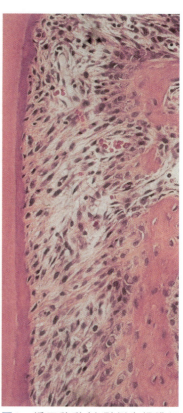

図1 矯正移動 至適矯正力によるラット上顎臼歯の近心移動．近心歯冠側部の歯根膜は圧迫（＊：圧迫側）され狭窄し，逆に遠心側根分岐部付近の歯根膜は牽引（＊＊：牽引側）され拡大している．

図2 矯正移動（圧迫側歯根膜組織） 歯根膜線維芽細胞や血管は圧平され，膠原線維は硝子様無構造になっている．歯槽骨表面の骨吸収窩内には破骨細胞が観察される．なお，歯根表面にも吸収窩がみられる．

図3 矯正移動（牽引側歯根膜組織） 線維芽細胞は伸長し，歯槽骨面には多数の骨芽細胞の増生と骨基質の添加が認められる．

●矯正学的歯の移動 orthodontic tooth movementとは矯正力を用いて，歯を目的とする位置に移動することである．歯に矯正力が作用すると歯根膜に圧迫側と牽引側が生じ，圧迫側では骨吸収，牽引側では骨添加が起こり，歯は矯正力の作用方向へと移動する．

至適矯正力が作用すると圧迫側の歯根膜は狭くなり，線維芽細胞・毛細血管の圧縮と線維の配列の乱れが起こる．同部歯槽骨表面には破骨細胞が出現し，歯槽骨が直接吸収され，歯根膜の幅は正常の状態に戻る．

一方，牽引側では歯根膜腔（隙）が拡大し，線維は伸長して細くなる．次いで線維芽細胞の増殖と膠原線維の形成が起こり，歯根膜構造が修復される．歯槽骨面では骨芽細胞が増加し，伸長した歯根膜線維に沿って骨新生が生じ，次第に均一な骨形成が起こるようになり，歯根膜の幅は正常状態に回復する．セメント質には骨でみられるような強い変化は観察されない．

過剰な矯正力が作用すると圧迫側の歯根膜組織は循環障害を起こし，凝固壊死に陥る．壊死部の歯槽骨の直接吸収はみられず，周辺部歯根膜の歯槽骨面や骨髄側の骨面に破骨細胞が出現し下掘れ吸収を示す．牽引側では骨芽細胞増加や新生骨梁添加も生じない．また，過剰な矯正力は歯根吸収も引き起こすため，歯の動揺をきたすようになり，矯正移動が困難になる．

▶**実験的矯正移動** 図1はラットの上顎第一，第二臼歯間にゴムを挿入し，第一臼歯を近心移動（図1の左方向）させた．3日後の歯周組織の状態を示す．歯根膜には圧迫側（＊）と牽引側（＊＊）が観察される．圧迫側では歯根膜は狭くなり，歯根膜線維芽細胞は圧平されている．歯槽骨表面には活発な破骨細胞性骨吸収が観察される（図2）．一方，牽引側では歯根膜の幅が広くなり，歯根膜線維芽細胞は伸長している．歯槽骨面には骨芽細胞の増殖と線維に沿った骨基質の添加が観察される（図3）．

抜歯創の治癒

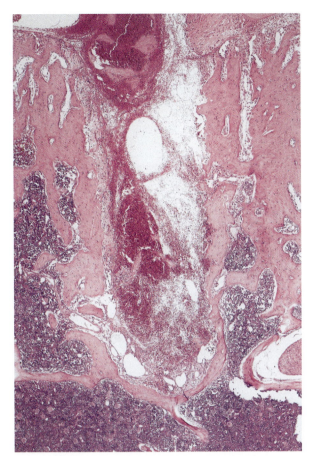

図1 凝血期（ヒトでは抜歯直後～7日頃に相当） ラット抜歯創の組織像で，抜歯窩は凝血塊で満たされている．

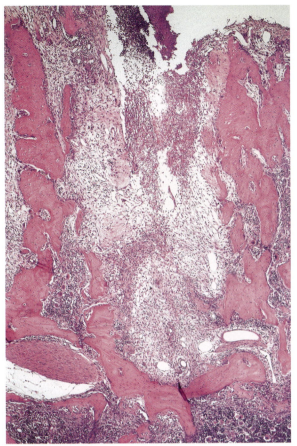

図2 肉芽組織期（ヒトでは抜歯後1～3週頃に相当） ラット抜歯創の組織像で，大部分の凝血塊は肉芽組織で置換され，器質化が進行している．

● 創傷治癒 wound healingには一次性治癒と二次性治癒があり，前者は外科的切創の場合，後者は大きな欠損や感染を伴った損傷の治癒にみられる．一次性治癒では肉芽組織はほとんど形成されないのに対し，二次性治癒では多量の肉芽組織が形成され，瘢痕となる．抜歯創の治癒 healing of extraction woundは，抜歯によって大きな欠損が生じて多量の肉芽組織が形成されるため，二次性治癒の形態をとる．それは凝血期，肉芽組織期，仮骨期，治癒期の4期を経る．これらの時期は種が違っても同じであるので，ラットを例に抜歯創の治癒過程を観察すると，次のようになる．

▶組織所見　ラットでは抜歯すると，直後に断裂した歯根膜（歯周靱帯）や抜歯創付近の軟組織から出血が起こり，抜歯創は凝血塊で満たされる（図1）．この時期を凝血期といい，ヒトでは抜歯直後～7日頃である．ラットの抜歯創を満たしていた凝血塊中には好中球やマクロファージが浸潤し，凝血塊は徐々に吸収される．抜歯窩壁や窩底から増殖しはじめた肉芽組織によって凝血塊は置き換えられる（図2）．この現象を器質化という．この時期を肉芽組織期といい，ヒトでは抜歯後1～3週頃である．その後ラットの抜歯創を占めていた肉芽組織は，抜歯窩壁や窩底から形成されはじめた新生骨によって置き換わり，抜歯創のほぼ2/3が新生骨梁で占められる．新生骨梁は類骨を周囲に持ち，類骨の縁には骨芽細胞が並んでいる（図3）．この時期を仮骨期といい，ヒトでは抜歯後3～5週頃である．ラットの抜歯創に形成された新生骨は成熟し，リモデリングを生じ周辺の歯槽骨と同じ形態を示すようになり，骨髄も形成される（図4）．この時期を治癒期といい，ヒトでは抜歯後5週以降である．

● ドライソケット dry socket：抜歯創に生じた凝血塊が消失してしまったため，肉芽組織が形成されなくな

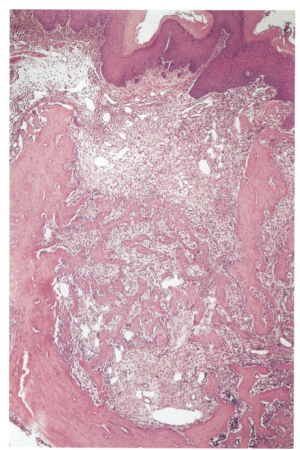

図3 仮骨期（ヒトでは抜歯後3〜5週頃に相当） ラット抜歯創の組織像で，肉芽組織中に骨芽細胞で縁取られた多量の新生骨が形成されている．

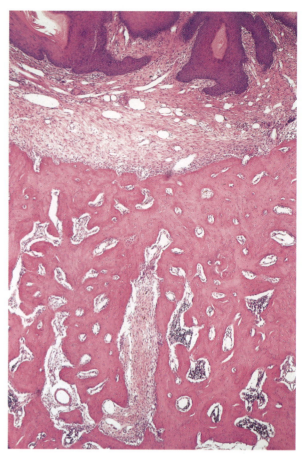

図4 治癒期（ヒトでは抜歯後5週以降に相当） ラット抜歯創の組織像で，新生骨はリモデリングを伴った成熟骨で置換され，抜歯窩周囲の既存骨と構造的に類似している．

る．抜歯窩が空洞になり，抜歯窩内壁の歯槽骨が露出した状態になる．これをドライソケットという．この状態は抜歯窩歯槽骨の限局性骨炎である．臨床的に抜歯創周囲の歯肉にも炎症症状が強く，激痛があり，悪臭を放つ．病理組織学的には抜歯窩歯槽骨の限局性炎症が生じ，腐骨形成を伴っている．成り立ちについては抜歯創の感染が主体で，抜歯創周囲の歯肉組織の強い損傷，歯根の破折，抜歯創内の異物などが誘因と考えられている．

●**抜歯後感染 infection of post exodontia**：抜歯という観血処置に伴って生じた感染をいい，抜歯創を中心とした局所感染と全身感染がある．前者には抜歯後2〜4日以内に症状が現れる急性炎症があり，後者には抜歯後すぐに生じる菌血症がある．菌血症は一過性で，敗血症に移行することは少ない．血中にレンサ球菌，ブドウ球菌，コリネバクテリウム*Corynebacterium*などが検出される．

●**残存（残留）囊胞 residual cyst**：慢性根尖性歯周炎を伴う歯の抜去時に根尖病巣が取り残されることがある．特に歯根囊胞の一部や歯根肉芽腫の上皮が遺残し，数ヵ月〜数年後に囊胞が発生することがある．このようにして形成された囊胞を残存囊胞という．囊胞壁は重層扁平上皮で裏装され，内腔にはコレステリン結晶を含む粘稠な液がみられることが多い．X線像では単胞性の骨透過像を呈している．

●**線維性治癒 fibrous healing**：抜歯の際に抜歯創周囲の骨または骨膜を過度に除去すると，抜歯創に生じた肉芽組織内に新生骨が形成されずに，肉芽組織が線維化をきたして瘢痕組織となった状態で治癒することがある．これを線維性治癒という．

5 口腔領域の奇形

奇形anomalyは胎生期の発生過程に起こった形態異常である．先天異常は遺伝子や発生の異常に起因する形態的，機能的あるいは生化学的な異常の全体を含むが，奇形は先天異常の大きな割合を占める．先天異常は胎盤を介した感染症も含み，発生様式によってA．遺伝子病，B．配偶子病，C．胎芽病，D．胎児病に分けられる（表5-1）．

A．遺伝子病

遺伝子の突然変異によって起こるもので，遺伝様式から常染色体優性遺伝，常染色体劣性遺伝，X連鎖遺伝（伴性遺伝）に分けられる．

表5-1 口腔領域の奇形をもたらす疾患

A．遺伝子病
1．常染色体優性遺伝
 1）エナメル質形成不全症
 2）象牙質形成不全症
 3）先天性表皮水疱症
 4）Gardner症候群
 5）Apert症候群
 6）Treacher Collins症候群
 7）大理石骨病［成人型］
 8）Marfan症候群
 9）骨形成不全症
 10）軟骨無形成症
 11）Crouzon症候群
 12）鎖骨頭蓋異形成症（鎖骨頭蓋異骨症）
 13）基底細胞母斑症候群
 14）von Recklinghausen病
 15）Peutz-Jeghers症候群
 16）Melkersson-Rosenthal症候群
 17）Pierre Robin症候群
2．常染色体劣性遺伝
 1）先天性表皮水疱症
 2）低ホスファターゼ症
 3）Papillon-Lefèvre症候群
 4）Ellis-van Creveld症候群
 5）大理石骨病［重症型・幼児型］
 6）軟骨無形成症
 7）口腔・顔面・指趾症候群（OFD症候群）
 8）pycnodysostosis

3．X連鎖遺伝（伴性遺伝）
 1）エナメル質形成不全症
 2）低リン血症性ビタミンD抵抗性くる病
 3）外胚葉形成異常症（外胚葉異形成症）
 4）口腔・顔面・指趾症候群（OFD症候群）
4．遺伝様式が不明
 1）局所性歯牙形成不全症
 2）歯肉線維腫症
 3）第一第二鰓弓症候群
 4）Cornelia de Lange症候群
 5）全前脳胞症

B．配偶子病
 1）Down症候群（21トリソミー症候群，21トリソミー）
 2）5p-症候群（ネコ鳴き症候群）
 3）4p-症候群（Wolf-Hirschhorn症候群）

C．胎芽病
 1）先天性トキソプラズマ症

D．胎児病
 1）先天梅毒

B. 配偶子病

　配偶子の減数分裂時の異常や受精卵の卵初期における体細胞の不分離などで起こり，染色体の異常を伴う．染色体異常には欠失，転座，イソ染色体，逆位，重複，モザイクなどがある．

C. 胎芽病

　妊娠初期に胎盤を通って母胎より催奇性因子が胎児に作用して起こる．

D. 胎児病

　妊娠中期以降に胎盤を通って催奇性因子が胎児に作用して起こる．

　奇形は，胎生8〜10週の臓器形成期に催奇性因子が作用すると発生し，胎生初期に強い催奇形作用を受けると重度の奇形を生じる．器官原基の発生が終わった胎生12週以降では催奇形作用を受けても奇形は発生しない．このように奇形の発生が決定されるまでの時期を奇形発生の臨界期という．奇形発生の臨界期で重要な時期は，脳では胎生3〜11週，口唇や口蓋では6〜8週，心臓では3〜7週，四肢では4〜6週である．

　奇形の起こり方としては，①発育抑制（無形成や低形成など），②不完全な癒合（兎唇，口蓋裂など），③分離の抑制（合指症など），④開存（正中頸瘻など），⑤過剰な発育（巨（大）舌症など），⑥位置の異常（舌甲状腺など）がある．

　口腔領域に症状を示すもので，本アトラスに記載の疾患は表5-1のように分類される．

舌の発育異常

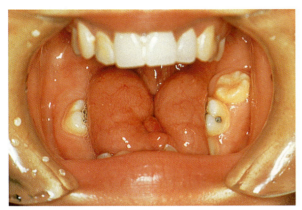

図1 先天無舌症 舌の形成はなく，口底中央に小突起と左右の膨隆がみられる．

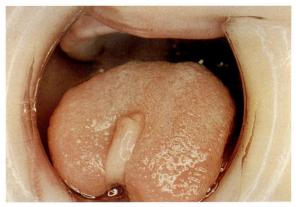

図2 二裂舌 舌の正中部に舌尖より約10mmの裂を認め，その後方には連続して膜様物がみられる．

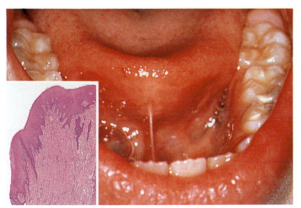

図3 舌癒着症 舌小帯により舌尖部が舌下小丘に固定される．inset：上皮下に密な膠原線維がみられる．

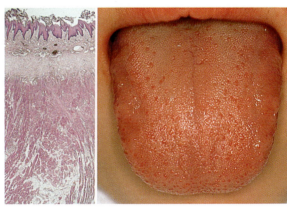

図4 巨（大）舌症 舌の側縁に歯の圧痕があり（右），組織学的には舌筋の肥大がみられる（左）．

胎生3〜4週ごろ，舌体部は第一鰓弓の腹側部に間葉の増殖による1対の外側舌隆起とその間の正中部に介在する無対結節の3隆起を形成する．外側舌隆起は急速に大きくなり，両側が癒合して無対結節の上に伸び，舌体部（舌の前方2/3）を形成する．舌根部（舌の後方1/3）は第二鰓弓の腹側面の癒合で形成されるコプラ（結合節，底鰓節）と第三・四鰓弓の腹側面でコプラ後方に発生する鰓下隆起によって2隆起を形成する．胎生6週ごろには，これらの隆起は発達して癒合し，胎生7週はじめに舌全体が完成する．

● 先天無舌症 congenital aglossia：頻度は顔面奇形の0.1%である．無指症と合わせてhypoglossia-hypodactyly syndromeといわれることもある．口唇・口蓋裂，下唇欠如，下顎正中裂，上下顎歯槽の骨性癒合，口咽頭膜の残遺，正中部歯の先天性欠如，外転神経麻痺，四肢の奇形，内臓逆位などの内臓奇形との合併が多い．舌がすべて欠損するもの（図1）と一部欠損するものがあり，外側舌隆起と無対舌結節の発育が障害されると，舌の前方2/3の欠如の結果，小舌症microglossiaを生じる．病因は遺伝的因子ではなく子宮内環境の外因性障害が考えられている．

● 二裂舌（分裂舌）bifid tongue：舌体部の原基の癒合線に一致して分裂が現れる場合を二裂舌という（図2）．胎生6週ごろに外側舌隆起の癒合不全により，舌の前方部が正中線上で二分されて生じる．

● 舌癒着症 ankyloglossia：多くは部分的舌癒着症で，舌小帯が短くて厚く，舌尖部が舌下小丘に固定されている（図3）．完全に口底に癒合した完全舌癒着はまれ．

● 巨（大）舌症 macroglossia：舌が先天的に大きく，原因は不明のこともあるが，特発性の筋線維の肥大（図4）や，クレチン病，先端巨大症，Down症候群などにみられる．

Down症候群

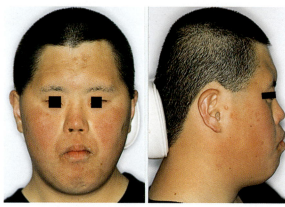

図1　Down症候群　眼裂の傾斜，顔面中部の低形成，短頭（左）や扁平な後頭（右）がみられる．

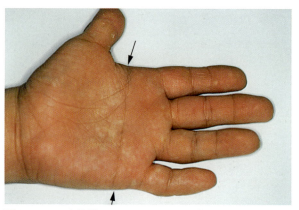

図2　Down症候群　手は短小で幅広くずんぐりしており，直線的な溝の猿線（矢印）がみられる．

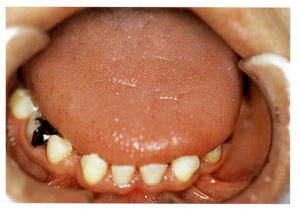

図3　Down症候群　巨舌症のため舌は挺出し，表面には不規則な深い溝がある．歯列の拡大がみられる．

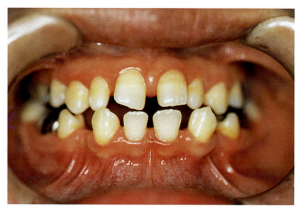

図4　Down症候群　下顎側切歯，上顎小臼歯の先天欠如，歯間離開や歯列不正，開咬がみられる．

● Down症候群はDown（1868）が最初に報告し，その後モンゴリズム，あるいはトリソミー21と呼ばれた．発生率は1,000人に1人ぐらいである．

▶臨床所見　頭蓋骨の変化としては大泉門の開存，頭蓋骨縫合の骨化不全，短頭症，扁平な後頭，副鼻腔の発達不全，顔面中部の低形成，扁平な鼻梁，下顎前突など（図1）がある．顔面では眼裂狭小と外上方眼裂，両眼隔離や耳介の変形がみられる．その他，短頸，頸部皮膚のゆるみ，関節の過伸展，短指や第5指中節骨の形成異常，手掌の猿線（図2），筋緊張の低下，Moro反射の消失などがある．精神遅滞，心疾患，免疫反応減退，早期老化，白血病の好発などもみられる．

　口腔所見としては，舌は大きく巨舌症を呈し前方に突出しており，溝舌がみられる（図3）．口唇は厚く，口蓋は狭くて短く，口唇口蓋裂がみられることが多い．唾液分泌量は少ない．顎の発育不良，V字型下顎，交叉咬合などの咬合異常，歯の萌出遅延，歯数の異常，部分的無歯症ないし過剰歯，円錐歯や小歯症などの歯の形態異常もみられる（図4）．歯周疾患は高度であるが，齲蝕は少ないのが特徴である．

▶病理発生　第21染色体が1本多いトリソミーによって起こる標準型が93〜95％を占め，配偶子形成時の染色体の不分離で起こるため，出産年齢が高いほど発生頻度は増す．転座型は染色体のG群（21，22番）のなかだけ（G/G）やD群（13〜15番）との間（D/G）で転座が起こり，約5％でみられる．モザイク型は約1％で，正常細胞とトリソミーの細胞が混在する．21番染色体長腕末端部（q22.2-q22.3）に本疾患の責任領域が集中しており，また脳にはAlzheimer様脳病変が出現し，アミロイドタンパク前駆体（APP）やAlzheimer病との関連性が注目されている．

5p-症候群・4p-症候群

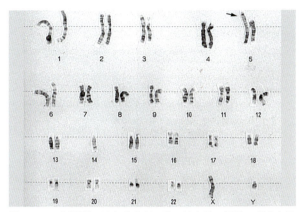

図1 5p-症候群　染色体分析で第5染色体の短腕の部分欠失がみられる（矢印）．

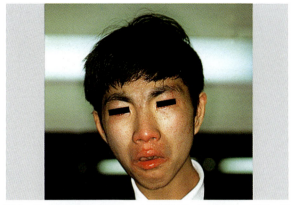

図2 5p-症候群　顔面は左右不対称で，両眼隔離，斜視，眼裂下方傾斜，副耳，小顎症などがみられる．

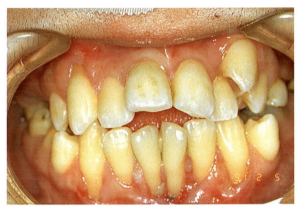

図3 5p-症候群　小顎症による上下顎前歯部叢生と，吸指癖による開咬がみられる．

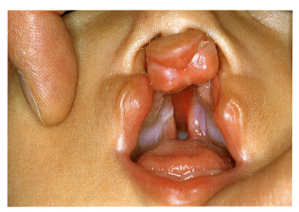

図4 4p-症候群　両側性完全唇顎口蓋裂があり，ほかに口角斜下，舌小帯強直，小下顎症がみられた．

　染色体異常には数の異常と構造の異常があり，常染色体性と性染色体性がある．数の異常としてはトリソミーとモノソミーがあり，Turner症候群はXOで，Klinefelter症候群はX染色体が1本多くてXXYである．構造の異常としては欠失，転座，イソ染色体，逆位，重複，モザイクなどがある．欠失では染色体の断端が消失するのでその部が部分モノソミーとなり，遺伝物質の大量喪失となって配偶子や接合子に大きな影響を与える．欠失による疾患で口腔症状を起こしやすいものとしては，5p-，4p-，13q-，18p-，18q-症候群などがある．

●5p 症候群：常染色体の構造異常による疾患では最も頻度が高く，第5染色体の短腕の欠失があり，乳児期の泣き声がネコの鳴き声に似ているので，ネコ鳴き症候群 cat cry syndrome ともいわれる．染色体の欠失の範囲は5p14または5p13から5p末端までで，モザイクや転座による症例もある（図1）．ネコ鳴き声は喉頭蓋の発育不全によって起こり，出生後数ヵ月で消失する．出生時は低体重，低身長で筋力が弱く，精神遅滞があって，IQは30以下が多い．顔面の異常としては円形顔貌，顔面非対称，両眼隔離，内眼角贅皮，斜視，眼裂下方傾斜，副耳，猿線などがある（図2）．口腔症状としては小顎症，口蓋裂や軟口蓋裂などがあり，不正咬合を起こす（図3）．永久歯の歯数不足，発育不全または形成不全，萌出遅延がみられることもある．

●4p-症候群：Wolf-Hirschhorn症候群ともいわれる．全身的な症状としては，出生時の低体重，低身長，筋緊張の低下などがあり，顔貌では両眼隔離，斜視，内眼角贅皮，耳介低位，副耳，口角斜下，小顎症，唇顎口蓋裂など，5p-症候群と類似する点が多い（図4）．しかし4p-症候群ではネコ様鳴き声はなく，唇顎口蓋裂の頻度は4p-症候群に比べて少ない．

唇顎口蓋裂

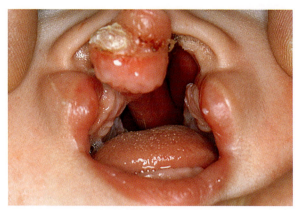

図1 両側性完全唇顎口蓋裂　裂隙は左右の上唇，上顎骨，硬軟口蓋にあり，顎間骨部は前上方に偏位している．

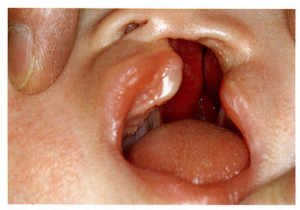

図2 片側性完全唇顎口蓋裂　裂隙により上唇，鼻部の非対称，健側顎部の前外方への転位がみられる．

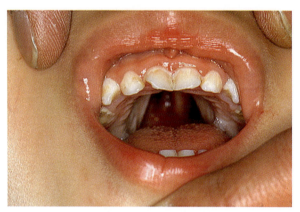

図3 口蓋裂　硬口蓋と軟口蓋に広い裂隙がみられ，口腔と鼻腔は連続した1つの腔となっている．

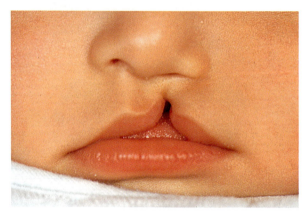

図4 片側性不完全唇裂　裂隙は左側口唇に限られていて鼻腔まで達していない．

●唇顎口蓋裂 clefts lip, alveolus and palate は顎顔面領域の奇形としては最も頻度が高く，病型分類は，KernahanとStarkの分類（1958）が最も一般的である．この分類法では口蓋を切歯孔より前方の一次口蓋 primary palate，後方の二次口蓋 secondary palate とに分けて，1）一次口蓋裂，2）二次口蓋裂，3）一次および二次口蓋裂，と分類している．部位と程度により，1）と3）は片側，正中，両側性に，それぞれを完全，不完全に分けている．2）は完全，不完全，粘膜下に分けている．アメリカ口蓋裂学会の分類では一次口蓋を前口蓋 prepalate，二次口蓋を口蓋 palate と呼称し，1）前口蓋裂，2）口蓋裂，3）前口蓋裂および口蓋裂，に分類する．前口蓋裂には唇裂，歯槽骨裂，前口蓋裂があり，口蓋裂には硬口蓋裂，軟口蓋裂，硬口蓋裂があり，3）はそれらの両方があるもの．この他に国際分類法もある．

▶臨床所見　裂隙の部位，程度は多種多様であって，肉眼像はそれぞれ異なる．両側性完全唇顎口蓋裂では裂隙は左右の上唇，上顎歯槽骨と骨体，硬軟口蓋にわたって連続してみられ，上顎正中部の顎間骨部は前方偏位と上方転位をしている（図1）．片側性完全唇顎口蓋裂では健側の上唇の前上方突出，歯槽骨部の側方偏位と上方転位，鼻中隔の彎曲，上唇，鼻部非対称などもみられる（図2）．口蓋裂では口腔と鼻腔が連絡している（図3）．片側性不完全唇裂では裂隙は口唇に限られていて，鼻腔まで達していない（図4）．

▶病理発生　唇顎口蓋裂の病因は不明で，遺伝様式は明らかでない．常染色体優性遺伝または劣性遺伝とする報告がある．多因子遺伝であり，単一でない遺伝要因と催奇性の環境要因が複雑に影響し合って発生すると考えられる．また唇顎口蓋裂は他の奇形に合併することも多く，種々の症候群の部分症状となることもある．

奇形の組織

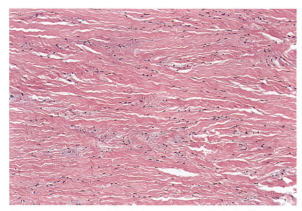

図1 Pierre Robin症候群（Pierre Robin複合奇形） 6歳女児．出生時からの小顎症で，6歳時に顎関節癒着部から採取された瘢痕組織である．

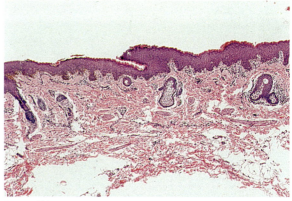

図2 横顔裂 5ヵ月男児．出生時から右横顔裂があり，採取された口唇粘膜には皮膚の迷入がみられた．

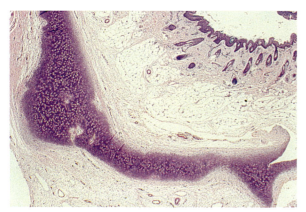

図3 第一第二鰓弓症候群 1歳2ヵ月男児で，横顔裂があり，副耳が両側性に認められた．

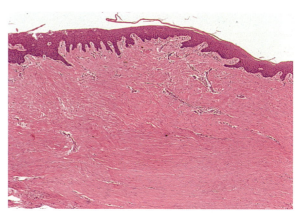

図4 口蓋裂術後 6歳男児で，4年前に口蓋形成術がなされている．口蓋には多量の密な瘢痕組織がみられた．

顎顔面部の発生には胎生初期に前神経口周囲に神経堤細胞塊が形成され，神経堤細胞が遊走して頭部や鰓弓をつくり，これから結合組織や神経組織が発生する．前鼻突起は前脳皺襞から生じ，上下顎突起は鰓弓に集まった神経堤細胞がさらに移動してつくられる．鰓弓への神経堤細胞の移動が障害されると，第一第二鰓弓症候群，Pierre Robin症候群（Pierre Robin複合奇形）などを起こす．

- Pierre Robin症候群：小下顎症，口蓋裂，舌沈下を主徴として報告されたが，独立疾患でなく種々の疾患が包括されることが明らかとなった．本症は小下顎症に伴って一連の障害が起こると理解され，Pierre Robin症候群（Pierre Robin複合奇形）と呼ばれるようになった．小下顎症により顎関節の線維性癒着を起こすこともある（図1）．図1では鳥貌を呈し，前歯部の開口度は3mmで，手術時には顎関節癒着部から瘢痕組織が採取された．
- 横顔裂 lateral facial cleft：上顎突起と下顎突起の癒合不全による．口角から頬部にかけて口裂が形成され，巨口症といわれる．口唇は右側が14mm長く，口唇粘膜には皮膚の迷入（図2）が，右耳に副耳がみられた．
- 外耳の小奇形としては副耳と耳介前の小陥凹があり，他の種々の奇形や発育異常に合併してみられる．副耳は過剰な耳介小丘によりつくられ，弾性軟骨や硝子軟骨を含んだ線維組織や脂肪組織からなる（図3）．小陥凹は耳介小丘の発生異常によりできる．
- 口蓋裂 cleft palate：破裂の閉鎖手術が行われる．審美的外形の回復，発音，嚥下，咀嚼機能や鼻咽腔閉鎖機能の不全の回復を目的とする．しかし手術侵襲は瘢痕を形成させ（図4），口蓋骨前方から口蓋骨，蝶形骨翼状突起部にわたる上顎強直や鼻中隔と口蓋骨の強直を起こし上顎骨の成長が障害され，不正咬合が生じる．

第一第二鰓弓症候群

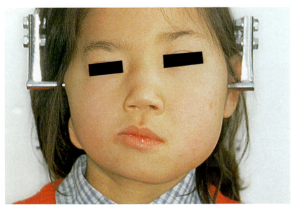

図1 第一第二鰓弓症候群　右側顔面の主に中部・下部に発育不全があり，顔貌は非対称となっている．

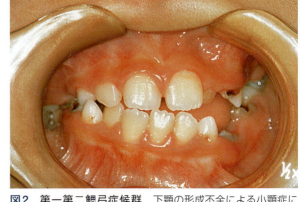

図2 第一第二鰓弓症候群　下顎の形成不全による小顎症により，下顎歯列弓の正中は患側へ偏位している．

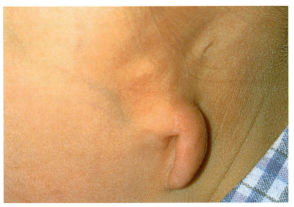

図3 第一第二鰓弓症候群　耳介は小さく低位で，耳珠や外耳道が欠損している．

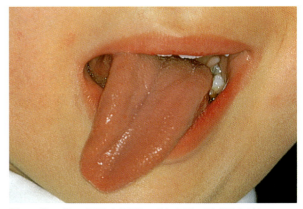

図4 第一第二鰓弓症候群　舌右半側に形成不全がある．三叉神経不全麻痺もあって舌尖部は患側に曲がる．

● 第一第二鰓弓症候群 first and second branchial arch syndromeは第一鰓弓，第二鰓弓に由来する組織に発育異常のみられる症候群である．Franceschettiら（1949）はmandibulofacial dysostosisの名称を，Starkら（1962）は第一鰓弓症候群の名称を用いて，第一鰓弓由来組織の発育異常性の疾患とした．しかし，Grabb（1965）は第二鰓弓由来の耳の異常もみられることが多いことから第一第二鰓弓症候群の名称を提唱し，これが一般的に用いられている．第一第二鰓弓由来のものとしては上顎骨，口蓋骨，頬骨，下顎骨，耳介，外耳道，鼓膜，耳小骨，中耳，耳管，茎状突起，舌骨小角，顔面筋，咀嚼筋，顎二腹筋などがある．耳の発生においては外耳道，鼓膜上皮は第一鰓弓溝から，耳介は第一第二鰓弓から，耳小骨のツチ骨，キヌタ骨は第一鰓弓から，アブミ骨は第二鰓弓から，中耳腔，耳管は第一咽頭嚢から発生する．

▶臨床所見　形成不全の主体は下顎と耳介にあり，これに伴ってその周囲組織も二次的に形成障害をきたし，顔貌の非対称を起こす（図1）．顎骨では下顎骨体や下顎枝の形成不全がみられ，上顎骨と下顎頭の形成も障害され下顎正中位は偏位する（図2）．耳では耳介の無形成，小耳介，副耳，外耳道閉鎖，伝音性難聴などがみられる（図3）．口腔症状では舌萎縮，舌尖部の患側偏位（図4），口蓋の萎縮，唾液腺の形成不全，口蓋裂などがあり，半側性の小口症を示す．眼では眼裂低位，眼瞼上類皮嚢胞，上眼瞼の欠損などがみられる．

▶病理発生　本疾患は第一第二鰓弓由来の組織の形成障害とされているが，鰓弓由来以外の組織の形成障害も伴うことから，片側小顔症 hemifacial microsomiaの名称が多く用いられるようになっている．本疾患と鑑別すべき疾患としてGoldenhar症候群やTreacher Collins症候群がある．

外胚葉形成異常症

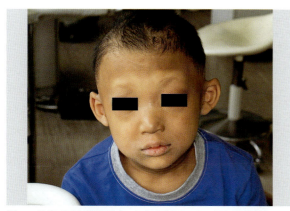

図1 外胚葉形成異常症　毛髪が少なく，老人様顔貌を呈する．

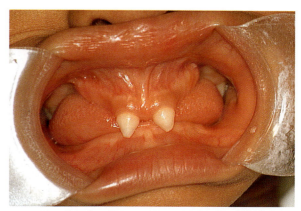

図2 外胚葉形成異常症　両側性に円錐状の上顎乳中切歯と第二乳臼歯の4本の生歯があるだけで，X線像でも他の歯の形成を認めない．

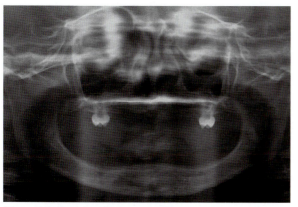

図3 外胚葉形成異常症　第二乳臼歯以外の歯牙は認められない．

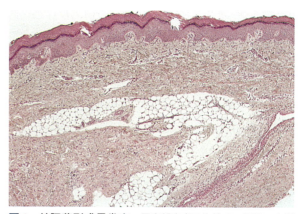

図4 外胚葉形成異常症　足底部皮膚の生検で，汗腺，皮脂腺が認められない．表皮には異常はみられない．

　外胚葉形成異常症ectodermal dysplasiaは，1913年，Christが先天性の外胚葉形成不全（3大徴候：無汗症・減毛症・無歯症）を生じる疾患と考え，Kongenitale ektodermale defekteとして報告したものである．表皮またはその付属器（毛髪・皮脂腺・粘膜・爪・歯）に先天的な発育不全もしくは部分的な欠損がみられる．

- 無汗性外胚葉形成異常症anhidrotic ectodermal dysplasia（AED）：外胚葉形成異常症のなかでは古典的でかつ最も症例の多い疾患であり，日本でも多くの報告がある．AEDは150以上の臨床症状が知られているが，寡毛・無汗・歯の欠如（形成不全）の3症状がある．さらに無汗による体温調節障害や皮膚乾燥に加えて，前頭突出，鞍鼻，突出した口唇（図1）を伴う．口腔では歯胚の形成不全による完全ないし部分無歯症，萌出異常を起こし（図2, 3），大・小唾液腺の形成不全による唾液分泌低下，口腔乾燥，咀嚼障害，嚥下障害，発音障害を起こす．また精神遅滞も伴う．汗腺や皮脂腺は完全に欠如することはないが，形成不全を起こす（図4）．

- 有汗性外胚葉形成異常症hidrotic ectodermal dysplasia：寡毛・爪の形成不全（変形）・皮膚の肥厚（角化症）・色素沈着・精神遅滞を主徴候とし，指先が膨らんだばち状指がみられる場合もある．汗腺や唾液腺は正常であるが，歯では数歯の欠損や円錐歯化などの異常を認める．原因は13q12に位置し，conrexin30をコードするGJB6遺伝子である．

Gardner症候群

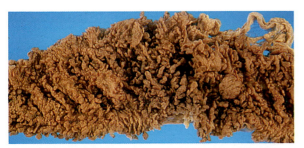

図1　Gardner症候群　大腸には種々の大きさの有茎性ポリープが無数にみられる.

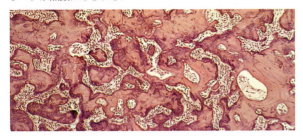

図3　Gardner症候群　下顎骨内の骨腫は密な層板構造を持つ骨と線維骨の骨梁からなっている.

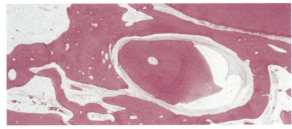

図4　Gardner症候群　顎骨内にみられる埋伏過剰歯で, 周囲には太い骨梁がみられる.

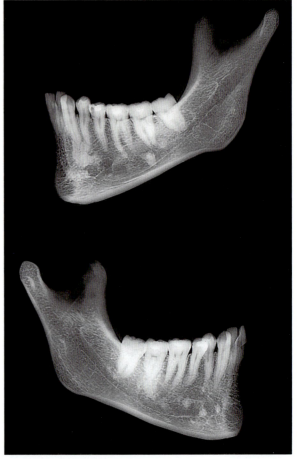

図2　Gardner症候群　下顎骨には多数の小さな円形のX線不透過性の骨腫がみられる.

●Gardnerら(1950)は, 1)大腸ポリポーシス, 2)多発性の骨腫, 3)皮膚の線維性腫瘍, を主徴とする常染色体優性遺伝疾患を報告した. 家族性大腸ポリポーシスとの類縁性が推測されていたが, 両者とも大腸癌の発生は癌抑制遺伝子のAPCの欠失や突然変異によることが明らかにされている. またAPCと網膜色素層の肥大との相関性が指摘されている.

▶臨床所見　大腸ポリポーシスは主にS状結腸や直腸に好発する. 無数のポリープがみられ, 1つずつの大きさは種々で, 有茎性のものが多いが無茎性のものもある(図1). 骨腫は, 頭蓋骨や顔面骨, 特に前頭骨や上下の顎骨に好発するが, 長管骨に生じることもある. 大きさは, 小さいものから大きなものまであり, 円形や不定形を示し, 多発することが多い(図2). 上顎に生じて上顎洞内に突出することもある.

▶組織所見　ポリープは腺腫で, 腺管腺腫, 腺管絨毛腺腫および絨毛腺腫の像を示す. 10歳ごろまでに発症する場合が多い. 約半数に悪性の腺癌がみられ, 直腸に現れることが多い. 大腸以外にも胃や小腸に腺腫や腺癌がみられ, また軟部組織腫瘍が顔面や四肢に発生することもある. 骨腫は緻密骨では層板構造のある骨や線維骨が太い骨梁を示しながら密に増殖している(図3). 外骨症としてみられるものもある. 歯の異常が半数でみられ, 埋伏歯, 過剰歯, 埋伏過剰歯, セメント質増生肥大, 歯牙腫や発育性嚢胞(含歯性嚢胞)としてみられるものもある(図4).

軟部組織腫瘍では, 類表皮嚢胞や線維性腫瘍(主に線維腫とデスモイド)があり, その他にも脂肪腫, 平滑筋腫, 神経線維腫や毛嚢上皮腫などを生じる.

口腔・顔面・指趾症候群

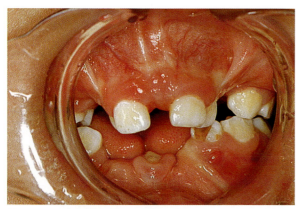

図1　OFD症候群Ⅰ型　上下顎の犬歯部の頬小帯，上唇小帯は肥厚して歯槽頂まで及んでいる．

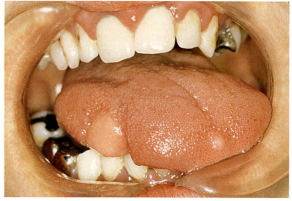

図2　OFD症候群Ⅰ型　右側舌縁部に表面平滑な弾性軟の1×1×0.5cm大の過誤腫がみられる．

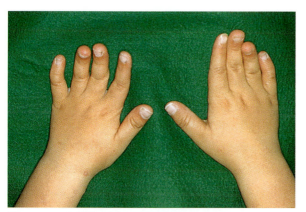

図3　OFD症候群Ⅰ型　左手第3指の短指症と両手第5指の彎指症がみられる．

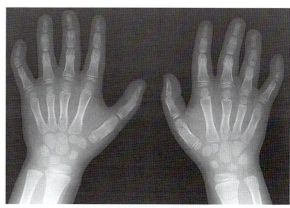

図4　OFD症候群Ⅰ型　X線像で左第3末節骨の短小化と左右第5指の内側屈曲がみられる．

●口腔・顔面・指趾症候群 oral-facial-digital syndrome（OFD症候群）は1954年に Papillon-Léage と Psaume が，肥厚した小帯，舌裂，鼻翼軟骨の形成不全，口蓋裂，指趾の奇形，精神遅滞を合併した症例を報告したことにはじまる．OFD症候群は伴性優性遺伝をし，女性に現れるⅠ型と，常染色体劣性遺伝をするⅡ型の他，Ⅸ型までの報告がある．

▶臨床所見　顔面所見としては前頭部隆起，両眼隔離，斜視，鼻尖の扁平化，鼻翼軟骨の形成不全，頭蓋底形成不全，頬骨形成不全による顔面中央部の陥凹などがみられる．口腔所見としては分葉舌，舌小帯の肥厚による舌強直，頬小帯と唇小帯の肥厚と歯槽堤近くまでの延長と歯槽部切痕，下顎骨の形成不全，歯，特に下顎側切歯の欠損や萌出遅延などがあり，歯列不正を起こす（図1）．頭部X線規格写真の分析で頭蓋底の発育不全に関連してLN-S-Baの開大がみられる．唇顎口蓋裂を合併することもある．舌の過誤腫は組織学的には線維性組織，唾液腺，横紋筋組織などからなり（図2），神経や血管の増生もみられる．指趾症状としては，短指・短趾症，多指・多趾症，合指・合趾症，彎指・彎趾症などがみられる（図3，4）．その他，精神遅滞や皮膚の異常などがある．

▶病理発生　Ⅰ型は伴性遺伝で女性のみに現れ，男性では致死性であり，Ⅱ型は常染色体劣性遺伝である．OFD症候群の報告例は欧米例では家族性が多いが，本邦例では単発性が多い．Ⅰ型とⅡ型の鑑別点としては，Ⅰ型は女性のみに現れ，Ⅱ型は男女ともに現れる．粗毛，鼻翼軟骨形成不全はⅠ型に多く，下顎骨形成不全はⅠ型では下顎枝，Ⅱ型では下顎骨体部に主にみられる．Ⅱ型に伝音性難聴がみられるが，Ⅰ型にはみられない．指趾の異常ではⅠ型では片側性多指癒合症，Ⅱ型では両側性拇趾ないし多指癒合症が多い．

Apert症候群

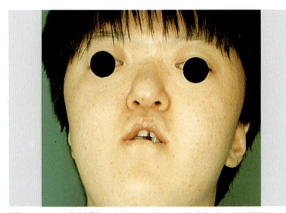

図1 Apert症候群　中顔面の陥凹，眼球突出，両眼隔離，歯列不正による咬合異常と開口がみられる．

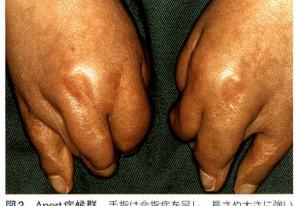

図2 Apert症候群　手指は合指症を呈し，長さや太さに強い異常がある．分離術による瘢痕を各所に認める．

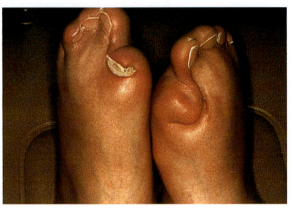

図3 Apert症候群　足趾も合趾症を呈し，拇趾に強い発育抑制が認められ，爪の形成異常もみられる．

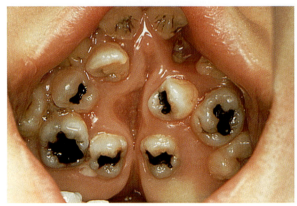

図4 Apert症候群　歯の口蓋側転位があり，歯肉歯槽粘膜と口蓋粘膜の肥厚により偽口蓋裂をなしている．

● Apert症候群（尖頭合指症）は，Wheaton（1894）の症例報告をApert（1906）が症候群として確立したものである．

▶**臨床所見**　冠状縫合が早期に癒合するため頭蓋の前後径は短く前頭部が高く，後頭部は平坦な尖頭形となり塔状頭蓋を呈する．中顔面骨の形成不全による顔面中部1/3の低成長があって，三日月様の顔貌をなし，両眼が隔離して眼窩が浅く眼球が突出する．鼻根部が広くて，鼻翼は小さく，いわゆるparrot-noseを呈する（図1）．指趾では，合指症・合趾症が生じる．これは第2・3指趾間で起こることが多く，骨までのことも皮膚のみの癒合もある（図2，3）．指趾の長さや幅の異常や爪の形成異常もみられる．斜視・視神経萎縮などの眼科的障害，耳管狭窄や耳小骨の異常などによる難聴を伴うこともある．

口腔では，高口蓋と口蓋中央部の溝状の陥凹，口蓋側の歯肉歯槽部から口蓋粘膜にかけて膨隆による偽口蓋裂（図4）を生じる．口蓋裂・口蓋垂裂を伴うこともある．上顎骨の劣成長により上顎は前方突出がなくて後方位をとり，上顎歯の叢生や口蓋側転位を起こす．狭窄歯列弓やV字形歯列弓で，開口や反対咬合などの咬合異常があり，また咀嚼障害や発音障害も加わる．歯の萌出遅延があり，歯牙年齢は遅れる．

▶**病理発生**　常染色体10q26上に位置する線維芽細胞成長因子受容体2型遺伝子（*FGFR2*）の変異が原因で生じ，これらの突然変異は男性生殖細胞に生じ，優性遺伝である．また，合指症・合趾症を伴わず，尖頭症のみを示すものにCrouzon症候群（頭蓋顔面異骨症）がある．

▶**組織所見**　上顎口蓋側の歯肉の膨隆部は線維組織のびまん性増殖からなり，線維組織間に酸性粘液多糖体が貯留して，粘液変性を起こすこともある．

Treacher Collins症候群

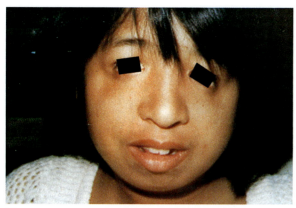

図1 Treacher Collins症候群　頰骨と下顎骨の形成不全による鳥貌と逆モンゴロイド型眼瞼裂がみられる．

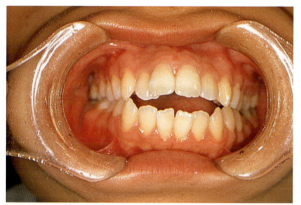

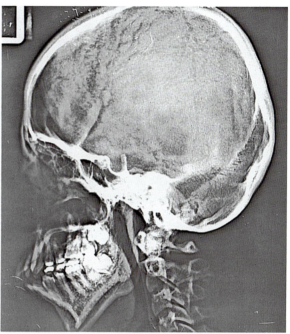

図2 Treacher Collins症候群　頰骨と下顎骨の形成不全があり，眼窩下縁が下方に位置している．脳頭蓋は障害されないので相対的に大きくなっている．

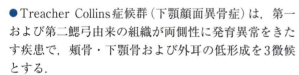

図3 Treacher Collins症候群　高口蓋と上下顎の狭窄歯列弓による咬合異常と開咬がみられる．

●Treacher Collins症候群（下顎顔面異骨症）は，第一および第二鰓弓由来の組織が両側性に発育異常をきたす疾患で，頰骨・下顎骨および外耳の低形成を3徴候とする．

▶臨床所見　顔面骨，特に頰骨と下顎骨の形成不全により，眼瞼裂は外下方傾斜して逆モンゴロイド型眼瞼裂をなす（図1）．下眼瞼の欠損，睫毛の欠損，外耳介の変形，副耳，口角や耳介部，盲瘻などを伴う．中耳にも異常が生じて難聴が起こる．毛髪は頰部まで舌状に伸びるのが特徴である．X線像では頰骨の著明な低形成を示し，頰骨弓の無形成を発見することもある．下顎の形成障害も著明で（図2），関節突起，筋突起，下顎枝，下顎骨骨体も形成障害を起こし，無形成もある．口蓋骨でも形成障害があり，口蓋裂がみられる．上顎洞の形成も悪い．耳小骨，蝸牛，前庭の形成も障害されるが，脳頭蓋は障害されない．

口腔では下顎角の形成不全によって下顎角の鈍角化，下縁の陥凹，下顎枝や関節突起の欠損，下顎の後退による相対的な上顎前突，下顎前歯の前傾や咬合の異常を伴う（図3）．また顎骨に過剰埋伏歯を認める．ときに巨口症を伴う．

▶病理発生　第一および第二鰓弓に由来する異常には，第一第二鰓弓症候群やGoldenhar症候群のように片側性に起こるものと，Treacher Collins症候群やHallermann-Streiff症候群のように両側性に起こるものがある．本症例は第一・二鰓弓の栄養血管であるアブミ骨動脈の血行障害によると考えられているが，神経堤の移動が起こらず鰓弓の分化が障害されて生じるという考えもある．遺伝様式は常染色体優性遺伝であり，原因遺伝子は第5染色体（5q3）に位置するTCOF1と考えられる．

Ellis-van Creveld症候群

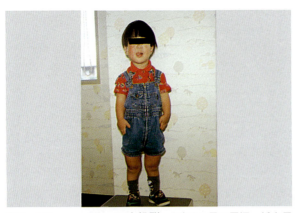

図1 Ellis-van Creveld症候群　3歳6ヵ月の男児．低身長を示す．四肢の遠位性短縮がみられる．

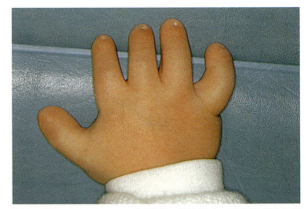

図2 Ellis-van Creveld症候群　指は短く，爪の形成不全があり，尺側に第6指切除後の瘢痕がある．

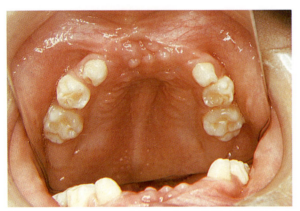

図3 Ellis-van Creveld症候群　上顎前歯部の形成不全により口腔前庭は狭く浅い．$\frac{BA|AB}{BA|AB}$は先天欠如する．

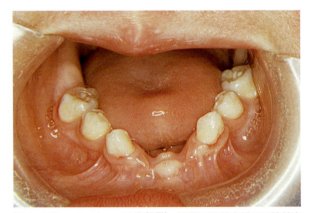

図4 Ellis-van Creveld症候群　下顎では前歯部の口腔前庭が浅く，乳犬歯部に5本の小帯がある．

● Ellis-van Creveld症候群は，Ellisとvan Creveld (1940)やMcIntosh (1933)が軟骨外胚葉異形成症 chondroectodermal dysplasia症例のうち，1) 軟骨形成不全（低身長），2) 外胚葉形成不全（爪，歯），3) 多肢症，4) 先天性心疾患の4徴候を特徴とする疾患として報告した．

▶臨床所見　骨格では，長管骨骨端部の軟骨形成不全があり，小人症を示す．四肢の遠位性の相対的短縮があり，大腿骨よりも脛骨や腓骨が，上腕骨よりも橈骨や尺骨が強く障害される（図1）．長管骨は骨幹部が細くて短く，屈曲し，X線像では，脛骨や腓骨，橈骨や尺骨の近心端は膨らんで扁平で，遠心端は小さくて細くなっている．長管骨が片側性に短縮するため，内反膝や外反肘が出現する．遠位性変化は手指骨や足趾骨でもみられ，中節骨，末節骨と遠位の骨ほど強い形成不全を示す（図2）．手根骨や足根骨では癒合や，多指・多趾がみられ，外側に起こることが多い．組織学的には長管骨骨端部の軟骨細胞の配列の乱れがみられる．

外胚葉形成不全として，爪，毛，歯で障害が起こる．爪の異常はほとんどすべての症例でみられ，小さく薄くなっており，反り返ってスプーン状を呈する．毛は眉毛と陰毛が薄くなる．しかし，皮膚付属器官の汗腺や皮脂腺は障害されない．

歯では，歯胚の欠如や位置の異常，矮小歯や円錐歯，タウロドンティズム，先天歯，萌出遅延などがみられる（図3）．また，エナメル質形成不全もみられる．口腔前庭は浅く，小帯の異常もみられる（図4）．

そのほか，心房中隔欠損，心内膜床欠損症などの心奇形が起こり，死産や生後早期の致死の原因となる．停留精巣，尿道下裂，尿道上裂，皮膚紋理での渦状紋の増加などがみられることがある．

▶病理発生　約30％に両親の血族結婚が認められ，4p16に位置する*EVC*や*EVC2*の異常によって発症する常染色体劣性遺伝である．

Marfan症候群

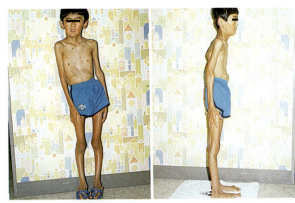

図1　Marfan症候群　軀幹は左右非対称で，下半身が長く，四肢も長い．側彎症，漏斗胸，外反膝がみられる．

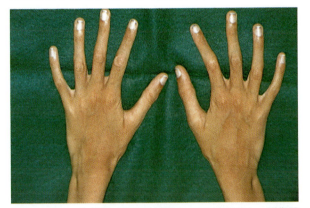

図2　Marfan症候群　手指は細長く，クモ指を示し，手指間に水かき様構造の形成がある．

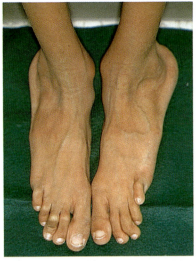

図3　Marfan症候群　足は大きく扁平足である．足趾は長く，第5中足趾節関節では外側屈曲がみられる．

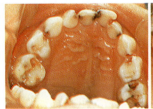 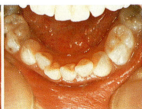

図4　Marfan症候群　上顎歯列弓は左右非対称で狭窄し，口蓋は高くて狭い（左）．交叉咬合がみられる（右）．

● Marfan（1896）は骨格に著しい異常のある5歳女児をdolichostenomelia（長く細い四肢）とはじめて記載し，Achard（1902）は類似症例をarachnodactyly（クモ指症）の名称で報告した．米国第16代大統領のLincolnは本疾患の罹患者である（Marfan症候群）．

▶臨床所見　体格は幼児の頃より痩身で，身長が異常に高く，顔は細長く，四肢が長く，下節（恥骨〜足底）が上節（恥骨〜頭頂）よりも長い（図1）．頭蓋も顔面も長くて細いことが多い．脊柱の側彎症や後彎症を合併しやすく，漏斗胸，鳩胸などの胸郭異常がみられる．両手を広げた時の幅は身長よりも長い．指趾は長くてクモ指趾症（図2，3）といわれ，屈曲を示す．手指間に水かき様構造を持つこともある（図2）．

循環器系では，大動脈の中膜壊死による弾性線維の破壊が原因となる解離性大動脈瘤や紡錘型動脈瘤が上行大動脈や大動脈弓部に多くみられる．眼では，水晶体偏位，近視，網膜剝離，虹彩欠損などがある．その他，大耳介，横隔膜ヘルニア，自然気胸，無気肺などがみられる．以上の特徴的な症状が現れるタイプを1型とし，眼の特徴的な症状を欠くタイプを2型とする．

口腔では，高口蓋，V字状の歯列を示し（図4左），口蓋裂，口蓋垂裂を伴うこともある．関節包の形成障害により，顎関節の習慣性脱臼を起こす．歯列異常には歯の位置異常，歯列不正や下顎歯列弓に対して上顎歯列弓が狭窄して交叉咬合を呈する（図4右）．歯の異常では，乳歯の萌出異常，先天欠如があり，形は長くて幅が狭いのが特徴である．歯冠や歯根の形成異常，エナメル質減形成，象牙質形成不全などもみられる．

▶病理発生　本疾患は，結合組織の先天的障害と考えられているが，弾性線維に異常があるのか，膠原線維や他の成分にあるのかは不明である．多くは常染色体優性遺伝を示すが，浸透度は家系によって異なり，常染色体劣性遺伝の症例も報告されている．1型の病因遺伝子は第15染色体の長腕（15q21）にある*FBN1*で，2型は第3染色体（3q24.1）にあるがん抑制遺伝子の*TGFBR2*の異常とされている．

5　口腔領域の奇形

Cornelia de Lange症候群

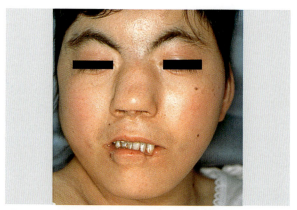

図1 Cornelia de Lange症候群　仮面様顔貌，太い眉毛，上向き鼻孔，口角下垂，下口唇咬傷がみられる．

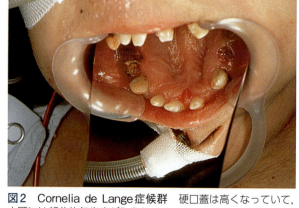

図2 Cornelia de Lange症候群　硬口蓋は高くなっていて，上顎には部分的無歯症がみられる．

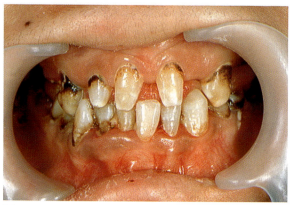

図3 Cornelia de Lange症候群　左右上顎中切歯および右上顎側切歯は円錐歯で，歯間離開がみられる．

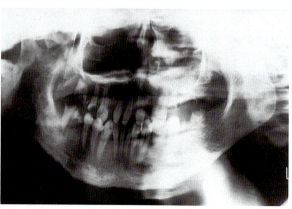

図4 Cornelia de Lange症候群　左右の上顎第二大臼歯と第二小臼歯，左上顎側切歯の先天欠如がある．

●Cornelia de Lange症候群は，1933年Cornelia de Langeによって精神遅滞，生下時低体重，身体発育障害，小短頭症，密生眉毛，長い睫毛，低位耳介，短肢症，拇指近位着生，合趾症を定型症状とし，多毛症，高口蓋，第5指彎曲症，唇顎口蓋裂を不定症状とする疾患としてはじめて報告された．その後，多くの症例で多様な所見が記載されている．精神遅滞はほとんどの症例でみられ，IQ50以下が多く，てんかん性発作を示す．自虐症があって，口唇などを咬み切ることがある．生下時体重は2,500g以下が多く，低くうなるような声で泣く．

▶臨床所見　仮面様顔貌で，小短頭症で毛髪が多く，眉毛は太くて長く，正中で癒合することもあり，睫毛も長い．鼻梁は扁平で鼻根部は低く，鼻孔は大きく上を向き，鼻下部が広い（図1）．眼では近視，視神経萎縮がある．耳介は低位につく．口腔所見では，上唇小帯は強直し，口唇が菲薄で，両口角は下方へ屈曲する．高口蓋が特徴的であり，小下顎症で，歯の萌出遅延や欠損を伴うことがある（図2〜4）．歯の形態異常として円錐歯がみられる．10〜20％は唇顎口蓋裂を伴う．四肢骨では小短肢症，肘関節の屈曲拘縮，拇指近位着生，合趾症，第5指彎曲症がみられる．皮膚では多毛症が顔面，軀幹にあり，頭髪の生え際は低く，大理石様皮膚を呈し，手掌では猿線がみられる．筋緊張は亢進している．心奇形，消化器奇形，外性器異常，鼠径ヘルニア，尿道下裂などを合併することもある．

▶病理発生　本症候群には多種多様な奇形がみられるが，どのように多様な奇形が起こるのかその発生機序は明らかではない．家族歴や血族結婚の既往歴を持つ症例もあるが，大部分では認められない．染色体異常も明らかでない．原因はわかっていない．

全前脳胞症

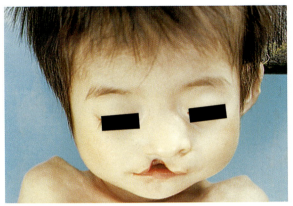

図1　全前脳胞症　右側の不完全唇裂があり，鼻骨の形成不全で扁平な鼻となっている．

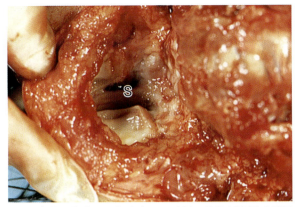

図2　全前脳胞症　口蓋裂があり，鼻腔では鼻中隔(S)と鼻甲介の形成不全がみられる．

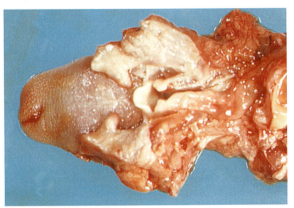

図3　全前脳胞症　軟口蓋裂により軟口蓋は2つに分かれ，口蓋垂も2つある．

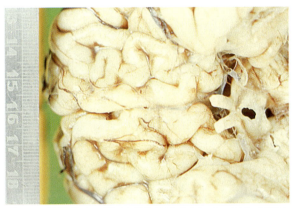

図4　全前脳胞症　脳回や脳溝は形成されているが，嗅球と嗅索の形成がなく，前大脳動脈の発育が悪い．

● 全前脳胞症 holoprosencephaly は胎生期の神経管の腹側化障害による大脳半球（前脳）の分離不全で，前脳胞から発生する終脳と間脳に高度の形成不全を起こす疾患で，種々の型がみられる．1) 顔面正中部の唇裂，口蓋裂などの奇形，2) 嗅球と嗅索の欠如，3) 単脳室を示す終脳，を3徴候とし，無嗅脳症 arhinencephaly の名称で報告されてきたが，終脳の嗅脳葉は存在するので，DeMyer ら (1963) が提唱した全前脳胞症の名称が一般的に使われている．顔面奇形からは5型に分けられる．1) 左右の眼が融合した単眼症型，2) 両眼間距離の高度に短くなった篩頭型，3) 猿頭型，4) 猿頭型で正中唇裂を伴うもの，5) 猿頭型で人中と顎間骨原基を伴うものである．4) と5) で唇裂がみられるが，4) では顎間骨が無形成なので正中唇裂を起こし，5) では顎間骨は形成不全だが残存するので唇裂は側方に位置する(図1)．4)，5) の唇裂は歯槽骨裂，口蓋裂を伴うことが多い(図2，3)．また，脳の所見からは1) 無脳葉型，2) 半脳葉型，3) 脳葉型に分類される．無脳葉型では脳回や脳溝がなくて表面は平滑となっている．嗅神経では嗅球，嗅索を欠くことが多い(図4)．

▶ **臨床所見**　頭部の多くは水頭症で，ときに塔状頭を示す．鼻骨，鼻中隔，鼻甲介骨，篩骨中板の欠損があり，鼻は痕跡的なものから扁平な鼻を持つものまである．眼では小眼球症，無眼球症，白内障などがみられ，両眼間距離は短い．下顎が痕跡的になったり欠如することもあり，左右の耳が下顎部で融合する．合併奇形としては爪の反転，指の屈曲異常，多指症，合指症，皮膚血管腫，心奇形や骨奇形などがある．

▶ **病理発生**　発生は前脳胞の中胚葉の障害により前脳胞や顔面正中部の発育が障害されることによる．現在13トリソミーに併発する症例が多い．神経管の腹側化の誘導因子(SHH，SIX3，TGIF，PTCH)や背側化因子(ZIC2)の遺伝子変異によっても生じる．

Fordyce斑

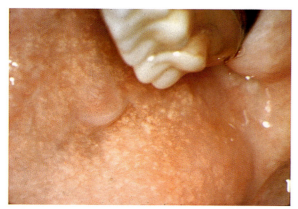

図1 Fordyce斑 頬粘膜臼歯相当部にみられる多数の黄色顆粒状隆起性の斑．大きさは様々である．

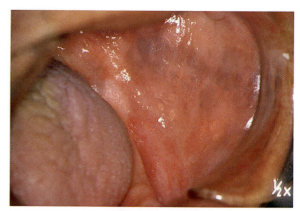

図2 Fordyce斑 頬粘膜咬合面に一致して出現することが多い．

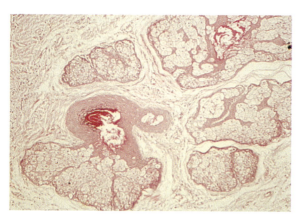

図3 Fordyce斑 独立皮脂腺には毛髪や立毛筋を欠くが，角栓を入れた毛囊様構造が形成されている．

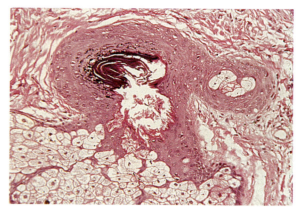

図4 Fordyce斑 毛囊様構造は退化的で，皮脂腺の導管とも区別がつかない．

● Fordyce斑とは，口腔粘膜に生じた異所性の独立皮脂腺のことをいう．黄色粗大顆粒状の斑で，わずかに隆起している．表面の粘膜は正常である．口唇と口角に連続する咬合平面相当の頬粘膜が好発部位である（図1，2）．加齢とともに顕在化し，男性でその頻度が高いといわれているが，詳細は不明である．病理学的には口腔粘膜に生じる奇形とみなしうるが，発現頻度が高いことからも解剖学的には独立皮脂腺として生理的構造物として取り扱われることもある．為害作用もないため，臨床的には疾患としての意義は少なく，特別の処置は必要としない．

▶**病理発生** 詳細は不明である．従来は，胎生期の顎突起癒合によって口腔が形成される時期に皮膚側から迷入した皮脂腺が粘膜側で異所性に発育したという説明がなされていた．口腔の他，包皮，小陰唇など皮膚粘膜移行部での出現が多いことを主たる根拠に解釈したわけであるが，頬粘膜後方まで皮膚粘膜境界とみなすのは困難であるし，毛髪を伴わない独立皮脂腺は鼻翼や乳頭など皮膚の特定の部位にも出現することを説明できない．したがって，粘膜では毛囊への分化が誘導されないため，毛髪の退化した皮脂腺があると理解するのが一般的である．

▶**組織所見** 粘膜固有層に独立皮脂腺がみられる．毛，立毛筋，汗腺などの皮膚付属器も付随しない（図3）．皮脂腺の一部が毛囊様に分化することもあるが，導管との区別が困難な程度のもので，実際の発毛は極めてまれである．皮脂腺導管は角質栓で満たされていることが多い．皮脂腺の形態と構成細胞も皮膚の正常皮脂腺と変わるところはない（図4）．皮脂腺細胞はeosin淡染性で顆粒状の細胞質と小型円形核を有し，粘膜表層に向かって肥大・明調化している．

口唇瘻，舌扁桃

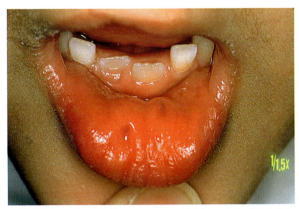

図1　先天性下口唇瘻　下唇に左右対称性の瘻孔が認められる．下唇全体の腫脹を伴っている．

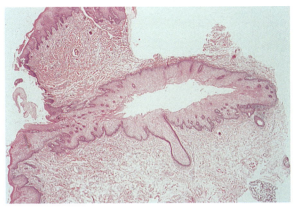

図2　先天性下口唇瘻　瘻管の内面を重層扁平上皮が被覆している．上皮下に炎症性細胞浸潤を伴うこともある．

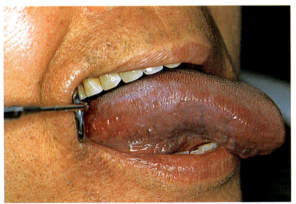

図3　舌扁桃　舌根部側面に発赤を示す結節集塊状の隆起を認める．触診では弾性軟を示す

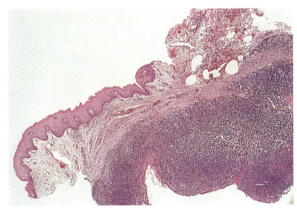

図4　舌扁桃　粘膜上皮下にリンパ装置の集塊を認める．陰窩の内面は菲薄な扁平上皮によって被覆されている．

- 先天性口唇瘻 congenital lip fistula は，先天性の形態異常と考えられるもので，上唇・下唇・口角部などにみられる小窩や瘻である．口唇部に両側性に同程度のくぼみとして認められるものや，明らかに瘻管を形成するもの（長いものでは10〜20mmに及ぶ），片側のみのものなど様々である（図1）．これらの小窩・瘻はしばしば口唇裂・口蓋裂などと合併する．

▶ **病理発生**　上唇の正中近くに現れるものは，内側鼻突起と上顎突起の癒合不全，下唇の正中近くに現れるものは，胎生期にこの部に生じる横溝の残存，口角部の唇交連近くに現れるものは，上顎突起と下顎突起の軽度の癒合不全などによると考えられている．

▶ **組織所見**　瘻として明瞭なものでは，瘻管の内面を重層扁平上皮が被覆しており，ときに内管へ開口する付属腺を認める（図2）．付属腺を伴う場合は，臨床的に瘻から多少の分泌物を認める．

- 舌扁桃 lingual tonsil は，舌根部側方に発達したリンパ装置の集塊で，ときに扁桃炎のように発赤・腫脹を伴うため，患者が舌癌を心配し受診することがある（図3）．

▶ **病理発生**　口腔粘膜の上皮下組織や唾液腺組織中には，多数のリンパ装置が存在する（図4）．特に口峡部にはその集塊が認められる．分布に個人差があり，舌根部前方に存在する場合，舌扁桃として気づかれやすい．

▶ **組織所見**　生検の必要はないが，たまたま採取された場合の病理組織像は，粘膜上皮下に扁桃と同様の角化扁平上皮による陰窩 crypt の被覆とその周囲にリンパ装置の反応性肥大（胚中心の拡大を伴う二次濾胞の出現）を認める．

Melkersson-Rosenthal症候群

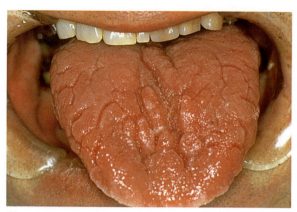

図1 Melkersson-Rosenthal症候群　溝状舌．舌背部から舌縁部にかけて赤みを帯びた亀裂が様々な深さで走行している．

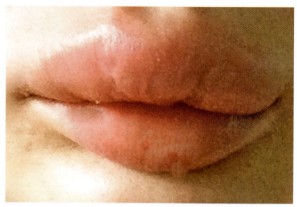

図2 Melkersson-Rosenthal症候群　肉芽腫性口唇炎の特徴としては，口輪筋の萎縮による上口唇の肥大突出がみられる．

●Melkerssonが反復する末梢性顔面神経麻痺を伴った顔面腫脹を報告し，Melkersson症候群と名づけられた．またRosenthalがこれに遺伝的に溝状舌を持つものが多いことを報告した．Lüscherは，1）顔面浮腫（肉芽腫性口唇炎cheilitis granulomatosa），2）反復性の顔面神経麻痺（recurrent facial palsy），3）溝状舌（図1）・皺襞舌lingua plicataの3徴候を有する疾患をMelkersson-Rosenthal症候群Melkersson-Rosenthal syndrome（MRS）と命名した．しかし，3徴候が揃う例はまれで，本邦では2徴候以上認める例を本症候群と診断している．

▶**臨床所見**　特に顔面や口唇などに血管運動神経性浮腫が認められ（図2），通常家族的に発生する．浮腫の発作は口唇，頬部，鼻部，眼瞼などにはじまり，喉頭，前額部や軟口蓋にも及び，嚥下障害をきたすことがある．浮腫の持続は短いのは数時間から長いのは3週間に及び，しばしば発作を反復した後，浮腫は固定して特異な顔貌を呈するようになる．随伴症状として指尖の知覚異常，片頭痛様頭痛発作，流涙，閃輝暗点などが出現することがある．発作誘発因子として，感染，過労，気象因子などがあげられている．

▶**病理発生**　原因は不明であるが，相互転座様式から第9染色体短腕（9p11）に常染色体優性遺伝である責任遺伝子が存在することが推定されている．また扁桃炎，齲蝕などの病巣感染や歯科金属アレルギーが原因となって発症したという報告もある．

▶**組織所見**　病理組織学的には，肉芽腫性口唇炎では粘膜上皮下の粘膜固有層または真皮下に，リンパ球の軽度浸潤を伴い，類上皮細胞やLanghans型多核巨細胞が出現し，サルコイドーシスに類似する大小の肉芽腫結節の形成が血管周囲に認められる．

6 口腔粘膜の感染性疾患

1. 感染症

　病原微生物がヒトの体内に侵入，定着し，増殖することで感染が成立する．感染して症状が現れる場合（顕性感染）と，明らかな症状が現れない場合（不顕性感染）がある．不顕性感染者は，保菌者（キャリア）となって病原体を排泄し，感染源となって感染を拡大する可能性が高い．感染症の原因となる病原微生物としては細菌（スピロヘータ，リケッチア，クラミジアを含む），真菌，ウイルス，原虫など様々なものがある．このなかで，口腔粘膜の感染症（表6-1）において特に重要な病原微生物は細菌とウイルスである．近年の医学の進歩により，これらの病原微生物の感染に対する治療と予防は，安全な水の供給，生活環境の整備，衛生管理，ワクチンの開発，抗菌薬の使用などにより改善され，わが国では感染症により死亡するものは減少傾向にある．しかし，免疫力の弱い老人や小児においては，感染症は生命を脅かす疾病であることに変わりはない．さらに，糖尿病をはじめとする慢性疾患患者，癌患者，AIDS患者などでは免疫力が著しく低下し，感染症を発症する確率が高くなる．

　口腔は消化管の入り口であり，外界と直接交通しているので，病原微生物の呼吸器系および消化器系への感染に直接関与している．しかも，口腔には約400種以上の細菌が常在していて，いまだそのすべてが同定されていない．個々の細菌の毒力は強くないがバランスを取って共生しており，生体の抵抗性が減弱すると通常では感染症を引き起こさないような細菌やウイルス感染から発病する（日和見感染）．このように感染症の成立は，宿主の抵抗性と微生物の病原性とのバランスの上に成り立っている．

　病原微生物の感染に対して生体は炎症反応を起こす．口腔粘膜の炎症は他臓器にみられる炎症性反応と基本的には同様であるが，粘膜直下に骨組織があること，気道，消化管の入り口であることなど，感染が蔓延しやすい解剖学的特徴を理解しておく必要がある．

2. 口腔粘膜感染の成立

　口腔粘膜は，角化を示す粘膜上皮による防壁や，唾液に含まれるリソソームをはじめとする抗菌物質，分泌型IgAなどの粘膜免疫機構により防御されている．しかし，口腔粘膜は絶えず湿潤しており，また上皮は絶えず表層から剥離し，食物や生活習慣などで損傷を受けやすい．粘膜の傷は病原微生物の侵入門戸であり，角質の脱落は乳頭腫ウイルスやスピロヘータの侵入を容易にしている．またピロリ菌が胃の除菌後に再感染を起こすのは，口腔粘膜での感染持続によるという報告もある．

　細菌やウイルスの口腔粘膜への接着には，口腔粘膜上皮に表出しているToll-like receptor（TLR-2，TLR-4，TLR-9）が関与している．TLRは細菌表面のリポ多糖 lipopolysaccharide（LPS），リポタンパク，鞭毛のフラジェリンや，ウイルスの2本鎖RNA，細菌やウイルスのDNAに含まれる非メチル化CpG配列（宿主のCpG配列はメチル化されており区別される）などに結合する．TLRは特定の分子を認識するのではなく，上記の一群の分子を認識するパターン認識受容体 pattern recognition receptorである．グラム陽性細菌にはFタンパクと呼ばれる非筋原線維性の接着因子が存在し，宿主の細胞外マトリックスタンパクのフィブロネクチンに結合する．細菌壁の細線維や炭水化物もしくはMタンパクは，宿主マクロファージの食食から逃れる道具となる．グラム陰性菌や球菌における鞭毛は，宿主細胞に細菌が接着する仲立ちをする．この鞭毛は宿主のどの細胞に接着するかを決定するタンパクを含んでおり，感染部位の特異性に関与している．口腔粘膜の扁平上皮に感染するヒトパピローマウイルス human papilloma virus（HPV）やポックスウイルス poxvirusは，前述のTLRを介して感染するが，宿主免疫が反応する前に感染が成立して上皮内に長くとどまる．

表6-1 口腔粘膜の感染症

1. 細菌感染症 bacterial infections
   - レンサ球菌 Streptococcus
     咽頭炎，扁桃腺炎，猩紅熱，膿痂疹
   - ブドウ球菌 Staphylococcus
     骨髄炎，化膿性炎
   - 抗酸菌 Mycobacterium
     結核症，非定型抗酸菌症
   - トレポネーマ Treponema pallidum
     梅毒症
   - 放線菌 Actinomyces
     放線菌症
2. 真菌感染症 Mycoses
   - カンジダ Candida
     急性偽膜性カンジダ症（鵞口瘡），急性萎縮性カンジダ症，慢性肥厚性カンジダ症，慢性粘膜皮膚カンジダ症
   - アスペルギルス Aspergillus
     アスペルギルス症
   - ムコール菌 Mucor
     ムコール菌症
   - ヒストプラズマ Histoplasma
     ヒストプラズマ症
   - クリプトコッカス Cryptococcus
     クリプトコッカス症
3. ウイルス感染症 viral infections
   ヘルペスウイルス herpesvirus
   - 単純ヘルペスウイルス herpes simplex virus (HSV)
     ヘルペス性歯肉口内炎，口唇ヘルペス
   - 水痘・帯状疱疹ウイルス varicella-zoster virus (VZV)
     帯状疱疹
   - EBウイルス Epstein-Barr virus (EBV)
     伝染性単核症，Burkittリンパ腫，舌毛状白板症
   - サイトメガロウイルス cytomegalovirus (CMV)
     唾液腺導管上皮の核内封入体症
   - コクサッキーウイルス coxsackie virus
     ヘルパンギーナ，手足口病
   - ヒトパピローマウイルス human papillomavirus (HPV)
     乳頭腫，尋常性疣贅，尖圭コンジローマ
   レトロウイルス retrovirus
   - ヒト免疫不全ウイルス human immunodeficiency virus (HIV)
     後天性免疫不全症候群 (AIDS)

3. 口腔粘膜の感染に対する炎症反応

　感染部位における炎症反応は，病原細菌の菌体内毒素であるLPSや，スーパー抗原など細菌から放出される様々な菌体外毒素（ジフテリア毒素，ロイコシジン，ヒアルロニダーゼなどの各種酵素類）によって引き起こされる．これらの毒素は，直接に宿主細胞を攻撃するばかりでなく，宿主細胞からIL-1やTNFといったサイトカインやケモカインを放出させ，炎症を拡大させる．

　様々な感染経路を辿る病原微生物に対する炎症反応の病理組織変化は，顕微鏡下ではいくつかのパターンに分けられる．

1) 好中球による化膿性炎症反応

　最も頻度の高い炎症反応は，急性炎症における好中球浸潤による化膿性炎症である．化膿菌（グラム陽性球菌とグラム陰性桿菌）から放出される走化性因子により，好中球は感染部位に引き寄せられる．

2) リンパ球など単核球反応

　リンパ球を含む単核球のびまん性浸潤は慢性炎症組織ではよくみられる反応である．急性期の炎症でみられる場合には，ウイルス，細胞内寄生細菌などに対する反応としてみられる．慢性炎症では樹状細胞，リンパ球の出現により免疫反応が惹起され，感染局所で形質細胞による抗体産生が起こる．また結核菌のような比較的ゆっくり増殖する病原微生物の感染では，類上皮細胞や多核巨細胞を含む特異な肉芽腫を形成する．

3) 細胞傷害性炎症反応

　ウイルス感染症で多くみられる反応で，感染を受けた宿主細胞が傷害される．サイトメガロウイルス cytomegalovirus (CMV) やアデノウイルス adenovirus では，細胞内で増殖したウイルスが封入体としてみられる．またヘルペスウイルス herpesvirus や麻疹ウイルスなどでは感染を受けた上皮細胞が融合して多核細胞を形成する．さらに感染局所で上皮細胞の接着性が失われ，しばしば水疱を形成する．

4) 壊死性炎症反応

　強力な毒素を持つクロストリジウム Clostridium やヘルペスウイルスの感染の急速な進行は，滲出性炎症を伴わず，急速かつ広範な壊死を起こす．ウイルス性脳炎や肝炎ウイルスによる組織壊死がこれに相当するが，口腔ではほとんどみられない．

結核性口内炎

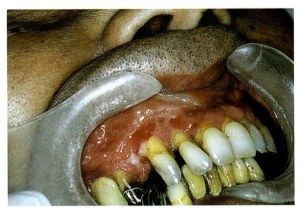

図1 結核性口内炎 右上顎前歯部歯肉に潰瘍形成を伴う病変が形成されている．

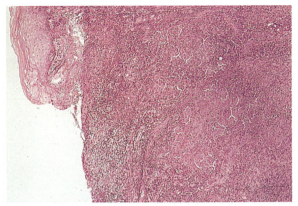

図2 結核性口内炎 舌の結核性潰瘍で穿下性潰瘍が形成されている．

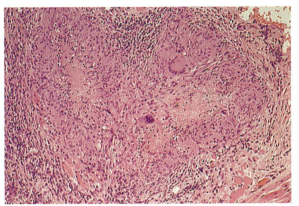

図3 結核性口内炎 舌の結核結節で類上皮細胞からなる肉芽腫内にLanghans型巨細胞がみられる．

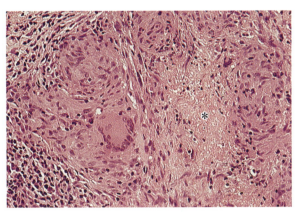

図4 結核性口内炎 Langhans型巨細胞を伴う類上皮細胞からなる肉芽腫内に，乾酪壊死巣(*)がみられる．

● 結核症 tuberculosisは，ヒト型結核菌 *Mycobacterium tuberculosis* による感染症で，特異な肉芽腫を形成する特異性炎の代表的な疾患である．感染者の大半は無症候性に経過し，潜伏感染が一般的である．潜伏感染の約1/10が発症し，無治療であれば約半数が死亡する．本邦における発症患者は年間3万人である．

▶臨床所見　口腔粘膜の初感染病巣は歯肉に多い(図1)が，Waldeyer輪，口蓋，頰，舌などにもみられる．黄灰色調の線維素性白苔に覆われた易出血性の潰瘍を形成し，疼痛を伴うことは少ない．二次性結核症も潰瘍を形成するが，顆粒状や結節状のものもある．潰瘍は深掘れ型の穿下性潰瘍を形成し(図2)，舌や口唇に多い．

▶病理発生　結核は患者の咳，くしゃみに含まれる結核菌による空気感染，または飛沫感染により発生する．肺に初感染病巣を形成し，血行性，リンパ行性に多臓器へ進展する．口腔領域ではこの二次性結核症が多いが，まれに口腔粘膜に初感染病巣を形成し，結核性口内炎 tuberculous stomatitisを起こすことがある．肺結核同様に局所リンパ節へ進展する．肺やその他の初感染病巣が，糖尿病や免疫不全症などのため全身性の粟粒結核症へ進展した場合，口腔粘膜にも粟粒結節を形成することがある．

▶組織所見　結核菌の感染により全身臓器と同様の特徴的な肉芽腫(結核結節)を形成する．結核菌の菌体成分の特性から細胞性免疫機序が働き，主としてマクロファージの集簇により結核結節が形成される．中心部には乾酪壊死巣，これを囲む類上皮細胞からなる肉芽腫にはLanghans型巨細胞が散在し，さらにその外周はリンパ球や線維芽細胞の集簇からなる(図3, 4)．Ziehl-Neelsen染色にて，乾酪壊死巣内やLanghans型巨細胞内に抗酸菌が認められる．

結核性リンパ節炎

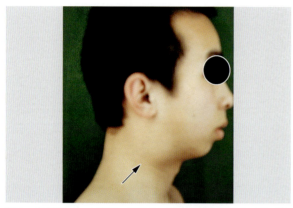

図1 結核性リンパ節炎　頸部リンパ節の腫脹がみられる（矢印）．

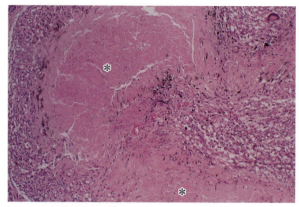

図2 結核性リンパ節炎　中心部に乾酪壊死（*）がみられ，周囲に類上皮細胞の増生がみられる結核結節．

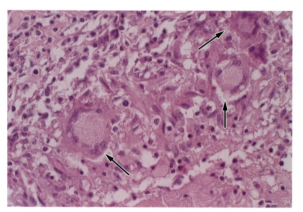

図3 結核性リンパ節炎　類上皮細胞に混じて大型で細胞周縁に馬蹄形に核が配列したLanghans型巨細胞（矢印）がみられる．

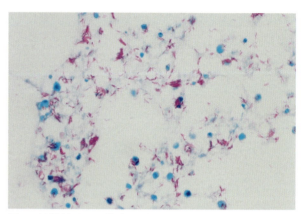

図4 結核性リンパ節炎　活動期の結核ではZiehl-Neelsen染色で陽性（赤色）を示す結核菌が認められる．

●結核症は結核菌の経気道感染により発症し，肺が感染の一次臓器となることが多い．肺以外の臓器に発症する肺外結核症として結核性リンパ節炎 tuberculous lymphadenitisは最も頻度が高く，特に免疫抑制患者での発症が多い．結核性リンパ節炎は，肺結核の遷延による二次結核によることが多いが，結核感染の既往がなく，肺に原発性病巣を認めない場合でも結核性リンパ節炎が生じることもある．この場合，咽頭から鼻腔などの上気道や，頭頸部からの血行性感染や齲蝕歯からの感染などが考えられている．

▶臨床所見　結核性リンパ節炎は上頸部から顎下部のリンパ節にみられることが多く（図1），しばしば両側性に認められる．無痛性に2〜3cmの大きさの単独あるいは数個のリンパ節が腫脹し，周囲組織との癒着がみられることもある．臨床検査で，白血球の増多，C反応性タンパクC-reactive protein（CRP）の上昇がみられることが多く，急性期にはCTで上頸部〜顎下部に均一な濃度の増強効果がみられるが，慢性期には石灰化や癒合傾向を伴うリンパ節腫大の像がみられる．

▶組織所見　病理学的にリンパ節は中心部に乾酪壊死がみられ，周囲に類上皮細胞が増生する結核結節を形成し（図2），Langhans型巨細胞も認められる（図3）．慢性期には石灰化をきたすこともある．活動期の結核性リンパ節炎では，時にZiehl-Neelsen染色で陽性を示す結核菌の存在が認められる（図4）．乾酪壊死を伴わない非乾酪型結核性リンパ節炎では，類上皮細胞の不規則な形状の結節がみられ，サルコイドーシスなどの類上皮性細胞肉芽腫を形成する疾患との鑑別が問題となることがある．

梅　毒

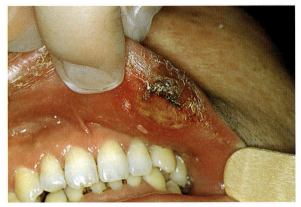

図1　梅毒　第1期梅毒で，上口唇に境界明瞭な周囲のやや盛り上がった潰瘍がみられる．

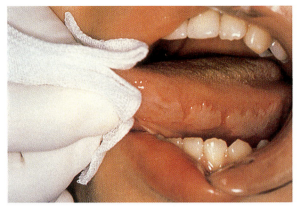

図2　梅毒　第2期梅毒で，右舌側縁に粘膜斑がみられる．

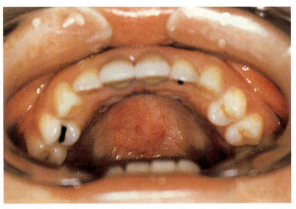

図3　梅毒　図2と同じ患者で，硬口蓋，軟口蓋に乳白色～灰白色の表面平滑な粘膜斑がみられる．

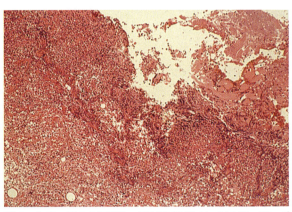

図4　梅毒　図1の組織像．潰瘍形成があり，好中球，リンパ球，組織球の浸潤が目立ち，形質細胞もみられる．

●梅毒 syphilisはスピロヘータの一種の梅毒トレポネーマ Treponema pallidum（TP）の感染症で，性病の一つである．母体から経胎盤感染するものを先天梅毒という．多くは性交により性器に感染するが，口腔粘膜への直接感染で，口腔粘膜や所属リンパ節に第1期梅毒病巣を発現することがある．

▶臨床所見　第1期梅毒は，TP感染後，3週から3ヵ月に，口唇，舌，口腔粘膜に無痛性硬結で膿を排出する硬性下疳を生じるが，すぐに消失する．硬性下疳は潰瘍を形成することがある（図1）．所属リンパ節では腫脹（無痛性横痃）が生じ，これらもやがて消失する．6週を過ぎるとWassermann反応が陽性となる．第2期梅毒は，感染後3ヵ月から3年で，TPが血行性に全身に広がり，発熱，倦怠感，関節痛などの症状とともにバラ疹（紅斑）と呼ばれる発疹が全身に出現する．赤く目立つ発疹は顔面，手掌，足底にも現れる．口腔粘膜では，口唇，頬，口蓋，舌にバラ疹や粘膜斑が出現する（図2，3）．

第3期梅毒は皮膚，筋および骨組織には肉芽腫性炎が起こり，ゴム腫を形成する．口腔内ではゴム腫により，深い穿下性潰瘍を形成したり，口蓋の穿孔をきたすことがある．

▶組織所見　第1期梅毒の硬性下疳では小血管の周囲に血管内皮の肥厚や形質細胞を主とする慢性炎症性細胞浸潤をみる．口腔粘膜の硬性下疳で潰瘍を形成したものは，表面に厚い線維素の付着と高度な白血球浸潤を認める（図4）．第2期では広範な皮下の血管炎が生じ，単核球および形質細胞浸潤がみられる．第3期では閉塞性動脈内膜炎が起こり，単核球浸潤，血管内皮の増生，線維の増生するゴム腫形成がみられ，中心部は乾酪壊死となる．特に胸部大動脈の栄養血管に生じると中膜の不規則な瘢痕による"ちりめんじわ"を生じ，梅毒性大動脈炎となる．

6　口腔粘膜の感染性疾患

壊死性潰瘍性歯肉口内炎

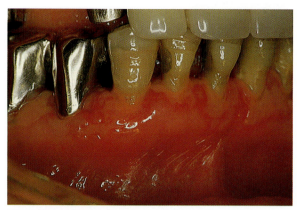

図1　壊死性潰瘍性歯肉炎　下顎前歯部から小臼歯部に偽膜形成を伴う潰瘍がみられ，歯肉は発赤・腫脹している．

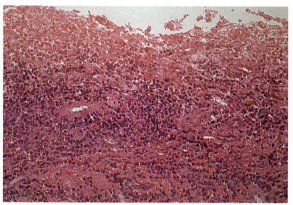

図2　壊死性潰瘍性歯肉炎　歯肉表層は上皮が欠如し，潰瘍を形成し，壊死組織が表面にみられる．

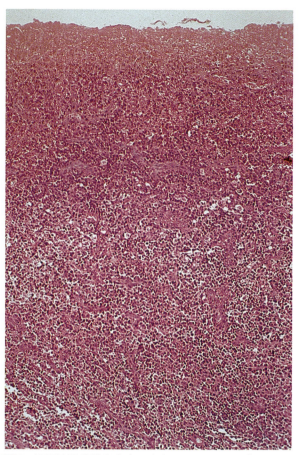

図3　壊死性潰瘍性歯肉炎　潰瘍部下方にはリンパ球や形質細胞に加えて組織球が浸潤している炎症性肉芽組織がみられるが，線維芽細胞の増生はほとんど認められない．

●歯肉，特に歯間乳頭辺縁部の急性炎症として始まり，歯肉縁から歯間乳頭部に壊死性潰瘍を生じる歯肉炎である．急性の経過を辿るものと比較的慢性に進行するものとがある．急性のものは急性潰瘍性偽膜性歯肉炎acute ulceromembranous gingivitis，紡錘菌・スピロヘータ歯肉炎あるいはPlaut-Vincent歯肉炎とも呼ばれる．口腔に常在する紡錘菌 *Fusobacterium*，スピロヘータなどの嫌気性細菌と他種細菌との混合感染が原因と考えられており，全身状態の悪化や白血病などによる宿主抵抗性の減弱により発症する．

▶臨床所見　歯肉の発赤と乳頭頂部や歯肉辺縁に潰瘍が生じ，潰瘍面は灰白色の偽膜に覆われる（図1）．出血しやすく自発痛および接触痛が強いため，口腔内の清拭が不良となり，口臭が著明となる．病変の経過は急激で，限局性であったものが上下顎の歯肉に及び，歯肉炎がさらに周囲に拡大することによって急性壊死性潰瘍性口内炎acute necrotizing ulcerative gingivitisとなる．さらに広範な組織の壊死/壊疽を引き起こし，壊疽性口内炎gangrenous stomatitis（水癌noma）へと移行することもある．

▶組織所見　壊死性潰瘍性歯肉炎では，細菌感染を伴う壊死は歯肉縁に限局しているが深部の歯周組織まで壊死が拡大し，周囲には白血球，組織球，形質細胞，リンパ球などの浸潤がみられ，線維芽細胞の増殖はほとんどみられない（図2，3）．細菌感染は表層の潰瘍・壊死層だけでなく，深部にも及んでいることが多い．

放線菌症

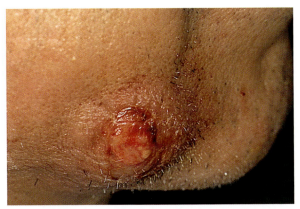

図1 放線菌症　右下顎体部に板状硬結と瘻孔がみられる.

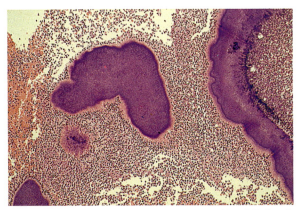

図2 放線菌症　膿汁内にはhematoxylin好性の放線菌の集塊がみられ, 周囲に好中球を主体とした炎症細胞が認められる.

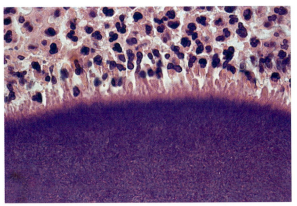

図3 放線菌症　菌塊周辺部にeosin好性の棍棒体が認められる.

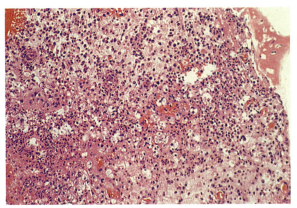

図4 放線菌症　膿瘍を囲む肉芽組織. 好中球および泡沫状マクロファージを含む.

● 口腔領域の放線菌症 actinomycosis は, 歯肉, 扁桃, 齲窩などに存在しているヒト口腔内常在菌であるイスラエル型放線菌 *Actinomyces israelii* の感染により生じる. 放線菌は弱病原性嫌気性グラム陽性菌で, 智歯周囲炎, 歯周炎などの非特異性炎症や抜歯などの手術・外傷に伴って感染し, 嫌気性レンサ球菌や黄色ブドウ球菌などとの混合感染により, 重篤な化膿性炎に進行する.

▶臨床所見　下顎体下部・顎角部や咬筋部に好発し, 齲蝕歯や歯周疾患に関連した部位に孤立性の板状硬結を示す結節性限局性病巣として生じることが多い. 病巣が大きくなるとびまん性に腫脹し, 周囲組織に拡大し, 多房性膿瘍を生じる. 膿瘍が自潰すると瘻孔により排膿されるが, 難治性で, 周辺部の線維化により板状硬結を呈するようになる (図1). 頭蓋底部に波及すると放線菌性髄膜炎を起こす. 口底部や顎下部から頸部や縦隔に波及した場合は, 肺放線菌症を起こすことがあり, まれではあるが血行性に脳・肺・肝・腎などへ波及することもある. 現在では抗菌薬により重症化することは少なくなっている.

▶組織所見　放線菌症の診断は膿汁からの放線菌の分離・培養で確定されるが, 組織学的にも膿瘍内の膿汁に特異的な形状の放線菌塊が認められることがある. 定型的な放線菌塊はhematoxylin好性でグラム陽性の菌糸小集塊 (druse) を形成し (図2, 3), 周辺部に赤染する棍棒体 (図3) がみられる. 膿瘍周囲には好中球や組織球が浸潤した炎症性肉芽組織が認められる (図4).

カンジダ症（1）

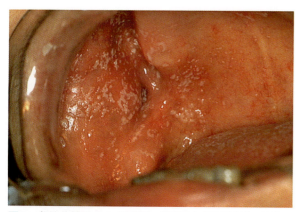

図1　急性偽膜性カンジダ症　紅斑性の頬粘膜表面に綿状の白斑がみられる．

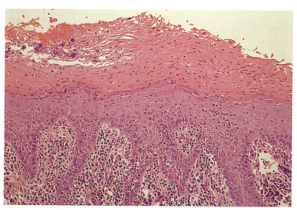

図2　急性偽膜性カンジダ症　粘膜表層に過錯角化症があるが，上皮層の厚さは不規則で，上皮突起は細長く伸長．

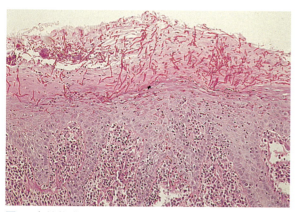

図3　急性偽膜性カンジダ症　粘膜上皮表層に過錯角化症があり，内部にカンジダの菌糸が侵入（PAS染色）．

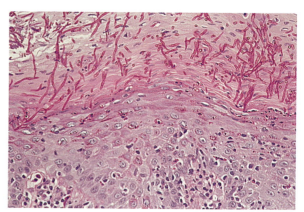

図4　急性偽膜性カンジダ症　表層の過錯角化層に菌糸の侵入があり，偽膜性変化を示す（PAS染色）．

　カンジダ症 candidiasis は，真菌の一種でカンジダ属のカンジダ・アルビカンス Candida albicans による口腔粘膜感染症で，急性偽膜性カンジダ症（鵞口瘡 thrush）（図1），急性萎縮性カンジダ症，慢性肥厚性カンジダ症，慢性萎縮性カンジダ症，皮膚粘膜カンジダ症に分けられる．カンジダ・アルビカンスは口腔内常在真菌で，不適合な義歯による口内炎，抗菌薬の長期投与，後天性免疫不全症候群（AIDS）など免疫不全，がん患者など抵抗力の減退が発症に関与している．カンジダ症は口腔以外では，皮膚，食道，腟，爪などでみられる．カンジダ症の原因真菌は C. albicans 以外に，C. glabrata, C. parapsilosis, C. tropicalis, C. krusei などがあり，近年特に C. albicans の菌種比率低下傾向と C. glabrata の比率上昇がみられる．

●急性偽膜性カンジダ症 acute pseudomembranous candidiasis

▶臨床所見　臨床的には無症状に経過し，粘膜表面に白色の苔状のプラーク（偽膜）が出現する．プラークは拭い去ることが可能で，後には紅斑が現れる．病変は悪性腫瘍，血液疾患，AIDSなど免疫不全症，糖尿病，結核など基礎疾患を持つもの，抗菌薬の長期投与および乳幼児や老人など感染抵抗力の弱いものに発症する．WHO頭頸部腫瘍分類（2017）では，口腔のカンジダ症は，口腔潜在的悪性疾患 oral potentially malignant disorder の一つとして取り扱われている．

▶組織所見　上皮表層は過錯角化症を示し，菌糸と芽胞が表層上皮に侵入する像が確認され（図2, 3），しばしば上皮内に好中球が集簇する微小膿瘍の形成がみられる．PAS染色により上皮にほぼ垂直に侵入する隔壁を持たない菌糸を観察することができる（図4）．上皮下には炎症性細胞浸潤がみられ，上皮突起が伸長し，上皮過形成となる．

カンジダ症(2)

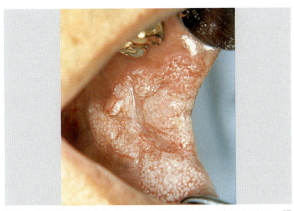

図1 慢性肥厚性カンジダ症　頬粘膜から口角にかけて，肥厚性の白色調病変が形成されている．

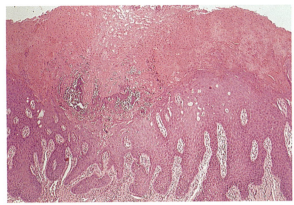

図2 慢性肥厚性カンジダ症　粘膜表層に著明な錯角化がみられ，下層の粘膜上皮は過形成性である．

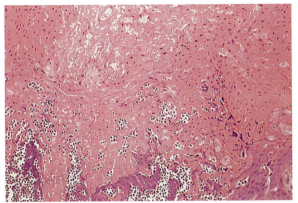

図3 慢性肥厚性カンジダ症　過錯角化層ならびに上皮層内に好中球浸潤を伴う膿瘍の形成がある．

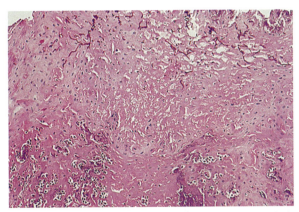

図4 慢性肥厚性カンジダ症　粘膜上皮表層の過錯角化物中にカンジダ菌糸の侵入がある(PAS染色)．

- 慢性肥厚性カンジダ症 chronic hypertrophic candidiasis

▶臨床所見　粘膜上皮へカンジダが侵入することによって過形成が起こり，角質層が過角化あるいは錯角化を呈するために硬く肥厚した病変を形成する．好発部位は口角，頬粘膜，舌である(図1)．上皮の過形成であるため，拭っても取れない白斑が特徴で，白板症や扁平苔癬などとの鑑別が必要になるが，ときに高分化扁平上皮癌の早期病変に類似した像を呈することがある．抗真菌薬に対し抵抗性であることが多い．

▶病理発生　口腔の常在真菌である*Candida albicans*は病原性が乏しく，健常人に発症することはまれであるが，口腔内環境の悪化以外に，悪性腫瘍，血液疾患，AIDS，糖尿病などの基礎疾患や，乳幼児，高齢者，免疫抑制薬や抗菌薬の投薬治療を受けている人に発症がみられ，日和見感染を起こす．また，抗菌薬療法により口腔内常在菌のバランスが崩れ，しばしば菌交代現象として発生する．カンジダ症は，細胞性免疫が重要な役割を果たすため，CD4陽性T細胞が減少するAIDS患者の発症が多い．

▶組織所見　組織学的には上皮の著明な過形成がみられ，表層は過角化あるいは錯角化を呈し，肥厚する(図2, 3)．角質層に菌糸を多数認めるが，この菌糸は棘細胞層や基底細胞層には認められない．菌糸はPAS染色で赤染し(図4)，Grocott染色で黒染する．上皮内には急性あるいは慢性の炎症性細胞浸潤がみられ，ときに微小膿瘍を形成する．

アスペルギルス症

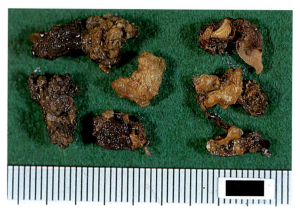

図1 上顎洞アスペルギルス症 摘出物は褐色〜黒色調で、浮腫状を呈する不規則な形状の集塊物からなっている.

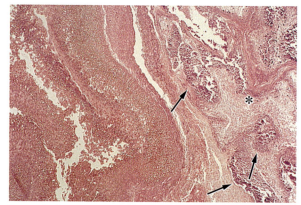

図2 上顎洞アスペルギルス症 菌球は層構造をなし、内部は死菌(*)からなり、一部は石灰化(矢印)を伴う.

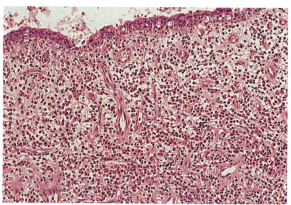

図3 上顎洞アスペルギルス症 上顎洞粘膜は肥厚しており、著しい炎症性細胞浸潤を認める.

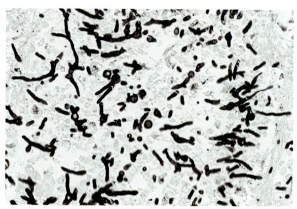

図4 上顎洞アスペルギルス症 Y字状に分岐したアスペルギルス真菌を認める(Grocott染色).

● 堆肥や空気中の埃など、生活環境中に普遍的に存在する真菌 *Aspergillus fumigatus* により呼吸器系に生じる感染症である. アスペルギルスは健康人にはほとんど影響を及ぼさないが、悪性腫瘍、消耗性疾患などにより全身的免疫力が低下した際に日和見感染症として症状を現すことがある.

▶臨床所見 頭頸部領域では外耳道、鼻腔、副鼻腔、咽頭などにみられ、副鼻腔では特に上顎洞に病巣を形成し、上顎洞炎の症状を呈することが多い. 上顎洞アスペルギルス症 aspergillosis of maxillary sinus は鼻閉や鼻出血などの上顎洞炎に類似した症状を呈し、上顎洞内に菌糸や凝血塊、白血球が集簇した球状の菌球 (fungus ball) を形成し、画像的に上顎洞内に不透過像を含む軟組織陰影として認められる. 大部分は非侵襲型の病態を示すが、侵襲型アスペルギルス症では洞骨壁の破壊とともに周囲組織へ急速に進展し、脳へ波及することもあり、悪性腫瘍との鑑別が問題となる.

▶組織所見 上顎洞内容物は壊死組織を含む褐色〜黒色調の塊状物(図1)で、組織所見では菌糸の集塊が層構造をなしている(図2). 洞粘膜は肥厚し、著しい炎症性細胞浸潤が認められる(図3). アスペルギルスは血管壁に浸潤する傾向を示すため出血も認められ、循環障害により梗塞・壊死が広範に生じる. このような壊死巣にはY字状の分岐状を呈するアスペルギルスの集簇が認められる(図4).

ムコール症（接合菌症）

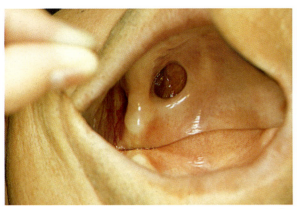

図1　上顎洞ムコール真菌症　口腔から上顎洞への穿孔がみられる．

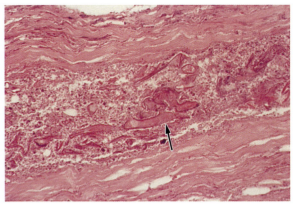

図2　上顎洞ムコール真菌症　接合菌（矢印）は血管壁を侵襲し，血管内に認められる．

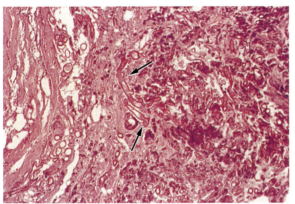

図3　上顎洞ムコール真菌症　太く隔壁を持たない接合菌（矢印）．周囲には化膿性炎症が認められる．

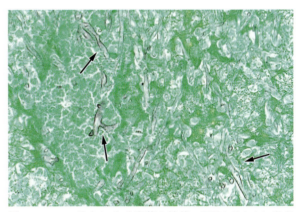

図4　Grocott染色による真菌の性状　隔壁を持たない菌糸が直角に分岐している（矢印）．

●ムコール症 mucormycosis（接合菌症 zygomycosis）は接合菌 zygomycetes として知られる，ムコール科の真菌による深在性真菌感染症で，主に胞子を気道から吸い込むことによって生じる．接合菌の病原性は弱く，通常では症状を現すことはまれである．しかし，悪性血液疾患や悪性腫瘍，栄養不良や重度の糖尿病などで免疫機能が低下している場合に日和見感染により感染が成立する．

▶臨床所見　接合菌は鼻腔や副鼻腔に集塊をつくりやすく，そこから脳，眼窩に広がることがあり，鼻脳型ムコール症と呼ばれる．感染により痛み，発熱，咳が生じ，眼窩に感染した場合は眼球突出が生じることもある．副鼻腔周辺や鼻中隔の骨破壊が起こり，脳に感染すると痙攣や麻痺，昏睡をきたす大脳ムコール真菌症が生じることがある．他に肺でムコール症が発症することもあり，肺に空洞を形成することや，まれに皮膚や消化器に感染を引き起こす．口腔領域では糖尿病性ケトアシドーシスの患者での発症が多く，鼻腔や副鼻腔から感染し，頬部や上顎臼歯部の腫脹や圧痛，頸部リンパ節腫脹を呈する．進行すると潰瘍形成や骨破壊を伴い，上顎洞と口腔が穿孔することがある（図1）．

▶組織所見　ムコール症では非特異的化膿性炎や肉芽腫性炎がみられるが，血管壁を侵襲する傾向が強く，血管の壊死や梗塞が起こり，広範な壊死を伴う（図2）．感染部では炎症による防御機構が起こりにくく，予後不良なことが多い．接合菌は隔壁を持たない菌糸が直角に分岐している（図3, 4）．

6　口腔粘膜の感染性疾患

単純ヘルペス

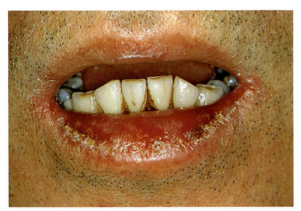

図1 単純ヘルペス 糖尿病患者にみられた再発．下口唇にびらんがみられる．

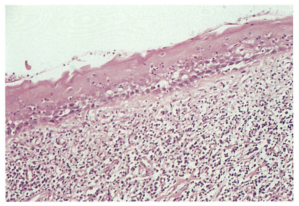

図2 単純ヘルペス 図1の口唇の組織像．上皮基底部にacantholysisが，上皮下に炎症性細胞浸潤が認められる．

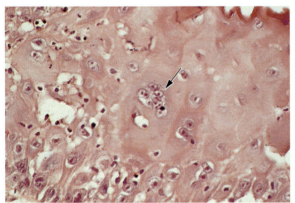

図3 単純ヘルペス 細胞間橋が破壊され，細胞質が空胞化し，核小体の目立つ上皮細胞と多核細胞がみられる．

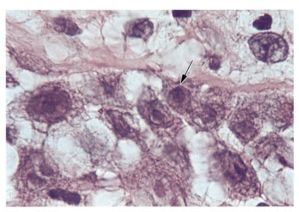

図4 単純ヘルペス 細胞質の空胞変性，明瞭な核小体を持つ核の出現があり，細胞間は離開して網状変性を示す．

● 単純ヘルペスウイルス herpes simplex virus (HSV) は，直径120〜200 nmのDNAウイルスである．ヒトに感染するヘルペス属ウイルスとして，単純ヘルペスウイルスの他，水痘・帯状疱疹ウイルス，EBウイルス，サイトメガロウイルス，ロゼオウイルス，Kaposi肉腫関連ウイルスなどがある．HSVは，HSV-1（口腔）とHSV-2（性器）のサブタイプがあり，初感染後は三叉神経の半月神経節に潜伏感染する．近年は，HSV-2が口腔からも検出されることもある．

▶臨床所見 ヘルペス性歯肉口内炎 herpetic gingivo-stomatitisは，HSV-1の初感染で乳幼児（1〜5歳）に多く，39℃前後の発熱と口唇粘膜や歯肉に水疱・発赤・腫脹を生じる．水疱が破れるとびらんや疼痛を生じ，摂食困難となる．初感染で症状が現れるのは約10%で，残りは不顕性感染である．口腔以外にもヘルペス性湿疹を起こし，重症型ではヘルペス脳炎を起こす．体の抵抗力が低下して潜伏感染しているウイルスが活性化すると，口唇ヘルペスとして発症する．口唇や口角部に小水疱が単発あるいは群発し，水疱は破れて潰瘍となり，痂皮に覆われる（図1）．この時期は感染性を有するので乳幼児との接触を避ける．再発は成人や高齢者に多く，瘢痕は残らず1〜2週で治癒する．

▶組織所見 粘膜上皮の棘融解が起こり（図2），やがて境界の明瞭な小水疱が形成される．水疱の底部では上皮細胞の核が腫大し，クロマチンは核膜周辺に圧排され，また好酸性の核内封入体を認め，核内空隙（halo）がみられる．ウイルスが細胞に侵入後，感染細胞の細胞膜表面に発現したウイルスの膜タンパクの働きによって，隣接した非感染細胞との融合を起こして多核細胞が出現する（図3，4矢印）．水疱が破れるとびらん・潰瘍が形成され，好中球は浸潤し，炎症性変化が粘膜固有層にみられる．

帯状疱疹

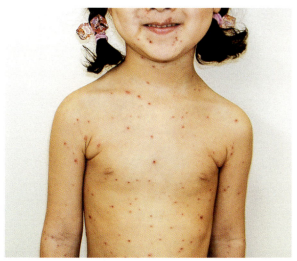

図1　水痘　小児の体幹，上肢や顔面に丘疹，水疱，痂皮が混在する．

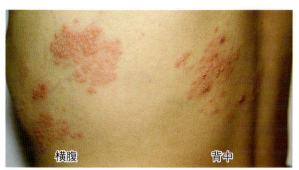

図2　帯状疱疹　体幹部に左片側性で，体節性の水疱と痂皮がみられる．

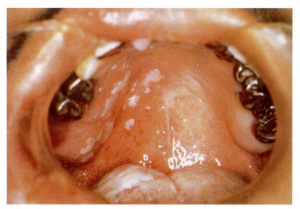

図3　帯状疱疹　硬口蓋の片側に発生した水疱で，病変は正中を越えない．

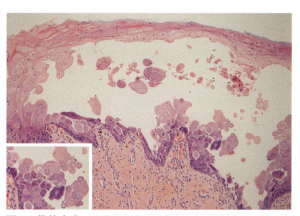

図4　帯状疱疹　表皮内水疱中の上皮細胞に，核内封入体と多核像（inset）がみられる．

●帯状疱疹 herpes zoster は，水痘・帯状疱疹ウイルス varicella zoster virus（VZV）の感染により起こる．VZV はヘルペスウイルス群に属する DNA ウイルスで，脊髄後根神経節内に潜伏感染する．VZV の初感染像が水痘，再活性化による再発病変が帯状疱疹である．

▶臨床所見　VZV の初感染は，水痘（みずぼうそう）として小児期に発症する．潜伏期は2週間程度（10～21日）で，発疹が初発症状である．発疹は全身性で掻痒を伴い，紅斑や丘疹を経て短時間で水疱となり痂皮化する．最初に頭皮，次いで体幹，四肢に出現する．新旧種々の段階の発疹（丘疹，水疱，痂皮）が混在する（図1）．経過は一般的に軽症で，倦怠感，掻痒感，38℃前後の発熱が2～3日間続く．成人ではより重症になり，合併症の頻度も高い．ウイルスは脊髄後根神経節に潜伏し，抵抗力が低下したときに再活性化され，帯状疱疹になる．神経に沿ってウイルスが増殖するため，帯状疱疹は体節性に進展し，90％以上は片側性（図2，3）で，胸部，頭部，顔，腰にみられる．顔面では三叉神経の支配区域に発生し，前頭部から上眼瞼に多い．帯状に発赤を伴う2～3mm大の水疱が現れ，やがて黒い痂皮（かさぶた）が形成される．支配神経領域に疼痛を生じる．経過は5～14日であるが，まれに数週に及ぶことがある．

▶組織所見　上皮細胞に好酸性の核内封入体や多核の上皮細胞がみられる（図4）．周囲の上皮は水腫状となり，空胞変性や細網変性像を呈する．水疱が壊れると二次感染を起こし，潰瘍面には白血球を交えた炎症性細胞浸潤がみられる．

ヘルパンギーナ・手足口病

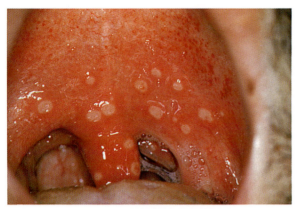

図1　ヘルパンギーナ　口蓋粘膜の水疱形成.

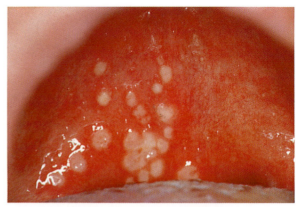

図2　ヘルパンギーナ　口蓋粘膜の水疱形成.

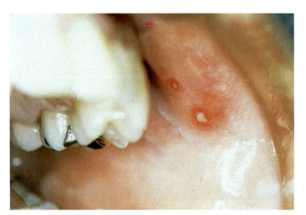

図3　手足口病　頬粘膜部の紅斑を伴った潰瘍.

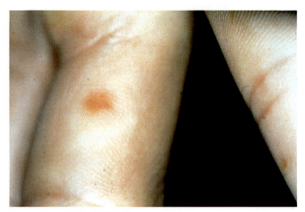

図4　手足口病　手指に生じた小水疱.

●ヘルパンギーナherpanginaおよび手足口病hand, foot and mouth diseaseは，5歳以下の乳幼児が罹患することの多いエンテロウイルス感染症で，口腔粘膜や咽頭に水疱性発疹を生じる．エンテロウイルスは，ピコルナウイルス科に属する多数のRNAウイルスの総称であり，ポリオウイルス，A群またはB群コクサッキーウイルス，エコーウイルスなどを含む．

▶臨床所見　ヘルパンギーナは2〜4日の潜伏期間を経て，突然38〜40℃の高熱が1〜3日続き，その後口蓋垂付近に有痛性の水疱や潰瘍が生じる（図1，2）．1〜4歳の幼児または乳幼児に多くみられる．ほとんどは7日程度で治癒するが，まれに無菌性髄膜炎，急性心筋炎などを合併する．

　手足口病は3〜7日の潜伏期間後に，手掌，足底や口腔内に水疱性発疹が現れるのが特徴である．38℃以下の微熱と咽頭痛の後に手掌や足底，足背また口腔，咽頭などに2〜3mmの水疱性丘疹が生じ，これが7〜10日間続く（図3，4）．多くは1週間から10日程度で自然に治癒するが，まれに髄膜炎や脳炎などの中枢神経系の合併症が生じる．成人では小児より重症化しやすい．

▶病理発生　いずれも主にコクサッキーウイルスA群によるが，エンテロウイルス，エコーウイルス，コクサッキーウイルスB群などが原因になることもある．感染者の鼻や咽頭からの分泌物や便などによる接触および飛沫感染である．ウイルスは，回復後2〜4週間にわたり便から検出される．

▶組織所見　病変部の表皮細胞は，細胞内浮腫から膨化して球状に変形し，さらに細胞が破裂して表皮内多胞性水疱（網状変性）を呈し，やがて網状変性が進展して表皮内水疱を形成する．水疱はやがて破れ，潰瘍化する．封入体や多核上皮細胞はみられない．

伝染性単核症

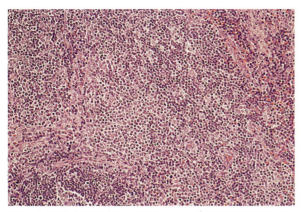

図1 伝染性単核症（リンパ節） リンパ節内の傍皮質拡大と大型異型リンパ球の集簇.

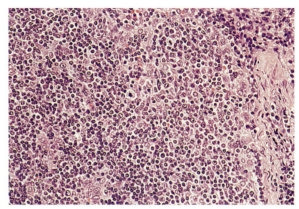

図2 伝染性単核症（リンパ節） 傍皮質領域内の小型リンパ球と混在する異型リンパ球.

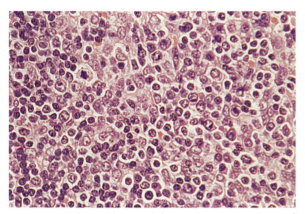

図3 伝染性単核症（リンパ節） 免疫芽球型の異型リンパ球.

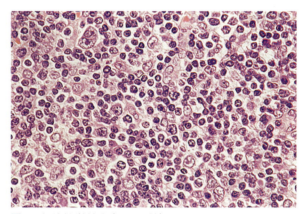

図4 伝染性単核症（リンパ節） Reed-Sternberg細胞様の大型異型細胞.

● 伝染性単核症 infectious mononucleosisは，Epstein-Barr virus（EBV）の初感染によって発症する疾患で，思春期から若年・青年層に好発し，発熱，咽頭痛，リンパ節腫脹，異型リンパ球の出現を特徴とする．

▶臨床所見　4～6週間の潜伏期を経て発症し，発熱，全身倦怠とともに，全身のリンパ節腫脹，咽頭炎，扁桃炎などをきたす．末梢リンパ球増加，異型リンパ球増加，肝機能異常，肝脾腫などがみられる．扁桃には偽膜形成を認める．口蓋は発赤が著明で，出血斑を認めることもあり，咽頭痛を伴う．リンパ節腫脹は全身性であるが主に頸部にみられる．合併症として脳炎などの中枢神経症状が認められることもある．症状が数ヵ月以上持続し，全身状態が極めて重篤となる予後不良例があり，EBVが持続的に活動していることから，慢性活動性EBV感染症として区別される．

▶病理発生　主な感染経路はEBVを含む唾液であり，乳幼児期に初感染した大多数は不顕性感染となるが，感染の既往のない思春期や青年期の若者では，キスにより発症することが多く，キス病 kissing diseaseとも呼ばれる．EBVは一度感染すると，その後は潜伏感染状態となり終生にわたって共存し，まれにBurkittリンパ腫や咽頭癌などを起こす原因になることがある．

▶組織所見　リンパ球の著明な増加や異型リンパ球の出現が特徴的（図1，2）で，悪性リンパ腫や亜急性壊死性リンパ節炎などとの鑑別を要する場合がある．腫大したリンパ節では，リンパ濾胞と傍皮質の拡大がみられ，傍皮質T細胞領域には多数のEBV感染細胞（EBER-ISH陽性）が認められる．また，異型リンパ球や大型芽球が増加し（図3），ときにHodgkin細胞やReed-Sternberg細胞に類似した大型異型細胞（図4）が出現する．

AIDS

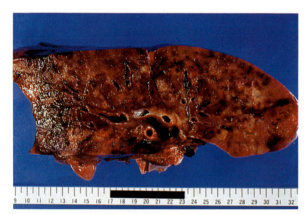

図1　AIDS　肺全葉に多発するKaposi肉腫が，上葉にはニューモシスチス肺炎がみられる．

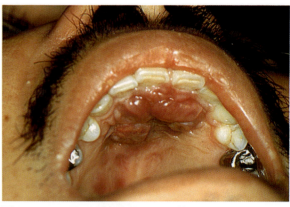

図2　AIDS　図1と同じ患者で，硬口蓋前方に発生したKaposi肉腫．2×1.5cm大の弾性軟の赤褐色腫瘤．

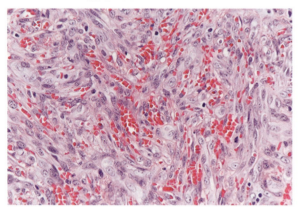

図3　古典的Kaposi肉腫　裂隙状の血管腔の周囲に，紡錘形腫瘍細胞が増生している．

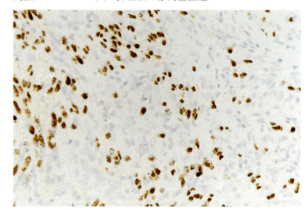

図4　古典的Kaposi肉腫　免疫組織化学的染色にHHV-8陽性反応を認める．

注）AIDS関連Kaposi肉腫と古典的Kaposi肉腫の組織像は同等であるため，本項では古典的Kaposi肉腫の症例を提示して病理組織像を説明する．

- 後天性免疫不全症候群 acquired immunodeficiency syndrome（AIDS）は，レトロウイルス属のRNAウイルスであるヒト免疫不全ウイルス human immunodeficiency virus（HIV）が，CD4陽性T細胞に感染し破壊することで免疫機能が障害される．病原性の弱い微生物やウイルスによる日和見感染症を引き起こす．

▶臨床所見　HIVの初感染後，インフルエンザ様の急性症状が一過性に現れ，症状が消失後に無症状キャリアの状態となり，数年から数十年後のAIDS発症前に体重減少，発熱，リンパ節腫脹，全身衰弱，下痢，易疲労感などのAIDS関連症候群がみられる．免疫力の指標となるCD4陽性T細胞が500個/mm³以下になると病期の進行に伴い，帯状疱疹や結核，悪性腫瘍であるKaposi肉腫などが出現し，CD4陽性T細胞が200個/mm³以下になると，ニューモシスチス肺炎（図1），カンジダ症，クリプトコッカス髄膜炎，トキソプラズマ脳症，サイトメガロウイルス網膜炎，非定型抗酸菌症，悪性リンパ腫，HIV脳症が出現する．

AIDS患者の口腔では，帯状疱疹，カンジダ症，毛状白板症 hairy leukoplakia，重度歯周炎，アフタ性口内炎，Kaposi肉腫（図2）などがみられる．

▶組織所見　毛状白板症は過錯角化症による角質の不整な肥厚あるいは毛状の伸張がみられる．上皮の中層から表層にEpstein-Barr virus（EBV）感染と考えられる濃縮核の周囲に明るいhaloを有する空胞細胞 koilocyteが出現する．EBV感染は *in situ* hybridizationにより確認できる．毛状白板症の上皮下には軽度ないし中等度の炎症性細胞浸潤をみる．Kaposi肉腫は，human herpes virus（HHV）-8の感染によると考えられており，粘膜上皮下に裂隙状の血管腔の周囲に紡錘形の腫瘍細胞が増生して，しばしばヘモジデリン沈着をみる（図3，4）．

ネコひっかき病

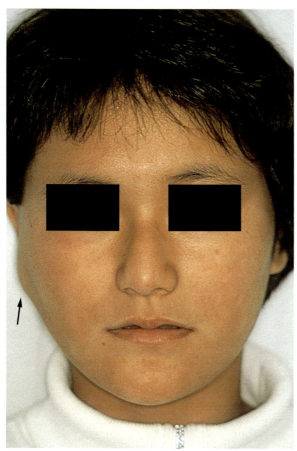

図1　ネコひっかき病　右耳介前部リンパ節に拇指頭大のびまん性腫脹（矢印）がみられる．

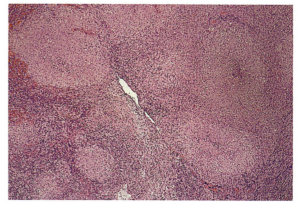

図2　ネコひっかき病　リンパ節には中心部に壊死を伴った肉芽腫が多数みられる．

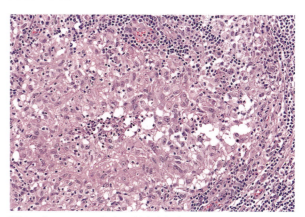

図3　ネコひっかき病　類上皮細胞からなる肉芽腫の形成，中心部に壊死が起こる．

●ネコひっかき病 cat scratch diseaseは，主にネコによる掻傷，咬傷で発症する感染症で，病原体はBartonella henselaeでネコの赤血球中に存在している．B. henselaeはグラム陰性の多形性単桿菌で鞭毛はなく，発育にヘミン heminなど赤血球成分を必要とする．ネコダニが媒介し，ネコの血液，口腔粘膜，目ヤニからも検出される．

▶臨床所見　B. henselaeは人畜共通感染症のなかで最も多く発症する．患者の多くは20歳以下の女性で，感染は秋から冬にかけてが多い．理由として夏のネコダニの繁殖期にB. henselaeに感染するネコが増加し，寒い時期になるとネコは室内に留まることが多く，人への感染の機会が増える．ネコによる受傷後3〜10日目に菌の侵入部位に丘疹や膿疱，小さな潰瘍を形成し痂皮となったのち消退する．この初期病変から1〜2週後に所属リンパ節の腫脹が生じる．頭頸部では，耳介前部，顎下，頸部リンパ節にみられる（図1）．リンパ節腫脹は疼痛を伴い数週から数ヵ月持続する．発熱，倦怠感，食欲不振を示すが自然治癒する．非定型病変として，Parinaud症候群（耳周囲のリンパ節炎，眼球運動障害など），脳炎，心内膜炎，肉芽腫性肝炎，血小板減少性紫斑病などが報告されている．心臓弁膜症患者が感染するとB. henselae心内膜炎を起こす．脳炎はネコひっかき病の最も重篤な症状の一つである．AIDSなど免疫不全患者がB. henselaeに感染した場合，血液を充満する嚢腫を特徴とする細菌性血管腫症 bacillary angiomatosisが生じる．

▶組織所見　上頸部や腋窩リンパ節が腫脹し，初期ではリンパ濾胞の拡大や数の増加，網内系細胞の増生がみられ，やがてリンパ節の中心部は壊死に陥り周囲に類上皮細胞，リンパ球，形質細胞，好中球などを含む肉芽腫が形成される（図2，3）．リンパ組織生検材料から本菌を分離・培養し同定することは難しく，B. henselae抗体価の測定，間接蛍光抗体法，PCRにより診断する．

トキソプラズマ症

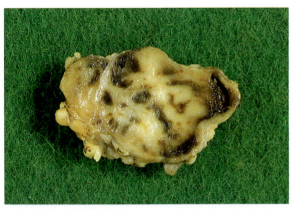

図1　トキソプラズマ症　トキソプラズマ症のオトガイ下リンパ節割面で，出血を伴ってびまん性に腫脹している．

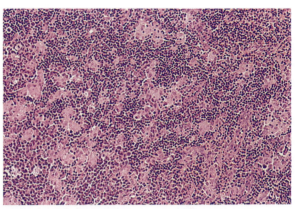

図2　トキソプラズマ症　リンパ節辺縁部で，好酸性に染まる細胞からなる多数の斑点状小結節がみられる．

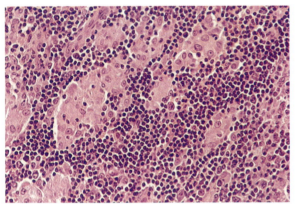

図3　トキソプラズマ症　斑点状小結節は大きな好酸性細胞質を持つ類上皮細胞の増生からなる．

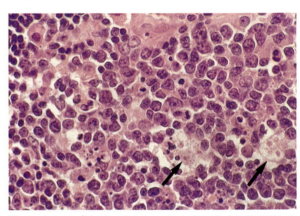

図4　トキソプラズマ症　hematoxylinに染まる類円形から半月状の顆粒がマクロファージ内にみられる（矢印）．

●原虫であるトキソプラズマ・ゴンディ Toxoplasma gondii による人畜共通感染症である．トキソプラズマは単独では増殖できず，終宿主であるネコの小腸上皮細胞に感染し，有性生殖により感染後1〜3週間の間に丈夫な壁に包まれた接合子である接合子嚢 oocyst を多量に形成し，糞便とともに排出される．接合子嚢は体外環境で数ヵ月生き続けるため，これらを経口的に取り込んだり，加熱の不十分な食肉中で安定した壁に包まれた組織内囊子の経口摂取により感染が生じる．感染後，免疫低下がなければ発症には至らないが，トキソプラズマに対して免疫が成立していないか，あるいは免疫不全状態の宿主では，消化管壁から中間宿主の細胞内に侵入，無性生殖により活発に増殖し，インフルエンザ様症状やリンパ節腫脹が生じる．症状が重篤になるとトキソプラズマ性脳炎などの中枢神経系障害や心筋炎，肺炎を生じる．妊娠前あるいは妊娠中に母体がトキソプラズマに感染して起こる先天性トキソプラズマ症 congenital toxoplasmosis では，死産や胎児の脳炎，水頭症，黄疸などが現れることがある．

▶臨床所見　頭頸部領域では経口感染により口腔や咽頭粘膜から感染し，頸部リンパ節に炎症性病巣を形成することが多く，これらはPiringerリンパ節炎と呼ばれることもある．比較的長い経過を辿り，トキソプラズマ感染によりリンパ節はびまん性に腫脹するが，圧痛や周囲との癒着はみられない（図1）．

▶組織所見　トキソプラズマによるリンパ節炎では，リンパ濾胞の反応性過形成を認め，濾胞間に好酸性の細胞質を持つ類上皮細胞の小結節を形成する（図2，3）．壊死は著明ではない．マクロファージ内部に原虫の接合子嚢や組織内囊子と考えられる半月状顆粒がみられることもある（図4）．

7 口腔の粘膜皮膚疾患

1. 口腔粘膜の役割

　口腔の機能の第一は摂食・咀嚼で，それに最も重要な器官が歯であることは間違いないが，歯以外の口腔の構成要素も重要な役割を果たしている．歯根膜・歯槽骨が歯を支え，それら支持組織の表面は歯肉で覆われている．上下顎の歯が咬合して舌の動きと口蓋・頰粘膜とが連動して，食物を滑らかに流動させ，嚥下させるまでの過程に各部位の口腔粘膜が機能している．さらに構音にも口腔粘膜が重要な働きをしている．歯科医療では，歯の喪失した部位に補綴物を装着して咀嚼機能の回復を図るが，床義歯の保持・安定を歯槽粘膜に求めるので，口腔粘膜の新たな機能が生じる．

2. 口腔粘膜と皮膚

　口腔粘膜は口唇で皮膚と境界されている．口腔粘膜と皮膚は類似の細胞と組織から構成された臓器であるが，それぞれの機能が異なるように，自ずから組織構築も異なる．口腔粘膜では，扁平上皮細胞（ケラチノサイト）が重層して構成される粘膜上皮層は皮膚の表皮よりも厚く，表面は粘液（唾液）で濡れている．唾液は咀嚼や構音，嚥下を円滑にさせるほか，それら機能の静止時にも流動して口腔内を自浄している．唾液が滞りなく分泌されることが口腔粘膜の機能を維持するうえで必須である．すなわち唾液分泌とセットになって口腔粘膜は機能しており，唾液腺（耳下腺，顎下腺，舌下腺と粘液腺）が口腔粘膜の付属器ということになる．

　組織学的には，口腔粘膜は粘膜上皮層，粘膜固有層，粘膜下層の3層が区別されるが（図7-1a），皮膚では同様の3層が表皮，真皮，皮下組織という異なる名称で呼ばれる（図7-1b）．表皮ならびに口腔粘膜上皮は主として重層扁平上皮細胞からなる．表層から角化層，棘細胞層，傍基底層，基底層に区別され（図7-2），扁平上皮細胞のほかに，メラノサイト（図7-2のa），リンパ球（図7-2のb），樹状細胞（Langerhans細胞）（図7-2のc），神経内分泌細胞（Merkel細胞）など

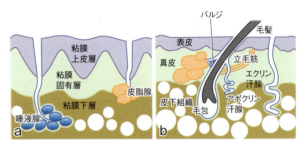

図7-1　口腔粘膜（a）と皮膚（b）の構造比較

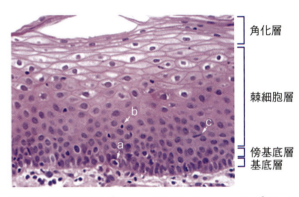

図7-2　口腔粘膜上皮　a．メラノサイト，b．リンパ球，c．樹状細胞．

のいわゆる上皮内細胞が配置されている．口腔粘膜上皮層は，免疫組織化学的に，第1層がケラチン19陽性，第2層がKi-67（細胞周期マーカー）陽性，第3層以上がケラチン13陽性で層分化を区別することができる（図7-3）．

　口腔粘膜の上皮層は部位によって重層様式と厚さにバリエーションがあるが，一般的には表皮よりも口腔粘膜上皮層の方がより多層になる（図7-1）．皮膚の厚さも部位により多様であるが，口腔に隣接する顔面部では，表皮は0.05〜0.1mm程度の厚さ（ホルマリン固定組織標本上）で，6〜10層程度に細胞が重層する．表皮層が薄いので細胞増殖層が基底細胞層と区別されにくい．一方，口腔粘膜では上皮層が厚く，層構造も

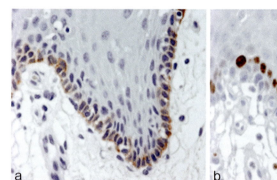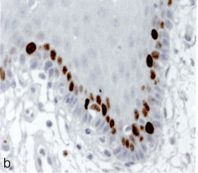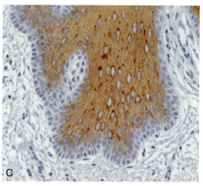

図7-3　口腔粘膜上皮の層別分化　免疫組織化学的に，基底第1層はケラチン19陽性，第2層はKi-67陽性，第3層以上はケラチン13陽性で分化度を区別できる．この分化が混乱して異型上皮に変化する．a．第1層：ケラチン19陽性，b．第2層：Ki-67陽性，c．第3層以上：ケラチン13陽性．

明瞭なため，基底第2層で細胞増殖が起こり，下方へは基底細胞，上方へは棘細胞を経て角化細胞に分化するのが認知されやすい．ただし，口腔底などの上皮層が薄い部位では，角化層と棘細胞層の区分が不明瞭になる傾向がある．粘膜上皮の中間層では，棘細胞がその名のとおり，細胞突起を伸長して細胞間橋を形成して，広がった細胞間隙には細胞外基質が配置される．上皮細胞間を上皮内細胞や基質，水分，栄養素が流動できる工夫である．表皮では細胞間隙が狭く，細胞密度も高いので，核/細胞質（N/C）比が口腔粘膜に比べて高くなる．対照的に口腔粘膜上皮の棘細胞や角化細胞ではN/C比が小さくなる．表皮では，表層は顆粒層を経て正角化層に分化するが，口腔粘膜上皮では顆粒層はあまり出現せず，有核のまま剥離する錯角化細胞が最終分化段階である．したがって，口腔粘膜で正角化症は病的となるが（異型上皮など），皮膚では正角化しないことが病的である（乾癬など）．

真皮と粘膜固有層は疎性結合組織からなる．皮下組織ならびに粘膜下層との境界は必ずしも明確ではないが，後者には脂肪組織が存在し，さらに深部の筋膜に移行する．筋肉の存在しない歯肉や硬口蓋では，粘膜固有層が粘膜下組織の介在なしに直接骨膜に移行する．これら結合組織は粘膜上皮あるいは表皮の支持組織であり，脈管・神経を配置して細胞外基質で充填されている．細胞外基質はⅠ型コラーゲンが主成分で，そのほか糖タンパクと各種プロテオグリカンやヒアルロン酸などの巨大分子も線維構造や非線維性基質を構成している．粘膜上皮および表皮の基底細胞が接着する膜状結合組織である基底膜がⅣ型コラーゲンなどの特異な分子から構成されているように，結合組織層はその部位によって脈管・神経の配置をはじめ細胞外基質の構成が異なる．口腔底や頬粘膜では，粘膜固有層の膠原線維密度がより疎で，歯肉や口蓋では密となるのは咀嚼機能に対応している．

以上の組織構成の違いから，口腔粘膜は血液の色がより反映されて赤みがさすが，皮膚では赤みが乏しく，白色から黒褐色までメラニン産生量を反映して人種によって様々である．メラノサイトのメラニン産生は遺伝的な要因もあるが，炎症ほかの外部刺激によっても増加する．口腔粘膜でメラニン沈着が局所的に亢進したものを色素沈着症と呼ぶ．

3．口腔粘膜と皮膚の付属器

皮膚には毛髪，毛嚢（毛包），皮脂腺，立毛筋，汗腺が付属器として配置されるが，口腔粘膜はそれらを欠く．その代わりに唾液腺が口腔粘膜の付属器として位置づけられる．大唾液腺では耳下腺の開口は独立しているが，顎下腺と舌下腺は同一の舌下小丘に開口している．口腔粘膜の場合，小唾液腺（あるいは粘液腺）は口腔粘膜全域に分布するわけではなく，口唇，舌，口蓋，歯肉，頬粘膜の一定の部位に分布する．分布域では導管は2mm程度の間隔で開口している．口唇と頬粘膜では，毛髪を伴わずに独立皮脂腺として出現し，Fordyce斑と呼ばれる．

皮膚では，幹細胞が主として毛包内のバルジbulge（図7-1b，皮脂腺開口部下方の青斑）に存在して表皮の恒常性維持と再生を制御しているとされるが，口腔粘膜では唾液腺開口部にバルジに相当する幹細胞集合体が存在するかどうかは不明である．皮膚では，皮脂腺は真皮層から出現するが，粘膜の場合，粘液腺終末部はより深部の粘膜下層から筋層に分布する（図7-1，図7-4d～f）．

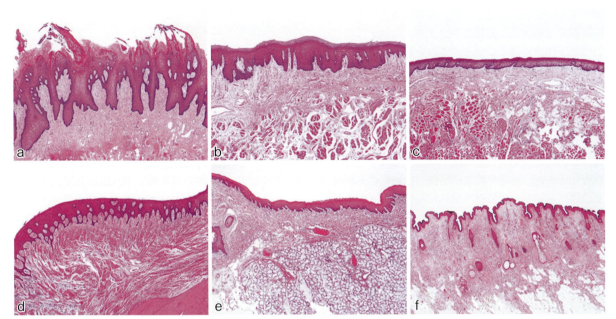

図7-4 口腔の部位による粘膜形状の違い　a. 舌・背部，b. 舌・側縁部，c. 舌・下面部，d. 歯肉・辺縁部，e. 硬口蓋，f. 口唇・皮膚側

4. 口腔粘膜の部位別特徴

　口腔粘膜は，口唇，舌，歯肉，口蓋，頰粘膜，口腔底に区分され，舌，口蓋および頰粘膜は口峡部粘膜を介して，咽頭に移行する．これらの口腔粘膜の部位ごとの機能に対応して，組織構築も異なっている．舌の背側表面には糸状乳頭が形成され，その表面粗糙性が舌による食物の流動を自在に制御している．舌の腹側あるいは舌下面は逆に表面滑沢で，食物が舌下側に停滞せず通過しやすい．同機能は頰粘膜や口腔底にも期待され，これら3部位では粘膜は菲薄，柔軟かつ滑沢である．歯肉は，咀嚼された食物が歯列を通過するときに最初に接するので，口腔粘膜のなかでは機械的に最も強靱である．構音は口唇の開閉，舌と歯肉，口蓋の連動によって呼気流動を制御して成立する．以上のように，口腔各部位の総合的な協調によって口腔機能は維持されている．

　病理組織学的観察には，粘膜上皮の厚さと形状が口腔の部位ごとに異なることを認識することが重要である．部位によって上皮層が肥厚しているのか萎縮しているのかの判定が異なるからである．舌に限っても，舌下面から口腔底にかけての粘膜上皮は口腔内で最も薄く，釘脚も発達しておらず，表層の角化も顕著ではない．厚さは0.06（平坦部）〜0.13mm（釘脚膨隆部）で，基底層から表面角化層まで5〜6層に細胞が重層している．一方，最も厚いのは舌背面部の粘膜上皮で，厚さは1mm程度，黒毛舌では3〜10mmまで延長する．糸状乳頭部では30層の細胞重層，最も薄い糸状乳頭間でも15層，毛舌では100層以上になることもある（図7-4a〜c）．歯肉ならびに口蓋はその中間で，15〜20層程度の細胞が重層され，細胞が圧排して配列されるため厚さは0.13〜0.22mm程度で，表層の錯角化細胞の扁平化が著しく，機械的強度に対応している．しかし，表皮とは異なり，ケラトヒアリン顆粒も出現せず，脱核も起こらない（図7-4d〜f）．

5. 口腔粘膜特有の病態

　口腔粘膜には口腔特有の疾患があるが，皮膚疾患の口腔への拡大，または内科および皮膚科疾患の口腔表現型もある．疾患分類としては，他臓器同様に，先天異常，加齢性変化，外傷，炎症，腫瘍などのカテゴリーに分類されるが，本章ではそれらの一部を取り上げる．

　先天異常としては，皮膚・口腔粘膜細胞に特異的構成分子の遺伝子異常によって生じる**表皮水疱症**などがあるが，本章では口腔粘膜上皮特異的なケラチン遺伝子異常による**白色海綿状母斑**を取り上げる．口腔粘膜では，日常的に歯の咬合・咀嚼・嚥下という機械的刺激を受けているので外傷の頻度は高い．義歯のうち床義歯は，無歯顎部の歯肉または歯槽堤（顎堤）で，人工歯による咬合圧を歯槽堤の広い面積で受けて分散しながら保定を図る装置である．咀嚼によって床義歯が

受容する咬合圧が分散されない場合，強く圧迫された粘膜部分は義歯床と歯槽骨に挟まれて血液が循環しないため，局所の壊死に至る．これを褥瘡という．

　義歯床からの咬合圧によって歯槽骨あるいは顎骨の形状が変化するのに伴って口腔粘膜も変化するほか，皮膚同様，口腔粘膜も加齢性変化をきたす．粘膜上皮層は萎縮し，粘膜固有層・粘膜下層の結合組織は弾性を失う．また，リンパ球などの上皮内細胞の配置も変化して口腔粘膜免疫機能も低下する．このような加齢性変化もまた，果物や野菜が原因で口腔粘膜炎を起こす口腔アレルギー症候群や歯科材料によるアレルギー性口腔粘膜炎の背景となる．

6. 皮膚と口腔粘膜にまたがる病態

　口腔粘膜の炎症性疾患は細菌，ウイルスなどの感染によって特徴的な病態を示す（6章「口腔粘膜の感染性疾患」（p.109～）参照）．この他に，栄養障害や病因が必ずしも明確にされていないものも含めて免疫異常の関与が推定されている疾患群があり，本章で取り扱う病変の主体である．その代表的なものが口腔扁平苔癬である．口腔扁平苔癬が皮膚扁平苔癬の口腔症状として出現するのか，口腔独自のものかは不明である．多形（滲出性）紅斑も皮膚の他に口腔に生じることがある．多形（滲出性）紅斑は薬疹と特定できる場合もあるが，口腔扁平苔癬と同様，病因や病理機序が明らかになっていない．粘膜が赤色を呈するのは粘膜固有層の充血・うっ血のためだが，リンパ球主体の慢性炎症性細胞が，口腔扁平苔癬では上皮層直下に，多形（滲出性）紅斑では血管周囲に，それぞれ浸潤する結果生じる．基本的にはなんらかの外来性刺激によって活性化した粘膜上皮細胞がリンパ球などの免疫担当細胞を呼び寄せ，その結果リンパ球によって実質細胞が傷害されるという仕組みは同様である．これらの疾患は病理組織学的にもウイルス感染症などとの鑑別が困難な場合が多いが，それはどこまでが感染による傷害でどこからが免疫応答による傷害かの区別がつきにくいからである．皮膚の乾癬の口腔表現ともいわれる地図状舌も類似の機序によるとみなされるが，死細胞に対する上皮層内への好中球浸潤が特徴的である．

　一方，免疫応答の異常による皮膚粘膜疾患のなかで，原因となる自己抗体が特定されたものに，天疱瘡や類天疱瘡がある．いずれも扁平上皮細胞接着装置を構成する分子に対する自己抗体が生じるために細胞接合が阻害され，上皮細胞間，あるいは上皮層と結合組織層間に水疱を生じる病態である．

7. 口腔粘膜の増殖性病変

　本章では，良性腫瘍としての母斑と，増殖性病変としての白板症と紅板症を取り扱う．今日，日本人の最大の死因はがんであるが，これは日本社会の高齢化と対応している．結核症などの感染症の多くが治療可能になったため，人は長生きできるようになり，長生きした結果がんに罹る危険性が大きくなった．口腔がんはわが国で近年増加傾向にあり，わが国の口腔がんによる死亡数は過去50年の間に約8倍増えて，2017年では年間約7,700人となって，罹患者数も22,000人を超える．口腔がんの8割以上を占めるのが口腔粘膜に発生する扁平上皮癌である．扁平上皮癌に代表される口腔がんは肉眼的に認知可能である．扁平上皮癌に先行して，特徴的な肉眼像を示す前がん病変が口腔粘膜に生じるが，その代表的な病変が白板症である．白板症という用語は，赤みを帯びた口腔粘膜に白色斑が生じた臨床病態を総括するもので，病理組織学的には過形成上皮，異型上皮，上皮内癌，扁平上皮癌の4段階の増殖性病変が含まれる．白色にみえるのは，上皮層が肥厚するか表層に過角化症が生じて光線の吸収性，反射性，屈折性が変化するためである．皮膚表皮のように，結合組織層の血液色が透過しない状況が生じるので，口腔粘膜の紅色が失われて白色となる．白板症のなかで白色調が強調されて境界明瞭なタイプは過正角化症を伴う．

　白板症と同様に，扁平上皮癌が含まれる病態として紅板症がある．白板症と対照的に正常粘膜よりも粘膜上皮層が薄くなるか，上皮層近傍または上皮層内まで血管が分布するために，通常の口腔粘膜よりも赤色調が強調される．紅板症は病理組織学的には上皮内癌あるいは扁平上皮癌である場合が多く，白板症よりも悪性度が高いとみなされる．紅板症は白板症と混在することもある．

　以上のように，白板症と紅板症はともに，組織学的には悪性前駆病変から扁平上皮癌までを含む可能性があり，臨床的にも肉眼的にも前がん病変とは断定できない．細胞診や生検を行って病理診断で扁平上皮癌の有無を確定する必要がある，ということを認識しておくことが重要である．白板症・紅板症に加えて，一部の口腔粘膜炎も扁平上皮癌の発症の背景となる．口腔扁平苔癬や口腔粘膜下線維症，表皮水疱症などが代表的なもので，病因はそれぞれ異なるものの，遷延する慢性口腔粘膜炎という共通の背景がある．先天的遺伝子異常に限らず，外傷からの感染，アレルギーなどの原因を問わず，本章で取り扱う口腔粘膜病変が発がん性環境となりうることに留意したい．

地図状舌，黒毛舌

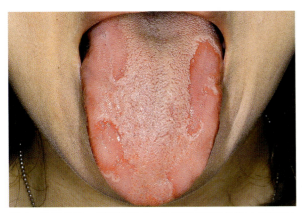

図1　地図状舌　舌背粘膜で，糸状乳頭が部分的かつ不揃いに消失すると，上皮層の萎縮で粘膜面が陥凹して赤色調となり，灰白色の健常部と対比的な斑模様をつくる．

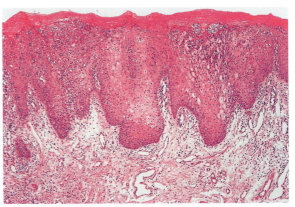

図2　地図状舌　糸状乳頭が消失した部分では粘膜表面が平坦化している．上皮角化層に多数の微小膿瘍（好中球の凝集）が形成されるのが特徴である．

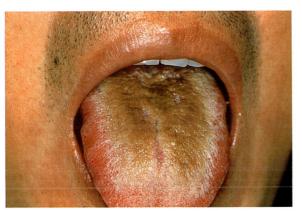

図3　黒毛舌　舌背部糸状乳頭の毛状過形成のため全体に白色性変化がみられ，褐色の着色がある．毛舌ともいう．

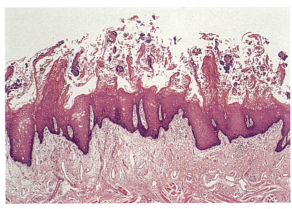

図4　黒毛舌　伸長した糸状乳頭の間隙には剥離した角質と細菌叢が停滞し，粘膜固有層の慢性炎症を伴う．

● 地図状舌 geographic tongue は舌背部を中心に生じる限局性の紅色斑状を呈する舌粘膜の炎症である（図1）．病変の形状は短期間に変化するため，良性移動性舌炎ともいう．青少年にやや多いが，成人では女性に多く，再発傾向があり，溝状舌を合併することもある．薬物療法には反応せず，自然治癒する．

▶ **病理発生**　限局性の粘膜炎で，原因は不明である．感染やストレスなどに起因した局所にリンパ球が動員されるなど，免疫応答異常により上皮細胞が傷害されて好中球が反応する．糸状乳頭が消失するが茸状乳頭は残存する．

▶ **組織所見**　舌背粘膜上皮は過形成を示し，糸状乳頭が限局性に消失する．過錯角化症が顕著で，棘細胞層上部から角化層にかけて微小膿瘍（Munro 膿瘍）が多発する（図2）．粘膜固有層には，上皮釘脚周囲に急性および慢性炎症性細胞が浸潤する．

● 黒毛舌 black hairy tongue は舌背粘膜に限局して生じる炎症性疾患で，薬物療法によって耐性菌が優位に繁殖する菌交代現象により生じる．

▶ **臨床所見**　舌背粘膜の糸状乳頭が伸長し，その間隙に舌苔が生じる．肉眼的には白色に様々な濃さの黒褐色の着色を伴う（図3）．

▶ **病理発生**　舌苔はプラーク同様のバイオフィルム（細菌叢）で，その沈着が糸状乳頭を伸長させ，さらに舌苔が重積すると色素産生性嫌気性菌が優勢になって黒褐色を呈する．

▶ **組織所見**　舌背粘膜の糸状乳頭が乳頭内の血管とともに伸長して数mmに達する．糸状乳頭間には落屑した角質と混在して細菌叢が沈着し，石灰化することもある．上皮層は反応性過形成を示し，粘膜固有層には慢性炎症性細胞が浸潤している（図4）．

Plummer-Vinson症候群，Möller-Hunter舌炎

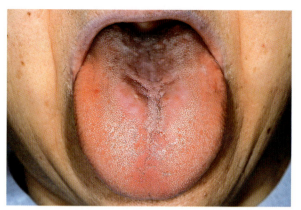

図1　Plummer-Vinson症候群　糸状乳頭先端が平坦になって完全に消失した領域が赤色調を呈して正中・舌尖部に混在する．

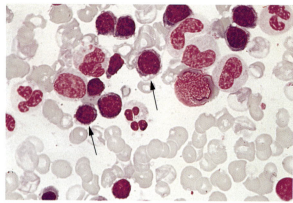

図2　Plummer-Vinson症候群（鉄欠乏性貧血）　骨髄像では，細胞質が多染性の狭小化した赤芽球（→）が増加している．

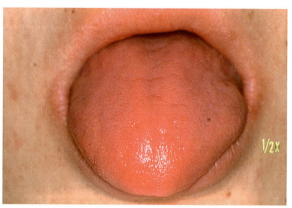

図3　Möller-Hunter舌炎　舌背部の白色調の糸状乳頭が消失して表面が平滑になって，全体が赤くみえる．口角炎もみられる．

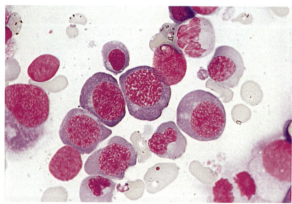

図4　Möller-Hunter舌炎（悪性貧血）　骨髄像では，巨大化した赤芽球が出現し，大小不同が目立つ．

●Plummer-Vinson症候群は鉄欠乏性貧血に起因して，舌炎，口角炎，嚥下障害の3徴候が出現する疾患である．
▶臨床所見　舌は乳頭の消失・萎縮に伴って平滑になる（図1）．爪はしばしば脆く薄くなり，スプーン状に陥凹する．鉄欠乏性貧血は，赤血球ヘモグロビンの構成因子である鉄（ヘム）の不足によってヘモグロビン合成能が低下し，ヘモグロビンの低下を引き起こすことによって生じる．鉄欠乏性貧血は小球性・低色素性に分類され，血清フェリチン低下，血清鉄低下および不飽和鉄結合能の上昇を呈する．
▶病理発生　本疾患は赤芽球系細胞の過形成によって生じる（図2）．
▶組織所見　舌粘膜上皮は萎縮や，ときに白板症様の角化亢進を呈する．前がん状態に分類されている．上皮下には種々の程度の炎症性細胞浸潤がみられる．

●Möller-Hunter舌炎は悪性貧血に伴って出現する．
▶臨床所見　全身的症状として，貧血による倦怠，疲労感，皮膚・粘膜の蒼白などを生じる．舌は乳頭の萎縮と発赤により赤く平滑となる（図3）．舌痛あるいは灼熱感と味覚障害がみられる．悪性貧血では，舌以外に頬粘膜や口角，口蓋にも炎症を生じる．
▶病理発生　悪性貧血はビタミンB_{12}や葉酸の欠乏によって核酸合成能が低下し，骨髄細胞の成熟障害により大球性貧血をきたす巨赤芽球性貧血に含まれる（図4）．
▶組織所見　舌粘膜上皮の肥厚あるいは萎縮がみられ，糸状乳頭部に萎縮が目立つ．上皮下にはリンパ球・形質細胞系の炎症性細胞浸潤が認められる．鉄欠乏性貧血を起因とするPlummer-Vinson症候群や悪性貧血が口腔粘膜病変を生じる機序については不明である．

白色海綿状母斑

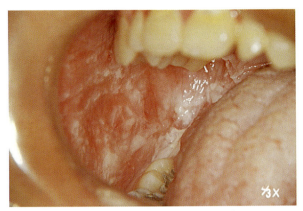

図1　白色海綿状母斑　頬粘膜に不規則に広がる白斑．色調も不揃いで，表面粗糙で容易に剥離する．

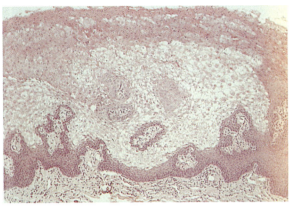

図2　白色海綿状母斑　上皮中間層の著しい肥厚は棘細胞の浮腫性肥大と細胞間隙の拡大による．角質層も肥厚するが，基底層と傍基底層には変化がない．

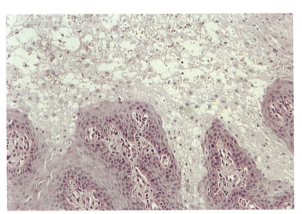

図3　白色海綿状母斑　膨化した棘細胞は破裂して細胞残渣となって浮遊し，細胞間隙が拡大している．

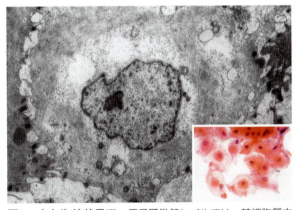

図4　白色海綿状母斑　電子顕微鏡レベルでは，棘細胞質内に水腫が生じ，変性細胞は暗色調に萎縮している．inset：細胞診では，特徴的な細胞骨格線維凝集が診断の決め手になる．

● 白色海綿状母斑 white sponge nevus は口腔粘膜にびまん性かつ広範に広がる白色病変である．

▶ **臨床所見**　白色病変は頬粘膜から口蓋あるいは口腔底，歯肉に及ぶが，舌背の変化は明らかではない（図1）．口腔以外の気道・消化管・生殖器などの扁平上皮性粘膜にも発症するが軽度である．皮膚には生じない．幼児期より発症して思春期に顕著になるが，症状の程度には個人差が大きい．容易にびらん・潰瘍化するため疼痛を生じる．重篤な合併症は報告されていない．

▶ **病理発生**　白色を呈するのは上皮層の肥厚による．棘細胞に細胞内浮腫が生じて，さらに細胞間水腫によって細胞間隙が拡大して，細胞間結合が障害される．表層で角化細胞の落屑が遅延するために過誤角化症を呈する．基底層域の細胞はほぼ正常形態を呈す．口腔粘膜上皮の棘細胞に特異的に発現するケラチン4/13の遺伝子変異の優性遺伝様式がその病因として特定されて，病理組織学的な棘細胞傷害を説明できるようになった．

▶ **組織所見**　粘膜上皮層の棘細胞の細胞内・細胞間浮腫が主たる変化で，その結果として棘細胞症と過誤角化症を伴うので白色にみえる．表層へ向かって細胞内浮腫が減弱して細胞が濃縮していく（図2）．棘細胞は水腫により破裂し，その残渣が拡大した細胞間に浮遊して，びらんを生じやすくしている（図3）．電子顕微鏡で観察すると，核周囲にケラチン線維が濃縮・偏在し，類円形の水腫スペースが生じて細胞内小器官が減少している様子がわかる（図4）．細胞診では，特徴的なケラチン線維凝集によって診断が確定できる（図4 inset）．

アフタ性口内炎

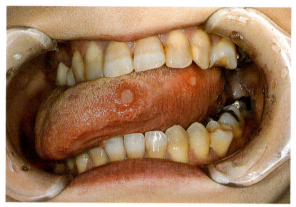

図1　アフタ性口内炎　舌縁部に生じた2つのアフタ．潰瘍の表面は黄白色の偽膜で覆われて，その周囲粘膜がやや隆起して発赤している．潰瘍を取り囲む発赤を紅暈という．

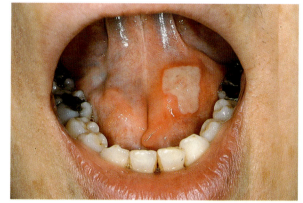

図2　アフタ性口内炎　舌下面から口腔底にかけて生じた形状不整な大型アフタ．Behçet病の症候の一つ．接触痛が著しい．

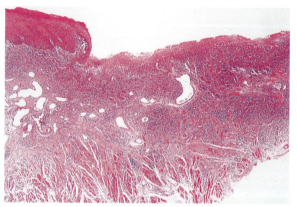

図3　アフタ性口内炎　潰瘍表面はフィブリン網で覆われている．潰瘍底の肉芽反応は粘膜下層脂肪組織まで及び，周囲粘膜上皮が反応性に肥厚して，上皮下では血管が拡張している．

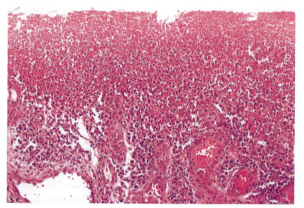

図4　アフタ性口内炎　潰瘍表面のフィブリン網には壊死細胞と好中球が含まれ，下方の浮腫性のリンパ球主体の肉芽組織に移行している．拡張した高内皮細静脈には好中球が辺縁趨走している．

●アフタ性口内炎 aphthous stomatitis：口腔粘膜疾患としては最も頻度の高いもので，成人の約半数に罹患経験があるという．

▶臨床所見　再発性アフタ性口内炎とも呼ばれるように，再発および多発傾向がある．口腔粘膜のあらゆる部位に出現するが，舌や口唇に好発する．黄白色の偽膜で覆われた直径2〜10mmの小円形の潰瘍が，紅暈で取り囲まれるという特徴的な様相を呈する．複数同時に生じることもあり（図1），激しい接触痛があるが，10日前後で瘢痕を残さずに治癒する．潰瘍が大型で不整形の場合はBehçet病を疑う必要がある（図2）．

▶病理発生　発症機序は不明である．大きさや経過などの臨床症状にも幅があり，単一の疾患として取り扱うには困難な点もある．特定のHLAタイプ，ストレスなどによる自律神経失調や自己免疫，栄養バランス，食物アレルギー，性ホルモン異常などからAIDSほかのウイルス感染症や外傷まで，様々な病因や背景が指摘されており，特定の病因に集約することは困難である．免疫器官としての口腔粘膜局所における免疫制御機構が破綻した病態である．

▶組織所見　粘膜固有層あるいは粘膜下層までの浅い潰瘍で，表面はフィブリン網で覆われ，潰瘍底の肉芽反応は粘膜下層の脂肪組織層に及ぶ（図3）．フィブリン網の下方には好中球の浸潤層，さらに下方の浮腫性の基質に形質細胞・リンパ球を中心にした炎症性細胞が浸潤する（図4）．潰瘍周囲が隆起して紅暈となる（図1，2）のは，上皮層が肥厚して表層が過角化症を呈し，粘膜固有層では慢性炎症性細胞の浸潤で浮腫と血管拡張を伴うためである（図3）．小唾液腺開口部など粘膜の特定部位にリンパ球が反応する．

口唇炎

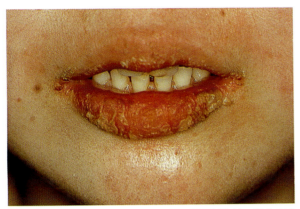

図1 剝離性口唇炎　主として下唇に鱗屑が生じ，黄色の痂皮と亀裂がみられる．

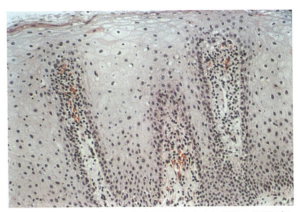

図2 剝離性口唇炎　粘膜重層扁平上皮内に細胞内浮腫がみられ，上皮下結合組織に炎症性細胞が浸潤している．

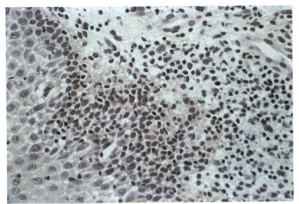

図3 剝離性口唇炎　上皮下結合組織にリンパ球が浸潤して毛細血管が拡張している．

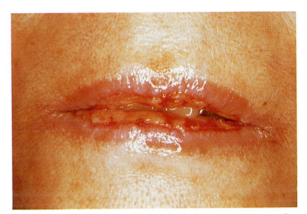

図4 接触性口唇炎　上唇および下唇が発赤・腫脹し，びらんを伴っている．

- 剝離性口唇炎 cheilitis exfoliativa：粘膜の剝離・脱落を特徴とする疾患である．

▶臨床所見　若年（思春期）の下唇に好発する．慢性化すると口唇粘膜全体に鱗屑や痂皮を形成し，亀裂・剝離を生じる（図1）．

▶病理発生　原因は不明だが，精神的ストレスやビタミンEの過剰摂取との関連が指摘されている．

▶組織所見　粘膜上皮の浮腫性変化や好中球浸潤から始まって，びらん・潰瘍ないし痂皮や出血に至る（図2，3）．

- 接触性口唇炎 contact cheilitis：一次刺激によって生じるもの（急性型）と原因物質の反復接触によるアレルギー性のもの（慢性型）がある．

▶臨床所見　急性型は早期に重症化し，接触部位に一致して発赤，腫脹，熱感を生じる．慢性型は原因物質との接触によって徐々に発赤と細かい鱗屑を生じる（図4）．

▶病理発生　粘膜上皮内の樹状のLangerhans細胞による抗原提示，感作T細胞と原因物質（抗原）との反応によるサイトカインの放出により，粘膜上皮細胞の傷害をきたす（Ⅳ型アレルギー）．

▶組織所見　急性型は粘膜上皮と上皮下での滲出が主体であり，慢性型は上皮肥厚と上皮内リンパ球浸潤を呈し，メラニン色素沈着もみられる．

- 口角びらん angular cheilitis：口角部に限局する粘膜炎である．

▶臨床所見　主に両側性，ときに片側性に発症する．小児や高齢者に多く，発赤，びらん，痂皮を呈する．

▶病理発生　細菌・真菌感染，歯科治療時の外傷，流涎の停滞や咬合低位によるしわ形成などの局所要因や，糖尿病，悪性貧血などの全身要因と関連するとされている．

肉芽腫性口唇炎

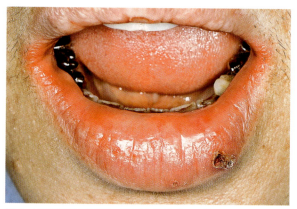

図1 肉芽腫性口唇炎　下唇全体がびまん性に浮腫性腫脹を呈する．長い経過で粘膜上皮の肥厚や痂皮形成を伴うことがある．

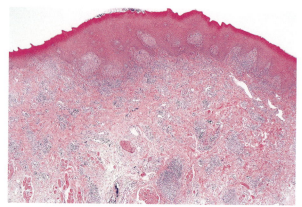

図2 肉芽腫性口唇炎　粘膜上皮は過角化症と棘細胞症によって肥厚し，粘膜固有層から筋層にかけて広がる線維化を背景に，炎症性細胞が巣状に浸潤している．

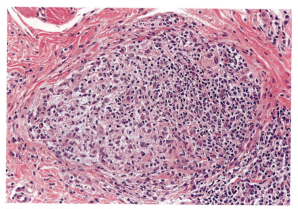

図3 肉芽腫性口唇炎　一部には多核化した類上皮細胞とリンパ球の密な浸潤からなる巣状の肉芽腫が形成されている．

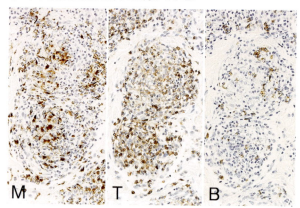

図4 肉芽腫性口唇炎　肉芽腫を構成するのはマクロファージ（M：CD68陽性）とT細胞（T：CD45RO）が主体で，B細胞（B：CD20）はわずかである．

● 肉芽腫性口唇炎 cheilitis granulomatosa は，上下唇同時またはどちらか一方に無痛性の浮腫性腫脹（図1）と消退を繰り返す炎症性疾患である．Miescher肉芽腫性口唇炎の名称もある．溝状舌や顔面神経麻痺を伴うMelkersson-Rosenthal症候群の一症候とみなされる．

▶ 臨床所見　口唇の腫脹が主な所見であるが，口唇以外の口腔顔面部の腫脹を伴うことがあり，口腔顔面肉芽腫症という疾患概念も提唱されている．青年期に初発して，再発を繰り返し，中高年で症状が増悪する傾向がある．男性に多い．確立された治療法はない．ヘルペスなどのウイルス感染による潰瘍や痂皮を伴う口唇腫脹との鑑別が重要である．

▶ 病理発生　血管周囲に肉芽腫が形成されることや浸潤細胞の特徴から，なんらかの免疫反応であることは明らかだが，病変中に細菌や異物などは確認されないので原因の特定は難しい．感染や食物などに対するアレルギー反応も推測されている．根管治療や歯周疾患の治療で軽快することから，これらの慢性炎の病巣感染も示唆されてきた．一方で，常染色体優性遺伝様式による家族内発症例やMelkersson-Rosenthal症候群の責任遺伝子が9番染色体短腕にあるなどの指摘もある．

▶ 組織所見　粘膜固有層から粘膜下層，筋層にかけて多発する肉芽腫が主病変である．経過が長いため，粘膜固有層を中心とした浮腫と血管拡張にびまん性リンパ球反応を伴うもの，大小の肉芽腫を形成するもの，線維化をきたすもの（図2）まで，炎症の時期によって組織像は多彩である．肉芽腫は小血管周囲に形成され，リンパ球および類上皮細胞，Langhans型多核巨細胞の集簇からなり（図3），リンパ球は肉芽腫完成期にはT細胞が優勢である（図4）．肉芽腫は血管内皮細胞の増殖を誘導するため，血管腔は複雑に分岐・変形している．

扁平苔癬

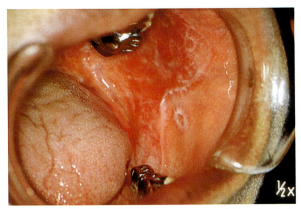

図1 扁平苔癬 頬粘膜に環状，レース状の白線で囲まれた紅色の病巣を認める．典型的な網状型扁平苔癬．

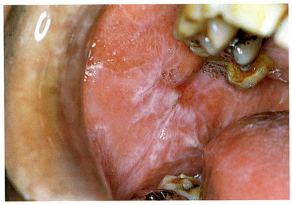

図2 扁平苔癬 頬粘膜にレース状の網状型扁平苔癬を認める．本症例はほとんど紅斑を伴っていない．

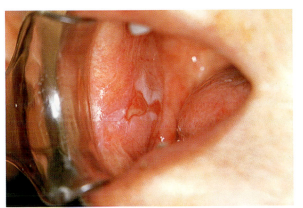

図3 扁平苔癬 頬粘膜にびらん型ないし白斑型の扁平苔癬を認める．

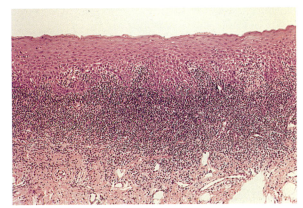

図4 扁平苔癬 上皮基底細胞直下にリンパ球の帯状浸潤を認める．

●口腔扁平苔癬 oral lichen planusは，角化異常を伴う難治性の慢性炎症性病変である．原因は明らかではない．

▶臨床所見 中年以降の男女に多く，頬粘膜，歯肉，舌，口唇に発生する．両側性あるいは複数の部位に発生するが，時に片側性に出現する．粘膜表面からわずかに盛り上がった白色の斑状，線状，丘状などの病変に始まり，これらは互いに連結・融合し，レース模様と形容される網状の白色病変を形成する．白色病変に加えて，紅斑やその一部にびらんや浅い潰瘍，水疱などを伴った紅色病変がみられることがあり，以下の2型に大別される．

1) 白色型 white type：網状，斑状，丘状などの白色病変が主要な部分を占めるが，その一部や周囲には紅斑を伴うものが多い（図1，2）．

2) 紅色型 red type：紅斑，びらん，潰瘍など主に赤色を示し，周囲に白色病変を伴う（図3）．

白色型は無症状か違和感など軽度な症状で，紅色型では味覚過敏，疼痛，摂食障害がみられる．多くは慢性に経過し，経過中に病態が変化することがある．口腔扁平苔癬は薬物アレルギー，移植片対宿主病 graft versus host disease（GVHD），金属アレルギーなどに伴うことがある．治療は口腔清掃を基本とするが，症状によりステロイドを含む薬物療法が行われる．口腔以外に，皮膚や外陰部粘膜に扁平苔癬を併発する場合がある（vulvo-vaginal-gingival症候群）．

▶病理発生 病巣の成立には遅延型アレルギーに類似した細胞性免疫反応が関与しており，上皮内の樹状細胞が未知の抗原を認識してT細胞を感作し，IL-12，IFN-γ，TNF-αをはじめとする様々なサイトカインおよびケモカインの産生が誘導される．これら液性因子により上皮下へのCD45RO陽性，CD4陽性および

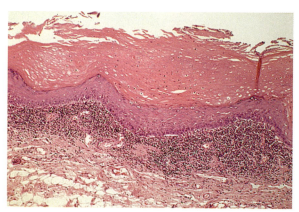

図5 扁平苔癬 白色病変部では顆粒層の出現，角化亢進，帯状のリンパ球浸潤が認められる．

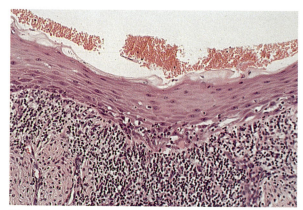

図6 扁平苔癬 上皮基底細胞の変性に関連するコロイド小体（Civatte body；中央）を認める．

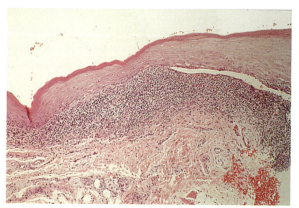

図7 扁平苔癬 上皮と上皮下組織との分離（Max Joseph spaces）がしばしば認められる．

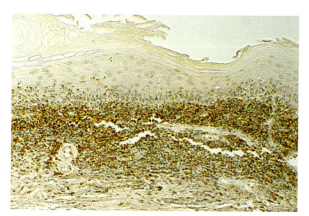

図8 扁平苔癬 免疫染色により，帯状浸潤を示すリンパ球の多くはCD45RO（UCHL-1）陽性である．

CD8陽性T細胞の浸潤が誘導され，上皮の基底細胞を攻撃することで発症する．

▶**組織所見** 口腔粘膜組織が苔癬様組織反応 lichenoid tissue reactionを示すことを特徴である．上皮基底層と固有層の界面に帯状のリンパ球浸潤（図4），液状変性 liquefaction degeneration，基底膜は断裂，血清成分に由来する好酸性物質の線状沈着などがみられる．上皮の表層では角化の亢進や有棘細胞の肥厚が起こり白色型病変を形成する（図5）．また，上皮下層ではアポトーシスを認め，好酸性の上皮細胞断片Civatte body（硝子体，コロイド小体）が形成される（図6）．基底細胞が傷害され棘細胞が直接に固有層のリンパ球と接するために生じる鋸歯状変化が弱拡大で観察される．液状変性が進むと上皮と上皮下結合組織が分離（Max Joseph spaces）して，上皮層が剥離する（図7）．上皮直下に帯状に浸潤するリンパ球は主としてリンパ球である（図8）．紅色型は菲薄化した平坦な上皮で覆われている．上皮が傷害されてびらんが生じると，新たに様々な抗原に感作され，液性免疫の誘導が起こり，形質細胞が出現し，炎症性変化は広範に広がる．これらの組織像は病変の慢性経過に従い変化し，炎症性細胞浸潤がびまん性に粘膜下層まで広がる．血管破綻や上皮傷害によりヘモジデローシスやメラノーシスが出現する．

様々な病変で苔癬様組織反応がみられ，鑑別すべきものして非均質型白板症，異型上皮および上皮内癌の一部，天疱瘡および粘膜類天疱瘡，エリテマトーデス，ウイルス性口内炎，口腔カンジダ症，白色海綿状母斑などがある．

口腔扁平苔癬は頻度が低いものの，がんへ悪性転化することが知られており，口腔粘膜の潜在性悪性疾患 potentially malignant disorders of the oral mucosa（WHO 2007）の一つとみなされている．

多形(滲出性)紅斑

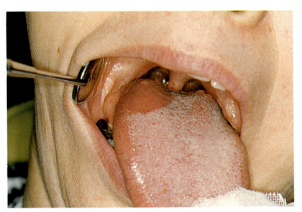

図1 多形(滲出性)紅斑　左側舌後方に舌乳頭の萎縮を伴う境界明瞭な紅斑がみられる．

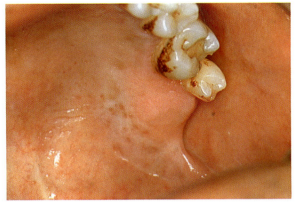

図2 多形(滲出性)紅斑　左側硬口蓋粘膜に小水疱が多発している．

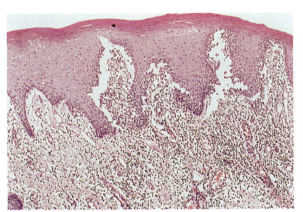

図3 多形(滲出性)紅斑　上皮下水疱の周囲下方に，血管中心性のリンパ球浸潤とびまん性の水腫が広がる．

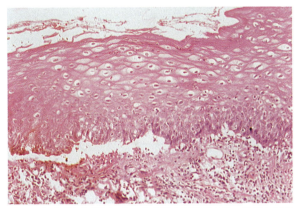

図4 多形(滲出性)紅斑　上皮基底細胞が変性・壊死を起こし，上皮下水疱が形成され，リンパ球が浸潤している．

● 多形(滲出性)紅斑 erythema (exsudativum) multiforme は主として感染に対する反応によって皮膚および粘膜に同心円状の特徴的な紅斑が多発する疾患である．

▶臨床所見　病態は四肢の皮膚に限局する軽症型と，紅斑ならびに水疱性発疹が口腔粘膜(図1)を含め全身に広がり，発熱などの全身症状を伴う重症型に分けられる．紅斑の多くは類円形で，周縁部がやや黄白色を帯びて隆起する．紅斑域内に潰瘍を伴うと，黄白色のフィブリン性偽膜と紅斑が対比されて同心円状にみえる病変といわれる．口腔内でも紅斑が複数形成されることがあり，潰瘍，びらん，出血性痂皮を伴う(図2)．全身性で重症の場合，口腔・眼瞼・外陰などの粘膜に紅斑性病変が広がって，出血や水疱形成の激しいものはStevens-Johnson症候群といわれる．口腔では水疱が破裂して，びらん・潰瘍を形成し，疼痛のため摂食困難になることもある．さらに重症型として中毒性表皮壊死融解症 toxic epidermal necrolysis (TEN) がある．治療としては，ステロイドが奏効する．感染症が原因である場合はその治療を行う．単純ヘルペスウイルスが原因のときは再発することがある．

▶病理発生　原因は特定できていないが，感染症(単純ヘルペスウイルスやマイコプラズマ)，薬剤，アレルギー性疾患などが病因として示唆されている．

▶組織所見　病変部粘膜の本来の層構造が消失して肉芽組織化した背景に，上皮基底部へのリンパ球を主体とした炎症性細胞浸潤と基底細胞の液状変性により上皮下水疱が形成される．また血管周囲性に，リンパ球や好酸球などの炎症性細胞が浸潤する(図3, 4)．紅斑辺縁部では上皮過形成を認める．

天疱瘡

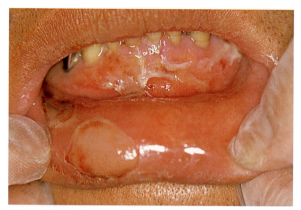

図1 天疱瘡　歯肉・口唇粘膜に水疱が形成され，びらんが生じている．

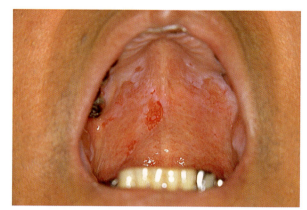

図2 天疱瘡　好発部位である口蓋粘膜に水疱が形成されて，破裂した部分がびらん化している．

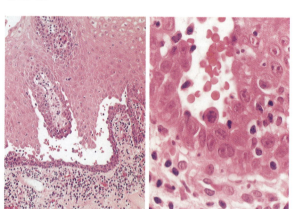

図3 天疱瘡　棘融解による水疱形成．基底細胞層は粘膜固有層結合組織側に付着・残存している（左）．水疱内にTzanck細胞が浮遊している（右）．

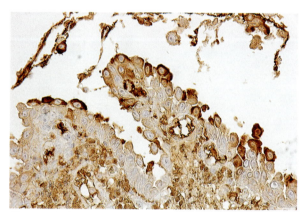

図4 天疱瘡　水疱に面する棘細胞間にIgG沈着が証明される．

● 天疱瘡pemphigusは，天疱瘡抗原と呼ばれる自己抗原に対する自己抗体が生成されることにより，皮膚・粘膜に水疱やびらんを形成する自己免疫疾患である．

▶臨床所見　口腔粘膜では尋常性天疱瘡pemphigus vulgarisの頻度が高く，粘膜病変が主である粘膜優位型と，粘膜のみならず皮膚も広範囲に侵される皮膚粘膜型に分類される．口腔粘膜に生じた水疱は食事などで容易に破裂し，びらん，潰瘍を形成する（図1，2）．病巣部周囲の粘膜も擦過すれば容易に上皮の剥離が生じる（Nikolsky現象）ので，他の水疱性疾患との鑑別に有用である．また，血清中に後述の自己抗体が上昇する．治療はステロイド療法が主で，皮膚感染管理が中心の対症療法となる．

▶病理発生　天疱瘡抗原は，デスモゾームを構成する分子のうち，口腔粘膜上皮傍基底細胞層に発現するカドヘリン型細胞間接着因子デスモグレイン3（Dsg3，皮膚粘膜型ではDsg1とDsg3）である．デスモグレイン3にIgG4主体のIgG4自己抗体が結合し，細胞接着が障害されて棘融解acantholysisが生じ，上皮内水疱が形成される．

▶組織所見　水疱は基底細胞層直上の棘細胞間に生じ，棘融解した棘細胞が水疱内に浮遊し，球状大型の様相を呈し，Tzanck細胞といわれる（図3）．基底細胞と基底膜とのヘミデスモゾーム結合は障害されないので，基底細胞層は粘膜固有層結合組織側に残る．天疱瘡の診断は病理組織学的所見がみられるとともに，免疫組織学的に，病変部の細胞上のIgG4沈着の確認が有用である（図4）．また，患者末梢血血清またはIgGを用いて免疫組織化学的に自己抗体が上皮細胞膜に結合するのを証明することもできる．

類天疱瘡

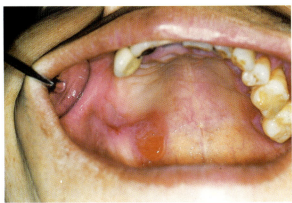

図1 類天疱瘡 口蓋粘膜に血性滲出液の入った水疱が生じている．

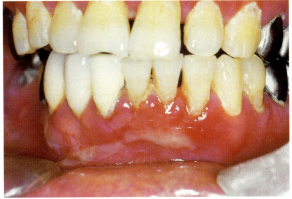

図2 類天疱瘡 歯肉粘膜に広範囲に水疱の天蓋上皮が残存している．

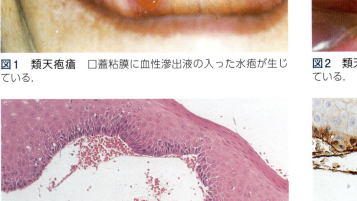

図3 類天疱瘡 基底細胞層直下に水疱が形成され，上皮全層が粘膜固有層相当の結合組織から剥離している．

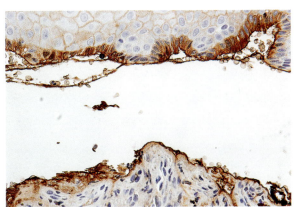

図4 類天疱瘡 免疫組織化学で，上皮基底膜部に線状にIgG（茶色）の沈着が証明される．

● 類天疱瘡 bullous pemphigoid は，類天疱瘡抗原と呼ばれる自己抗体によって，基底細胞の基底側のヘミデスモゾーム形成が障害されて，全身の皮膚・粘膜に基底細胞下水疱が生じる疾患である．天疱瘡とは水疱が形成される解剖学的位置が異なることに留意する．

▶臨床所見　主に皮膚に症状が現れる水疱性類天疱瘡と，粘膜に現れる粘膜類天疱瘡に大別される．口腔内では容易にびらん化，潰瘍化するために，粘膜が広く赤色に変化し，歯肉での症状が目立つ場合，剥離性歯肉炎とも呼ばれる（図1，2）．患者末梢血中に後述の自己抗体を確認できる．びらんが上皮化した後に瘢痕化して治癒することもある．

▶病理発生　類天疱瘡抗原としては，皮膚類天疱瘡では分子量180kDaあるいは230kDaの分子として知られていたBP180（XVII型コラーゲン）やBP230（デスモゾームの構成分子デスモコリン）が，粘膜類天疱瘡ではBP180やラミニン332がそれぞれ特定されつつあり，これらの分子を標的とする自己抗体が，水疱形成に関与すると考えられる．

▶組織所見　水疱が基底細胞層直下に生じ，上皮全層が一塊になって粘膜固有層相当の結合組織から剥離している．上皮細胞間の結合は障害されないために，尋常性天疱瘡に出現するTzanck細胞などは認められない．水疱直下の粘膜固有層は肉芽組織化し，形質細胞，リンパ球などの細胞浸潤を伴うことが多い（図3）．類天疱瘡の診断は，臨床的に水疱およびびらん，病理組織学的に上皮下水疱を確認するとともに，免疫組織化学的には，基底膜と基底細胞層にIgG陽性反応を証明する（図4）．多形（滲出性）紅斑やアミロイドーシスなどとの鑑別診断が重要である．

色素沈着

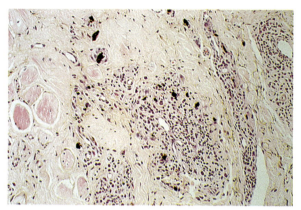

図1 色素沈着　粘膜上皮下の結合組織に，黒褐色，顆粒状の金属色素が沈着している．

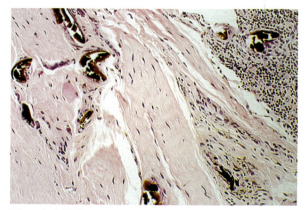

図2 色素沈着　金属色素は上皮下結合組織の組織球および毛細血管内皮細胞内に認められる．

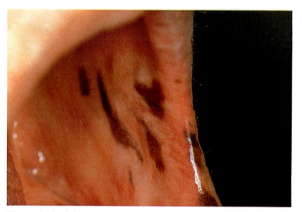

図3 色素沈着　黒褐色のメラニン色素沈着が頰粘膜から口唇にかけて広がる．

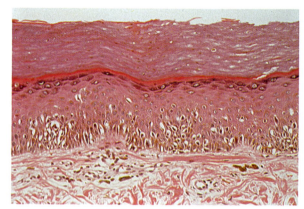

図4 色素沈着　粘膜重層扁平上皮の基底層に褐色のメラニン色素が沈着し，上皮直下の結合組織にメラノファージが散在している．

●色素沈着pigmentationは外来性色素や，生体内に存在する内在性色素が種々の生理的あるいは病的機転で皮膚や口腔粘膜に沈着する病変である．

▶臨床所見　外来性色素には，黒毛舌の細菌性色素(p.131)，水銀，鉛，蒼鉛，アマルガムなどの金属があげられる．内在性色素としてはAddison病やPeutz-Jeghers症候群，McCune-Albright症候群，von Recklinghausen病などに出現するメラニン色素，黄疸によるビリルビン(胆色素)，出血に伴うヘモグロビン(血色素)由来のヘモジデリン(血鉄素)などがあげられ，口腔粘膜にも沈着する．

▶病理発生　金属は硫化などの化学反応を経て結合組織中のマクロファージや血管内皮細胞に取り込まれ，その後，線維芽細胞を含む固着細胞によって色素沈着が維持される(入れ墨)．メラニン色素沈着の程度は上皮基底層に位置するメラノサイトの数でなく，メラニン顆粒の産生量と性状によって決定される．ヘモジデリンは局所あるいは全身の循環障害に伴って沈着する．

▶組織所見　金属の沈着は肉眼で認識できる着色部の粘膜固有層・粘膜下層において，血管内皮細胞やマクロファージ・線維芽細胞に貪食されている(図1，2)．メラニン色素はメラノサイトの存在する上皮基底層域の上皮細胞に沈着することが多い(図3，4)．ヘモジデリンなどのヘモグロビン由来の色素は，出血やうっ血部周囲のマクロファージに貪食されている．

母斑細胞母斑

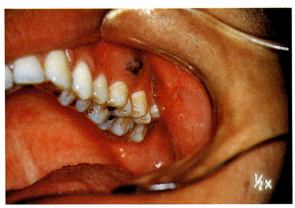

図1　母斑細胞母斑　上顎臼歯部歯肉粘膜にやや隆起した黒色色素がみられる．

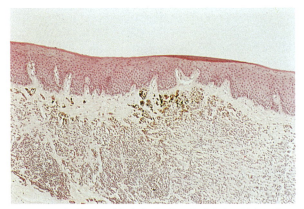

図2　母斑細胞母斑（真皮内母斑）　粘膜上皮下結合組織に，黄褐色色素を随伴した細胞が胞巣状ないしびまん性に増生している．

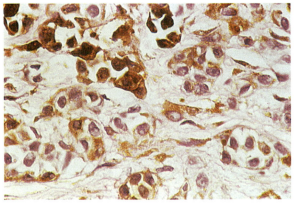

図3　母斑細胞母斑（真皮内母斑）　小型で類円形の細胞質に均質なクロマチンの核を入れた母斑細胞が胞巣状に増殖している．病変の表層部ではメラニン色素が目立つ．

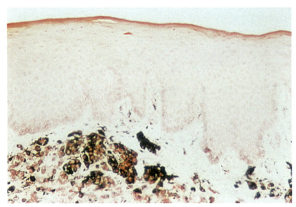

図4　母斑細胞母斑（真皮内母斑）　メラニン色素はFontana-Masson染色で黒褐色に染まる．

● 母斑細胞母斑 nevus cell nevusは，メラニン色素産生能を有する母斑細胞が先天性ないし後天性に増生する過誤腫的な病変である．母斑細胞が小型類円形のもの（非青色母斑）と樹枝状ないし紡錘形を示す青色母斑とがあり，口腔では前者が圧倒的多数を占める．

▶**臨床所見**　生下時〜乳児期に発症し，小児期〜思春期にかけて増大するが，成人期〜中年期にも出現することがある．女性に比較的多く，主に口蓋に発症し，頰粘膜や口唇，歯肉にも出現する．色調は黒褐色で，大きさや形状は一定しないが，一般に小さく斑状を示すものが多い．扁平あるいはわずかに隆起するが，皮膚ほど隆起は目立たない（図1）．

▶**病理発生**　母斑細胞は神経堤由来で，Schwann細胞にもメラノサイトにも分化しきれていない細胞と考えられている．上皮基底層と粘膜固有層（真皮）との境界部（接合部）で増殖する母斑細胞はメラニン色素を豊富に含み，粘膜固有層（真皮）から粘膜下層（皮下組織）の母斑細胞では色素が少ない．

▶**組織所見**　皮膚では増殖する母斑細胞の存在部位によって，上皮基底層と真皮との境界（接合部）に増生する接合性母斑，真皮内の真皮内母斑，双方にまたがる複合性母斑の3型に分類され，口腔では真皮内母斑に相当するものが最も多い．接合部から粘膜固有層表層では母斑細胞は大型でメラニン色素を豊富に有し，胞巣状に増殖するが，深層では小型の母斑細胞がびまん性に増殖し，メラニン含有量も少ない（図2，3）．また，表層では母斑細胞が合胞化して多核巨細胞化する．メラニン色素はFontana-Masson染色で黒褐色に染め出され（図4），シュウ酸漂白法によって脱色される．

白板症

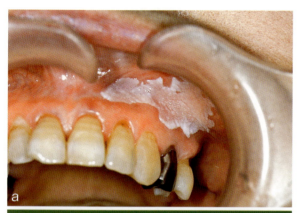

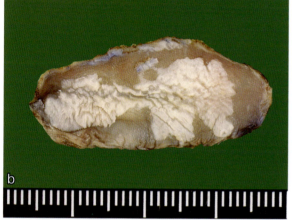

図1 白板症（均質型） 上顎右側前歯から小臼歯部頬側歯肉に，境界明瞭な，表面平坦で，やや皺状の白色病変（a）．固定後の切除物（b）でみると，波状の皺が規則的に配置されている．

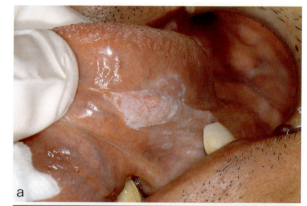

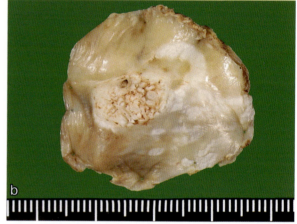

図2 白板症（非均質型） 舌下面左側から口腔底にかけて，境界の明瞭または不明瞭な白さが異なり，表面平坦から粗糙までの白色病変が広がる（a）．固定後の切除物（b）でみると，疣贅状と斑状の部分が区別される．

●白板症 leukoplakia は臨床病態を指す用語で，病理学的に単一疾患として規定されるものではない．紅色の口腔粘膜の一部が白色斑状・板状に変化した病態の総称である．

▶臨床所見　わが国では，中高年の男性に多いとされたが，近年は高齢女性に増加している．舌から口腔底まで口腔内のどの部位にも生じる．病変は単一限局性から多中心性まで多様である．肉眼的には，上皮の肥厚・角化程度により光線の反射・屈折・吸収性の変化によって灰白色から純白色まで様々な白さを呈する．表面は平滑なこと（均質型，図1）もあるが，顆粒状や凹凸不整を呈する場合（非均質型，図2）もある．前者は平坦型，波状・皺状型（図1b），敷石状型，後者は疣贅型（図2b），結節型，潰瘍型，紅斑型に区別される．病理組織学的には，白板症は4つの異なる段階の病変：1）過形成上皮（上皮過形成症），2）異型上皮（上皮異形成症），3）上皮内癌（上皮内腫瘍），4）扁平上皮癌が含まれる可能性がある．このうち，異型上皮と上皮内癌の頻度が高いが，各病変が単独に発症する場合よりも，1つの白板症病巣内にこれらの4病変のいずれかが同時に発生することが多い．白板症を単に前がん病変とみなすのでなく，悪性病変が含まれている可能性のある病変複合体として認識すべきである．

▶病理発生　病因として局所的に作用する化学的因子や物理的因子が考えられる．過剰な喫煙や嚙みタバコの常習や高濃度アルコール飲料の摂取などがあげられるが，わが国ではそれらの習慣は一般的でなく，不適合補綴物，齲蝕・破折による歯の鋭利端，歯列不正や咬合不安定による咬傷・誤咬などの機械的因子や歯科用金属による電気的因子などに起因した慢性口腔粘膜炎があげられる．生物的因子としてはカンジダ感染やヒトパピローマウイルス（HPV）などのウイルス感染

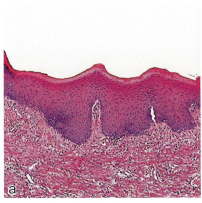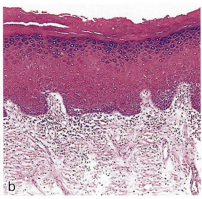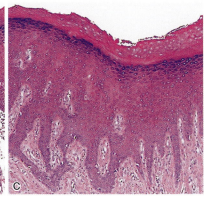

図3 白板症（異型上皮） 錯角化と正角化が混在し（a），顆粒層が出現して上皮釘脚が融合・扁平化したり（b），不揃いに伸長し（c），上皮層が肥厚している．

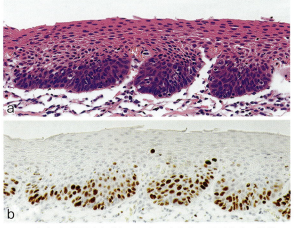

図4 白板症（異型上皮） 釘脚の滴状化も異型上皮の特徴で，上半層の錯角化細胞と下半層の濃染性の傍基底細胞の配置が対照的（a）．細胞周期に入ったKi-67免疫陽性細胞が下半層に凝集（b）．

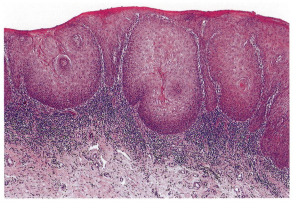

図5 白板症（上皮内癌） 滴状の釘脚が著しく増大して，形状も不規則．表層は錯角化し，胞巣中央に円形の異角化が散在．上皮層直下に高度なリンパ球反応が帯状に広がる．

も背景病変として注目される．全身的因子としてはビタミンAやビタミンB複合体の欠乏などが指摘されている．

▶**組織所見** 過形成上皮では正常上皮の角化層または棘細胞層が肥厚するが各層構造は保持されているのに対して，異型上皮では各層の区別が不明瞭になってそれぞれの細胞構成に混乱が生じている．表層は過錯角化症または過正角化症を呈する．錯角化症型の方が高頻度だが，両者が混在する場合もある（図3a）．正角化症型では，角化細胞が脱核してケラトヒアリン顆粒を含む顆粒層が形成され（図3b, c），扁平上皮癌と共通の角化様式となる．棘細胞が増生する棘細胞症のために上皮釘脚は延長・腫大・融合して，先端が扁平化したり（図3b），2段階の釘脚など不揃いになる（図3c）．傍基底細胞の増殖によって基底細胞の整列が消失した状態が異型上皮である．特に傍基底細胞が巣状に増殖すると特徴的な滴状の釘脚形状となり（図4a），下半層の傍基底細胞集団（図4b）と上半層の角化細胞が対比的になる．釘脚内に単一細胞異角化や円形異角化巣がみられることもある（図5）．異型上皮の上皮層の下方では，粘膜固有層が消失してリンパ球主体の炎症性細胞浸潤を含む肉芽組織反応を伴い，しばしば苔癬様反応を呈する（図3b，4，5）．

異型上皮は軽度・中等度・高度に分類されるが，構造異型と細胞異型の程度と出現頻度によって3段階に判定される．高度異型上皮を上皮内癌と区別するのは困難なため，両者は同義とみなされている（図5）．この判定では，予後・悪性転化と必ずしも相関しないので，免疫組織化学を導入した診断法が広まってきている（図4b）．近年は，標本採取が比較的容易で生体侵襲性もない細胞診の有用性が見直されてきている．

紅板症

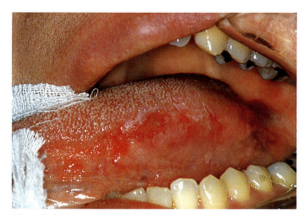

図1 紅板症 舌辺縁部に広範囲の紅斑と舌乳頭の消失を認める.

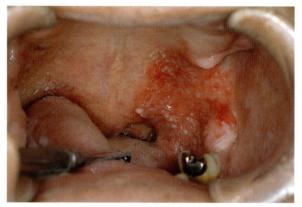

図2 紅板症 上顎左側歯槽堤から口蓋,口峡咽頭部にかけて小白斑を交えて紅色病変が一部境界不明瞭に広がる.

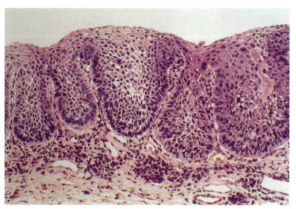

図3 紅板症（高度異型上皮） 大型濃染細胞が単調に増殖し,表層に向かって角化すると同時に基底層に不揃いに整列している.上皮内癌との区別が困難である.

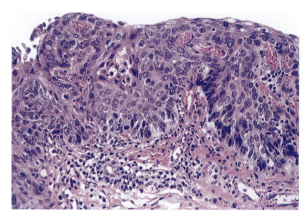

図4 紅板症（上皮内癌） 基底細胞様細胞の増殖からなる.角化傾向がなく,上皮層内に血管が分布しているのが紅色調になる理由である.

● 紅板症 erythroplakia は,口腔粘膜のビロード様紅色の斑状・板状病態を指す臨床診断名で,白板症に対応する用語である.

▶臨床所見 50〜60歳代以上の高齢者に好発し,男女差はない.部位は,白板症とは異なり,口腔底,頬,口峡咽頭部など非角化性上皮の分布する粘膜に好発する.発生頻度は白板症より低い.肉眼的には周囲境界がやや不明瞭で不規則な形状の赤色斑としてみられる（図1, 2）.なかに粘膜のびらん・顆粒状隆起・白斑などが混在することがあり,不均質型白板症の一部を構成することもある.赤くみえるのは,粘膜上皮が菲薄化し,滴状釘脚間隙に血管が侵入して表層近くに分布し,明瞭な角化層を伴わないからである.

▶組織所見 紅板症は組織学的には,高度異型上皮または上皮内癌であることが多く,放置すると微小浸潤または明らかな浸潤を示して扁平上皮癌に進行することがある.

紅板症では,軽度の棘細胞症を伴う場合もあるが,多くは上皮層が薄く,角化・錯角化の亢進はない.大小・形状不整の濃染核を有する核/細胞質（N/C）比の増大した基底細胞様細胞が表層まで増殖し（図3, 4）,細胞間隙が拡大している.基底第1層細胞は特に大型化して,正常の基底細胞とは形状が全く異なる（図3）.表層の角化亢進がないことと基底細胞様細胞の単調増殖巣内には血管が埋入されている（上皮内血管）ことが肉眼的に赤くみえる理由である.基底膜は保たれており,粘膜固有層相当の結合組織には浸潤しない（図3, 4）.上皮層直下の結合組織中には,拡張した血管が多く,その周囲にはリンパ球,形質細胞など慢性炎症性細胞の浸潤を伴う.

Behçet病

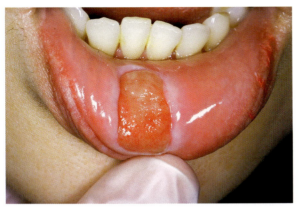

図1 Behçet病　下唇には大型で不規則な形状の深い潰瘍が拡大している．

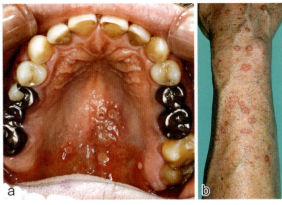

図2 Behçet病　硬口蓋に複数の不整形の潰瘍が融合しながら増大している(a)．同一患者の前腕部皮膚には紅斑様皮疹が多発している(b)．

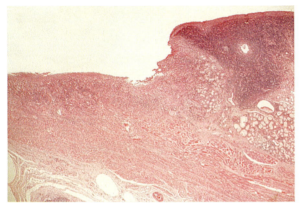

図3 Behçet病　口腔粘膜潰瘍の組織像．潰瘍底と潰瘍周囲には非特異的に，急性・慢性炎症性細胞が浸潤している．

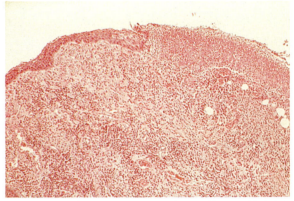

図4 Behçet病　潰瘍表面はフィブリンに覆われ，潰瘍底は幼若肉芽組織で，非特異的炎症像を示す．潰瘍周囲には上皮が再生している．

● Behçet病は典型的には口腔粘膜のアフタ性潰瘍，外陰部潰瘍，皮膚症状および眼症状の4徴候を有する，慢性再発性の全身性炎症性疾患である．

▶臨床所見　口腔粘膜のアフタ性潰瘍は必発で，舌，頰粘膜から口唇，口蓋まで発症し，通常のアフタに比べて明らかに大型，不規則な形状で多発性である（図1，2）．外陰部潰瘍は男性では陰囊や陰茎に，女性では小陰唇に生じる．潰瘍は深掘れ型で1～2週間で治癒したのち瘢痕化することもある．皮膚症状としては硬結の触れる結節性紅斑様皮疹が特徴で，痤瘡様に顔面，頸部から四肢に生じる（図2b）．皮膚表層に血栓性静脈炎がみられることがあり，採血などで針を刺入したあとに発赤や小膿疱が形成される．眼には，前房蓄膿性虹彩毛様体炎，網膜ぶどう膜炎（網膜炎）を生じる．以上の4つの主症状のほかに，副症状として，膝などの関節炎や深部静脈血栓症などの血管病変，腸管潰瘍などの消化器病変，髄膜炎，片麻痺や認知症などの神経病変があり，それぞれ血管Behçet病，腸管Behçet病，神経Behçet病という．近年は口腔，外陰，皮膚，眼の4臓器に限定せず，全身的に広がる多発性病態として理解されている．

▶病理発生　病因は不明であるが，ウイルスや細菌などの感染，有機リンなどの環境因子に起因する自己免疫性背景が示唆されている．ヒトの組織適合性抗原であるヒト白血球抗原（HLA）のうちHLA-B51抗原と相関することが知られている．

▶組織所見　口腔粘膜のアフタ性潰瘍は非特異的な潰瘍で，活動期では潰瘍が深く，大型化する傾向がある．潰瘍面はフィブリン網に好中球を混在しているが，時間の経過により炎症性細胞の構成はリンパ球と形質細胞が主体になって治癒に向かう（図3，4）．

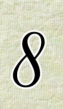

8 顎骨および顎関節の病変

骨を構成する細胞は，造骨系の細胞と吸収系の細胞に大別できる．両者は異なる細胞系に由来するが，直接的あるいは間接的に相互の増殖，分化，機能を調節し，骨形成と骨吸収の平衡を保っている．そして，両者の均衡が崩れると骨の減少や増加を伴う疾患が発症する．そのため，骨に発生する病変を理解するには，正常な骨・軟骨組織の構造（図8-1～3）と代謝を理解しておくことが重要である．

1. 骨を構成する細胞の分化と機能

骨形成過程で中心的な役割を担う細胞は骨芽細胞で，軟骨細胞，骨髄間質細胞（脂肪細胞を含む），筋細胞などと共通の未分化な間葉系細胞に由来する．骨形成の亢進が原因で発症する疾患には外骨症，線維性骨異形成症，Garré骨髄炎，慢性硬化性骨髄炎などがある．どのような分子機構でこれらの疾患の骨形成が

図8-1　ヒトの下顎骨　外側は皮質で囲まれ，内部に海綿骨がみられる．

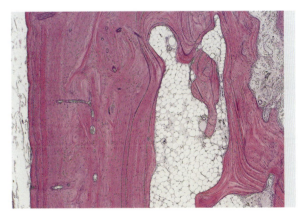

図8-2　ヒト顎骨の拡大像　左側は皮質骨，右側は海綿骨．

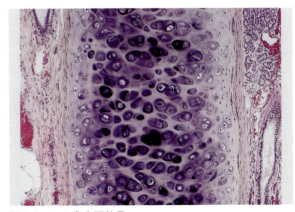

図8-3　ヒト鼻中隔軟骨

亢進するのかは明らかにされていない点が多い．

　一方，骨吸収を司る細胞は破骨細胞で，造血系細胞に由来する．骨吸収の異常によって引き起こされる疾患には，大理石骨病，Paget骨病，副甲状腺機能亢進症などがある．大理石骨病は破骨細胞の異常によって骨吸収機能が低下する疾患であるが，その原因が破骨細胞の前駆細胞にある場合と，破骨細胞の形成を支持する骨髄間質細胞の異常で破骨細胞形成が誘導されない場合の2つの発症様式がある．Paget骨病，副甲状腺機能亢進症などでは，破骨細胞性骨吸収が亢進するが，骨形成も亢進している場合が多い．

2. 2つの骨化様式

　骨は軟骨内骨化または膜性骨化の2つの様式のどちらかで形成される．いずれの骨化様式でも，まずはじめにみられる変化は，骨・軟骨形成予定域での間葉系細胞の密集である．その後，軟骨内骨化ではまず軟骨が形成され，同部に骨組織が添加されて骨化が進行する．長管骨，脊椎骨などはこの骨化様式で形成される．一方，膜性骨化では，間葉系細胞の密集部に軟骨形成を経ずに直接骨が形成される．多くの頭蓋骨および鎖骨はこの骨化様式で形成される．軟骨無形成症では軟骨内骨化で形成される骨格の異常がみられ，膜性骨化で形成される頭蓋骨や鎖骨などには異常がみられない．一方，鎖骨頭蓋異形成症では，膜性骨化で形成される骨，すなわち頭蓋骨や鎖骨などの形成が障害されるが，四肢や身長には大きな変化がみられない．

3. 骨系統疾患の原因遺伝子

　顎骨には種々の疾患が発生するが，それらは全身疾患の部分症状として顎骨に病変が発現するものと，顎骨のみに病変が発症するものとに大別できる．前者は骨系統疾患と呼ばれ，種々の疾患が含まれる（骨系統疾患の新国際分類は，Am J Med Genet A 167：2869-2892, 2015に掲載されている）．最近の分子生物学，遺伝学の進歩によりこれらの疾患の原因遺伝子が明らかにされつつある．

　骨系統疾患で原因遺伝子が古くから解析されているのは骨形成不全症である．骨形成不全症のほとんどはⅠ型コラーゲン遺伝子の異常で，すでに100以上のⅠ型コラーゲン遺伝子の異常が報告されている．軟骨無形成症の原因遺伝子の解析も急速に進んでおり，線維芽細胞成長因子fibroblast growth factor（FGF）の受容体：FGF receptor（*FGFR*）遺伝子の種々の異常が明らかにされている．鎖骨頭蓋異形成症は骨芽細胞の分化を調節する転写因子*RUNX2*の変異が原因で起こる．また，Crouzon症候群では*FGFR2*遺伝子の変異のために，恒常的にFGFのシグナルが活性化（constitutively active, gain-of-function）されていることも報告されている．McCune-Albright症候群の原因はGTP結合タンパク（Gタンパク）のうちのホルモン感受性アデニル酸シクラーゼ系で促進的に働くGsαタンパクをコードする*GNAS*遺伝子の変異である．その他にも多くの骨系統疾患の原因遺伝子が解析されている．

鎖骨頭蓋異形成症

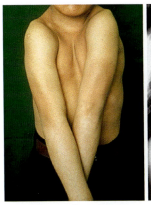
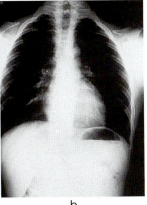

図1 鎖骨頭蓋異形成症　a：前胸部で両肩を近接できる．b：両側性の鎖骨欠損をみる．

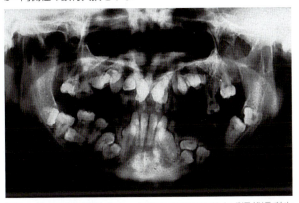

図3 鎖骨頭蓋異形成症　多数の未萌出歯および埋伏過剰歯を認める．

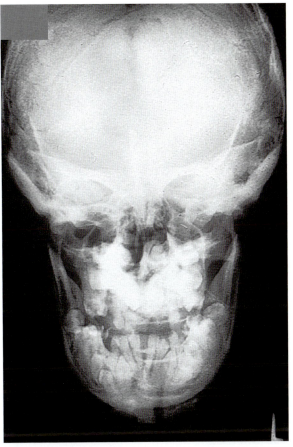

図2 鎖骨頭蓋異形成症　骨化不全による泉門の開存や顔面中央部の骨の低形成を認める．

- 鎖骨頭蓋異形成症 cleidocranial dysplasia は，鎖骨頭蓋異骨症 cleidocranial dysostosis ともいわれ，鎖骨と頭蓋骨の形成障害を主徴とする先天性の骨系統疾患である．多くは常染色体優性遺伝を示すが，常染色体劣性遺伝の報告もある．

▶臨床所見　鎖骨欠損のため肩を過度に動かし，前胸部で両肩を近接させることができる（図1a）．鎖骨欠損は両側性にみられることが多いが（図1b），片側性や部分的であることもある．頭蓋では，骨化不全による泉門の開存（図2）や縫合部周囲に挿間骨が介在し，頭部の拡大をきたす．顔面中央部の骨（鼻骨，涙骨，上顎骨，上顎洞）には低形成がみられ，鼻の陥凹や両眼隔離が起こる．関節突起や筋突起の発育は不良で，下顎切痕は浅く，下顎角は開大する．椎骨では脊椎破裂や側彎がみられ，低身長をきたすこともある．骨盤では腸骨・仙骨・恥骨間の癒合不全（形成不全）がみられる．股関節や手足の骨にも異常を認める．

　口腔では顎骨や歯に異常がみられる．上顎では顎骨の低形成，副鼻腔の発達不良，高口蓋，口蓋裂，口蓋正中部に溝（左右の口蓋突起癒合部に一致）がみられる．下顎では自然骨折，正中縫合不全，下顎角の開大がみられる．上顎骨の発育不良のため相対的に下顎前突を呈する．歯の異常としては萌出遅延が多く，X線像では多数の未萌出歯や埋伏過剰歯を認める（図3）．萌出遅延は乳歯よりも永久歯で高度である．埋伏歯に関連して嚢胞の発生をみることもある．エナメル質の形成不全，細胞性セメント質の欠損，歯冠や歯根の形態異常も報告されている．

▶病理発生　骨芽細胞分化に関わる *RUNX2*（遺伝子座位：6p21）の突然変異による．

大理石骨病

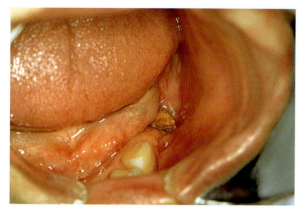

図1 大理石骨病　口腔内では6⏌の抜歯窩に持続性の排膿を伴う露出した腐骨が認められる．

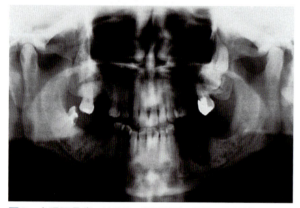

図2 大理石骨病　X線像では下顎骨の骨梁の不規則な緻密化がみられる．

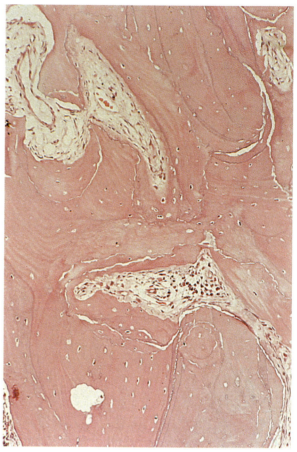

図3 大理石骨病　顎骨は不規則な層板構造を持つ緻密骨梁からなり，狭窄した骨髄腔には炎症性細胞浸潤がある．

● 大理石骨病 osteopetrosis（marble bone disease）は全身性の骨硬化症を呈する遺伝性疾患で，遺伝様式と臨床像により，1) 乳児型，2) 中間型，3) 成人型，4) 腎尿細管アシドーシスを伴う型の4型に分類される．

▶ **臨床所見**　1) 乳児型：常染色体劣性遺伝．胎児期や乳幼児期に発症する重症型で，出生直後から発育障害，骨折，感染，貧血，肝脾腫などがみられ，多くは乳幼児期に死亡する．頭蓋骨硬化を起こし，口腔では，硬化した下顎骨は難治性の慢性骨髄炎を起こすことが多い（図1）．歯の萌出障害，多数歯の埋伏，歯の形態異常や歯髄腔狭窄などが報告されている．X線像では，顎骨に骨硬化がみられ，不規則な緻密骨梁がみられる（図2）．2) 中間型：常染色体劣性遺伝．小児期に発症する．3) 成人型：常染色体優性遺伝．軽症であり，無症状でX線撮影で偶然発見される場合も多い．しかし骨髄炎，病的骨折，骨硬化による脳神経障害などがみられる．4) 腎尿細管アシドーシスを伴う型：常染色体劣性遺伝：carbonic anhydrase II の欠損によって起こる．頭蓋内石灰化を伴う．

▶ **病理発生**　病因は破骨細胞性骨吸収の障害が主体で，骨芽細胞の機能には障害がないと考えられている．

▶ **組織所見**　特徴的な所見は破骨細胞性骨吸収の低下であり，長管骨骨幹端部では一次骨梁が吸収不全のために残存し，その周囲に新生骨が形成されるので骨梁の幅は広くなる．造血細胞のある骨髄腔は狭小化する．顎骨や頭蓋骨などの膜性骨では，早期の骨髄腔の狭窄はないが，成人では骨硬化が進み，太い骨梁が不規則に癒合して骨髄腔の狭窄を起こす（図3）．骨髄炎を起こすと容易に腐骨化し，狭い骨髄腔には細菌コロニーを多数認める．

骨形成不全症

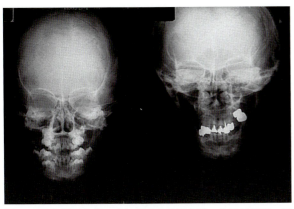

図1 骨形成不全症　左は図2の症例の姉，右は母親で，骨の菲薄化を呈する頭蓋冠は大きく，逆三角形を示す．

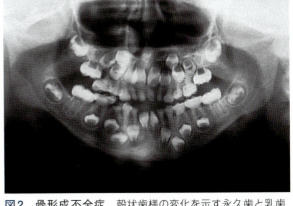

図2 骨形成不全症　殻状歯様の変化を示す永久歯と乳歯．歯冠部歯髄腔の消失と根部歯髄腔の拡大をみる．

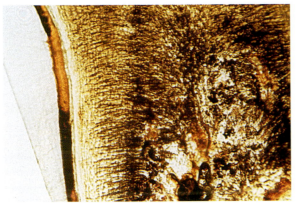

図3 骨形成不全症　象牙細管の走行異常と直線状のエナメル象牙境がみられる（研磨標本，van Gieson染色）．

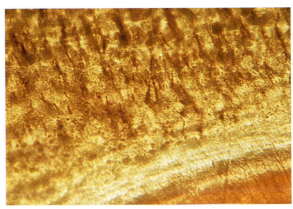

図4 骨形成不全症　不規則な象牙細管の走行と象牙前質の肥厚がみられる（研磨標本，van Gieson染色）．

● 骨形成不全症 osteogenesis imperfecta（OI）は，骨系統疾患のなかでも頻度が高い．骨の脆弱性（易骨折性と骨変形），眼の青色強膜，難聴，関節靱帯の弛緩，歯の形態異常を特徴とする．

▶臨床所見　遺伝様式や臨床像からⅠ～Ⅳ型に分類（Sillenceら）され，Ⅰ型は軽症型で，乳幼児期の易骨折性が主な症状で，約半数が低身長となる．骨変形はほとんど伴わない．Ⅱ型は致死型で，子宮内多発骨折により周産期に死亡する．Ⅲ型は重症型で，成人期まで生存するが，進行性で生下時から骨折を繰り返し低身長となる．Ⅳ型はⅠ型とⅢ型の中間的な重症度を示す．

OIでは，全身骨の脆弱性により多発・反復性骨折が生じる．治癒遅延はみられないが，過剰な仮骨を伴って治癒するため，ときに骨肉腫との鑑別が必要となる．X線像では，頭蓋骨変形，頭蓋骨の菲薄化（膜様頭蓋）に加えて，顔面部に比べ頭蓋冠が大きく，前頭・側頭部が膨隆してみえる（図1）．しばしば象牙質形成不全を合併し，歯冠部歯髄腔の狭窄・消失，歯根の短小化，歯頸部狭窄，殻状歯（貝殻状歯）などの歯の形態異常がみられる（図2）．象牙質形成不全を伴った歯は透明度のある灰青褐色調を呈し，咬耗が著しい．

▶病理発生　多くは常染色体優性遺伝を示すが，劣性遺伝もある．OIは先天性（Vrolik型）と遅発性（Lobstein型）にも分けられるが，現在ではSillenceらのⅠ～Ⅳ型に分類することが多い．先天性OIはⅡ型とⅢ型に，遅発性OIはⅠ型とⅣ型に概ね相当する．Ⅰ～Ⅳ型の発症率は約50％，5％，20％，25％の順である．Ⅰ型コラーゲン遺伝子（*COL1A1*あるいは*COL1A2*）の変異が原因とされる．

▶組織所見　最も特徴的なのは骨細胞の増加と線維骨の存在で，程度は重症度により種々である．歯では象牙質に象牙細管の数や走行の異常を認める（図3，4）．

pycnodysostosis

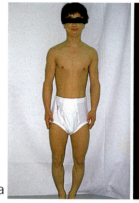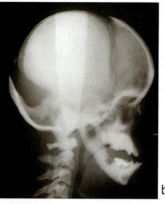

図1 pycnodysostosis　20歳で136.5cmと低身長（a）．X線像で上下顎骨の劣成長と直線状の下顎角（b）．

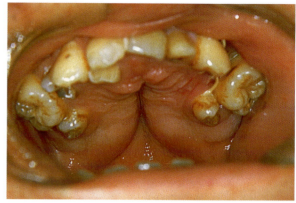

図2 pycnodysostosis　口蓋骨形成不全による口蓋中央部の縦溝と上顎歯の叢生がみられる．

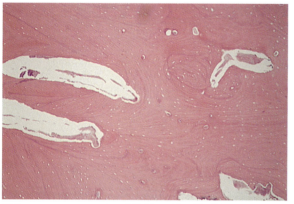

図3 pycnodysostosis　下顎骨は層板骨梁が太く，狭小化した骨髄は炎症で壊死に陥り，細菌がみられる．

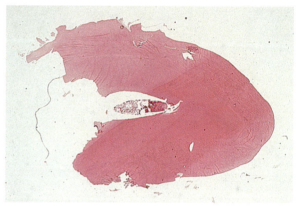

図4 pycnodysostosis　歯には著明な肥厚を示すセメント質増殖がみられる．

●pycnodysostosisは全身性の骨硬化，小人症，指趾末節骨の短縮，頭蓋骨の異常，顎骨の形成不全などを主徴とする硬化性骨異形成症である．

▶臨床所見　顔面骨の低成長のため，前頭骨と後頭骨が突出し，大泉門の開存や頭蓋骨縫合の閉鎖不全がみられる．顔面骨では下顎骨の形成不全が目立つ．四肢の短縮は遠位肢節で強く，小人症を呈し（図1a），指趾の末節骨は形成後に溶解を起こして短くなる．骨折を高頻度に合併し，顎骨では抜歯時に骨折を起こすことがある．X線像では全身の骨の不透過性が亢進するが，特に長管骨，脊椎，頭蓋底，眼窩縁で目立つ（図1b）．口腔では，下顎骨の発育が特に悪く，下顎角はほとんど形成されず直線状となり，鳥貌様外観を示すこともある．下顎切痕が深く，関節突起，筋突起は細い．上顎骨も形成不全を起こし，口蓋は浅くて狭窄し，正中部に深い縦溝をつくる（図2）．歯の萌出遅延，乳歯残存，永久歯の欠如，歯列不正，不正咬合，エナメル質形成不全などもみられる．

▶病理発生　常染色体劣性遺伝を示す．骨吸収過程で重要なカテプシンK遺伝子（CTSK）の突然変異が原因である．大理石骨病と類似するが，大理石骨病で起こる長管骨の骨髄腔の狭小化による進行性の貧血は，pycnodysostosisでは骨髄腔が残るので起こらない．pycnodysostosisでの指趾骨の溶骨性変化は，大理石骨病ではみられない．

▶組織所見　骨は改造線によりモザイク模様を呈する層板骨からなり，石灰化の程度は高く，Havers管は細くなっている．骨梁は太くなって癒合しており，骨髄は狭小化し，骨髄炎を併発することがある（図3）．骨梁辺縁に骨芽細胞や破骨細胞を認めることもあるが多くはない．セメント質増殖や歯髄腔の狭窄が報告されている（図4）．

Crouzon症候群

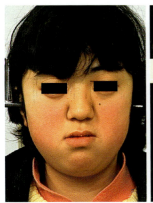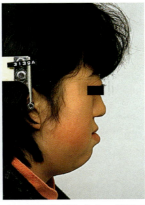

図1 Crouzon症候群　正貌では両眼隔離がみられ，側貌では顔面中央部の陥凹と下口唇の前突がみられる.

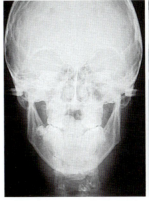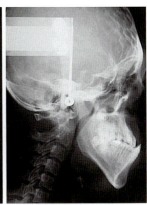

図2 Crouzon症候群　頭部X線像で塔状頭蓋，前頭部の指圧痕状像，上顎部の劣成長と下顎前突がみられる.

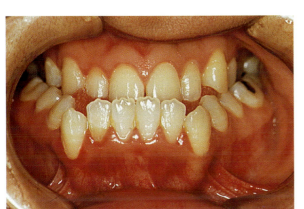

図3 Crouzon症候群　歯列はAngle Ⅲ級の不正咬合を示し，反対咬合がみられる.

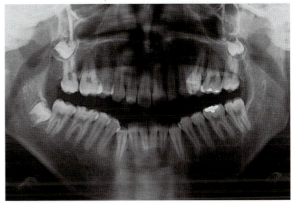

図4 Crouzon症候群　上下顎X線像で，上顎は低成長を呈し，咬合関係は下顎近心咬合，開咬を示す.

● Crouzon症候群は，頭蓋顔面異骨症 craniofacial dysostosis ともいわれる．頭蓋骨縫合の早期骨性癒着と頭蓋顔面骨の異形成によって特徴的な顔貌を呈する．Apert症候群，Pfeiffer症候群，Saethre-Chotzen症候群などとともに，頭蓋縫合早期癒合を起こす頭蓋骨縫合早期癒合症 craniosynostosis に属する．

▶臨床所見　頭蓋縫合の早期癒合(骨化)により頭蓋に種々の狭窄や変形がみられる．すなわち，矢状縫合では舟状頭蓋，冠状縫合では短頭頭蓋，矢状・冠状縫合では尖頭および塔状頭蓋をきたす．眼窩容積は減少し，斜視を伴う眼球突出，視神経萎縮および眼球振盪を起こす．耳管狭窄による難聴，頭蓋底や上顎骨の低形成による顔面中部の劣成長，鼻根部陥凹，両眼隔離がみられる(図1)．相対的に下顎前突となる．脳圧亢進により頭痛，嘔吐，痙攣を起こす場合がある．鼻咽頭腔の狭小から，上気道閉鎖症状が新生児・乳児期にみられることがある．X線像では頭蓋骨の早期骨化のため縫合は消失し，骨の菲薄化により指圧痕状像を呈する．トルコ鞍は広く深くなる．副鼻腔は狭い．上顎の低成長のため，頭蓋骨や下顎骨が相対的に大きくみえる(図2)．口腔所見では，上顎骨の低形成の結果，上口唇は小さく，下口唇は前突下垂する．高口蓋，上顎歯列弓の狭窄，上顎歯の叢生がみられ，交叉咬合，下顎前突や開咬なども起こる(図3，4)．また，部分的無歯症，巨大歯，栓状歯，歯間離開などがみられることがある．

▶病理発生　常染色体優性遺伝形式をとるが，遺伝的異質性がある．現時点では95％の症例で，線維芽細胞成長因子受容体2(*FGFR2*)遺伝子(遺伝子座位：10q26)の変異が原因とされる．

軟骨無形成症

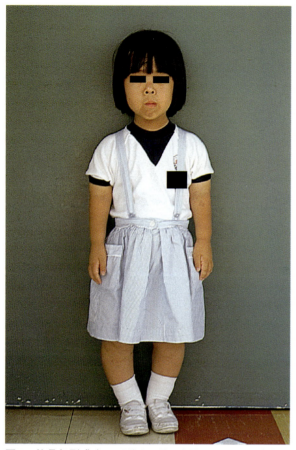

図1 軟骨無形成症　10歳3ヵ月で身長107.6cmの小人症で，短頸，上腕と大腿の短縮，下肢のO脚がみられる．

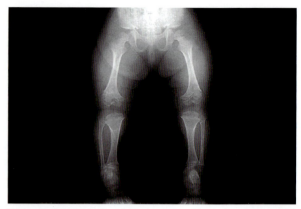

図2 軟骨無形成症　大腿骨，脛骨，腓骨は太く短く，骨幹端部の幅が広い．

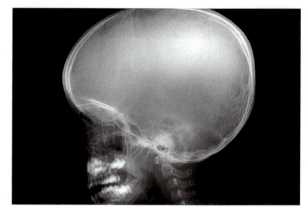

図3 軟骨無形成症　前頭部が大きく，鼻根部が陥凹している．上顎が低成長で，下顎が突出している．

●軟骨無形成症は，狭義の軟骨無形成症achondroplasia，軟骨低形成症hypochondroplasia，致死性骨異形成症thanatophoric dysplasiaに分類される．軟骨無形成症は従来，胎児性軟骨異栄養症chondrodystrophia foetalisと呼ばれていた疾患である．

▶**臨床所見**　四肢短縮による小人症があり(図1)，X線像では長管骨は太く短く，骨幹端部の幅は広い(図2)．頭蓋では蝶形篩骨間軟骨縫合，蝶形後頭骨間軟骨縫合に早期に骨性癒合が起こり，頭蓋冠の拡張，前頭部突出，鼻根部陥凹，上顎部低成長，下顎前突などを起こす(図3)．

▶**病理発生**　常染色体優性遺伝であるが，家族歴のある患者は少なく，罹患者の多く(70～80%)は健常両親からの突然変異である．軟骨無形成症の原因遺伝子は4番染色体短腕(4p16.3)に位置しており，この部には線維芽細胞成長因子受容体3(FGFR3)遺伝子が存在するが，軟骨無形成症ではこの遺伝子の膜貫通領域をコードする部分の突然変異が知られている．軟骨低形成症は軟骨無形成症の軽症型とみなされる場合もあるが，FGFR3遺伝子の突然変異出現率が異なり，またみられない症例もあることから，軟骨無形成症とは別疾患であると考えられている．致死性骨異形成症では四肢は著明に短縮するが，体幹長は正常であり，鼻根部陥凹，狭い胸郭などを呈し，死産か出生後数時間以内に死亡するものが大部分である．本疾患は常染色体優性遺伝でFGFR3遺伝子の突然変異が認められている．軟骨無形成症と類似した疾患としてachondrogenesisがあるが，本疾患は致死性である．

▶**組織所見**　骨端軟骨部で規則正しい柱状配列や軟骨細胞の成熟がみられず，一次海綿骨の形成が悪い．

進行性顔面半側萎縮症

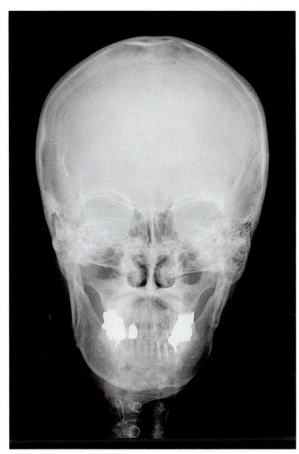

図1 進行性顔面半側萎縮症　左側下顎骨の下顎角部からオトガイ部の骨体が菲薄となり，幅が約半分になっている．

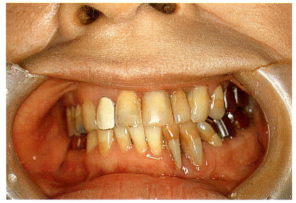

図2 進行性顔面半側萎縮症　左側下顎歯肉歯槽部が萎縮して，[2-4部頬側歯肉は退縮し，歯根が露出する．

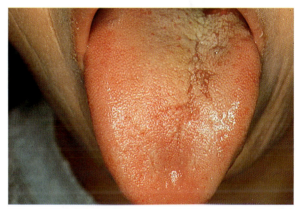

図3 進行性顔面半側萎縮症　左側の舌と口周囲皮膚に萎縮があり，舌の正中線は左側に偏っている．

●進行性顔面半側萎縮症 progressive facial hemiatrophyは顔面半側が進行性に萎縮する疾患で，顔面半側萎縮症 hemifacial atrophy, Romberg症候群とも呼ばれている．発症は乳幼児期が多いが，成人でも起こる．初期には萎縮は限局性であるが，時間とともに顔面半側全体まで進行することもあり（図1），また顔面だけではなく，同側あるいは反対側の肩甲部，上下肢，半身全体に及ぶこともある．

▶臨床所見　萎縮は片側性に眼底周囲，口角部，鼻翼部，頬部などの三叉神経の支配領域に主に起こるが，その範囲は症例により異なる．萎縮する組織は皮膚，皮下組織，線維組織，脂肪組織，筋肉，骨，顎骨と全体に及ぶ．顔面中央部では頬部，頬骨，鼻，眼窩，耳，頭蓋などの組織が萎縮し，口腔領域では上下顎骨，上下口唇，舌，歯槽，口蓋，咽頭などの組織が萎縮する（図2, 3）．顔貌は非対称で左側の方が罹患しやすい．皮膚では側頭，前額，眼瞼，鼻翼，頬部，口角，上下顎の広い部分で片側性の萎縮があり，色素沈着を伴うこともある．頭髪や睫毛の脱毛も起こる．上眼瞼下垂，眼球陥凹，眼瞼裂開不全などがみられる．涙腺，汗腺の障害があり，唾液腺が萎縮して唾液の分泌が障害されることもある．神経症状としてはHorner症候群，三叉神経痛様の疼痛，片頭痛，てんかん様発作，知覚鈍麻や知覚過敏，味覚異常などが起こる．歯牙では，萎縮側の萌出遅延，歯根の形態異常，石灰化不全などが報告されている．

▶病理発生　本疾患の発生の原因は明らかにされていないが，頸部交感神経の障害による顔面の筋肉や軟組織への血液供給の不全が原因との考えが支持されている．頭・顔面部の外傷や感染後に発症するものもある．萎縮の初発時に限局性の強皮症様変化を呈することもあることから，本疾患を強皮症の特殊型と考える意見もある．

線維性骨異形成症

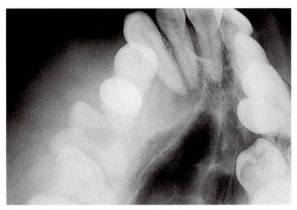

図1 線維性骨異形成症　右側上顎骨の小臼歯，臼歯部にすりガラス様陰影を示す病変がみられる．

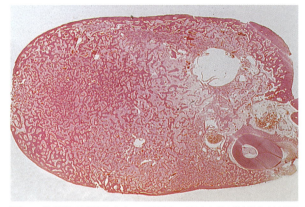

図2 線維性骨異形成症　下顎骨の骨髄全体が幼若な線維骨梁で置換され，骨皮質は薄く残っている．

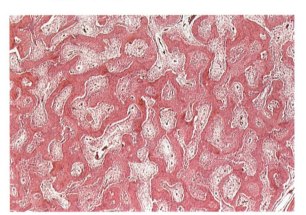

図3 線維性骨異形成症　幼若な線維骨は不規則な骨梁をつくり，骨梁間には線維組織の増殖がみられる．

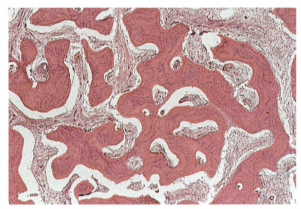

図4 線維性骨異形成症　骨梁はC字形の線維骨からなり，一部に層板構造を認め，少数の骨芽細胞がみられる．

● 線維性骨異形成症 fibrous dysplasia of bone は幼若な線維骨梁の形成を伴う線維組織の増殖性病変である．本疾患の70～85％は1つの骨に生じる単骨型monostotic typeで，15～20％は複数骨に生じる多骨型polyostotic typeである．約5％は線維性骨異形成症の他に皮膚色素斑，内分泌異常を伴うMcCune-Albright症候群として発生する．

▶ 臨床所見　発症は幼児から若年者に多く，初期には増殖は速いが次第に緩やかになり，成人になると停止するものもある．女性により多く，大腿骨，脛骨，肋骨，頭蓋骨，顎骨などに好発する．病変は骨の膨隆をきたすことが多い．X線像では辺縁に骨硬化を伴うすりガラス様像を呈する（図1）．顎骨は単骨型での好発部位の一つであるが，多骨型のときにも病変が生じる．上顎骨に生じたときは病変は上顎骨に限局せずに，隣接する頬骨，蝶形骨，前頭骨，後頭骨などに連続性に及ぶこともある．病変部は灰白色～淡黄色で，均一なザラザラした性状を示し，周囲骨との境界は不明瞭である．

▶ 病理発生　ヒト染色体20q13遺伝子座にある GNAS 遺伝子領域のGTP結合タンパクのサブユニット（Gsα）をコードする遺伝子のミスセンス変異で発生する．この変異がGsαを恒常的に活性化し，cAMPの過剰状態となり，病態が発生する．

▶ 組織所見　組織学的には多数の幼若な線維骨梁の形成があり，骨梁間には線維芽細胞と膠原線維の形成のある線維組織がみられる（図2, 3）．新生骨梁の太さや走行は不規則で，C字形を示す線維骨からなるが，ときに層板骨もみられる．骨梁辺縁に少量の骨芽細胞や破骨細胞を認めることもある．周囲の正常骨に移行しており，被膜は認められない．顎骨病変では年齢とともに骨梁が増え，線維骨は成熟して層板構造を示すものが多くなる（図4）．

McCune-Albright症候群

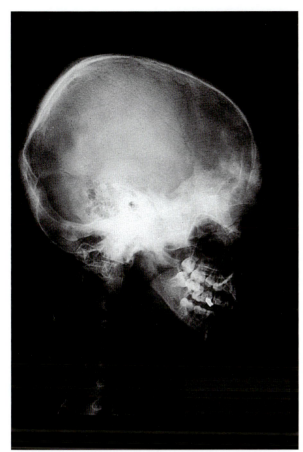

図1 McCune-Albright症候群　頭蓋骨は全体的に粗鬆化し，変化は前頭骨，トルコ鞍を含めた蝶形骨に強い．上・下顎骨にすりガラス様不透過像を認め，皮質骨は菲薄である．

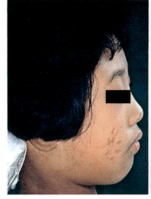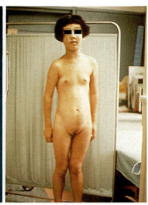

図2 McCune-Albright症候群　顔面の斑点状の色素沈着（左）．8歳8ヵ月時で乳房と陰部の発達がある（右）．

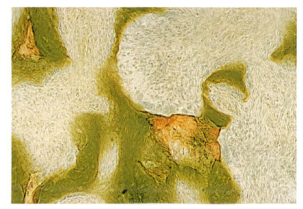

図3 McCune-Albright症候群　上顎の生検像で，線維骨とその間の線維組織の増生からなる（Villanueva Goldner染色）．

● McCune-Albright症候群は，線維性骨異形成症，皮膚色素斑，性的早熟からなる症状を示し，1936年にMcCune，1937年にAlbrightが別々に報告した．単にAlbright症候群とも呼ばれる．女性に多く，甲状腺機能亢進症，Cushing症候群，巨端症・巨人症などの内分泌異常の合併もみられる．

▶臨床所見　骨病変は多骨性線維性骨異形成症で，顔面や頭蓋の変形や非対称，股関節病変による跛行，四肢の彎曲などがみられる．X線像では頭蓋骨は粗鬆化を示し，変化は前頭骨，トルコ鞍を含めた蝶形骨に強い（図1）．すりガラス様陰影，骨皮質の菲薄化，一部嚢胞様の変化などの所見を呈する．皮膚のメラニン色素沈着はカフェオーレ斑といわれ，頸部，背部，臀部にみられるが，口唇や頬粘膜に色素沈着をきたすこともある．性的早熟としては月経が3歳ごろに始まり，4～5歳ごろから乳房が発達し，恥毛も早く生えてくる（図2）．口腔では，上顎骨，下顎骨に片側性ないし両側性に骨様硬の膨隆をきたす．このため不正咬合やときに病的骨折が起こる．X線像では骨膨隆部はすりガラス様陰影を呈し，罹患部の歯槽硬線は消失する．

▶病理発生　本疾患は線維性骨異形成症と同様に，*GNAS*遺伝子領域のGsαをコードする遺伝子のミスセンス変異で発症する．この変異をもった細胞は内分泌器官にも分布するので，随伴する内分泌障害を起こすと考えられている．X線像で頭蓋底の硬化とトルコ鞍の拡大や消失がしばしばみられるが，これは本疾患での視床下部-下垂体系病変や下垂体-性腺系の異常と関連する．

▶組織所見　骨病変は線維骨からなる骨梁の形成とその間の線維組織の増生からなり，単骨性や多骨性線維性骨異形成症と同様の組織像を呈する（図3）．

Paget骨病

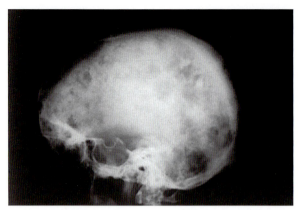

図1　Paget骨病　頭蓋骨には綿花状陰影を呈する骨硬化像が全体にみられる.

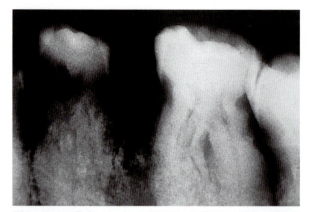

図2　Paget骨病　セメント質肥厚，歯槽硬線の消失，根尖部歯槽骨のびまん性不透過像がみられる.

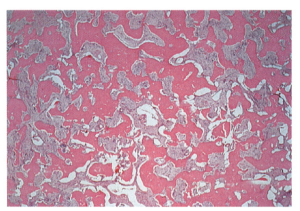

図3　Paget骨病　骨が不規則に区画され，モザイク模様を呈する骨梁の形成があり，骨梁間は線維組織からなる.

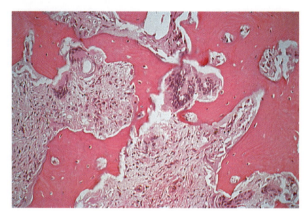

図4　Paget骨病　多数の破骨細胞による骨の吸収と骨芽細胞による骨新生があり，改造線がみられる.

●Paget骨病 Paget disease of boneは，異常破骨細胞による局所的に亢進した骨吸収とそれに伴う二次的な骨形成の亢進，無秩序なリモデリングを特徴とする非炎症性骨代謝異常疾患である．1877年にイギリスのSir James Pagetにより，変形性骨炎osteitis deformansとして報告されたのが最初である．

▶臨床所見　40歳以上の中高齢者に多く，加齢に伴い増加する．欧米に比しアジアでは少ない．日本の有病率は100万人に2.8人とされている．頭蓋骨，脊椎骨，骨盤骨，大腿骨，脛骨，上顎骨に好発する．症状には疼痛があり，罹患骨の病態，肥厚，変形を伴い，脆く病的骨折しやすい．X線で偶然に発見されることもある．病変の進行により，初期（骨融解期），中期（活動期），後期（骨硬化期）の3期に分けられる．X線像は，初期では透過像が主で，中期では透過像の中に粗な骨梁構造，頭蓋骨では綿花状陰影cotton-wool appearanceがみられる（図1）．後期では骨形成が優勢（硬化性変化）で，骨全体が大きくなる．顎骨では骨の膨隆を伴う異常な不透過像に加えて，歯槽硬線および歯根膜腔の消失，歯根のセメント質増殖症，歯根吸収などがみられる（図2）．

▶病理発生　原因は不明であるが，現時点ではparamyxovirus感染と遺伝子要因が相互に関与すると推察されている．病的骨折の合併，骨巨細胞腫や骨肉腫などの前駆病変となる場合がある．

▶組織所見　初期は破骨細胞性骨吸収を示し，骨梁間に線維化がみられる（図3）．中期では，活発な骨吸収と骨形成を示し，大型破骨細胞，大型で不規則な侵蝕窩（Howship's lacuna），明瞭な骨芽細胞の縁取りが骨梁にみられる（図4）．後期では骨梁が肥厚し，新生骨が不規則なセメント線で区画されたモザイクパターンがみられる．

副甲状腺機能亢進症

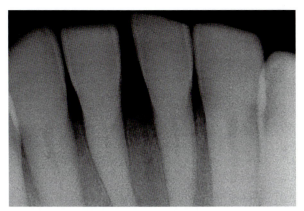

図1 副甲状腺機能亢進症　下顎前歯部のX線像で，歯槽硬線の消失がみられる．

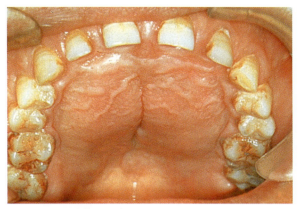

図2 副甲状腺機能亢進症　硬口蓋は両側性に腫脹し，歯間離開がみられる．

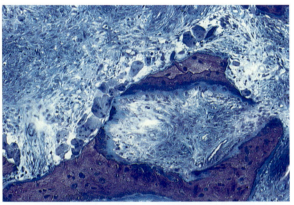

図3 副甲状腺機能亢進症　骨梁辺縁には多数の破骨細胞が並んで出現している(toluidine blue染色)．

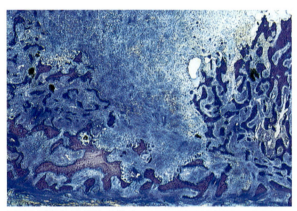

図4 副甲状腺機能亢進症　骨梁の著明な吸収とその部の線維組織の増生がある(toluidine blue染色)．

●副甲状腺機能亢進症 hyperparathyroidism は副甲状腺ホルモン(PTH)の過剰分泌によって引き起こされる．本症は原発性(一次性)と続発性(二次性)に分けられる．副甲状腺(上皮小体)から分泌されるPTHは破骨細胞性骨吸収を亢進する作用がある．

▶臨床所見　原発性副甲状腺機能亢進症の原疾患のほとんどは副甲状腺腫瘍で，その80%は副甲状腺腺腫である．本症の約10%は骨に変化をきたす．続発性副甲状腺機能亢進症をきたす原因疾患としては，慢性腎不全，ビタミンD代謝異常，低リン血症などがあげられる．

原発性・続発性副甲状腺機能亢進症の骨病変はX線像，骨組織像ともに類似した所見を呈する．X線像では手指の末節骨，中節骨の骨膜下骨吸収や皮質骨の菲薄化がみられ，長管骨では限局性の囊胞様透過像(褐色腫)や病的骨折がみられる．口腔では，顎骨のX線像で歯槽硬線lamina duraの消失がみられる(図1)．上顎骨に生じる褐色腫は片側性が多いが，両側性のこともあり，硬口蓋の腫脹，歯間離開を起こす(図2)．

▶病理発生　原発性副甲状腺機能亢進症では副甲状腺自体に病変があり，持続的なPTHの過剰分泌により高カルシウム血症，低リン血症をきたす．続発性副甲状腺機能亢進症では，なんらかの原因による低カルシウム血症が持続し，PTHの過剰分泌が起こり発症する．

▶組織所見　破骨細胞性骨吸収の亢進が病変の主体で，骨梁辺縁に多数の破骨細胞がみられる(図3)．広範に骨梁の吸収された部には線維組織の著明な増生があり，囊胞性線維性骨炎osteitis fibrosa cysticaの像を呈する(図4)．巨細胞肉芽腫と類似した像を示し，また出血があってヘモジデリン沈着を伴い，病変は褐色調なので褐色腫ともいわれる．部位によっては骨芽細胞の機能亢進で線維骨の増生をみることもある．

先端巨大症

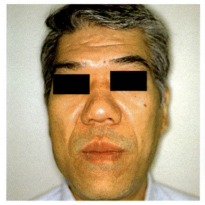

図1 先端巨大症　頭蓋，頬部，鼻，口唇，下顎などの過剰発育や肥大により，アクロメガリー様顔貌を呈する．

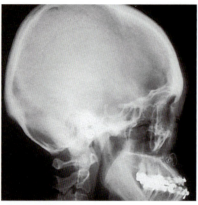

図2 先端巨大症　X線像で頭蓋皮質骨の肥厚，前頭洞の拡大，眼窩上部の前方突出や下顎前突がみられる．

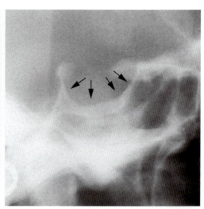

図3 先端巨大症　X線像でトルコ鞍の著明な拡大がみられる（矢印）．

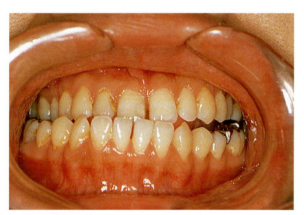

図4 先端巨大症　下顎前突で下顎正中は右方偏位し，右側臼歯部で逆被蓋，左側で開咬がみられる．

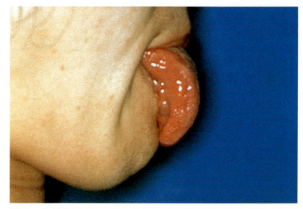

図5 先端巨大症　舌は腫大して，突出時に舌尖部はオトガイ唇溝を越える．

● 先端巨大症（巨端症）acromegalyならびに巨人症gigantismは，成人では骨末端（手・足・下顎）の発育が促進されて先端巨大症を起こし，幼児では長管骨の成長が著しく促進されて巨人症（高身長）となる．前者は長管骨骨端線の閉鎖後に，後者は長管骨骨端線の閉鎖以前に過剰な成長ホルモンの影響を受けたことによる．

▶臨床所見　先端巨大症では鼻，下顎，手や足の指など体の末端部の肥大や，骨，結合組織，筋肉，内臓などにも発育過剰がみられる．頭蓋骨や下顎骨の肥大，眉・頬骨部やオトガイ部の突出，下顎角鈍化，口唇・鼻・耳の肥大，巨舌症，皮膚の粗糙を呈し，荒々しい顔貌（アクロメガリー様顔貌）となる（図1）．X線像では頭蓋骨は全般に肥厚し，特に後頭部に著しく，前頭洞は拡大し，眼窩上部が膨隆する（図2）．下顎は前方に突出し，下顎体部が延長する．トルコ鞍には腺腫の増殖による著明な拡大，変形，破壊がみられる（図3）．口腔では，顎骨，特に下顎骨の増大により下顎前突，反対咬合や開咬を起こし（図4），歯槽骨も過剰発育し続発性の歯間離開が起こる．結合組織も増殖し厚くなるため，歯肉歯槽部の粘膜肥厚，口唇肥大，巨大舌が生じる（図5）．軟口蓋肥大は睡眠時無呼吸症候群の原因となり，唾液腺も肥大する．ときに歯の早期萌出や巨大歯がみられる．合併症としては糖尿病を伴うことが多い．下顎では主に関節突起，筋突起，下顎枝後縁およびオトガイ部に骨質が添加するので下顎骨が増大し，反対咬合などをきたす．

▶病理発生　脳下垂体前葉からの成長ホルモンの過剰分泌により生じる．しばしば下垂体前葉の腺腫に合併する．先端巨大症は思春期に始まることもあるが，多くの場合は長管骨の骨端線閉鎖後の20〜30歳に始まる．慢性の経過を辿り，25年以上にわたることもある．しかし，増殖が著明に起こる期間は比較的短い．

静止性骨空洞

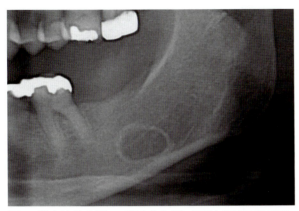

図1　静止性骨空洞　下顎大臼歯部に緻密なX線不透過像に囲まれた陰影像を認める．

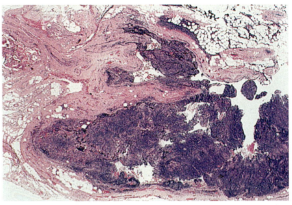

図2　静止性骨空洞　びまん性で濾胞性構造のないリンパ組織と線維性組織の増殖からなる．

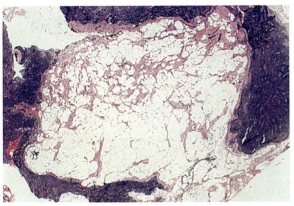

図3　静止性骨空洞　脂肪組織とリンパ性組織の混在からなり，両者は線維性組織で分けられている．

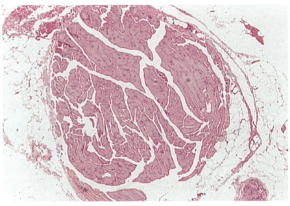

図4　静止性骨空洞　成熟分化した横紋筋組織と脂肪組織からなる．

●静止性骨空洞 static bone cavityはX線像で下顎骨にみられる透過像であり，Stafne（1942）により最初に報告されたのでStafne idiopathic bone cavityともいわれる．また潜在性骨空洞 latent bone cavity，特発性骨空洞 idiopathic bone cavityやstatic bone defect, developmental bone defect, lingual mandibular bone cavityなどの名称で報告されている．

　本症は下顎骨のみにみられ，X線像で下顎管の舌側下方に径1〜3cmの円形または楕円形の単房性の欠損陰影として認められ，病変周囲は緻密なX線不透過像で囲まれる（図1）．多くは下顎角部にみられ，大臼歯や小臼歯部にも生じる．臨床的には無症状で，ほとんどがX線検査で偶然発見される．空洞内の組織の種類とX線像との関連性はみられていない．男性の発生頻度が女性に比べ圧倒的に高く，40〜50歳代に好発する．名称にstaticとあるが，病像の進行は停止したものではなく，時間の経過とともに大きくなるものもある．

▶病理発生　隣接する唾液腺や他の軟組織の肥大増殖や迷入による圧迫性の骨吸収により生じた下顎骨舌側皮質骨の限局性欠損と考えられている．骨の消失は下顎骨内部のみである．骨欠損部は唾液腺を含むことが多く，顎骨中心性の唾液腺腫瘍の一部は本疾患から発生すると考える意見もある．

▶組織所見　本症はaberrant submandibular gland in the mandibleとも呼称されるように，症例の約70％は唾液腺組織，特に顎下腺と同じ構造を持つ腺組織からなる．顎下腺造影で造影剤が注入されることから，顎下腺本体との連続性が示されるものもあるが，連続性のないものもある．ときに舌下腺の構造を示す．唾液腺組織以外ではリンパ性組織，線維性組織，脂肪組織，筋組織などからなる（図2〜4）．これらの組織はいずれも過形成であって，腫瘍性の増殖ではない．

急性顎骨骨髄炎

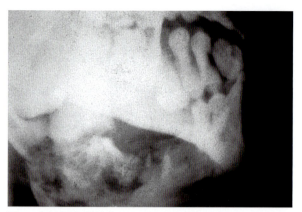

図1 急性顎骨骨髄炎　左下顎大臼歯部に広範なX線透過像があり，中心部にX線不透過性の腐骨がみられる．

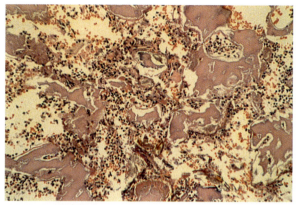

図2 急性顎骨骨髄炎　病巣の中心部には腐骨とびまん性の好中球浸潤がみられる．

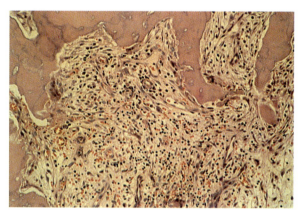

図3 急性顎骨骨髄炎　病巣の周辺部には骨髄腔に線維化と破骨細胞の出現があり，骨吸収像がみられる．

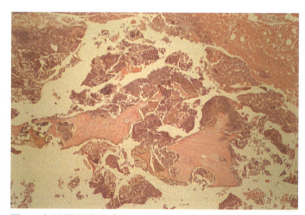

図4 急性顎骨骨髄炎　不規則な吸収を受けた腐骨の間に好塩基性に染まる多数の細菌コロニーが認められる．

●急性顎骨骨髄炎 acute osteomyelitis of the jaw は，骨髄の炎症が比較的広範に拡大し，臨床症状が顕著なものを指す．成人と乳幼児とでは病態が異なる．

▶臨床所見

1) 成人の急性顎骨骨髄炎：下顎骨に好発する．急性化膿性根尖性歯周炎からの波及または慢性根尖性歯周炎の急性増悪により発症する．第一大臼歯の根尖病巣からの波及が多い．その他，重度の慢性歯周炎，智歯周囲炎，抜歯や外傷創からの感染，ときに無歯顎でも血行性感染により発症する．初期には，原因歯に自発痛や咬合痛が生じる．進行すると，弓倉症状（原因歯の前方や隣接歯に打診痛を認める）や Vincent 症状（下歯槽神経障害による下唇・オトガイ部の知覚異常）が生じる．重篤な場合には，リンパ節腫脹，発熱，悪寒・戦慄，食欲不振などの全身症状を伴う．X線像では炎症の進展により，境界不明瞭な虫食い様の透過像や腐骨がみられる（図1）．骨膜下膿瘍を形成した後，しばしば周囲軟組織に波及する．

2) 乳児の急性顎骨骨髄炎：生後1〜15週の乳児の上顎骨に発生するがまれである．口蓋粘膜の擦過傷からの感染が最も多い．その他，鼻性感染症，母体内感染，先天歯に起因する場合がある．乳幼児期は上顎骨が未発達であるため炎症が容易に周囲へ波及し，顔面部の蜂窩織炎を生じやすい．広範な腐骨形成により歯胚が障害された場合には，歯の形成不全をきたす．

▶組織所見　急性顎骨骨髄炎では，骨髄腔が化膿性滲出物で占められ，しばしば組織の融解をきたし，膿瘍を形成する（図2）．病変部では骨梁辺縁の破骨細胞性の骨吸収が進む（図3）．骨組織が壊死に陥ると，骨細胞は消失，骨髄は液状化し，腐骨を形成するが（図4），腐骨周囲を新生骨が囲む骨柩の形成は顎骨ではほとんど起こらない．

Garré骨髄炎

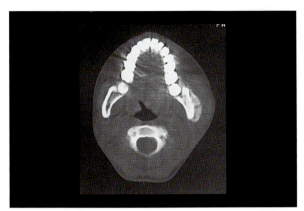

図1 Garré骨髄炎　右側下顎臼後部から上行枝部の頬側に広い範囲に，骨新生を伴って病変がみられる．

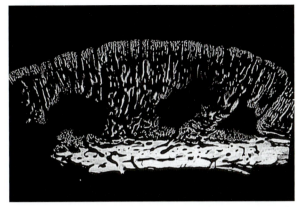

図2 Garré骨髄炎　摘出された標本のX線像で，下方の皮質骨に垂直に配列する長い新生骨梁がみられる．

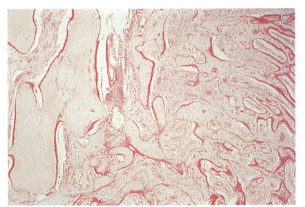

図3 Garré骨髄炎　図左側の上下方向の皮質骨から横へ垂直に走る多数の新生骨梁がみられる．

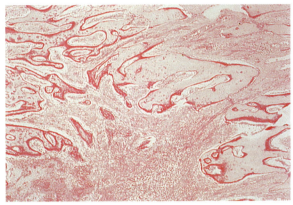

図4 Garré骨髄炎　病変の表層部で骨梁間は線維組織からなり，軽度〜中等度の炎症性細胞浸潤がみられる．

●Garré骨髄炎　Garré osteomyelitisは1893年にGarréが最初に報告した，皮質骨骨膜下に骨新生による硬化性の肥厚がみられる非化膿性炎で，化骨性骨膜炎periostitis ossificansともいわれる．長管骨に好発するが，顎骨にもみられる．顎骨ではほとんどが下顎に発生し，小児や若年者に多い．

▶臨床所見　下顎骨の大臼歯部，隅角部，下顎枝部などの皮質骨にびまん性の硬い腫脹がみられ，顔面は非対称を示す．表面の皮膚は正常で，炎症症状は目立たず，自発症状は少ないものの疼痛などを起こすこともある．X線像では皮質骨より外方に伸び出す肥厚性変化と密度の増加を示すのが特徴である（図1）．硬化性病巣は皮質骨に対して垂直方向に規則的な配列をする新生骨梁としてみられるものが多いが（図2），タマネギの皮のように層状を呈するものもある．

▶病理発生　原因は下顎大臼歯部の根尖性歯周炎や抜歯窩からの感染が多い．歯原性の感染でないものや原因不明のものも多い．慢性刺激が骨膜部の骨芽細胞を刺激して引き起こす病変なので，Garré骨髄炎という名称は不適当であるが，現在も多く使われている．

▶組織所見　病変部に反応性の骨新生がみられ，新生骨の骨梁は類骨や線維骨からなるものが多く，皮質骨に対して垂直方向に配列して形成される（図3）．また皮質骨に対して平行に，層状に骨が新生されて厚くなることや，不規則な配列をする骨梁をつくることもある．新生骨梁の辺縁には多数の骨芽細胞がみられる．骨梁間は線維性結合組織からなり，リンパ球や形質細胞などの炎症性細胞浸潤を種々の程度に認めるが（図4），炎症反応が明らかでないこともある．病変部に相当する顎骨内の骨髄には慢性炎症を伴って線維化が起こることもある．

慢性巣状硬化性骨髄炎

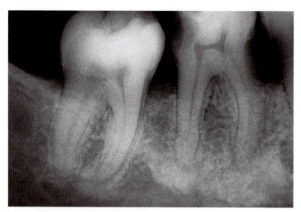

図1 慢性巣状硬化性骨髄炎　齲蝕を有する下顎第一大臼歯の近心根と遠心根，別の根尖部に硬化性病変がある．

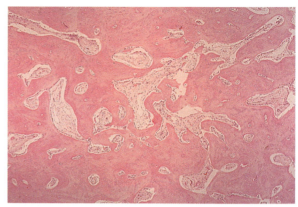

図2 慢性巣状硬化性骨髄炎　不規則に癒合する線維骨ないし層板骨からなる太い骨梁の形成がみられる．

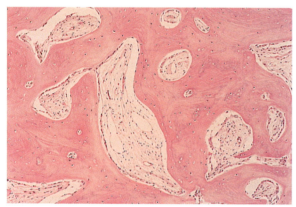

図3 慢性巣状硬化性骨髄炎　骨梁には不規則な改造線が認められ，一部は骨芽細胞により縁取られている．

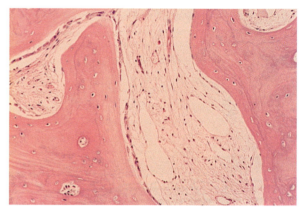

図4 慢性巣状硬化性骨髄炎　骨髄は疎な線維組織からなり，血管拡張と軽度の炎症性細胞浸潤がみられる．

●慢性硬化性骨髄炎は病変の顎骨内の広がりによって慢性巣状硬化性骨髄炎chronic focal sclerosing osteomyelitisと慢性びまん性硬化性骨髄炎に分けられる．慢性巣状硬化性骨髄炎は慢性根尖性歯周炎に続発する限局性の骨硬化性病変を特徴とする．

▶臨床所見　本疾患は感染が軽微である場合や組織抵抗力が強い場合に生じる．若年者に多くみられ，小臼歯や大臼歯部，特に下顎第一大臼歯部に好発する．多くは無症状で，X線撮影で偶然発見されることが多い．X線像では根尖部不透過像としてみられ，下顎第一大臼歯部に生じる場合は近心根，遠心根と別の根尖部に起こり（図1），両者は癒合することが少ない．周囲組織との境界は明瞭な場合も，不明瞭に移行する場合もある．

▶病理発生　本疾患は軽微な炎症刺激に対する生体の過剰な限局性骨反応として生じると考えられている．増殖する組織は骨組織であるが，セメント質または骨・セメント質様硬組織の増殖からなる場合は，根尖性セメント質骨異形成症との鑑別が問題となる．根尖性セメント質骨異形成症は中年女性の下顎前歯部根尖に多発する．歯根とは歯根膜腔により境されていることで，セメント質増殖と鑑別される．

▶組織所見　本疾患は炎症性病変であるが，炎症所見は軽度かみられないこともあり，増殖性変化として起こる（図2）．線維骨あるいは層板骨が不規則に増殖して厚い骨梁を形成しており，骨梁には改造線が認められる（図3）．骨梁の辺縁には骨芽細胞の縁取りがみられるが，みられないこともある．破骨細胞による吸収像はみられない．骨梁間は疎な線維組織からなり，血管の拡張，リンパ球や形質細胞の軽度の浸潤がみられるが（図4），炎症性細胞浸潤のないこともある．病変周囲に被膜構造は認めない．

慢性びまん性硬化性骨髄炎

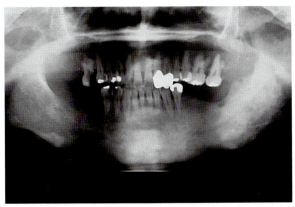

図1　慢性びまん性硬化性骨髄炎　左側臼歯部から上行枝にX線不透過像を示す広範な病変がみられる．

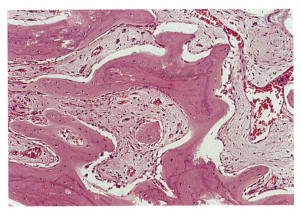

図2　慢性びまん性硬化性骨髄炎　線維骨，層板骨からなる骨梁形成と血管拡張，炎症性細胞浸潤がみられる．

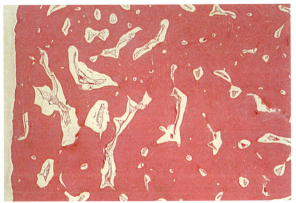

図3　慢性びまん性硬化性骨髄炎　骨の形成が進んで太い密な骨梁が形成されると，骨腫のような像を示す．

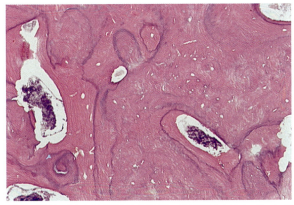

図4　慢性びまん性硬化性骨髄炎　改造線のあるセメント質様硬組織の塊状増殖で，炎症を併発している．

● 慢性びまん性硬化性骨髄炎 chronic diffuse sclerosing osteomyelitis は弱い慢性骨髄炎が刺激となって，慢性巣状硬化性骨髄炎よりも顎骨骨髄の広い範囲に骨組織の増殖を起こす疾患である．ほとんどが下顎骨に発生し，中年以後に多い．自覚症状を示さずに偶然発見されるものや，違和感や鈍痛を訴えるもの，また二次感染で気づかれるものなどがある．

▶臨床所見　数歯ぐらいの大きさのものから片顎全体や反対側に及ぶものもある．皮質骨は残っていることが多く，皮質骨が増生を示すこともある．ときに外骨膜性の骨新生を伴う．無歯顎部にも生じ，上行枝から関節突起，筋突起部と歯のない部にも生じる（図1）．X線像は病変の進行度と関係し，初期ではX線透過像を主体とするが，次第に不透過像と透過像が混在するようになり，進行したものではX線不透過性の硬化像が主体となる．蜂窩状，虫食い状，斑点状，綿花状，すりガラス状などの所見を呈する．周囲との境界は明瞭な部と不明瞭な部がある．骨髄炎を併発して腐骨が形成されるときは，腐骨分離もみられる．

▶病理発生　骨硬化性変化が広範囲にびまん性に現れる型の骨髄炎で，形成される硬組織には骨組織を主体とするものとセメント質を主体とするものがある．

▶組織所見　骨組織が主体のものでは線維骨ないし層板骨が不規則な厚さの骨梁をつくりながら増殖し，骨梁縁には骨芽細胞が並ぶ像もみられる（図2）．骨梁形成が進むと緻密骨腫のような組織像を呈する（図3）．骨梁間には線維組織があって，軽度の炎症性細胞浸潤を認める．形成される硬組織がセメント質ないし類セメント質を主体とするときは，粒状，同心円状，塊状につくられ（図4），これらは二次的に炎症を合併することが多い．

放射線性骨壊死・骨髄炎

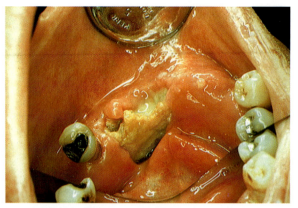

図1 放射線性骨髄炎　右側下顎前歯部で口腔粘膜の脱落により腐骨の露出が認められる（鏡像）．

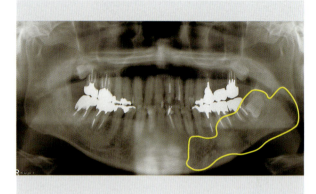

図2 放射線性骨髄炎　吸収像と硬化像が混在する不規則な骨透過像（黄色線で囲んだところ）が観察される．

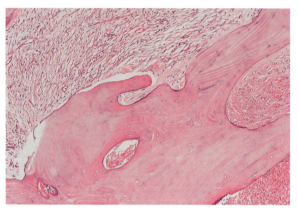

図3 放射線性骨髄炎　骨髄に線維化が起こり，炎症性細胞浸潤がみられる．

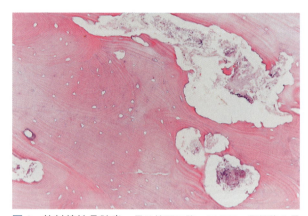

図4 放射線性骨髄炎　骨は壊死に陥っており，骨細胞や骨髄組織は消失し，壊死組織がみられる．

●口腔領域の悪性腫瘍の治療で大量の放射線照射を行うと，放射線による顎骨障害が10〜20％で起きる．放射線性骨壊死 osteoradionecrosis は放射線の直接作用により感染がなくても発生すると考えられているが，感染が合併した放射線性骨髄炎 radiation osteomyelitis として生じることが多い．

▶臨床所見　放射線性骨障害は患者の年齢，照射部位，照射方法などとも関連するが，上顎骨，下顎骨に好発する．罹患部に疼痛や潰瘍が生じ，障害が著しいと腐骨形成に至る．口腔粘膜や皮膚も障害されているので，腐骨が口腔内や皮膚に露出することも多い（図1）．骨折を伴うこともある．これらの変化は照射後1年以内に起こるものもあるが，5年以後に晩期障害として生じるものも少なくない．治療には腐骨除去や高圧酸素療法があるが，後者は組織の酸素分圧を上げてコラーゲン形成の促進や血管新生の増加を期待するものである．X線画像所見では，骨の吸収像と硬化像が混在した骨透過像が観察される（図2）．

▶病理発生　放射線性骨障害の発生には放射線照射，外傷，炎症の3つの因子がある．放射線照射に伴う閉塞性動脈内膜炎で骨組織に虚血性変化が生じて，放射線性骨壊死に陥る．これらの骨は容易に感染を受けるが，照射された骨組織の防御反応は低下しており，感染が急速に拡大して，放射線性骨髄炎となる．

▶組織所見　放射線性骨髄炎では，骨髄に線維化が起こり，骨芽細胞は消失して骨形成は起こらないが，破骨細胞による骨吸収が進むことが多い（図3）．炎症が軽度の場合には骨新生がみられることもある．細菌がこれらの部に感染すると，難治性の放射線性骨髄炎を起こし，腐骨形成を伴う（図4）．顎骨では腐骨を被包化する骨柩形成は起こらず，骨髄炎の進行によりさらに大きな腐骨を形成するようになる．

薬剤関連顎骨壊死

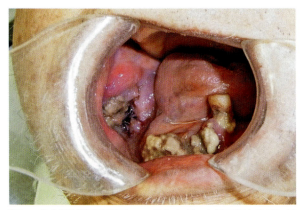

図1 薬剤関連顎骨壊死 BP投与患者．右側下顎臼歯部に骨露出と潰瘍性の病変がみられる．

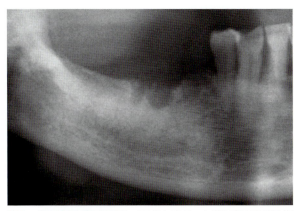

図2 薬剤関連顎骨壊死 BP投与患者．右側下顎臼歯部抜歯窩周囲に骨硬化像がみられる．

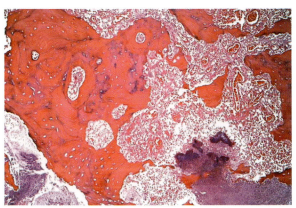

図3 薬剤関連顎骨壊死 BP投与患者の骨壊死部．骨細胞の消失した骨壊死，骨髄の壊死，細菌感染巣がみられる．

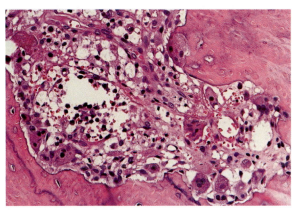

図4 薬剤関連顎骨壊死 骨壊死部周囲では骨表面および骨髄中に多くの破骨細胞がみられることがある．

● 薬剤関連顎骨壊死 medication-related osteonecrosis of the jaw（MRONJ）は，破骨細胞性骨吸収を強力に抑制する薬剤であるビスホスホネート（BP）や抗RANKL抗体デノスマブなどの投与患者で，抜歯などの外科的処置後に顎骨に発症する骨壊死である．従来，BP関連顎骨壊死（BRONJ）と呼ばれている疾患は本疾患に含まれる．骨吸収抑制薬関連顎骨壊死 anti-resorptive agents-related osteonecrosis of the jaw（ARONJ）は同一概念の疾患である．これらの薬剤は，骨粗鬆症，癌の骨転移や多発性骨髄腫などによる骨破壊の予防と治療に広く利用されている．

▶臨床所見 骨吸収抑制薬による治療歴があり，顎骨への放射線治療歴がなく，口腔・顎・顔面領域に骨露出や骨壊死が8週間以上持続していることが臨床的な診断基準となる．骨露出・骨壊死以外に，疼痛，腫脹，排膿，潰瘍，瘻孔などがみられることがある（図1）．X線像は病変のステージによって異なるが，骨硬化／骨溶解の混在像や腐骨形成がみられる（図2）．

▶病理発生 抜歯などの骨への侵襲的歯科治療，口腔衛生状態の不良，歯周病などの炎症性疾患の既往などが局所的リスクファクターとなる．

▶組織所見 骨壊死（腐骨），細菌の存在（主に放線菌），骨髄炎，反応性骨増生，偽上皮性過形成などが観察される（図3）．また，顎骨壊死周囲の生存した骨には多数の核（20～40個）を有する巨大な破骨細胞や骨表面から遊離した破骨細胞が目立つ場合がある（図4）．

Langerhans細胞組織球症

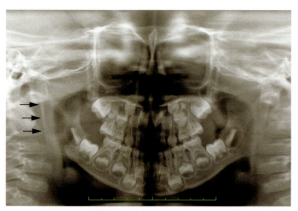

図1 Langerhans細胞組織球症　右側下顎枝部分（矢印）に骨透過像が観察される．

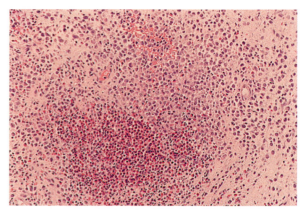

図2 Langerhans細胞組織球症　大型の組織球様細胞の増殖と好酸球を主体とする炎症性細胞浸潤を認める．

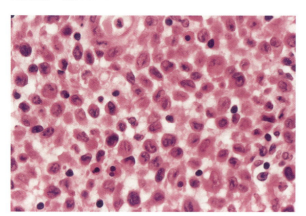

図3 Langerhans細胞組織球症　組織球様細胞は豊富な細胞質と卵円形ないし切れ込み状の核を有する．

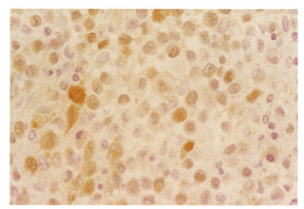

図4 Langerhans細胞組織球症　組織球様細胞はS-100タンパク免疫染色で陽性である．

●Langerhans細胞組織球症 Langerhans cell histiocytosisは，Langerhans細胞類似の細胞が増殖する原因不明の疾患で，かつては組織球症Xと呼ばれ，好酸球肉芽腫，Hand-Schüller-Christian病およびLetterer-Siwe病の3型に細分類されていたが，現在では一括され，Langerhans細胞組織球症と総称されている．本項では，以前には好酸球肉芽腫と呼ばれていた単一臓器型のLangerhans細胞組織球症について述べる．

▶**臨床所見**　Langerhans細胞組織球症は，全骨病変に占める割合が1％に満たないまれな疾患で，およそ80％の症例が30代以下で生じ，男性に多く発症する傾向がある．頭蓋骨，なかでも頭蓋冠部に多く発症する．他に，大腿骨，骨盤，下顎骨に好発する．病変部には疼痛を認め，骨の吸収に伴って病的骨折が引き起こされることもある．X線像では，境界明瞭な骨融解像が観察される（図1）．

▶**病理発生**　これまで本疾患の成り立ちが腫瘍性病変か反応性病変なのかで議論されていたが，近年，本症例の過半数において*BRAF*遺伝子の遺伝子変異が見いだされるようになり，腫瘍性病変という考え方が有力となりつつある．

▶**組織所見**　大型のLangerhans細胞の増殖を主体とし，好酸球の浸潤を伴っている（図2）．その他にもリンパ球，好中球，形質細胞の浸潤や，破骨細胞様の多核巨細胞の出現や壊死が観察されることがある．Langerhans細胞の核は，卵円形で腎形の切れ込みが認められ，豊富な淡好酸性細胞質を有している（図3）．電顕による観察では，Langerhans細胞の細胞質内に桿状ないし棍棒状のBirbeck顆粒を有している．免疫組織化学染色においては，S-100タンパク，CD1aおよびCD207（langerin）が陽性所見を示す（図4）．

変形性関節症

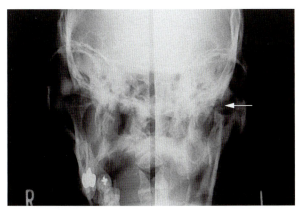

図1　変形性関節症　PA法によるX線像で，左側の患側顎関節には下顎頭の平滑化が認められる（矢印）．

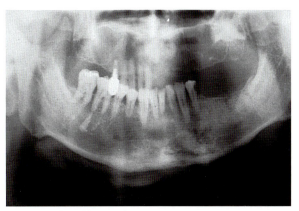

図2　変形性関節症　パノラマ法によるX線像で，左側の上下顎大臼歯の欠損による咬合不全が認められる．

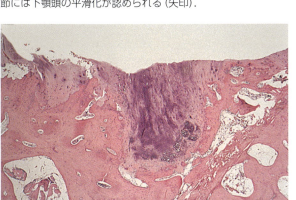

図3　変形性関節症　下顎頭関節面は軟骨が吸収されて平滑となり，骨吸収部には軟骨組織の増殖がある．

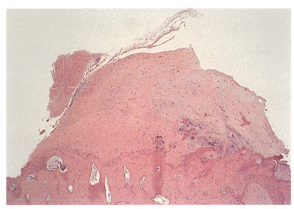

図4　変形性関節症　下顎頭関節面には線維軟骨様組織が二次的に形成されて肥厚を示す．

●変形性関節症 arthrosis deformansは加齢に伴う関節の退行性病変で，関節構造と荷重のアンバランスによって生じる．変性関節疾患 degenerative joint disease，骨関節症 osteoarthrosisなどとも呼ばれる．機械的負荷の最もかかる膝関節，股関節，脊椎に好発する．

▶臨床所見　顎関節では女性に多く，顎運動時の痛み，開口障害，軽度の関節雑音，関節部の圧痛などがみられる．X線像では，関節腔の狭小化，下顎頭関節面の平坦化や不規則な凹凸化，軟骨下骨の骨化，骨棘形成，軟骨下の囊胞形成などがみられる（図1）．早期の場合，X線像では病変を見つけることはほとんどない．症状は顎関節症と類似するが，両者は異なる疾患である．顎関節症の発症は20～30歳代に最も多く，顎関節のみに生じるのに対して，変形性関節症は一般に50歳以降の高齢者に発症し，全身性にみられる．

▶病理発生　全身の関節に比べて顎関節での発症頻度は低い．しかし，剖検例で組織学的に検討すると，臨床症状がない場合でも高齢者の約半数に変形性顎関節症の所見を認める．誘因として，歯の喪失，その他，咬合異常に基づく外傷性因子が考えられる（図2）．

▶組織所見　関節軟骨の変性からはじまり，軟骨細胞の減少，細線維化，軟骨細胞集合化（再生像），亀裂，剝離，軟骨基質の減少や菲薄化が進行し，軟骨欠損部では再生性線維軟骨の増生がみられる（図3）．軟骨下骨が露出すると骨が吸収されるとともに，荷重に耐えるために骨の硬化や肥厚がみられる．さらに進行すると関節頭は扁平化し，骨棘 osteophyteの形成や軟骨下骨部に囊胞形成をみることもある．関節円板も障害されて亀裂や穿孔をきたす．荷重のかかり方，破壊と修復（再生）のバランスにより，軟骨層は不規則な凹凸面となる（図4）．

顎関節強直症

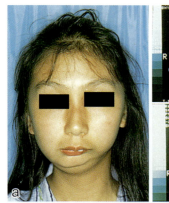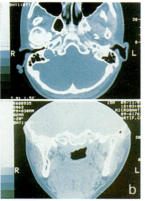

図1　顎関節強直症　右側線維性強直でオトガイ部は右に偏位する(a)．CTで右下顎頭の肥大と癒着がみられる(b)．

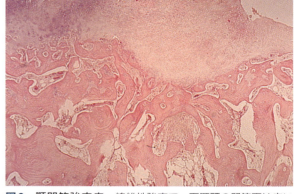

図2　顎関節強直症　線維性強直で，下顎頭の関節面は広い範囲で，線維組織に置換されている．

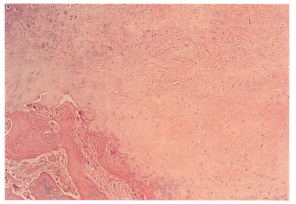

図3　顎関節強直症　図2の拡大図．線維組織は瘢痕組織からなっている．

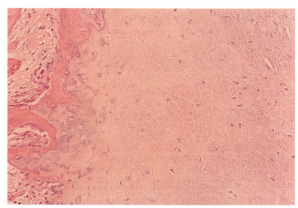

図4　顎関節強直症　瘢痕化を示す線維組織には小腔に囲まれた軟骨様細胞が散見される．

● 顎関節強直症 ankylosis of temporomandibular joint とは関節の硬直ないしは固定化をきたした状態である．病変の局在により関節内強直（真性強直）intra-articular ankylosis と関節外強直（仮性強直）extra-articular ankylosis に分けられるが，通常，強直といえば関節内強直を指す．組織の性状により線維性強直 fibrous ankylosis と骨性強直 bony ankylosis に分けられる．

▶臨床所見　若年者に好発し，著しい開口制限や下顎の不動化をきたす．幼児や小児に生じた場合は下顎骨の発育が抑制されて，両側性のときは鳥貌を，片側性のときはオトガイ部が患側に偏位して非対称な顔貌となる（図1a）．X線像で線維性癒着のときは異常を認めないことが多いが，CTでは下顎頭の肥大や癒着が認められる（図1b）．骨性癒着では関節空隙は骨組織で埋められるので欠如した像を示す．

▶病理発生　主な原因は外傷，感染，関節リウマチで，関節組織が破壊されると，関節腔内に反応性，修復性に肉芽組織の増殖が起こり，これが線維化，瘢痕化して線維性癒着が生じる．線維組織内に骨組織が形成されると骨性癒着となる．癒着組織は線維骨性や線維軟骨性の移行像を示すこともある．先天性強直症は出産時の鉗子などによる損傷で起こる．関節外強直は関節外組織の破壊，瘢痕収縮や咀嚼筋の強直で起こる．

▶組織所見　関節内線維性強直では，下顎骨関節頭，側頭骨関節窩の関節面，関節円板が線維組織により互いに癒着しており（図2），線維組織は瘢痕化し（図3），なかに軟骨形成や骨化が起こることもある（図4）．またほとんどの症例で関節円板や関節軟骨の破壊を伴っており，関節窩は浅く，下顎頭は丸く，関節包は収縮している．骨性強直の場合は，関節面は骨組織により癒着されて，下顎頭が関節窩に直接骨性に移行する．

関節リウマチ

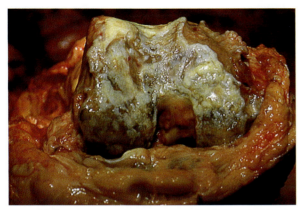

図1　関節リウマチ　膝関節の大腿骨遠位端部の骨頭部．滑膜の表面は高度の凹凸不整を示す．

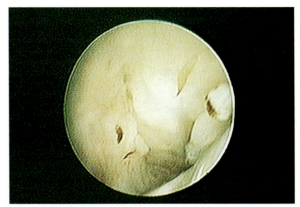

図2　関節リウマチ　顎関節の上関節腔の関節鏡視野像．滑膜のヒダ状増殖がみられる．

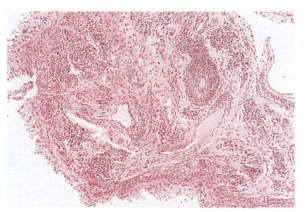

図3　関節リウマチ　関節腔内に増殖したパンヌス．多数のリンパ球，形質細胞浸潤がみられる．

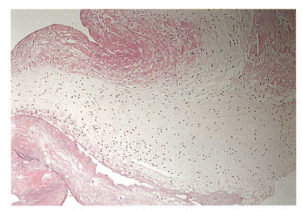

図4　関節リウマチ　図2のヒダ状増殖の拡大像．線維組織の増殖とフィブリンの沈着がみられる．

●関節リウマチrheumatoid arthritis（RA）は自己免疫疾患で，全身の関節に多発性の関節炎が生じる．通常は指趾関節から発症して，顎関節が罹患するのは比較的進行してからである．

▶**臨床所見**　血液検査ではRAテスト陽性，抗ストレプトリジンO抗体（ASO）の上昇，アルブミン/グロブリン（A/G）比の低下，C反応性タンパク（CRP）反応陽性などの検査所見を示す．肉眼的には関節嚢，特に滑液膜が増殖・肥厚して滑膜ヒダが関節腔内に突出している．また関節軟骨は破壊され，滑膜の表面は凹凸不整を示す（図1）．顎関節に症状が認められるのはRAの20〜50％である．症状としては朝のこわばり，運動痛，圧痛，雑音などで，両側性に罹患することが多く，病変が進行すると咬合異常や顎強直症を起こすこともある．顎関節鏡の所見としては関節腔内の著しい滑膜の肥厚，線維組織の増殖，関節頭の崩壊，線維性の癒着，関節円板表面の粗糙化や関節腔の狭小化などの所見がみられる（図2）．

▶**病理発生**　RAは自己免疫疾患であり，患者の血清中にリウマチ因子（RF）が検出される．RFはIgGに対する自己抗体であり，IgG-RF複合体をつくる．関節腔液にはこの複合体が多量に存在する．

▶**組織所見**　初期には滑膜は充血，浮腫，軽度の炎症性細胞浸潤などを示すが，次第に壊死を伴うフィブリンの沈着，滑膜下の濾胞形成を伴うリンパ球や形質細胞の著明な浸潤，線維性組織の増殖，膠原線維の増生などの像を示す肉芽組織の増殖が起こるが，これをパンヌスという（図3）．顎関節のリウマチ性変化は下腔の方に強い．下顎骨関節頭を覆う滑膜からパンヌスが関節腔内にヒダ状に増殖し，関節頭軟骨を破壊するが，下顎頭骨の破壊も起こす（図4）．陳旧化すると関節頭と関節円板の間に線維性癒着が起こる．

9 囊 胞

1. 定義および基本構造

　囊胞とは，生体内に病的に形成された囊（ふくろ）状構造物である．その内部（囊胞腔）には様々な内容物を入れている．囊胞は，囊胞壁と称される固有の構造とこれによって取り囲まれた囊胞腔と呼ばれる空洞（空隙）とからなる．囊胞壁が，その内面を裏装する上皮成分とその外周の結合組織とからなるものは真の囊胞であり，囊胞壁内面の裏装上皮がなく，結合組織のみからなるものは偽囊胞と呼ばれる（図9-1）．囊胞腔内には，血液由来の滲出液に交じて遊走細胞や囊胞壁内面から剝離した上皮成分の他，変性物，コレステリン結晶，あるいは二次感染を伴う場合には，膿汁様の内容液など，様々な内容物が含まれている．囊胞壁という固有の壁構造で囲まれ，周囲から完全に閉ざされた内腔を有するという点で，二次的変化は別として，一時的に膿汁の貯留した膿瘍，粘膜に被覆された内腔の一部が限局性に拡張した憩室症，あるいは血腫とは区別される．しかし，囊胞は慣用的な用語として用いられることがあり，その定義を厳密に規定することは難しい．

2. 発生頻度

　全身的にみて，口腔・顎・顔面領域における囊胞の発生頻度は高い．顎骨内だけでなく，軟組織にも生じ，その由来は様々であるが，とりわけ顎骨内における囊胞の発生頻度は高い．他の骨とは異なり，歯原性上皮に由来する歯原性囊胞が発生することは大きな特徴である．

3. 分 類

　口腔・顎・顔面領域の囊胞の分類には，発生部位が顎骨内か顎骨外か，由来が歯原性か非歯原性か，また，発育性か炎症性かなど成り立ちから考慮すると表9-1のようにまとめられる．WHO分類（1992）は広く用いられていたが，これは顎骨に生じる上皮性囊胞の

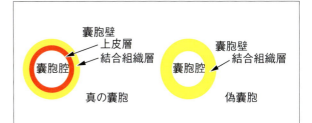

図9-1　囊胞の基本構造

分類であるのに加え，WHO分類の改訂（2005）で囊胞が削除され，さらにその際，それまで発育性囊胞とされていた歯原性角化囊胞のうち，錯角化を示すものが角化囊胞性歯原性腫瘍の名称で歯原性腫瘍として再分類されたこともあり，統一した見解は示されていなかった．WHO頭頸部腫瘍分類の改訂（2017）では，新たに囊胞の分類（表9-2）が示され，これについては「第8章　歯原性および顎顔面骨腫瘍Odontogenic and maxillofacial bone tumours」，「第6章　頸部およびリンパ節の腫瘍および腫瘍様病変Tumours and tumour-like leisions of the neck and lymph nodes」の中で述べられているが，鼻歯槽囊胞，術後性上顎囊胞などの記載はない．一方，WHO分類（2005）で良性腫瘍とされていた角化囊胞性歯原性腫瘍は歯原性角化囊胞の名称で，石灰化囊胞性歯原性腫瘍は石灰化歯原性囊胞の名称で発育性囊胞として分類されている．

　本章ではこれらのことを踏まえ，表9-1に示す分類に沿って表9-2に記載されていない囊胞についても解説する．

　顎骨内に発生する囊胞のうち，歯原性囊胞は，歯原性上皮，すなわち歯胚のエナメル器や歯堤の残遺，あるいはMalassez上皮遺残などが囊胞化して生じたものであり，発育性のものと炎症性のものに大別できる（表9-1）．発育性囊胞のうち，最も頻度の高いものは埋伏歯冠を囊胞腔内に入れる含歯性囊胞であるが，萌出時に歯肉粘膜直下で囊胞化した場合は萌出囊胞と呼

表9-1 口腔・顎・顔面領域の囊胞の成り立ちによる分類

1. 顎骨内囊胞 intraosseous cyst
    1) 発育性囊胞 developmental cyst
        ① 歯原性囊胞 odontogenic cyst
            含歯性囊胞 dentigerous cyst
            原始性囊胞 primordial cyst
            歯原性角化囊胞 odontogenic keratocyst
            正角化性歯原性囊胞 orthokeratinized odontogenic cyst
            石灰化歯原性囊胞 calcifying odontogenic cyst
            側方性歯周囊胞 lateral periodontal cyst
            腺性歯原性囊胞 glandular odontogenic cyst
        ② 非歯原性囊胞 non-odontogenic cyst
            鼻口蓋管（切歯管）囊胞 nasopalatine duct (incisive canal) cyst
    2) 炎症性囊胞 inflammatory cyst
        歯原性囊胞 odontogenic cyst
            歯根囊胞 radicular cyst
            残存（留）囊胞 residual cyst
            炎症性傍側性囊胞 inflammatory collateral cyst
    3) その他の囊胞性病変
        術後性上顎囊胞 postoperative maxillary cyst
        動脈瘤様骨囊胞 aneurysmal bone cyst
        単純性骨囊胞 simple bone cyst
2. 顎骨外囊胞 extraosseous cyst
    1) 発育性囊胞 developmental cyst
        ① 歯原性囊胞 odontogenic cyst
            萌出囊胞 eruption cyst
            歯肉囊胞 gingival cyst
        ② 非歯原性囊胞 non-odontogenic cyst
            鼻唇（鼻歯槽）囊胞 nasolabial (nasoalveolar) cyst
            鼻口蓋管（口蓋乳頭）囊胞 nasopalatine duct (palatine papillary) cyst
    2) その他の軟組織に生じる囊胞
        類皮囊胞/類表皮囊胞 dermoid cyst/epidermoid cyst
        鰓（リンパ上皮性）囊胞 branchial (lymphoepithelial) cyst
        甲状舌管囊胞 thyroglossal duct cyst
        粘液囊胞 mucous cyst

（1992, 2017 WHO分類, 腫瘍病理鑑別診断アトラス 頭頸部腫瘍II, 文光堂, 2005. 第3部II, 表2より引用, 改変）

表9-2 口腔・顎・顔面領域の囊胞のWHO分類

1. 炎症性歯原性囊胞 odontogenic cysts of inflammatory origin
        歯根囊胞 radicular cyst
        炎症性傍側性囊胞 inflammatory collateral cysts
2. 歯原性ならびに非歯原性発育性囊胞 odontogenic and non-odontogenic developmental cysts
        含歯性囊胞 dentigerous cyst
        歯原性角化囊胞 odontogenic keratocyst
        側方性歯周囊胞とブドウ状歯原性囊胞 lateral periodontal cyst and botryoid odontogenic cyst
        歯肉囊胞 gingival cyst
        腺性歯原性囊胞 glandular odontogenic cyst
        石灰化歯原性囊胞 calcifying odontogenic cyst
        正角化性歯原性囊胞 orthokeratinized odontogenic cyst
        鼻口蓋管囊胞 nasopalatine duct cyst
3. その他の骨囊胞
        動脈瘤様骨囊胞 aneurysmal bone cyst
        単純性骨囊胞 simple bone cyst
4. 頸部およびリンパ節の囊胞および囊胞様病変
        鰓囊胞 branchial cyst
        甲状舌管囊胞 thyroglossal cyst
        粘液囊胞 mucous cyst（ラヌーラ，ガマ腫 ranula）
        類皮および奇形様囊胞 dermoid and teratoid cysts

（WHO分類（2017）より引用，改変）

ぶ．歯肉囊胞には，乳児のものと成人のものとがある．WHO分類（1992）では，乳児の歯肉囊胞とEpstein真珠が同義として記載されていたが，Epstein真珠は口蓋突起の癒合部の口蓋正中に生じ，歯肉囊胞とは異なるものなので，本章では除外している．前述したように，WHO分類（2005）で良性腫瘍とされていた角化囊胞性歯原性腫瘍は，WHO分類（2017）では歯原性角化囊胞の名称で発育性囊胞に分類されている．多発する例では基底細胞母斑症候群の1徴候として疑う必要があり，その内容についても本章で取り扱う．正角化重層扁平上皮で裏装される発育性囊胞は正角化性歯原性囊胞として取り扱い，埋伏歯を伴わず，非角化重層扁平上皮で裏装される発育性囊胞は原始性囊胞として取り扱われるべきものと考えられるが，異論もある．その他，発育性囊胞としては，側方性歯周囊胞，腺性歯原性囊胞があげられる．炎症性の囊胞としては，慢性根尖性肉芽性歯周炎として続発する歯根囊胞や残存（留）囊胞の他，炎症性のポケットからの感

染で生じる炎症性傍側性囊胞（歯周囊胞，下顎感染性頰部囊胞）があげられる．

　非歯原性囊胞はそれぞれ発生の由来が異なる．かつて胎生期の諸突起の癒合部に残存した上皮成分の囊胞化と考えられていた顔裂性囊胞の多くは現在否定されているが，鼻口蓋管（切歯管）上皮に由来する鼻口蓋管（切歯管）囊胞や，鼻涙管上皮に由来するとされる鼻歯槽囊胞の存在については肯定されている．術後性上顎囊胞は，上顎洞炎（蓄膿症）の根治手術の晩発性合併症である．本邦では過去に上顎洞根治手術が多く施行されてきたため，頻度が高いと考えられている．

　また，外傷や局所の循環障害が関与するとされる単純性骨囊胞，動脈瘤様骨囊胞は裏装上皮がなく，偽囊胞と称されているが，これらについても本章で取り扱うこととする．なお，動脈瘤様骨囊胞は局所浸潤性を示すことがあり，染色体転座による $USP6$ 再構成が認められることから，骨腫瘍と考えるものもある．

　顎骨内に生じる囊胞は，部位や歯との位置関係あるいは炎症の有無によって鑑別診断に困難を生じることがある．確定診断は臨床所見も踏まえて，十分慎重に行われるべきである．

　軟組織に生じる囊胞としては，唾液の流出障害による粘液囊胞の頻度が最も高い．囊胞壁が皮膚（表皮）に類似する類皮囊胞や類表皮囊胞の他に，がん化に注意を要する鰓囊胞および甲状舌管囊胞があげられる．

　その他，本章では，大唾液腺に関連して生じる唾液管囊胞および洞粘膜固有腺に関連して生じる上顎洞内粘液囊胞についても取り扱うこととする．

臨床的事項

顎骨以外では囊胞が骨内に発生することはまれであるが，顎骨内での発生頻度は高い．これら顎囊胞は他部位ではみられない特殊な組織構造を持つものが多い．臨床ではその発生頻度から，診断の重要度は高い．

また，軟組織囊胞は組織発生や組織構造と囊胞構造が密接に関連しており，治療法にもこれらが反映される場合が多い．

1. 臨床的特徴

発生部位と臨床所見には比較的特徴的なものが多い．

1) 顎囊胞

無症状の場合，歯科治療などのX線検査で偶然発見されることも多い．以下の所見を示すため，顎囊胞の診断は比較的容易である．

①無痛性（二次感染すると有痛性となる），②限局性，③発育は緩慢，④球形に近い形態，⑤骨膨隆，⑥骨吸収が大きいか浅在性のものでは羊皮紙様感（音）または波動を触れる．

しかし，顎囊胞が増大すると周囲組織は吸収され，穿刺により内容液を吸引する．さらに，解剖学的境界により様々な形態を呈する．多くは単房性であるが，まれに多房性のもの（歯原性角化囊胞，ブドウ状歯原性囊胞，動脈瘤様骨囊胞）もある．

顎囊胞では，囊胞と原因歯，隣在歯との関係が鑑別診断と治療において重要であり，歯と囊胞との相互関係，歯槽硬線や歯根膜腔の状態および歯根吸収の有無を評価する．特に，鋭利なナイフカット状の歯根吸収はエナメル上皮腫の特徴であり，鑑別診断上，重要となる．

下顎骨に生じた場合では下歯槽管，上顎骨に生じた場合では鼻腔または上顎洞との関係をパノラマX線などで十分確認する．CTとMRIも病変の進展範囲の評価に有用である．特に，冠状断CTは下顎管と囊胞との関係を明瞭に描出でき，術前検査として必須である．MRIはX線透過性病変の内部構造の解析に有用で，造影MRI像では充実性成分の有無を判定できる．このため，充実性成分を有するエナメル上皮腫と顎囊胞を鑑別できる．

以下に代表的な顎囊胞などについて，臨床所見を示す．

(1) 含歯性囊胞
囊胞腔内に埋伏歯の歯冠を含む境界明瞭な透過像を呈する．囊胞壁の歯への付着部位はセメント－エナメル境であることが重要である．

(2) 歯原性角化囊胞
単房性または多房性透過像で，病変の頰舌的な長さに対して近遠心的な長さが長い．

(3) 側方性歯周囊胞
生活歯の歯根側面や歯根間に円形もしくは類円形の境界明瞭な透過像を呈する．

(4) 鼻口蓋管囊胞（切歯管囊胞）
上顎正中の中切歯根尖相当部の類円形またはハート形透過像を呈する．

(5) 歯根囊胞
歯根膜腔と連続した円形または類円形の透過像で，一般に白線（骨硬化縁）を有して境界明瞭で辺縁整である．原因となる失活歯が存在する．

(6) 残存（留）囊胞
患歯が抜去された後に残存した歯根囊胞であり，根尖性歯周炎による抜歯の既往が重要となる．

(7) 術後性上顎囊胞
上顎洞炎の根治手術後に発症するため，既往歴が重要である．単房性から複雑な多房性X線透過像までと多彩である．発生が上顎洞であることが特徴的である．上顎洞炎による手術の既往と歯肉頰移行部の瘢痕を認める．

(8) 動脈瘤性骨囊胞
境界明瞭で凹凸不整な辺縁を有する多房性透過像や石鹼泡状透過像と，著明な骨膨隆を呈する．

(9) 単純性骨囊胞
境界はやや不明瞭で，辺縁の骨硬化縁は繊細で鉛筆で書いた下絵の線のようであり，大きいものでは歯槽中隔に入り込んだ帆立貝状の辺縁を呈する．歯槽硬線は残存し，歯根吸収は生じない．

(10) 静止性骨空洞
多くは下歯槽管下方に生じる．骨硬化縁に囲まれたドーム状または類円形を呈する．

2) 軟組織囊胞

舌下型ラヌーラ（ガマ腫）は，多くは正中を越えない片側性で，やや青色のドーム状隆起を呈する．顎下型ラヌーラは顎下部の無痛性腫脹を生じる．

舌下型類皮囊胞または類表皮囊胞では，口底部で圧

迫することにより捏形性を呈し，正中頸囊胞では正中よりやや左側に存在し，嚥下時には舌骨とともに動く．

甲状舌管囊胞は，頸部正中またはやや左側に存在し，嚥下時に舌骨とともに動く．リンパ上皮性囊胞は，胸鎖乳突筋前縁に存在する．

CTとMRIも病変の進展範囲の評価に有用であるが，質的診断にはエコー検査が必須である．ラヌーラと側頸囊胞はMRIのT1強調では低信号で，T2強調で高信号である．類皮・類表皮囊胞ではMRIのT1強調とT2強調はともに高信号で，超音波診断では内部エコーが強い，不均一な構造である．

2. 内容液の穿刺

囊胞の内容物は一般的に淡黄色漿液性または粘稠な液体であり，感染などによって種々の修飾を受ける．このため，内容液のみで診断を確定することはできないが，穿刺は診断に重要な指針を与える．特徴的な内容液の場合は，以下の囊胞を疑う．

①黄色の漿液性の液体なら含歯性囊胞（図9-2a），やや粘稠な茶褐色または膿汁で，場合によりコレステリン結晶が含まれるなら歯根囊胞（図9-2b）または残存（留）囊胞，または含歯性囊胞などの二次感染．ただし，コレステリン結晶は二次的炎症によって生じるので注意が必要である．
②黄色の漿液性の液体では単純性骨囊胞．
③血液が吸引される場合には，動脈瘤様骨囊胞．
④上顎臼歯部で粘稠なチョコレート色では術後性上顎囊胞（図9-2c）．
⑤透明で粘稠な液体で，プチアリン反応が陽性ならラヌーラ．
⑥口底部で粥状の内容物を含む場合には類皮囊胞か類表皮囊胞．
⑦頸部正中での淡黄色からチョコレート色の粘稠な内容液では正中頸囊胞．
⑧側頸部で黄白色から淡黄色では側頸囊胞．

3. 治療法

全摘出が基本である．すなわち，腫瘍ではないので過剰な治療は行わない．顎囊胞では下顎骨下縁を大きく越えて顎骨離断術が避けられない場合もあるが，まずは顎骨保存を試みる．そのためにも，的確な診断が必要となる．治療態度には各囊胞により特異性がある場合が多い．

顎囊胞の治療法としては，PartschⅠ法（副腔形成術）とPartschⅡ法（完全摘出・閉鎖術）とがある．さらに，囊胞を摘出後にガーゼを挿入して創部を開窓する方法をpacked open法（packing open法，摘出・開窓法）と呼ぶ．また，大きな顎囊胞に対しては，開窓療法を施行し囊胞の縮小をみてから摘出する．含歯性囊胞は原因歯とともに全摘出するが，歯列上に誘導可能な埋伏永久歯があれば可能な限り保存して誘導する．特に混合歯列期では治療に留意する．以下に各囊胞に対する治療法を示す．

①歯根囊胞では抜歯とともに摘出するか歯根端切除術の併用を行う．残存（留）囊胞は全摘出する．
②顎骨内の非歯原性囊胞であっても，歯との関係は治療に反映させる．
③術後性上顎囊胞では，Caldwell-Luc法や観血的または内視鏡下での下鼻道への対孔形成を行う．しかし，多房性や多発性の場合には再発することもある．歯科受診例ではいわゆる口腔型（下方型）が多く，囊胞を完全摘出する場合には生活歯の根尖に注意が必要である．また，必要に応じて歯根

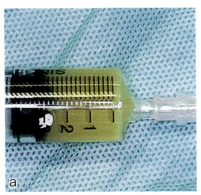 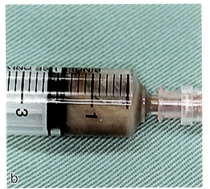 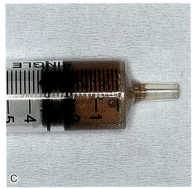

図9-2 囊胞の内容物　a：含歯性囊胞．漿液性で黄色．b：歯根囊胞．やや粘稠な膿汁．c：術後性上顎囊胞．粘稠なチョコレート色．

端切除術の併用も行われる．
④単純性骨囊胞では，生検により出血を促す処置，病変部の搔爬またはpacked open法を行うなど治療法には幅がある．
⑤動脈瘤様骨囊胞では搔爬術や摘出術，大量出血が懸念される場合には顎骨離断術を行う．
⑥静止性骨空洞（p.163）は骨の陥凹であり，積極的な治療は必要としない．
⑦ラヌーラは小さな症例では摘出を行うが，囊胞に隣接した粘膜下の小唾液腺は摘出する．大きな症例では開窓術を行う．再発を繰り返す場合には舌下腺摘出術を行う．現在では，顎下型であっても口外法を行うことはなく，舌下腺摘出術と開窓術を併用する．また，OK-432（ピシバニール®）の囊胞内注入療法がある．本治療は複数回行う必要があり，治癒するまでに時間を要する．また，副作用として術後に発熱と腫脹が生じる．
⑧粘液囊胞は小さな症例では摘出を行い，大きな症例では開窓術を行う．最近，小さな症例でも開窓術を行う試みがなされている．
⑨類皮・類表皮囊胞は舌下型では口内法を，オトガイ下型では口外法を行う．しかし，オトガイ舌下型では，症例により口内法または口内・口外法の併用を行う．すなわち，その治療法に幅がある．
⑩鼻歯槽囊胞では全摘出するが，鼻前庭部の皮膚との剝離が困難のことが多く，注意を要する．
⑪瘻管や索状物を有する側頸囊胞は，囊胞とともに切除する．また，正中頸囊胞は舌骨体部中央1/3を含めて，舌盲孔まで筋体をくり抜いて切除する（Sistrunk法，くり抜き法）を行う．さらに，この両者ではがん化の可能性があるため，注意が必要となる．
⑫萌出（期）囊胞は，小さいと多くの場合で経過観察が行われるが，開窓する場合もある．

含歯性嚢胞

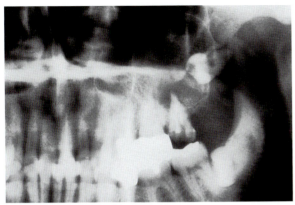

図1 含歯性嚢胞　上顎左側智歯の埋伏がみられ，これを含む境界明瞭な単房性透過像を認める．

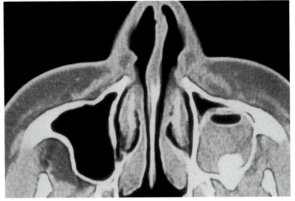

図2 含歯性嚢胞　CT所見．上顎左側の埋伏智歯の歯冠部を入れる嚢胞で，low densityを示す内容物を含み，上顎洞内まで及んでいる．

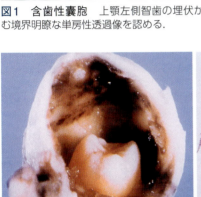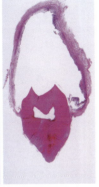

図3 含歯性嚢胞　摘出物の割面で，歯冠を嚢胞腔内に入れている（左）．歯頸部に連続して嚢胞壁が認められる（右）．

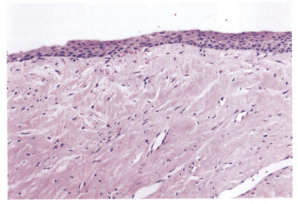

図4 含歯性嚢胞　嚢胞壁は非角化重層扁平上皮に裏装され，上皮下の線維性結合組織との境界は平坦である．

● 含歯性嚢胞 dentigerous cyst（濾胞性歯嚢胞 follicular dental cyst）は，埋伏歯の歯冠を嚢胞腔内に入れる発育性嚢胞である．

▶**臨床所見**　日常臨床においてしばしばみられるものである．10～30歳代に好発し，男性に多いといわれている．好発部位は下顎智歯部で，上顎犬歯部，上顎智歯部，下顎小臼歯部の順に続く．嚢胞の増大につれて顎骨を膨隆させるが，皮質骨が吸収され，嚢胞が粘膜面に接し，波動を触知することもある．下顎智歯部のものでは下顎枝全体に及んだり，上顎のものでは上顎洞に突出する場合もある（図1，2）．また，隣接歯を圧排し，位置異常や歯根吸収をきたすことがある．X線像では，境界明瞭な単房性，ときに多房性の透過像を認め，そのなかに埋伏歯の歯冠を含んでいる（図1～3）．

▶**病理発生**　埋伏歯の歯冠の形成が終了した後に，同部に存在していた退縮しつつある歯原性上皮が嚢胞化したものと考えられる．

▶**組織所見**　嚢胞腔内に埋伏歯の歯冠を入れ（図3），そのエナメル質表層の退縮エナメル上皮に嚢胞裏装上皮が連続している．裏装上皮は数層の非角化重層扁平上皮あるいは立方上皮からなり，上皮と線維性結合組織との境界は一般に平坦である（図4）．粘液細胞やヒアリン体 hyaline bodyがみられることもある．嚢胞腔内には液状成分を入れており，滲出細胞，剥離細胞をみるほか，コレステリン結晶を含む場合がある．二次的に感染を生じると炎症性細胞浸潤を伴う肉芽組織や上皮成分の増殖あるいはその部分的消失がみられ，嚢胞壁は歯根嚢胞（p.189）のものと区別がつかなくなる．

歯原性角化嚢胞（1）

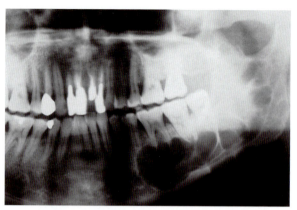

図1　歯原性角化嚢胞　下顎骨大臼歯部から下顎枝全域にかけて多房性のX線透過像がみられる．

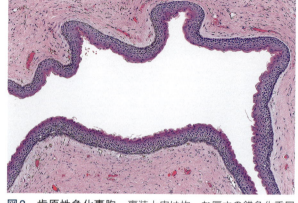

図2　歯原性角化嚢胞　裏装上皮は均一な厚さの錯角化重層扁平上皮からなり，上皮釘脚の形成はない．

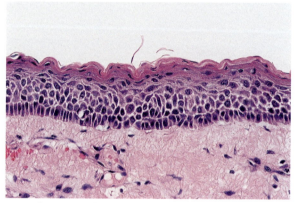

図3　歯原性角化嚢胞　裏装上皮では6～8個の細胞が層をなしており，基底層では円柱状細胞が柵状に配列している．

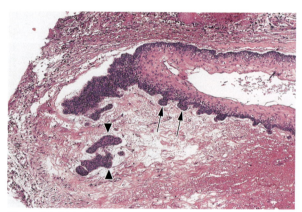

図4　歯原性角化嚢胞　裏装上皮は出芽状上皮嵌入（矢印）を認め，嚢胞壁中には歯原上皮胞巣（矢頭）がみられる．

● 歯原性角化嚢胞 odontogenic keratocyst は錯角化重層扁平上皮を裏装上皮とする嚢胞で，odontogenic keratocystの名称は1956年にPhilipsenが初めて提唱した．2017年のWHO分類は本疾患を歯原性嚢胞に分類しているが，2005年のWHO分類は本疾患を角化嚢胞性歯原性腫瘍と呼び，歯原性腫瘍に分類していた．

▶**臨床所見**　10～40歳の男性に発生することが多い．好発部位は下顎骨体部後方で，同部に発生するものが本嚢胞の75％を占め，しばしば歯の近傍に発生する．多発性に発生することがあり，多発例の約半数は基底細胞母斑症候群（p.183）の一症状であることが多い．X線像では境界明瞭な透過像として観察され，多房性透過像がみられることも多い（図1）．透過性病変に隣接する歯には歯根吸収や転位，傾斜が起こる．時には埋伏歯の歯冠が透過性病変に突出して，X線像としては含歯性嚢胞とみなされる場合もある．本嚢胞の再発率は高く，再発率を25％と算定した報告がある．

▶**病理発生**　歯堤の残遺から発生するとされ，裏装上皮細胞の特定遺伝子発現と嚢胞壁結合組織の酵素作用によって嚢胞が増大する可能性が考えられている．

▶**組織所見**　裏装上皮は6～8層の細胞層からなる厚さが均一な錯角化重層扁平上皮であり（図2，3），しばしば嚢胞上皮が嚢胞壁から剥離している．裏装上皮表層には数層の錯角化細胞が存在し，裏装上皮表面は波状を呈する．基底層では円柱状あるいは立方状の細胞が柵状に配列している（図3）．裏装上皮と嚢胞壁結合組織の境界は平坦であり，通常は上皮釘脚の形成はない（図2，3）．場合によっては，出芽状上皮釘脚が形成される（図4）．嚢胞壁内に娘嚢胞と呼ばれる小嚢胞や島状の歯原上皮胞巣がみられることがあり（図4），不適切な処置によって残存した娘嚢胞と歯原上皮胞巣が本嚢胞の再発に関連しているといわれる．

歯原性角化嚢胞（2）

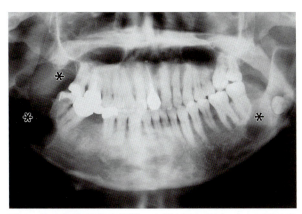

図1 基底細胞母斑症候群 右側上顎臼歯部，左右下顎大臼歯部から下顎枝にかけて多発性の嚢胞を認める（*）．

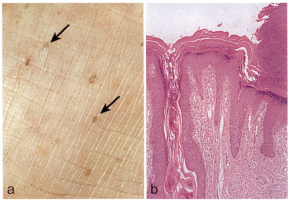

図2 基底細胞母斑症候群 a：手掌皮膚の点状小窩（矢印）．b：組織像．小窩内には角化物が堆積している．

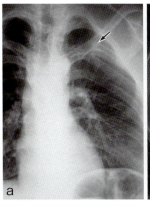

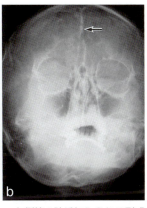

図3 基底細胞母斑症候群 a：左側第1肋骨にみられる形成異常（矢印）．b：大脳鎌の石灰化（矢印）．

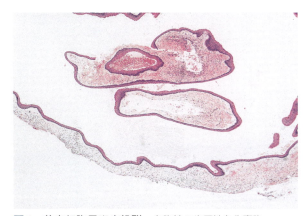

図4 基底細胞母斑症候群 多胞性の歯原性角化嚢胞．

● 歯原性角化嚢胞の多発を特徴とする症候群が基底細胞母斑症候群 basal cell nevus syndrome であり，母斑性基底細胞癌症候群，Gorlin症候群とも呼ばれる．

▶**臨床所見** 10〜30歳で発生することが多い．多発性歯原性角化嚢胞は本症候群で最も高頻度でみられる病変であり（図1），歯原性角化嚢胞の10〜20%は本症候群で発生するといわれる．皮膚では思春期頃から基底細胞癌が小結節や黒色斑として全身に多発する．他の皮膚病変として手掌と足底の小陥凹（図2）や類皮嚢胞（p.199）がある．骨格異常として，二分肋骨，癒合肋骨および潜在性二分脊椎が生じ，頭蓋内では大脳鎌の石灰化が起こる（図3）．また，前頭骨，側頭骨，後頭骨の突出ならびに両眼隔離により患者は特有の顔貌を示す．低頻度ではあるが，口唇裂・口蓋裂もみられる．

▶**病理発生** 本症候群は，9番染色体の9q23.3-q31領域に位置するPTCH遺伝子の変異によって生じる常染色体優性遺伝疾患とされ，変異遺伝子の浸透度は100%と考えられている．しかしながら，本症候群の約40%は遺伝性発生ではなく，新たに発生したものである．

▶**組織所見** 本症候群の歯原性角化嚢胞の組織像は非症候群性の歯原性角化嚢胞の組織像（p.182）とほとんど同一である（図4）．ただし，本症候群では嚢胞壁における娘嚢胞の発生と歯原上皮胞巣の出現が，非症候群性歯原性角化嚢胞と比べ，より高頻度で起こる．

[参考] 原始性嚢胞 primordial cyst は顎骨内に発生する歯原性発育性嚢胞であって，裏装上皮は非角化重層扁平上皮よりなり，嚢胞腔に歯冠が突出することはない．原始性嚢胞は2017年のWHO分類には記載されていないが，1971，1992年のWHO分類と2012年のAFIP分類のいずれにも原始性嚢胞が記載されていた．ただし，1992年のWHO分類では原始性嚢胞，歯原性角化嚢胞，および正角化性歯原性嚢胞の区別は不明確であった．

正角化性歯原性囊胞

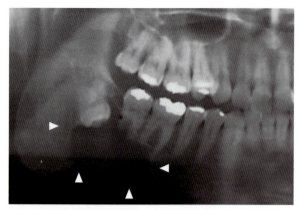

図1 正角化性歯原性囊胞　右側下顎臼歯部に智歯を含有するX線透過性の囊胞状病変がみられる（矢頭）．

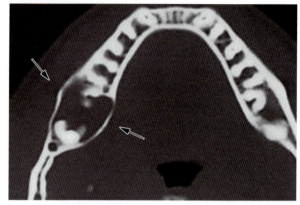

図2 正角化性歯原性囊胞　CT画像では皮質骨の膨隆がみられる（矢印）．

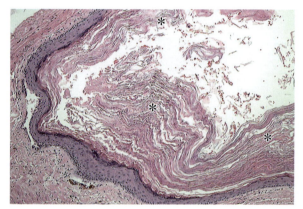

図3 正角化性歯原性囊胞　正角化性の重層扁平上皮に裏装され，顆粒層を介して，内腔には多量の角質変性物（*）が充満・内蔵している．

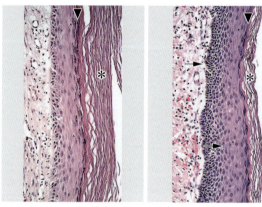

図4 正角化性歯原性囊胞　上皮は薄く平坦で，肥厚した顆粒層（矢頭）を介して正角化（*）がみられる（左，右）．ときに上皮肥厚や基底細胞層のやや密な重積部分をみることもある（矢印）（右）．

● 正角化性歯原性囊胞 orthokeratinized odontogenic cyst は顎骨内に生じる歯原性の発育性囊胞で，裏装上皮が一般に正角化性であることを特徴とする．2005年のWHO分類では，歯原性角化囊胞のうち，裏装上皮が錯角化を示すものは再発率が高く，腫瘍性性格を有することから腫瘍（角化囊胞性歯原性腫瘍）に分類された．正角化を示すものは囊胞として残されたが，その詳細な組織分類は示されなかった．AFIP組織分類（2012）およびWHO分類（2017）では，正角化性歯原性囊胞として分類している．極めてまれではあるが，顎骨中心性の類表皮囊胞との鑑別を要する場合がある．

▶臨床所見　好発は30〜50歳代で，男性に多く，下顎第三大臼歯部に最も多く発症する．それらの70%ほどが未萌出や埋伏歯と関連し，含歯性囊胞様のX線像を呈する．一般に境界明瞭な単房性のX線透過像を示し，埋伏歯を伴う場合と伴わない場合がある（図1, 2）．ときに皮質骨や歯根の吸収像がみられることがある．発育は緩徐で無症状であるが，疼痛（22%）や腫脹（13%）を自覚することもある．基底細胞母斑症候群との関連性はない．

▶病理発生　歯胚形成初期の歯堤，硬組織形成前の歯胚，歯の形成途上あるいは歯胚形成後の遺残上皮に由来すると考えられている．

▶組織所見　囊胞内腔には角質変性物を多量に内蔵する（図3）．通常，裏装上皮は平坦で薄い重層扁平上皮からなり，顆粒層を介して正角化を呈する（図4）．ときに錯角化，非角化，杯細胞化生を示す上皮成分を伴うことがある．通常，歯原性角化囊胞にみられるような過錯角化表層の波打ち形態や基底細胞層における核の柵状配列を欠くとされている．

石灰化歯原性囊胞

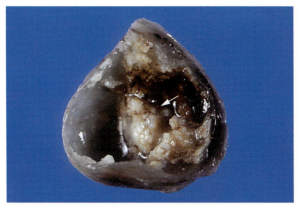

図1　石灰化歯原性囊胞　腫瘍は囊胞性発育を示し，囊胞腔内に萌出するように歯硬組織が認められる（矢印）．

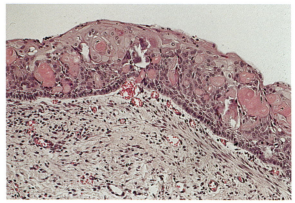

図2　石灰化歯原性囊胞　裏装上皮の基底層に円柱状の上皮が配列し，好酸性細胞質を持つ幻影細胞がみられる．

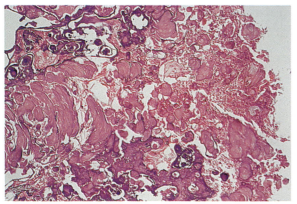

図3　石灰化歯原性囊胞　一部石灰化を伴う多数の幻影細胞の集塊がみられる．

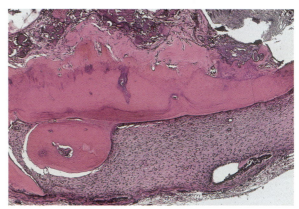

図4　石灰化歯原性囊胞　幻影細胞を認める囊胞壁上皮下に類象牙質の形成が観察される．

● 石灰化歯原性囊胞 calcifying odontogenic cyst は，囊胞壁に幻影細胞 ghost cell の出現と，その石灰化を特徴とする歯原性囊胞である．腫瘍に位置づけられたこともあったが，2017年のWHO分類では，生物学的には腫瘍ではなく，発育性囊胞として再分類された．

▶臨床所見　発現頻度はまれで，歯原性囊胞全体の約1％以下である．発生年齢分布は20〜30歳代に多くみられる．性差はほとんどないといわれているが，女性に多いという報告もある．本病変は通常，前歯部から大臼歯部の顎骨内に発生し，前歯部で好発する．上顎あるいは下顎の差はない．また，若年者の場合には，埋伏歯や歯牙腫を合併することがある（図1）．X線像では境界明瞭な単房性あるいは多房性の透過像として認められ，この透過像内や辺縁部に不規則な大きさの石灰化物がびまん性あるいは散在性に観察される．再発はまれである．

▶組織所見　病変は囊胞性発育を示す．囊胞壁の歯原性上皮は，囊胞腔内に突出するように発育することがある．また，歯牙腫を合併する症例では，囊胞腔内に萌出するように歯の硬組織が観察される（図1）．

　組織学的な裏装上皮の特徴は基底層に立方状あるいは円柱状の上皮の配列がみられ（図2），内層に好酸性に腫大した細胞質を有し，核はその輪郭を残して消失している幻影細胞あるいはその集塊が種々の程度に認められる．幻影細胞は一種の脱核した角化細胞と考えられており，扁平上皮化生により生じる．また，石灰化がみられることもある（図3）．裏装上皮の内層にはエナメル器の星状網 stellate reticulum に類似した構造や基底層にメラニンを含む上皮細胞が認められる．上皮直下に好酸性の類象牙質 dentinoid（図4）や，線維性結合組織内に異物巨細胞を伴う幻影細胞の集団がみられることもある．

側方性歯周囊胞

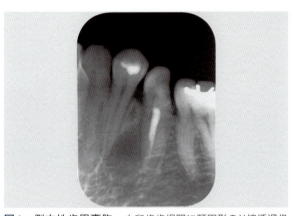

図1　側方性歯周囊胞　小臼歯歯根間に類円形のX線透過像がみられ，両隣在歯の歯根間が離開している．

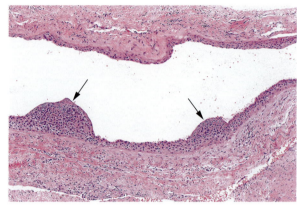

図2　側方性歯周囊胞　裏装上皮は非角化重層上皮よりなり，裏装上皮にはプラーク（矢印）が形成されている．

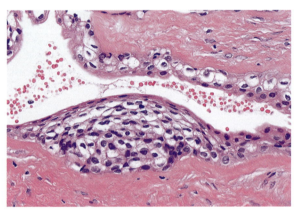

図3　側方性歯周囊胞　淡明細胞よりなる裏装上皮とプラーク．

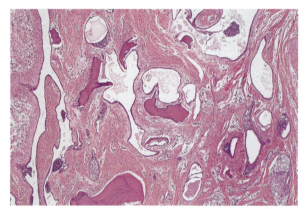

図4　ブドウ状歯原性囊胞　多数の小型囊胞がみられ，個々の囊胞の形態は不規則である．

●側方性歯周囊胞 lateral periodontal cyst は顎骨内に発生するまれな歯原性発育性囊胞である．萌出歯の歯根側面，特に歯根間にみられることが多い．かつては歯根側面に生じた歯原性炎症性囊胞も側方性歯周囊胞と呼ばれていたが，今日では側方性歯周囊胞は特徴的な組織像を示す歯原性発育性囊胞に限定されている．

▶臨床所見　男女比は2：1である．40〜70歳における発生頻度が高い．下顎骨の側切歯部から小臼歯部に好発し，80％がその部に発生する．多くは無症状で経過し，他疾患のX線検査の際に偶然発見される．時には本囊胞が顎骨外へ広がって，歯肉が膨隆することがある．X線像として境界明瞭な単房性円形透過像が歯根間にみられ，透過像の直径は1cm未満であることが多い（図1）．隣在する歯の歯髄の生死は本囊胞の発生に影響せず，まれには無歯顎堤に本囊胞が発生する．

▶病理発生　歯堤の残遺またはMalassez上皮残遺から発生するといわれる．また，本囊胞と成人の歯肉囊胞（p.197）はいずれも歯堤の残遺を起源とし，歯堤残遺が顎骨内で囊胞化すると側方性歯周囊胞になり，顎骨外軟組織で歯堤の残遺が囊胞化すると成人の歯周囊胞になるという意見もある．

▶組織所見　囊胞壁は炎症細胞浸潤のない線維性結合組織である．裏装上皮は短紡錘形細胞あるいは多角形細胞からなる重層上皮であり，角化傾向を示さない（図2）．裏装上皮にはプラークと呼ばれる結節状の肥厚がしばしばみられ，プラークでは短紡錘形細胞が渦巻き状に配列している．プラークは側方性歯周囊胞に特徴的な病理組織所見であり（図2），時にはプラークと裏装上皮の大部分が淡明細胞よりなることがある（図3）．本囊胞の亜型としてブドウ状歯原性囊胞があり，これは本囊胞の裏装上皮と同様の裏装上皮で裏装された小型囊胞が多囊胞性に顎骨内で発生したものである（図4）．

腺性歯原性囊胞

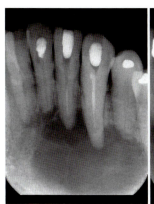
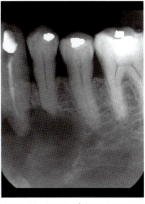

図1 腺性歯原性囊胞　多房性のX線透過像が歯根尖部にみられ，一部に歯根吸収が認められる．

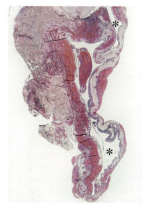

図2 腺性歯原性囊胞　多房性の囊胞腔（＊）がみられ，囊胞壁は出血を伴う薄い線維性結合組織からなる．

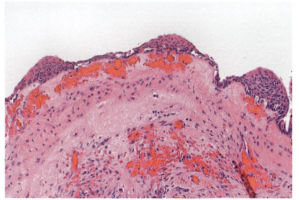

図3 腺性歯原性囊胞　比較的薄い重層扁平上皮からなる裏装上皮には，部分的に上皮肥厚が認められる．

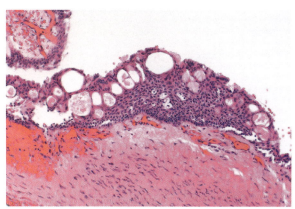

図4 腺性歯原性囊胞　肥厚した裏装上皮には導管様や小囊胞様構造がみられ，粘液細胞も認められる．

● 腺性歯原性囊胞 glandular odontogenic cyst は，裏装上皮に腺様構造を認める比較的まれな歯原性囊胞である．

▶臨床所見　各年代にみられるが，中年以降に多く，性差はない．下顎に多く（上顎：下顎＝1：2），前歯部にやや多いが部位差はない．顎骨の膨隆を伴い，X線像では単房性，多房性のいずれもみられ，他の歯原性囊胞や腫瘍との鑑別は困難である．歯の転位や歯根吸収がみられることもある（図1）．再発が多く，皮質骨破壊を示す例もあり，侵襲性の性格が示唆される．

▶病理発生　裏装上皮の由来として歯堤上皮の遺残や退縮エナメル上皮などが考えられ，裏装上皮は歯原性上皮由来を示唆するCK19陽性を示す．また，多くの歯原性囊胞にも化生性粘液細胞や線毛上皮がみられることから，歯原性上皮の腺様構造への潜在的分化能が考えられる．粘表皮癌に類似する組織像から顎骨内粘表皮癌 intraosseous mucoepidermoid carcinoma の発生母地となる可能性が示唆されるが，粘表皮癌に認められる MAML2 遺伝子転位が認められないことから，可能性は低いと考えられる．

▶組織所見　組織学的には多房性のことが多く（図2），裏装上皮は比較的薄い非角化重層扁平上皮からなる．基底細胞は比較的小型で，上皮釘脚の形成は乏しく，部分的に肥厚が認められ（図3），側方性歯周囊胞 lateral periodontal cyst やブドウ状歯原性囊胞 botryoid odontogenic cyst の裏装上皮と類似する．肥厚した上皮に粘液細胞や線毛上皮を伴う導管様〜小囊胞様構造などの腺様構造がみられる（図4）．比較的疎な線維性結合組織からなる囊胞壁内に上皮島や小囊胞がみられ，再発の原因になると考えられる．

鼻口蓋管嚢胞

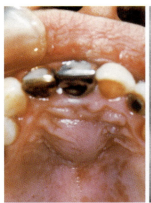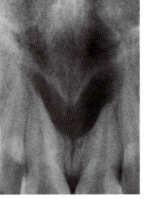

図1　鼻口蓋管嚢胞　口蓋中央前方部の腫脹（左）．ハート形のX線透過像（右）．

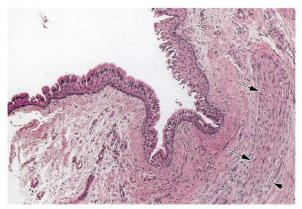

図2　鼻口蓋管嚢胞　嚢胞壁を裏装する多列線毛円柱上皮と嚢胞細胞内の神経線維束（矢印）．

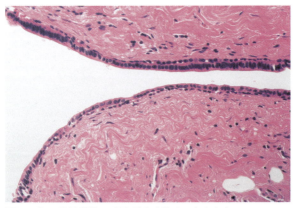

図3　鼻口蓋管嚢胞　嚢胞壁を裏装する立方上皮．

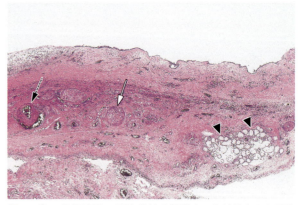

図4　鼻口蓋管嚢胞　嚢胞壁結合組織内に比較的大きな脈管（矢印）や神経（白矢印），粘液腺組織（矢頭）を伴う．

● 鼻口蓋管嚢胞 nasopalatine duct cyst は大多数が上顎の切歯管に発生することから切歯管嚢胞 incisive canal cyst とも呼ばれる．本嚢胞は口腔領域に発生する非歯原性嚢胞のなかで最も多く，口腔領域発生の非歯原性嚢胞の約70％を占め，成人の1％前後に発生するといわれる．まれに，鼻口蓋管嚢胞は切歯管開口部の軟組織に生じ，それらは口蓋乳頭嚢胞と呼ばれる．

▶臨床所見　男性に多く発生する．30～60歳に好発し，発育性嚢胞であるにもかかわらず，10歳未満ではほとんどみられない．歯科治療のためのX線検査で偶然発見される．多くは無症状であるが，時には口蓋前方部に腫脹（図1左）や疼痛，排膿が起こる．X線像としては上顎両側中切歯歯根間に円形またはハート形の境界明瞭な透過像がみられ（図1右），透過像直径の平均値は1.6cmである．

▶病理発生　胎生期に口腔と鼻腔を連絡する鼻口蓋管の上皮が，出生後も切歯管内に残存し，その残存上皮が嚢胞化することによって本嚢胞が発生すると考えられている．残存上皮が嚢胞化する機序は不明であるが，炎症性刺激や外傷などが関与するといわれる．

▶組織所見　裏装上皮をなすのは多列線毛円柱上皮，重層扁平上皮などである（図2，3）．裏装上皮の種類は症例ごとに異なり，1つの症例において複数の上皮組織がみられることもある．口腔に近い部位の切歯管で発生した場合は裏装上皮が重層扁平上皮である頻度が高く，鼻腔近傍領域の切歯管で生じた際には多列円柱上皮が裏装上皮であることが多い．裏装上皮に線毛細胞や粘液細胞が観察されることもある．嚢胞壁は線維性結合組織よりなる．嚢胞壁には神経，血管，粘液腺がしばしば存在し（図2，4），時には硝子軟骨も嚢胞壁にみられ，それらは鼻口蓋管嚢胞の病理組織診断の際の手助けとなる．

歯根囊胞

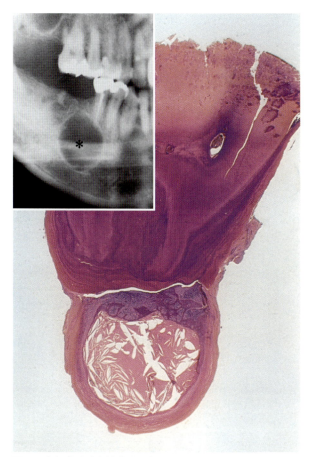
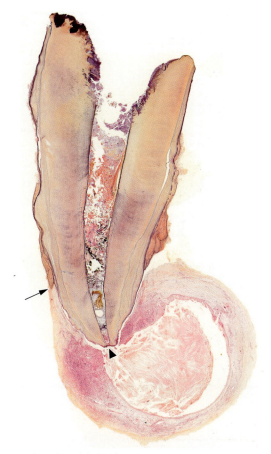

図1 歯根囊胞（真性囊胞型） 歯根囊胞は囊胞腔とこれを囲む囊胞壁で構成されている．囊胞壁は上皮層，肉芽組織層，結合組織層よりなる．inset：（X線）根尖部に境界明瞭な透過像（＊）を認める．

図2 歯根囊胞（盲囊型） 囊胞腔は根尖孔を介して感染根管と連絡している（矢頭）．結合組織層はよく発達した膠原線維束からなり，その一端が肥厚したセメント質に付着している（矢印）．

● 歯根囊胞 radicular cyst は根尖部に生じる慢性炎症性病変の一形態であり，顎骨にみられる囊胞では最も発生頻度の高いものである．幅広い年齢層に発症するが，主に20～40歳代の罹患率が高い．性差では女性より男性にやや多いとされる．本囊胞の発生部位は下顎より上顎に多く，上顎では側切歯と中切歯に，下顎では第一大臼歯に好発する．構造上，歯根囊胞は2種類に分けられ，原因歯の根管と囊胞腔とが直接連絡しているものを盲囊型，両者の間に明らかな連絡がみられないものを真性囊胞型と呼んでいる．

▶**臨床所見** 自覚症状は一般に乏しいが，原因歯への垂直打診に対してわずかに反応し，根尖相当部に指圧を加えると軽度の痛みを伴う．大きさは小豆大から拇指頭大までのものが多いが，鶏卵大に近いものもある．囊胞の増大により骨吸収が皮質骨に及ぶと，皮質骨は菲薄化するため同部に羊皮紙様感を触知する．X線により根尖部に境界明瞭な単房性の透過像を認める（図1：inset）．囊胞腔の内容物は帯黄色透明の粘稠性の液体であるが，囊胞が二次感染すると膿性の内容物に変わる．

▶**病理発生** 歯根囊胞は顎骨にみられる他の囊胞と異なり，原因歯の根尖部に生じた炎症性病変に継発する囊胞である．囊胞形成の機序に関しては現在のところ次の2つの説が有力視されている．

①根尖孔を囲むようにできた膿瘍の中心部が自壊・液化して空洞化し，次いで膿瘍壁に沿って増殖した上皮がこの空洞を被覆することにより囊胞が形成される．

②病変部に侵入，増殖して厚くなった上皮の中心部に栄養が十分供給されないため，細胞が壊死，融解することにより小空洞が形成される．小空洞は融合し，次第に大きな囊胞を形成する．

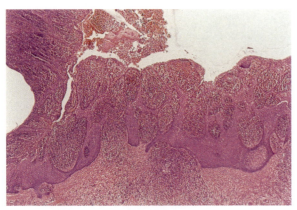

図3　歯根嚢胞　炎症性細胞浸潤が強いところでは，裏装上皮は肉芽組織層内に索状に増殖している．

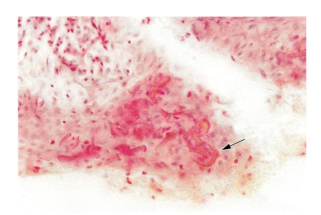

図4　歯根嚢胞　上皮層内に出現したヒアリン体．ヒアリン体（矢印）はeosinに好染性を示し，棒状，板状，ヘアピン状など多彩な形態を呈している．

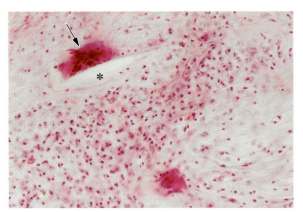

図5　歯根嚢胞　肉芽組織層に異物巨細胞（矢印）を伴ったコレステリン結晶の針状空隙（＊）が認められる．

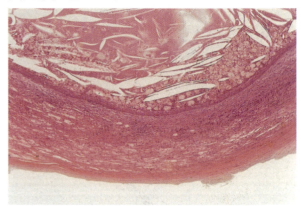

図6　歯根嚢胞　嚢胞腔には，コレステリン結晶を豊富に含む液性の内容物を入れている．結合組織層の炎症性細胞浸潤は軽微である．

いずれの場合においても，裏装上皮は歯根膜に存在するMalassez上皮遺残がサイトカインによる刺激を受け，増殖したものとみなされている．

▶組織所見　歯根嚢胞は嚢胞壁と嚢胞腔（病的空洞）で構成される（図1：真性嚢胞型，図2：盲嚢型）．嚢胞壁の構造は嚢胞腔に面して内側から外側に向かって順に，上皮層，肉芽組織層，結合組織層の3層に区別される．

最内層を構成する上皮層（裏装上皮）は，平坦で薄い非角化重層扁平上皮によりなるが，炎症刺激が加わると上皮細胞は肉芽組織層に向かって不規則に増殖し，上皮釘脚や上皮索を形成する（図3）．裏装上皮が一部欠落し，肉芽組織が直接嚢胞腔に露出することもある．炎症が鎮静あるいは消退して病変が陳旧化すると，裏装上皮は正角化あるいは錯角化を呈する場合もある．上皮層には上皮細胞の産生物と考えられているヒアリン体 hyaline bodies（Rushton bodies）を認めることがある（図4）．

肉芽組織層は線維芽細胞や新生毛細血管に富み，リンパ球，形質細胞，マクロファージなどの炎症性細胞浸潤がみられ，泡沫細胞が出現していることもある．しばしば，多核の異物巨細胞がコレステリン結晶に接して出現している（図5）．

結合組織層では線維芽細胞を混じえた膠原線維束が肉芽組織層を取り囲むように走行し，線維の一端は肥厚した歯根セメント質に付着している（図2）．炎症性細胞浸潤は軽度であり，血管周囲にわずかにリンパ球や形質細胞が認められるにすぎない．

嚢胞腔にはeosinに好染する滲出物を入れており，この中には豊富なコレステリン結晶のほか，剝離上皮細胞，白血球，赤血球，あるいは泡沫細胞などを混じている（図6）．

残存(留)囊胞

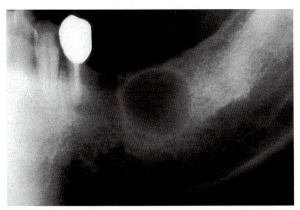

図1 残存(留)囊胞　無歯顎の6|相当部のX線像．単房性で境界明瞭な透過像を認める．

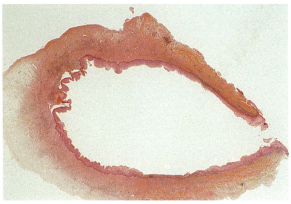

図2 残存(留)囊胞　囊胞全体の割面像．囊胞壁は壁内面の裏装上皮層と線維性結合組織層で構成されている．

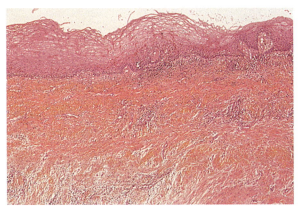

図3 残存(留)囊胞　裏装上皮層は非角化重層扁平上皮で，線維性結合組織層には炎症性細胞浸潤を認める．

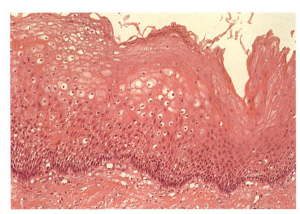

図4 残存(留)囊胞　肥厚した上皮層はコイロサイトーシス(koilocytosis)を認める．基底細胞層の柵状配列部は歯原性を思わせる．

● 残存(留)囊胞 residual cystは，歯根囊胞の患歯を抜去したのち，顎骨内に残存した囊胞(残存性歯根囊胞 residual radicular cyst)と定義される．発生頻度は歯原性囊胞の約10％で，好発部位は歯根囊胞の発生部位と同様である．症状として疼痛などを有する有症状型と症状を示さない無症状型に分けることがある．X線的には境界明瞭な限局性の単房性透過性病変で，一般的には周囲に骨硬化像が認められる(図1)．囊胞腔内の内容物は滲出物，剥離上皮などからなる液性物のことが多い．また，内容液にはしばしばコレステリン結晶を含むことがある．

▶ 病理発生　歯根囊胞の取り残しからの発生とされているが，含歯性囊胞の埋伏歯のみを抜去した後の取り残しや，その他の囊胞由来も考えられる．鑑別診断としては，歯原性角化囊胞，歯周囊胞，側方型の歯根囊胞，単房性エナメル上皮腫などがあげられる．

▶ 組織所見　囊胞壁は壁内面の非角化重層扁平上皮からなる裏装上皮層とその外層の線維性結合組織層で構成される(図2～4)．線維性結合組織層には，慢性炎症性細胞浸潤を伴うこともある．隣在する歯根への影響はあまりなく，歯根吸収を起こさせることはほとんどない．また，ごくまれにがん化することも報告されている．

炎症性傍側囊胞

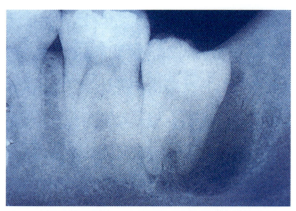

図1 炎症性傍側囊胞 左側下顎臼歯部のX線像．8遠心面の歯頸部から根尖部にかけて境界明瞭な楕円形の単房性透過像がみられる．

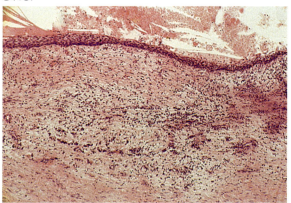

図2 炎症性傍側囊胞 歯根に接して囊胞がみられる．囊胞腔内にはコレステリン結晶を含む滲出液が充満し，囊胞壁は壁内面から裏装上皮層と外側の線維性結合組織層からなる．

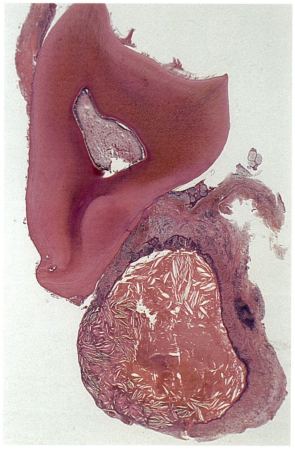

図3 炎症性傍側囊胞 非角化重層扁平上皮からなる裏装上皮層と炎症性細胞浸潤を含む線維性結合組織層から構成される囊胞壁がみられる．

- 炎症性傍側囊胞 inflammatory collateral cyst は歯周ポケット形成に伴う炎症性変化により，歯根側面あるいは歯頸部近傍に生じる．関連する歯は生活歯であり，根尖性歯周炎に続発する根尖性歯根囊胞との重要な相違点である．発生頻度は歯原性囊胞の2～5％であり，20歳代の男性にやや多い．

▶**臨床所見** 歯冠周囲炎を有する萌出歯，特に下顎第三大臼歯（智歯周囲炎）に関連して発生することが多い．また，小児の下顎第一大臼歯に発生するものは，下顎感染性頬部囊胞 mandibular infected buccal cyst などと呼ばれる．X線像では境界明瞭な単房性の透過性病変を示す（図1）．

▶**病理発生** 智歯周囲炎による歯根膜や歯槽骨の破壊により，歯小囊の側方拡大説，含歯性囊胞のvariant説および歯周ポケットの閉じ込め説など諸説がある．また，裏装上皮の由来に関しても，退縮エナメル上皮説，歯周ポケット上皮説およびMalassez上皮遺残説などがある．

▶**組織所見** 根側に付着する囊胞壁内面は非角化重層扁平上皮で裏装され，その外側は線維性結合組織からなる（図2，3）．囊胞腔内には滲出液がみられ，コレステリン結晶を含有することが多い．

術後性上顎嚢胞

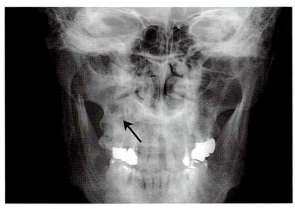

図1 術後性上顎嚢胞　PA法（頭部後前方向撮影法）によるX線像．右側上顎部（矢印）に嚢胞様透過像を認める．

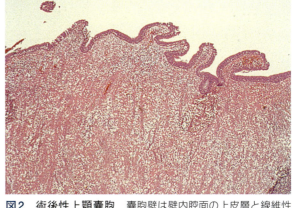

図2 術後性上顎嚢胞　嚢胞壁は壁内腔面の上皮層と線維性結合組織層から構成される．

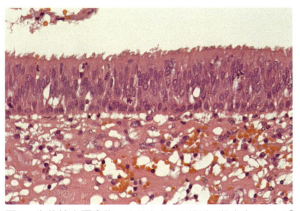

図3 術後性上顎嚢胞　裏装上皮層は線毛円柱上皮で，しばしば杯細胞がみられる．また，上皮層を欠くこともある．

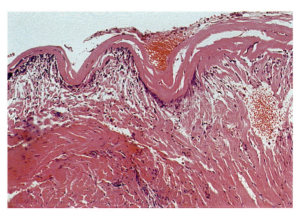

図4 術後性上顎嚢胞　嚢胞壁の上皮直下結合組織に，帯状の硝子化した瘢痕組織がみられる．

● 術後性上顎嚢胞 postoperative maxillary cyst は上顎洞根治手術の手術後にみられる合併症であり，術後10年以上経過して認められることが多い．

▶ **臨床所見**　30～50歳代の男性に多い．X線像としては単房性透過像（図1）としてみられるが，時に多房性としてみられることもある．病変は主に上顎洞内に存在するが，上顎洞外に存在する場合は嚢胞の増大に伴い歯肉頰移行部，口蓋，頰部などに膨隆をきたす．診断に関しては，上顎洞根治手術の既往が重要である．

▶ **病理発生**　自然孔に残像した洞粘膜の増殖による嚢胞化説が考えられている．また，歯性感染が本嚢胞の誘因になることがある．鑑別診断としては，上顎洞炎，上顎洞の粘液嚢胞，歯原性嚢胞および上顎洞癌があげられる．

▶ **組織所見**　嚢胞壁の内腔面は上皮組織（円柱上皮，線毛円柱上皮）で裏装される（図2，3）．扁平上皮組織での裏装あるいは裏装上皮層を欠如する場合もある．裏装上皮層の外側は種々の程度の慢性炎症性細胞浸潤および硝子化した帯状の瘢痕組織を含む線維性結合組織からなる（図4）．特に，裏装上皮層の直下にみられる帯状の瘢痕組織の存在を確認することは重要である．

動脈瘤様骨嚢胞

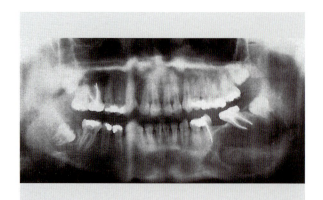

図1 動脈瘤様骨嚢胞　下顎左側臼歯部から下顎角に比較的境界明瞭な膨隆性X線透過像がみられ，下顎骨下縁の皮質骨は菲薄化し，一部消失している．

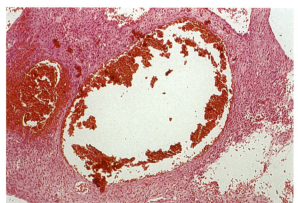

図2 動脈瘤様骨嚢胞　赤血球を含む血液成分を入れた腔があり，隔壁は比較的細胞密度が高い線維性結合組織の増生からなる．

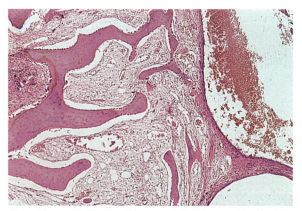

図3 動脈瘤様骨嚢胞　腔内面に内皮細胞はみられず，増生する線維性結合組織の中には新生骨梁の形成がみられる．

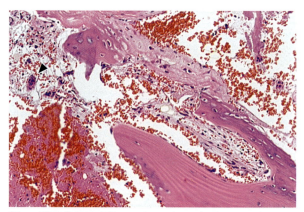

図4 動脈瘤様骨嚢胞　既存の層板骨が吸収され，連続して新生骨の形成がみられ，多核巨細胞（矢頭）も認められる．

●動脈瘤様骨嚢胞 aneurysmal bone cystは骨内に発生する嚢胞状病変であるが，裏装上皮はなく，嚢胞壁の結合組織が増生し，局所浸潤性を示し，また，USP6遺伝子再構成が認められることから，骨腫瘍と考えるものもある．

▶臨床所見　長管骨や脊椎骨にみられるが，顎骨ではまれである．20歳までの若年者に多く，下顎骨に多いが上顎骨にもみられ，臼歯部に好発する．無痛性骨膨隆がみられ，X線像では比較的境界明瞭な透過像を示し，単房性あるいは蜂巣状隔壁を伴う多房性を示す（図1）．肉眼的には血性内容液で満たされた大小多数の腔があり，隔壁には線維性結合組織や骨組織の増生がみられる．血性内容液は凝固しておらず，生検時や摘出時には大量出血に注意する必要がある．

▶病理発生　成り立ちは不明であるが，骨内に生じた動静脈瘤の血管床の拡大によるとする説や血管の破綻で生じた血腫の器質化や修復機転の異常などが考えられている．大血管がみられることはまれである．また，骨形成線維腫や線維性異形成症などの骨病変に続発した出血に伴う変化でも生じると考えられている．さらに悪性化の報告もあるが，これも骨肉腫などに続発した変化と考えられる．

▶組織所見　血液成分を含む大小不同の腔が存在し，隔壁は幼若な線維性結合組織からなる．血管壁にみられる弾性板の構造はなく，また，内腔面の扁平な細胞は内皮細胞ではない．隔壁の線維性結合組織は線維芽細胞，多核巨細胞および多数の毛細血管などからなり，細胞密度が高い部分もみられる．出血，ヘモジデリン色素沈着および新生骨形成がしばしばみられる（図2〜4）．多数の破骨細胞型多核巨細胞の出現と幼若な線維性結合組織の増生は巨細胞性肉芽腫と類似し，新生骨形成が旺盛な場合は骨形成線維腫とも類似する．

単純性骨嚢胞

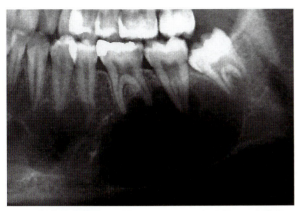

図1 単純性骨嚢胞　下顎左側臼歯部の骨体部から歯槽部にかけて境界明瞭なX線透過像がみられ，辺縁は歯槽中隔部に入り，帆立貝状の辺縁形態がみられる．

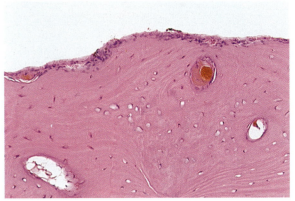

図2 単純性骨嚢胞　嚢胞壁は皮質骨に接する薄い線維性結合組織からなり，裏装上皮はみられない．

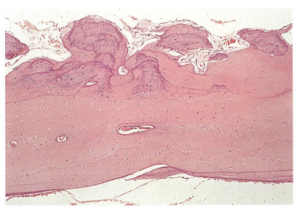

図3 単純性骨嚢胞　嚢胞周囲の骨組織には多数の改造線を伴う線維骨がみられる．

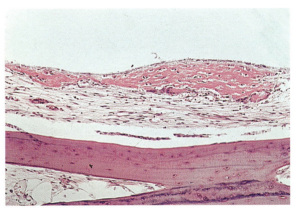

図4 単純性骨嚢胞　嚢胞壁は線維芽細胞を含む疎な線維性結合組織からなり，一部に類骨の形成がみられる．

● 単純性骨嚢胞 simple bone cystは外傷性骨嚢胞 traumatic bone cyst，出血性骨嚢胞 hemorrhagic bone cyst，孤立性骨嚢胞 solitary bone cystとも呼ばれ，嚢胞上皮がない偽嚢胞である．

▶臨床所見　上腕骨や大腿骨の近位端に好発し，顎骨では比較的まれである．下顎臼歯部に多く，上顎骨にはまれである．半数以上は10歳代にみられ，男性にやや多いが性差はない．多くは無症状で，X線検査で偶然に発見されることが多く，まれに骨膨隆を示す．多くは単発性であるが多発例もある．X線像では比較的境界明瞭な透過像がみられ，下顎骨骨体部の嚢胞腔が進展し，歯槽中隔に入り込むと帆立貝状や波状の辺縁形態を呈する（図1）．歯には特に症状はみられない．嚢胞腔は空洞であることが多いが，少量の血性内容液がみられる場合もある．

▶病理発生　嚢胞壁は薄い線維性結合組織からなるが，骨組織が嚢胞腔面に露出している場合もあり，骨欠損や骨空洞とする考えもある．また，外傷により骨髄腔内に出血と血腫が生じ，その後の器質化障害により発生するという考えもある．しかし，実際には外傷の既往を有する例は半数程度である．一方，若年者に多く，前歯部に少ないことから，永久歯の萌出や顎骨の成長に伴う骨内の血流異常や出血により生じるとも考えられている．さらに，中胚葉系細胞の骨や骨膜への分化異常による骨形成不全とする考えもある．

▶組織所見　裏装上皮はなく，細胞成分に乏しい薄い線維性結合組織からなる嚢胞壁がみられ，出血やヘモジデリン色素沈着とともに少数の多核巨細胞がみられることがある．炎症性細胞浸潤は少ない．嚢胞腔周囲の骨組織には反応性増生がみられることもあるが，骨の変化は乏しい（図2〜4）．

萌出囊胞

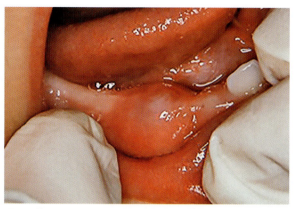

図1　萌出囊胞　歯槽粘膜に限局性の膨隆がみられ，波動を触れる．

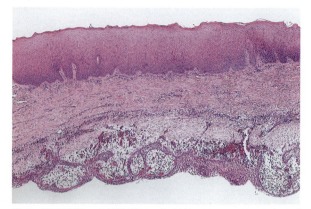

図2　萌出囊胞　歯槽粘膜下に炎症性細胞浸潤を伴う囊胞壁がみられ，比較的薄い上皮で裏装されている．

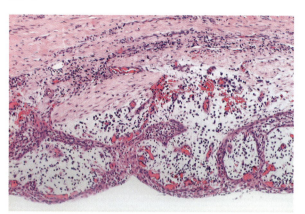

図3　萌出囊胞　囊胞壁を裏装する上皮は非角化重層扁平上皮であり，上皮釘脚が叢状に伸長している．

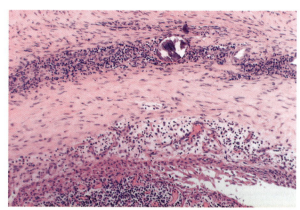

図4　萌出囊胞　囊胞壁は比較的疎な線維性結合組織からなり，裏装上皮直下に炎症性細胞浸潤や毛細血管の拡張がみられる．壁内に石灰化物が認められる．

● 萌出囊胞 eruption cyst は歯槽（歯肉）粘膜直下の萌出途上にある歯の歯冠周囲に生じ，歯の萌出障害をきたす比較的まれな囊胞である．

▶臨床所見　自然に，あるいは咬合性外傷により囊胞が破綻し，歯の萌出が生じることから，病理組織検査が行われることは少ない．含歯性囊胞の一型と考えられるが，含歯性囊胞は顎骨内に生じ，顎骨の膨隆をきたすのに対し，萌出囊胞は歯槽粘膜直下にまで萌出した歯の周囲に生じるので，歯槽粘膜の膨隆のみがみられる（図1）．小児の乳前歯部に多くみられるが，永久歯萌出時にも生じる．囊胞腔内に出血を伴うことも多く，歯の萌出に伴う血腫との鑑別には，透過光による検査が有用である．

▶病理発生　裏装上皮は退縮エナメル上皮に由来し，含歯性囊胞と同様な機序で囊胞が生じると考えられているが，歯槽粘膜直下で囊胞化が生じる機序は不明である．歯囊結合組織の肥厚や線維化が歯の萌出障害をもたらすとも考えられる．また，免疫抑制薬として用いられるシクロスポリンA服用患者では含歯性囊胞ではなく萌出囊胞がみられることから，歯槽粘膜を貫通する時期の歯囊結合組織におけるサイトカイン発現の調節異常などが考えられている．

▶組織所見　歯槽粘膜には軽度の炎症性細胞浸潤を伴い，粘膜直下に比較的疎な線維性結合組織からなる囊胞壁がみられ，薄い非角化重層扁平上皮に裏装されている（図2～4）．裏装上皮の上皮釘脚形成は乏しい．しかし，外傷が加わり，裏装上皮直下に炎症性細胞浸潤が著しい場合には，裏装上皮の反応性増生もみられ，叢状に上皮釘脚が伸長する．歯槽粘膜の結合組織と囊胞壁とは膠原線維の走行や疎密により区別できるが，二次的な炎症変化が加わり，境界が判然としない場合も多い．

歯肉囊胞

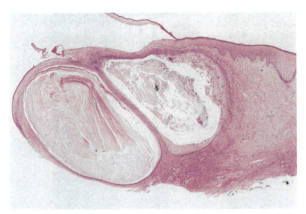

図1 乳児の歯肉囊胞　歯槽粘膜内に角化物を満たした囊胞腔がみられる．

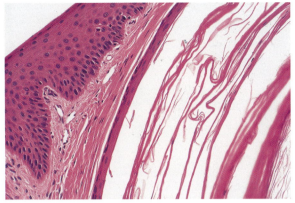

図2 乳児の歯肉囊胞　囊胞腔は菲薄な角化上皮で裏装され，角化層の腔内への剝脱を示す．

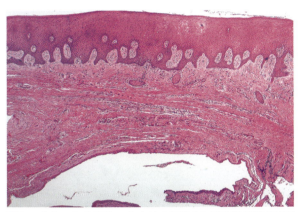

図3 成人の歯肉囊胞　歯肉結合組織内に囊胞腔の形成が認められる．

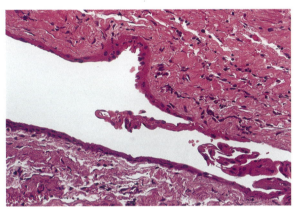

図4 成人の歯肉囊胞　囊胞腔は菲薄な非角化上皮で裏装されている．

歯肉囊胞 gingival cyst は歯肉または歯槽堤粘膜に発生する歯原性発育性囊胞であり，新生児・乳児に生じる歯肉囊胞と，成人に発生する歯肉囊胞に分けられる．

● 乳児の歯肉囊胞　gingival cyst in infants は新生児・乳児の上下顎歯槽堤に半球状腫瘤として，単発性あるいは多発性に発生する．直径は数 mm で，色調は淡黄白色である．本囊胞は新生児の過半数に生じるといわれるが，発生後しばらくすると自壊して消失するため，患児の親が気づくことはほとんどない．本囊胞と同様の肉眼所見を示す病変が口蓋に発生することがあるが，それらは Ebstein 真珠あるいは Bohn の小結節と呼ばれ，非歯原性病変である．

▶病理発生　歯冠形成終了後も消失せずに，歯槽堤粘膜内に残存した歯堤から発生すると考えられている．

▶組織所見　裏装上皮は圧平された薄い角化重層扁平上皮であり，囊胞腔は角化物で満たされている（図1, 2）．

● 成人の歯肉囊胞　gingival cyst in adults は成人の歯肉あるいは歯槽粘膜に発生するまれな囊胞である．40～60歳に多くみられ，本囊胞の約70％は下顎の犬歯部と小臼歯部の唇側に生じる．無痛性でドーム状を呈し，その直径は通常1cm未満で，色調は周囲歯肉と同じである．まれに，本囊胞が接する歯槽骨表面に浅い陥凹が生じる．

▶病理発生　成人の歯肉囊胞は歯堤の残遺から発生する．本囊胞は歯堤残遺が顎骨外軟組織で囊胞化したものであって，側方性歯周囊胞（p.186）は歯堤残遺が顎骨内で囊胞化したものであるという意見がある．

▶組織所見　本囊胞の裏装上皮は側方性歯周囊胞の裏装上皮と同様に，数層の細胞からなる非角化重層上皮であり（図3, 4），時に，側方性歯周囊胞の裏装上皮にみられる結節状の上皮肥厚（プラーク）が出現する．

鼻唇（歯槽）嚢胞

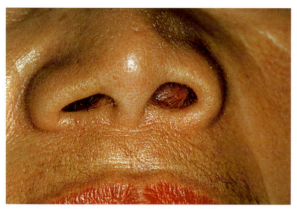

図1 鼻唇（歯槽）嚢胞　左側鼻翼付け根の隆起（Gerber隆起）．

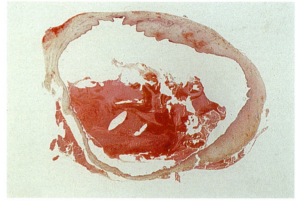

図2 鼻唇（歯槽）嚢胞　嚢胞壁の全体像．嚢胞腔内に出血およびコレステリン裂隙を伴う滲出物がみられる．

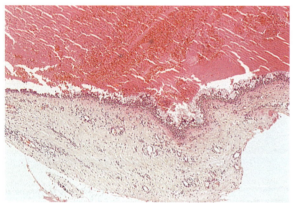

図3 鼻唇（歯槽）嚢胞　嚢胞腔内には滲出物がみられる．嚢胞壁は嚢胞腔側から線毛円柱上皮組織で裏装され，線維性結合組織層からなる．軽度の炎症性細胞浸潤も認める．

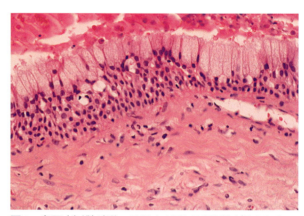

図4 鼻唇（歯槽）嚢胞　裏装上皮層には杯細胞がみられる．

● 鼻唇（歯槽）嚢胞 nasolabial（nasoalveolar cyst）は鼻前庭の外側壁から上唇の上方部の軟組織に生じる．

▶臨床所見　嚢胞の増大に伴い，鼻翼の付け根から上唇上方部が腫脹し，鼻唇溝の消失や鼻前庭の隆起（Gerber隆起）がみられる（図1）．20～40歳代に好発し，女性に多い傾向がある．X線的には表面部顎骨の圧迫吸収がみられる程度である．鼻前庭嚢胞 nasovestibular cyst と呼ばれたこともある．

▶病理発生　顔面突起の上顎突起・外側鼻突起・球状突起の癒合部位への上皮嵌入による顔裂性嚢胞の一つと考えられている．しかしながら，現在では，鼻涙管原基の上皮遺残説が有力である．

▶組織所見　嚢胞腔内には滲出物が充満し，しばしばコレステリン結晶を含んでいる（図2）．嚢胞壁の壁内面は多列円柱上皮で裏装され，限局性に立方上皮および扁平上皮を認めることもある（図3）．また，裏装上皮層内に粘液細胞（杯細胞）を含むこともある（図4）．裏装上皮の外側は線維性結合組織層からなる．

類皮囊胞・類表皮囊胞

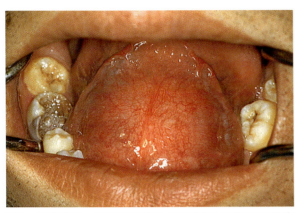

図1　類皮囊胞　舌下正中部に生じた黄白色で平滑な面を有する鶏卵大の腫瘤．腫瘤が舌を挙上している．

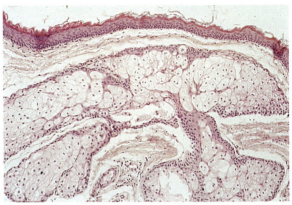

図2　類皮囊胞　囊胞壁は菲薄な正角化重層扁平上皮により裏装され，その外側には皮脂腺を含む結合組織層がみられる．

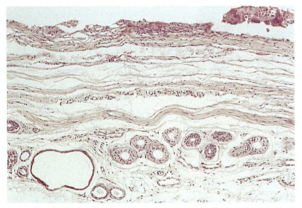

図3　類皮囊胞　裏装上皮が脱落している類皮囊胞の囊胞壁で，線維性結合組織層には汗腺がみられる．

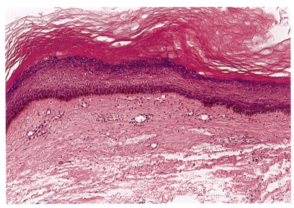

図4　類表皮囊胞　囊胞腔にはケラチン変性物が充満している．囊胞壁は正角化重層扁平上皮で裏装され，その外側は線維性結合組織層からなる．類表皮囊胞では，結合組織層に皮膚の付属器官はみられない．

●類皮囊胞 dermoid cyst および類表皮囊胞 epidermoid cyst は裏装上皮が皮膚の表皮に類似した正角化重層扁平上皮からなる．裏装上皮の外側は線維性結合組織層からなるが，皮膚の付属器官（汗腺，皮脂腺）を含むものは類皮囊胞と呼ばれる．それに対して，囊胞壁の線維性結合組織層に皮膚の付属器を持たない囊胞を類表皮囊胞という．口腔の軟組織にみられる囊胞では粘液囊胞に次いで多い囊胞である．

▶**臨床所見**　口底に好発し，舌を挙上させることが多い．臨床的にはラヌーラ（ガマ腫）ranula（p.202：粘液囊胞）との鑑別が必要である（図1）．10〜30歳代に好発し，性差は認めない．囊胞性腫瘤は餅様の波動を示し，腫瘤の表面は平滑で黄白色を呈する．囊胞の内容物はチーズ状，泥状，豆腐のカス状で，角化物や皮脂腺からの分泌物がみられる．

▶**病理発生**　外胚葉（上皮組織）の迷入が原因ではないかと考えられている．

▶**組織所見**　類皮囊胞および類表皮囊胞ともに，囊胞壁の内腔面は，菲薄な正角化重層扁平上皮で裏装される．類皮囊胞では，裏装上皮層の外側は線維性結合組織層からなり，皮脂腺や汗腺などの皮膚付属器官を含む（図2，3）．一方，これらの皮膚付属器官が欠如した線維性結合組織層からなるものは類表皮囊胞である．囊胞内には，ケラチン変性物がみられることが多い（図4）．

鰓嚢胞（リンパ上皮性嚢胞）

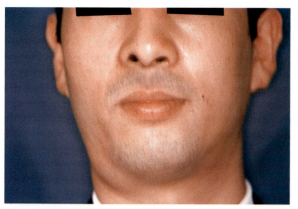

図1　鰓嚢胞　右側胸鎖乳突筋前縁の下顎角付近に生じた嚢胞性腫瘤.

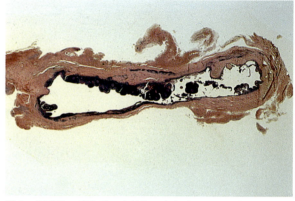

図2　鰓嚢胞　嚢胞壁の全体像．嚢胞壁のところどころにリンパ組織がみられる．

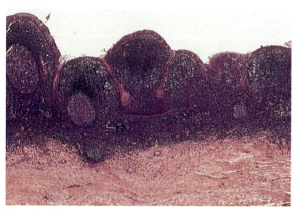

図3　鰓嚢胞　嚢胞壁は腔内面を上皮組織が裏装をし，その外側はところどころに胚中心を認めるリンパ組織を含む線維性結合組織層からなる．

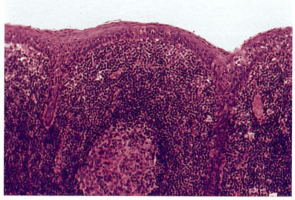

図4　鰓嚢胞　重層扁平上皮からなる裏装上皮層と上皮直下の結合組織層にみられる胚中心を含むリンパ組織．

●鰓嚢胞 branchial cyst（リンパ上皮性嚢胞 lymphoepithelial cyst）は胎生期の鰓裂由来で側頸部（胸鎖乳突筋前縁）に好発する．まれに，下顎角部，口腔底，耳下腺などにみられることもある．
▶臨床所見　20〜30歳代に多く，無痛性で類球形の腫脹を示す（図1）．
▶病理発生　胎生初期の鰓裂由来（第一第二鰓弓）の上皮が，胎生10週以降も残存したとする説や胎生期に口腔粘膜のリンパ組織が封入されたために生じたとする（非鰓性組織）説などがある．鰓弓と無関係な部位にも生じることから，今日では，鰓原性が否定され始めている．まれにがん化し，扁平上皮癌を生じることもある．
▶組織所見　嚢胞壁の腔内面は非角化あるいは錯角化重層扁平上皮で裏装される．まれに，円柱上皮や立方上皮で裏装されることもある．裏装上皮の外側は線維性結合組織からなるが，本嚢胞の組織学的特徴として裏装上皮直下にリンパ濾胞形成を伴ったリンパ組織がみられる（図2〜4）．

甲状舌管嚢胞

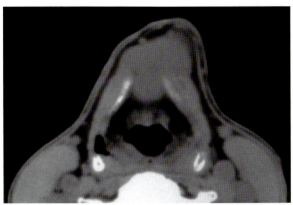

図1 甲状舌管嚢胞　CT所見．舌骨付近の正中頸部にlow densityを示す病変が認められる．

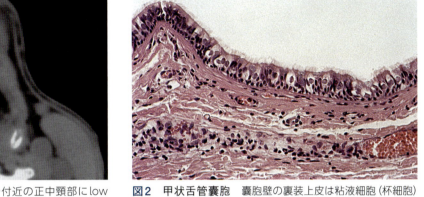

図2 甲状舌管嚢胞　嚢胞壁の裏装上皮は粘液細胞(杯細胞)を含む線毛円柱上皮で，外層は線維性結合組織からなる．

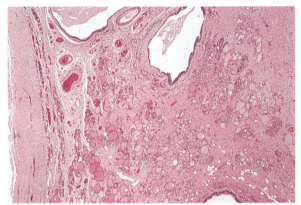

図3 甲状舌管嚢胞　上部にみられる嚢胞に隣接して甲状腺組織が認められる．

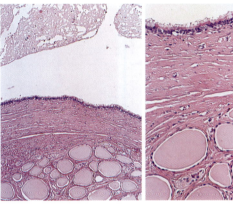

図4 甲状舌管嚢胞　嚢胞腔内には遊走細胞を含む滲出物がみられ，嚢胞に隣接して甲状腺組織がみられる(左)．嚢胞壁は線毛円柱上皮と線維性結合組織からなり，これに隣接して甲状腺の濾胞構造がみられる(右)．

● 甲状舌管嚢胞 thyroglossal duct cystは，胎生期の甲状舌管の遺残上皮に由来する嚢胞で，舌盲孔と甲状腺との間の部分に生じる．多くの例では，オトガイ下部で舌骨付近の正中頸部にみられ，正中頸嚢胞 median cervical cystとも呼ばれる．

▶臨床所見　正中頸部(図1)のほか，まれには口底や舌根部にも生じることがある．口底に生じた場合には，ラヌーラ(ガマ腫)(p.202：粘液嚢胞)や類皮嚢胞・類表皮嚢胞(p.199)との鑑別が問題となる．年長者でみられることもあるが，多くの例は20歳以前であり，性差はない．波動を触知する軟らかい嚢胞で，直径2〜3cmの例が多い．嚢胞の増大により嚥下困難や呼吸困難をきたしたり，二次感染により表皮や口腔に瘻孔を形成することもある．

▶病理発生　胎生期における甲状舌管の遺残上皮の嚢胞化により生じるものと考えられている．

▶組織所見　嚢胞壁は口腔に近接した例では重層扁平上皮，下部の例では線毛円柱上皮で裏装されている(図2，4)．外層は線維性結合組織からなるが，二次感染を伴った例では肉芽組織がみられる．また，嚢胞に隣接して迷入した甲状腺組織(図3，4)，リンパ組織あるいは粘液腺組織がみられることがある．

本嚢胞から腺癌が発生することがあり，迷入した甲状腺組織に由来するものと考えられている．

粘液囊胞（粘液瘤）

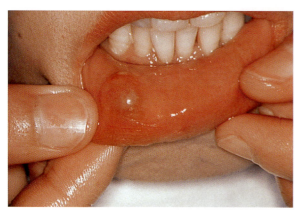

図1　粘液囊胞　右側前歯部に相当する下唇の粘膜面に膨隆がみられる．

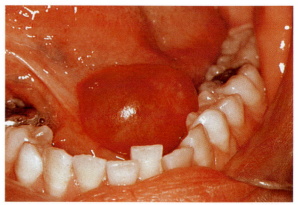

図2　粘液囊胞（ラヌーラ（ガマ腫））　口底部に半球状の膨隆がみられ，軽度に舌を挙上させている．

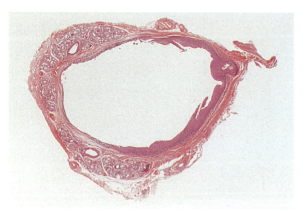

図3　粘液囊胞　肉芽組織に囲まれた囊胞腔と隣接して唾液腺組織が認められる．

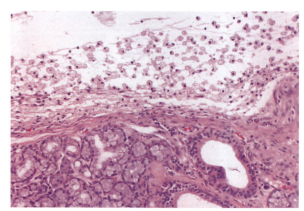

図4　粘液囊胞　囊胞腔内には粘液様物質とこれを貪食した多数の泡沫細胞がみられる．隣接して，腺房腔および導管の拡張をみる唾液腺組織を認める．

● 粘液囊胞 mucous cyst は唾液の流出障害によって生じる囊胞である．粘膜下の小唾液腺に生じることが多く，粘液瘤 mucocele とも呼ばれる．舌尖部下面の前舌腺と関連して生じたものは Blandin-Nuhn 腺囊胞と呼ばれ，また，口底部に生じた大きな粘液囊胞は，ガマ（ヒキガエル）の喉頭囊に似る外観からラヌーラ（ガマ腫）ranula と称される．

▶ **臨床所見**　本囊胞は粘膜下の小唾液腺に関連して生じることが多く，部位としては下唇（図1）であることが特に多いが，口底（図2），舌，頰粘膜にもみられる．各年代でみられるが，20歳代以下の若年者に多く，性差は明らかでない．肉眼的には，粘膜面に半球状に膨隆した境界明瞭で波動を触知する腫瘤として現れる．典型例では，半透明で青みがかった色調を呈する．ラヌーラでは，増大すると嚥下障害や呼吸障害を生じる．

▶ **病理発生**　ほとんどは，唾液腺の排泄管の損傷により，周囲組織中に流出した唾液を取り囲むように肉芽組織が増殖し，線維化して囊胞壁を形成する溢出型である．停滞型は，なんらかの原因により排泄管が閉塞ないし狭窄することにより管腔が拡張して生じるものと考えられている．

▶ **組織所見**　ほとんどの例である溢出型では裏装上皮はなく，囊胞壁は肉芽組織あるいは線維性結合組織からなる（図3，4）．囊胞腔内には粘液様物質を入れ，これを貪食した泡沫細胞（空胞化したマクロファージ）を主とする炎症性細胞を混じている（図4）．また，これに近接して流出障害像，すなわち腺房腔および導管の拡張した唾液腺を認める（図4）．時には粘液様物質が肉芽組織と交じり合って粘液肉芽腫の像を呈することがある．停滞型では，囊胞壁に導管上皮由来の円柱ないし立方上皮による裏装を認め，時に扁平上皮化生が生じることもある．

唾液腺導管嚢胞

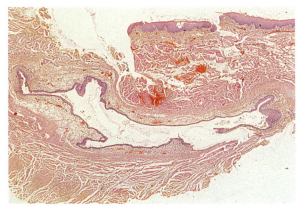

図1　唾液腺導管嚢胞　上皮で裏装され，拡張した嚢胞を認める．

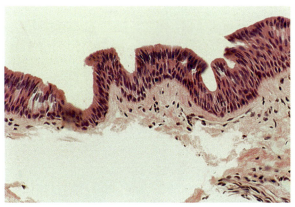

図2　唾液腺導管嚢胞　嚢胞は円柱上皮で裏装されている．

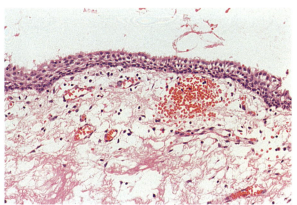

図3　唾液腺導管嚢胞　多列線毛円柱上皮で裏装され，上皮下は水腫性間質となっている．

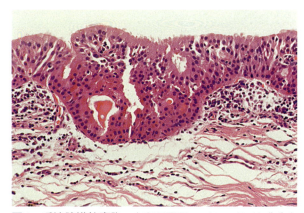

図4　唾液腺導管嚢胞　上皮は肥厚し，オンコサイト化生を伴っている．上皮下にリンパ球浸潤をみる．

●唾液腺導管嚢胞 salivary duct cyst は，唾液腺の導管が嚢胞状に拡張した停滞型粘液嚢胞で，大唾液腺，特に耳下腺に関連したものである．
▶臨床所見　ほとんどが耳下腺に発生し，通常は無症状である．肉眼的には嚢胞は境界明瞭で卵円形，波動を触知する．大きさは通常1～3cm大で，0.8～10cmまでの報告がある．耳下腺病変の約2～3％の頻度で発症する．欧米では，本嚢胞は嚢胞全体の約10％で，症例の多くは30～60歳代にみられる．一般的には単房性だが，時に多房性のこともある．内容液は漿液性からやや粘稠性で，透明～茶褐色調まで様々である．
▶病理発生　先天性，後天性の原因による嚢胞と考えられているが，唾液腺導管嚢胞の成り立ちの詳細は明らかではない．後天性の多くは，唾石，術後あるいは炎症による導管の狭窄，腫瘍，良性リンパ上皮性疾患の病変などにより唾液の流出障害をきたした結果，唾液腺導管腔が拡張し，嚢胞化すると考えられている．
▶組織所見　嚢胞壁は，円柱状上皮，立方状あるいは扁平上皮からなる薄い上皮によって裏装され，内腔には粘液貯留をみる（図1～3）．裏装上皮に杯細胞や上皮過形成，好酸性の細顆粒状を呈する細胞質と濃縮した核を有する細胞からなるオンコサイト化生（図4）を伴うことがある．嚢胞壁は種々の厚さの線維組織で構成され，しばしば軽度の慢性炎症性細胞浸潤を伴う．

周囲腺組織との境界は明瞭で，リンパ上皮性嚢胞にみられる密なリンパ性組織は認められない．多くの場合，耳下腺の閉塞性唾液腺炎を続発し，導管は拡張し，濃縮した粘液を入れ，導管周囲性に炎症性細胞浸潤をみる．鑑別診断としては，Warthin腫瘍や嚢胞状構造をとった粘表皮癌などの唾液腺腫瘍との比較が重要である．

上顎洞粘液嚢胞

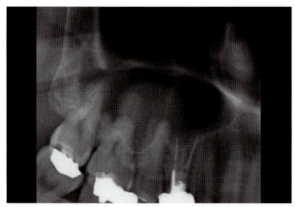

図1　上顎洞粘液嚢胞　上顎洞底部に半球状のX線不透過像が認められる.

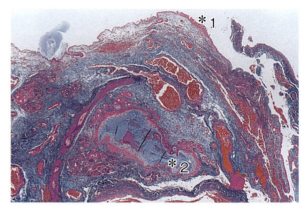

図2　上顎洞粘液嚢胞　剥離傾向を示す洞粘膜上皮(＊1), うっ血と炎症性肥厚を示す洞粘膜内の固有腺導管内に貯留した粘液(＊2)(Azan-Mallory染色).

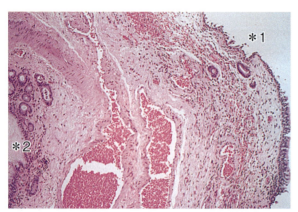

図3　上顎洞粘液嚢胞　図2の拡大図. 洞粘膜上皮は剥離傾向にあり(＊1), 炎症性に肥厚した洞粘膜にはうっ血や浮腫, 固有腺導管上皮に裏装された閉塞(停滞)型嚢胞(＊2)がみられる.

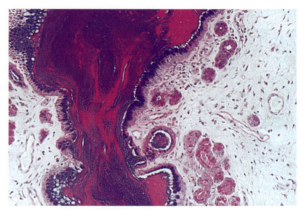

図4　上顎洞粘液嚢胞　図2(＊2)の拡大図. 上皮に裏装された閉塞(停滞)型嚢胞腔内に粘液主体の分泌物が貯留している(alcian blue-PAS染色).

● 上顎洞粘液嚢胞 mucous cyst of the maxillary sinus (maxillary sinus mucocele) は上顎洞粘膜に生じ, 基本的には唾液腺の粘液嚢胞と同様の組織像を示す.

▶臨床所見　パノラマX線検査で上顎洞底部の半球状不透過像として偶然に発見されることが多い(図1). 20歳代に多くみられ, 男性にやや多いが性差はない. 約半数の例で上顎洞底部に, 次いで上顎側壁に多くみられる. 多発性や両側性に生じることもある. まれに上顎洞を占拠し, 周囲骨を破壊し, 激しい臨床症状を示すこともある.

▶病理発生　急性および慢性上顎洞炎に続発して生じることが多いと考えられている. 洞底部に多いことから, 歯性上顎洞炎に続発するとの考えもある. 炎症に伴う洞粘膜固有腺の腺体の障害や排泄導管の閉塞により生じ, 裏装上皮を伴う閉塞(停滞)型と, 裏装上皮がみられない溢出型がある. また, 洞粘膜固有腺は漿粘液性混合腺であり, 嚢胞貯留物も漿液成分が多いことから漿液嚢胞とする考えもあるが, 固有腺の他に粘膜上皮に介在する杯細胞(孤立粘液腺)の分泌物が加わる可能性もある. また, 上顎洞の自然孔が閉塞し, 洞粘膜の粘液性分泌物が貯留し, 洞全体が嚢胞化し, 周囲骨の破壊がみられることもある.

▶組織所見　粘液を入れた嚢胞腔がみられ, 周囲は嚢胞壁に相当する炎症性細胞浸潤を伴う浮腫性の洞粘膜結合組織に囲まれている(図2). 嚢胞壁には炎症性変化の程度により, 洞粘膜固有腺の萎縮, 導管の拡張, うっ血, 浮腫, 炎症性細胞浸潤とともに, 出血やコレステリン結晶, 異物巨細胞などがみられる. 嚢胞壁が導管上皮様の立方上皮に覆われている場合もあるが(図3, 4), 圧排された既存の上顎洞と嚢胞腔との区別が判然としなくなる場合もある.

10 歯原性腫瘍

　歯原性腫瘍は歯の形成に関与する組織に由来する腫瘍の総称で，多くは顎骨内に生じる．他の腫瘍と同様に良性と悪性とがあるが，前者がほとんどを占める．また，顎骨を進行性に吸収あるいは破壊するものから発育奇形的なものまでが包含されている．組織学的に，上皮性，間葉性，混合性に大別されるが，混合性が多いことも歯原性腫瘍の特徴である．

　歯原性腫瘍は組織学的に歯の発生過程にみられる構造を模倣するので，組織由来や分類を理解するにあたっては歯の発生学的ならびに組織学的知識が欠かせない．歯の原基の形成は原始口腔上皮が間葉組織内に嵌入することによって歯堤の形成が始まり，さらにその先端部が上皮間葉相互作用によって歯胚に分化する．歯胚は，上皮成分であるエナメル器と間葉成分である歯乳頭，ならびにこれらを包み込む間葉成分である歯小嚢の3つで構成される（図10-1）．さらに，エナメル器由来の細胞がエナメル質を，歯乳頭由来の細胞が象牙質や歯髄を形成するようになるが，これにも上皮間葉相互作用が不可欠である（図10-2）．歯小嚢由来の細胞はセメント質，歯根膜，固有歯槽骨を形成する．このような歯の形成に関与するすべての細胞が歯原性腫瘍の由来細胞となり，さらに腫瘍化した場合にも上皮間葉相互作用が生じた場合には混合腫瘍となる．また，歯の形成が完了した後も，間葉細胞の多くは必要に応じてそれぞれの機能を果たしており，上皮細胞もすべてが消失するのではなく，一部は歯肉部や歯根膜部などに退化歯原上皮として残存している．したがって，歯の形成完了後にはこれらの細胞も歯原性腫瘍の由来細胞となる．

　歯原性腫瘍の発生頻度は10〜20％といわれているが，地域あるいは人種によって，また報告者によっても差がある．歯原性腫瘍を組織型別発生頻度でみるとエナメル上皮腫と歯牙腫が多くを占める．歯牙腫は発育奇形的なものであり，真の腫瘍と同一カテゴリーで扱うか否かについては一致した見解をみるに至っていない．

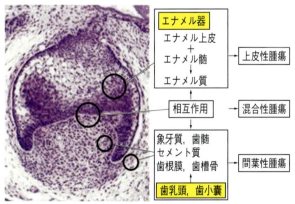

図10-1　歯胚と腫瘍の発生　歯胚はエナメル器，歯乳頭，歯小嚢で構成されるとともに，上皮と間葉との間には相互作用がある．エナメル器を構成する細胞から生じた腫瘍は上皮性腫瘍，歯乳頭または歯小嚢を構成する細胞から生じた腫瘍は間葉性腫瘍となるが，腫瘍化の過程で上皮間葉相互作用が起こると上皮間葉混合性腫瘍となる．

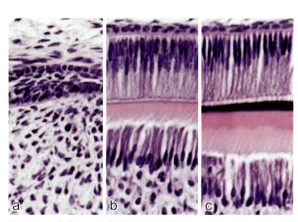

図10-2　歯胚の上皮間葉相互作用による硬組織の誘導　a：硬組織形成前（上から歯小嚢，エナメル器，歯乳頭），b：象牙基質の形成開始，c：エナメル質基質の形成開始．

表10-1 歯原性腫瘍のWHO組織分類（2017）（WHO Classification of Head and Neck Tumours, 4th ed, IARC, Lyon, 2017, 203より抜粋）

歯原性癌腫	Odontogenic carcinomas
エナメル上皮癌*	Ameloblastic carcinoma
原発性骨内癌, NOS*	Primary intraosseous carcinoma, NOS
硬化性歯原性癌	Sclerosing odontogenic carcinoma
明細胞性歯原性癌*	Clear cell odontogenic carcinoma
幻影細胞性歯原性癌	Ghost cell odontogenic carcinoma
歯原性癌肉腫	Odontogenic carcinosarcomas
歯原性肉腫	Odontogenic sarcomas
良性上皮性歯原性腫瘍	Benign epithelial odontogenic tumours
エナメル上皮腫*	Ameloblastoma
エナメル上皮腫, 単嚢胞型*	Ameloblastoma, unicystic type
エナメル上皮腫, 骨外型/周辺型*	Ameloblastoma, extraosseous/peripheral type
転移性エナメル上皮腫	Metastasizing ameloblastoma
扁平歯原性腫瘍*	Squamous odontogenic tumour
石灰化上皮性歯原性腫瘍*	Calcifying epithelial odontogenic tumour
腺腫様歯原性腫瘍*	Adenomatoid odontogenic tumour
良性上皮間葉混合性歯原性腫瘍	Benign mixed epithelial and mesenchymal odontogenic tumours
エナメル上皮線維腫*	Ameloblastic fibroma
原始性歯原性腫瘍	Primordial odontogenic tumour
歯牙腫*	Odontoma
歯牙腫, 集合型*	Odontoma, compound type
歯牙腫, 複雑型*	Odontoma, complex type
象牙質形成性幻影細胞腫*	Dentinogenic ghost cell tumour
良性間葉性歯原性腫瘍	Benign mesenchymal odontogenic tumours
歯原性線維腫*	Odontogenic fibroma
歯原性粘液腫/粘液線維腫*	Odontogenic myxoma/myxofibroma
セメント芽細胞腫*	Cementoblastoma
セメント質骨形成線維腫*	Cemento-ossifying fibroma
線維骨性病変	
セメント質骨性異形成症	Cemento-osseous dysplasia

注：本章で解説してあるものには*印を付した．

　歯原性腫瘍の学術的分類は古くから多くの試みがなされてきたが，国際的に統一された分類の必要性から1971年にWHOから「腫瘍の国際分類」シリーズの一つとして歯原性腫瘍の分類が示され，1992年に改訂がなされた．そして2005年には分子病理学的手法が急速に進むなかで，遺伝学的ならびに免疫組織化学的知見が加えられるとともに，大幅な改訂がなされた．2017年にはさらに見直しがなされ，この分類が現在広く用いられている（表10-1）．

　WHO分類では臨床的動態を重視しており，悪性腫瘍を最初にあげ，次いで良性腫瘍を列記している．悪性腫瘍は癌腫，癌肉腫，肉腫に分けられている．良性腫瘍は上皮と間葉組織との関係から，①良性上皮性歯原性腫瘍，②良性上皮間葉混合性歯原性腫瘍，③良性間葉性歯原性腫瘍に分けている．しかし，分類や独立疾患としての妥当性などについて，さらに今後の検討を待たねばならない点が少なくない．

　なお，顎骨病変の中には，歯の植立領域のみに発生して，セメント質様または骨様硬組織を形成する歯根膜由来の歯原性病変があり，セメント質骨形成線維腫とセメント質骨性異形成症がこれに相当する．この2者は，硬組織を伴った線維性結合組織が増生する線維骨性病変に属するが，歯原性であるため，歯原性腫瘍の本章で解説する．

臨床的事項

歯原性腫瘍の大多数は顎骨中心性に発症するが，歯肉，歯槽粘膜などの周辺性にみられることがある．良性腫瘍がほとんどを占めているが，局所浸潤性を示すものから，歯牙腫のように発育を終えると，明らかに増大しない過誤腫も含まれている．

1. 発生頻度

歯原性腫瘍は顎口腔領域の腫瘍の10％程度と推測されており，日本口腔外科学会の口腔外科疾患調査（2001～2009年）では約12％であった．

2005年WHO分類を用いた日本口腔腫瘍学会による本邦における4,370例（1995～2004年）の歯原性腫瘍の調査では，良性腫瘍は4,329例（99.06％），悪性腫瘍は41例（0.94％）であった（表10-2）．良性腫瘍ではエナメル上皮腫が1,460例（33.4％）で最も多く，次いで角化囊胞性歯原性腫瘍（歯原性角化囊胞；WHO 2017年分類）28.8％，歯牙腫24.7％で，これら3者で約87％を占めていた．その他の腫瘍の発生頻度は少なく，セメント芽細胞腫，歯原性粘液腫，歯原性線維腫が2.0～2.6％と続き，石灰化囊胞性歯原性腫瘍，エナメル上皮線維腫，腺腫様歯原性腫瘍は1.0～1.7％などとなっていた．悪性腫瘍では原発性骨内扁平上皮癌が26例（0.6％）で最も多く，次いでエナメル上皮癌0.3％，その他は各1例のみであった．

性差に関しては骨関連病変を含めた統計（5,231例）であるが，ほぼ同じであった．同様に年齢分布に関しては，10歳代21.9％，20歳代19.2％が多く，これらで約41％を占めていた．5,313例を対象とした，部位別では上下顎比は1：3で，また下顎臼歯部が2,798例（52.7％）と半数以上を占め，上顎前歯部，下顎前歯部，下顎枝部は各10％程度とほぼ同頻度であった．しかし，発生部位に関しては腫瘍によって著しく異なるものもある．

なお，角化囊胞性歯原性腫瘍が歯原性腫瘍にあげられていない1992年WHO分類を用いた日本口腔外科学会の10年間の調査（1998年）では，エナメル上皮腫39.7％，歯牙腫39.3％で，この二者で79％を占めていた．歯原性腫瘍の統計において問題になるのは歯牙腫の頻度である．本邦を含めドイツやアメリカなどでは高頻度であるが，中国やアフリカなどでは極めて低頻度である．これは特定の人種で発生率が低いというよりも，病識や画像検査機器の普及率の低さなどにその

表10-2 本邦における歯原性腫瘍の発生頻度（文献1）より引用，改変）

	腫瘍名	症例数（％）
良性腫瘍	エナメル上皮腫	1,460（33.41）
	扁平歯原性腫瘍	9（0.21）
	石灰化上皮性歯原性腫瘍	21（0.48）
	腺腫様歯原性腫瘍	42（0.96）
	角化囊胞性歯原性腫瘍（歯原性角化囊胞）	1,258（28.79）
	エナメル上皮線維腫	45（1.03）
	エナメル上皮線維象牙質腫	4（0.09）
	エナメル上皮線維歯牙腫	24（0.55）
	歯牙腫	1,079（24.69）
	歯牙エナメル上皮腫	7（0.16）
	石灰化囊胞性歯原性腫瘍（石灰化歯原性囊胞）	76（1.74）
	象牙質形成性幻影細胞腫瘍	4（0.09）
	歯原性線維腫	88（2.01）
	歯原性粘液腫/粘液線維腫	97（2.22）
	セメント芽細胞腫	115（2.63）
悪性腫瘍	転移性エナメル上皮腫	1（0.02）
	エナメル上皮癌	11（0.25）
	原発性骨内扁平上皮癌	26（0.59）
	明細胞性歯原性癌	1（0.02）
	歯原性幻影細胞癌	1（0.02）
	エナメル上皮線維肉腫	1（0.02）
計		4,370

理由がある，と考えた方が良いと思われる．

2. 臨床所見

顎骨中心性のものは初期には無症状である．増大するとともに歯槽部や顎骨体部の骨皮質を吸収し，その外側に骨添加を生じ，徐々に骨膨隆を示すようになる．さらに増大すると羊皮紙様感を呈するようになり，時に骨が消失し波動や弾性軟の腫瘤を触知することもある．下顎管壁吸収後の下歯槽神経圧迫による下唇知覚麻痺はまれである．通常無痛性であるが，エナメル上皮腫のような囊胞形成を伴うような腫瘍では，感染により急性炎症症状を生じることがある．顎骨内での腫瘍の発育は類球形を呈することが多い．歯の移

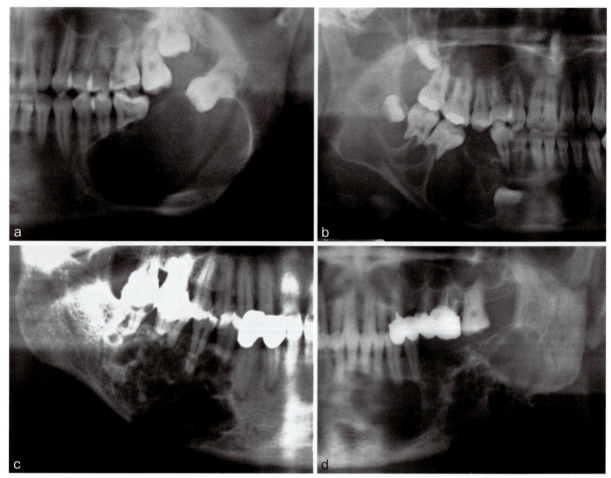

図10-3 エナメル上皮腫のX線像　様々な骨吸収像を示すとともに，著明な根吸収が認められる．a：単房性，b：多房性，c：蜂巣状，d：泡沫状．

動や転位がみられることもある．上顎症例では増大すると上顎洞を上方に圧迫するとともに頰部腫脹も発現し，鼻閉感を認めることもある．歯原性腫瘍は20歳代までに発症することが多く，しばしば埋伏歯を伴うことがある．単囊胞型エナメル上皮腫，腺腫様歯原性腫瘍，歯原性線維腫などではその頻度が高い．エナメル上皮腫，歯原性線維腫などではまれに前歯部，小臼歯部の歯肉，歯槽粘膜に発生することがあり，小さな乳頭状やポリープ状の腫瘤として認められる．

3. 画像診断

パノラマX線撮影，二等分法や咬合型X線撮影などがスクリーニングに用いられ，辺縁形態や内部性状などの精査にはCT，MRIが適用されている．良性腫瘍は通常，境界明瞭な病変として認められるが，腫瘍によっては単房性，多房性，蜂巣状，泡沫状など種々の形態を示す（図10-3）．また，硬組織を形成する腫瘍ではX線透過性病変から種々の程度のX線不透過像を伴う病変，さらに歯牙腫やセメント芽細胞腫のように病変全体がX線不透過像を呈するものまである．埋伏歯を伴う症例にもよく遭遇し，腺腫様歯原性腫瘍は発生部位や埋伏歯と病変との位置関係，さらに病変内部の不透過像の存在などから診断することも可能である．腫瘍による歯根吸収も歯原性腫瘍の特徴の一つであるが，エナメル上皮腫では顕著で，約3/4の症例で著明な根吸収を示すとの報告があり，歯原性角化囊胞あるいは含歯性囊胞との鑑別には非常に有効である．周辺性（骨外性）のものでは直下の骨吸収はみられないか，圧迫性の吸収がわずかに認められる程度である．

歯原性腫瘍の内部性状は充実性と囊胞性に分けることができるが，しばしば同一腫瘍内に両者が認められ

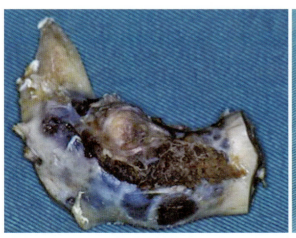 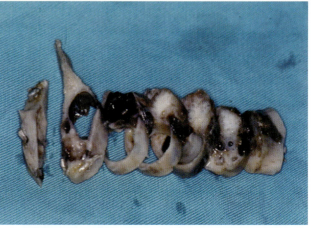

図10-4 エナメル上皮腫の切除標本 同一腫瘍内でも充実性部分や囊胞状部分があり，異なった内部性状を示す．

ることがあり，エナメル上皮腫ではその傾向が大きい（図10-4）．MRIはその描出に優れている．

囊胞壁から発生した悪性腫瘍は境界不明瞭なこともあるが，多くは境界明瞭で，含歯性囊胞などとまったく同じ画像所見を呈することが少なくない．

4．治 療

良性腫瘍に対しては摘出術，悪性腫瘍に対しては健常組織を含めた切除術が施行される．

しかし，良性腫瘍でもエナメル上皮腫や歯原性粘液腫のように被膜内浸潤，あるいは被膜を有さない病変に対しては，顎骨切除（根治術）または腫瘍を摘出したのちに周囲骨の搔爬や骨削除などの顎骨保存外科療法が行われている．顎骨切除後には主に腸骨移植や骨髄海綿骨移植などが行われ，顎口腔機能と顔面形態の温存が図られている．治療後の再発に関しては，顎骨切除術ではまれであるが，エナメル上皮腫の顎骨保存外科療法では数十％の再発が報告されている．

エナメル上皮腫の悪性化や転移はまれに生じるが，再発症例や病悩期間の長い症例に多いともいわれている．悪性腫瘍に対する放射線療法や化学療法の有効性はほとんど示されておらず，広範囲切除が推奨されている．

文 献

1) 日本口腔腫瘍学会学術委員会「歯原性腫瘍治療のガイドライン」ワーキンググループ．柴原孝彦，他：2005年新WHO国際分類による歯原性腫瘍の発生状況に関する疫学的研究．口腔腫瘍20：245-254，2008．

エナメル上皮癌

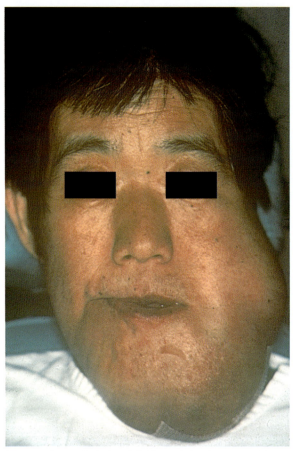

図1　エナメル上皮癌　左頰部から右顎下部にかけて著しい膨隆が認められる．

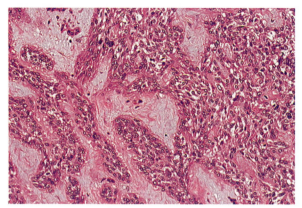

図2　エナメル上皮癌　叢状型のエナメル上皮腫に類似し，細胞異型の強い細胞の増殖が認められる．

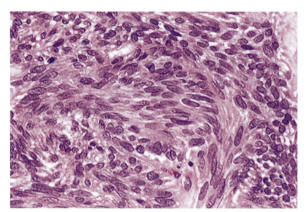

図3　エナメル上皮癌　本症例の大部分は未分化な紡錘形細胞から構成されている．

●エナメル上皮癌 ameloblastic carcinoma は，エナメル上皮腫の組織学的な特徴を持ちながらも細胞異型が強く，明らかな悪性を示すものであると定義されている．

▶臨床所見　顎骨の吸収を伴う局所浸潤性の増殖が認められ，著しい膨隆を伴う（図1）．上顎より下顎に多いのはエナメル上皮腫と同様であるが，好発年齢は比較的高い．転移は血行性に肺，胸膜，骨，頸部リンパ節に認められることが多い．

▶病理発生　前駆病変のない原発型と，前駆病変の存在する続発型があるが，組織学的には区別できない．臨床所見として，エナメル上皮腫の既往が認められれば続発型と判断できる．

▶組織所見　組織学的に悪性成分は，良性エナメル上皮腫と比べ腫瘍胞巣内の細胞密度の増加や核分裂像の増加を認め，異型性が強くなる（図2）．診断の補助としてKi-67（MIB-I）陽性率はエナメル上皮癌では18％以上なのでエナメル上皮腫より明らかに高く，生検標本の診断には有用である．また，エナメル上皮腫の組織像とかけ離れた未分化な像を呈する症例は（図3），未分化多形性肉腫などの肉腫との鑑別，さらに扁平上皮化生の強い症例では，口腔粘膜からの転移性扁平上皮癌あるいは原発性骨内扁平上皮癌との鑑別が必要である．これらの場合，多くの切片を作製し，エナメル上皮腫を示唆する成分を探す必要がある．

原発性骨内癌 NOS

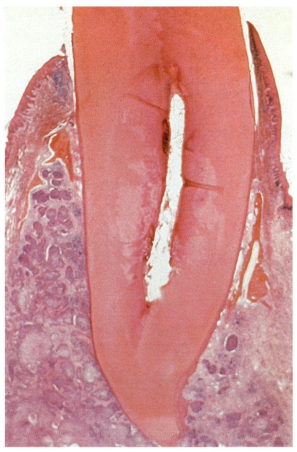

図1　原発性骨内癌　顎骨内に生じた腫瘍は浸潤性に発育しているが，口腔粘膜との関連がないことが診断上重要である．

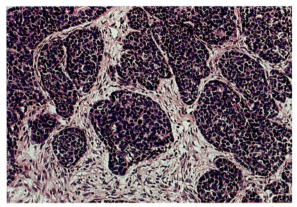

図2　原発性骨内癌　顎骨内に増殖した腫瘍細胞は強い異型性を有する．

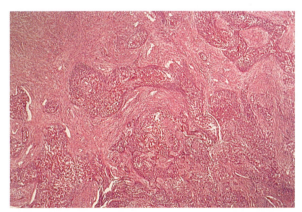

図3　原発性骨内癌　顎骨内にみられた扁平上皮癌である．

● 原発性骨内癌 primary intraosseous carcinoma は，大変まれな顎骨内に発生する扁平上皮癌である．この腫瘍は1913年（Loos）に顎骨の類表皮癌，1948年（Wills）に顎骨内類表皮癌，1972年にはWHOとPindborgにより歯原性癌の中の原発性顎骨内歯原性癌とされた．その後，2005年のWHOの分類で，①骨髄腔に浸潤し骨吸収を惹起する充実性の扁平上皮癌，②角化囊胞性歯原性腫瘍や他の歯原性囊胞の裏装上皮から発生する扁平上皮癌，③良性歯原性上皮性腫瘍から発生する扁平上皮癌，とされた．さらに2017年の歯原性腫瘍のWHO分類改訂では，原発性骨内癌 NOSとなり，歯原性癌腫（odontogenic carcinoma）の1つに分類された．

▶**臨床所見**　好発年齢は中年以降で，男性に多く，下顎が好発部位である．腫瘍は顎骨の腫脹，口腔粘膜は正常な頬舌皮質骨板の破壊，歯牙の動揺などがみられるが，所属リンパ節腫脹や神経症状はほとんどない．X線像では多くのバリエーションがある．

▶**病理発生**　口腔粘膜上皮との関連性はなく，Malassez上皮残遺などの歯原性上皮の残遺から生ずると考えられている．

▶**組織所見**　本腫瘍は，口腔粘膜との連続性は認めない扁平上皮癌であるが（図1），腫瘍細胞は強い細胞異型性を示す（図2）．一部に歯原性上皮の特徴をうかがわせる所見がある（図3）．しかし，エナメル上皮腫様分化を示す場合にはエナメル上皮癌 ameloblastic carcinomaと分類される．

歯原性嚢胞に由来する原発性骨内癌 NOS

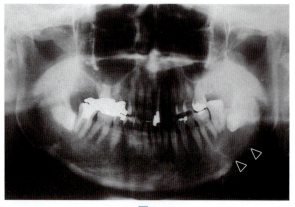

図1 歯原性嚢胞に由来する原発性骨内癌（パノラマX線像）　下顎左側第三大臼歯が埋伏歯となっているが，この歯冠を含み類円形の透過像が認められる（矢頭）．周囲との境界は不明瞭で，下顎骨下縁の吸収像がみられる．

図2 歯原性嚢胞に由来する原発性骨内癌（摘出標本）　下顎第三大臼歯歯冠周囲を取り囲む嚢胞様構造が認められる．壁は灰白色を呈し肥厚した像が認められる．

図3 歯原性嚢胞に由来する原発性骨内癌　肥厚した裏装上皮の基底部が結合組織側に浸潤性に増殖している像が認められる．

図4 歯原性嚢胞に由来する原発性骨内癌　強い細胞異型を伴う扁平上皮癌の像が認められる．

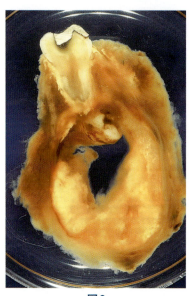

図2

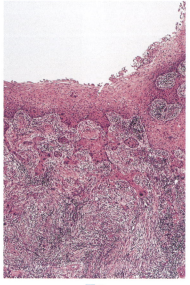

図3

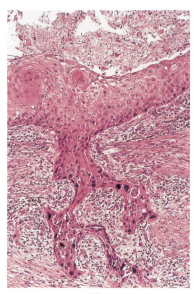

図4

●歯原性嚢胞に由来する原発性骨内癌 primary intraosseous carcinoma derived from odontogenic cyst は，原発性骨内扁平上皮癌の中で，歯原性嚢胞の裏装上皮に由来する扁平上皮癌をいう．良性の嚢胞の裏装上皮が悪性化したという判断基準はなく，発生頻度を調べることは難しい．

▶臨床所見　2011年，Bodnerらが本腫瘍116例を検討した結果，発生年齢は2〜90歳に及び，平均年齢60.2歳で，男女比は2.2：1で男性に多いと報告されている．本腫瘍は下顎の大臼歯部に好発する．主訴は顎骨の無痛性腫脹であるが，後期には疼痛がある．時に，頬舌側皮質骨の穿孔がみられる．神経破壊はまれで，リンパ節転移もまれである．X線像は，単房性透過像を示すが，辺縁は不明瞭なことがある（図1）．

▶病理発生　歯原性嚢胞には，歯根嚢胞と残留嚢胞からの発生が最も多く，原始性嚢胞，歯原性角化嚢胞，歯周嚢胞などが続く．その発生機序は不明な点が多いが，遺伝性要因と長期間続く慢性炎症が関与すると考えられている（図2）．

▶組織所見　高分化または中分化型の扁平上皮癌の組織像を示す（図3，4）．

明細胞性歯原性癌

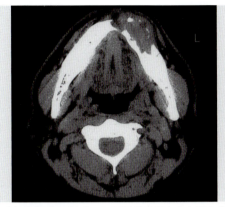

図1 明細胞性歯原性癌　下顎骨前歯部から左側臼歯部にかけて広範な骨破壊像がみられる．

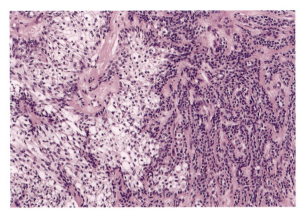

図2 明細胞性歯原性癌　腫瘍組織は大型の淡明細胞（左側）と小型の好酸性細胞（右側）より構成されている．

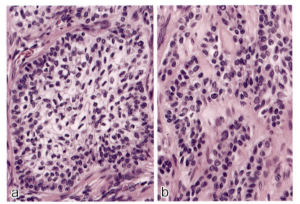

図3 明細胞性歯原性癌　a：淡明細胞はシート状の増殖を示している．b：好酸性細胞は索状に増殖している．

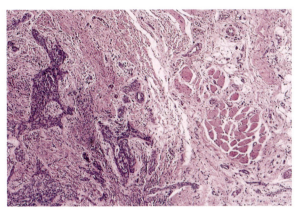

図4 明細胞性歯原性癌　腫瘍細胞は隣接する骨格筋・脂肪組織に浸潤している．

● 明細胞性歯原性癌 clear cell odontogenic carcinoma は，1985年，Hansenらにより報告された，淡明な細胞質を有する歯原性上皮性細胞の増殖を特徴とするまれな腫瘍である．

▶臨床所見　40～60歳代に多く，性差はみられず，下顎骨に好発する．臨床的には，顎骨膨隆および歯の動揺を示す．X線像は境界の不明瞭な透過像を示し，しばしば皮質骨の破壊を伴う（図1）．強い侵襲性の発育を示し，再発が多く，リンパ節や肺へ転移することもある．

▶組織所見　大型で淡明な細胞質を有する多角形の細胞と，小型で好酸性の細胞質を有する基底細胞様細胞の2相性の細胞増殖がみられ，両者には移行がみられる（図2）．淡明細胞はシート状ないし島状の構造を示し，辺縁部では核の柵状配列がみられる（図3a）．好酸性細胞は索状ないし紐状の構造を示す（図3b）．通常，核異型は乏しく，核分裂もほとんどみられないが，明らかな細胞学的悪性を呈する症例もある．間質は成熟線維性結合組織で，しばしば硝子化を伴っている．被膜形成は明らかでなく，骨組織や隣接軟組織への浸潤を示す（図4）．

組織化学的には，ジアスターゼ消化性PAS陽性グリコーゲン顆粒が細胞質内にみられる．免疫組織化学では，サイトケラチンやEMAなどの上皮性マーカーに陽性を示すほか，歯原性上皮の性格を反映するBcl-2やp63もほとんどの腫瘍細胞で陽性を示す．近年，FISH法により*EWSR1*および*ATF1*の遺伝子転座がみられることが報告されている．

淡明細胞性腫瘍として，転移性腎細胞癌，淡明細胞型石灰化上皮性歯原性腫瘍，顎骨中心性粘表皮癌などとの鑑別が必要となる．

歯原性肉腫（1）エナメル上皮線維肉腫

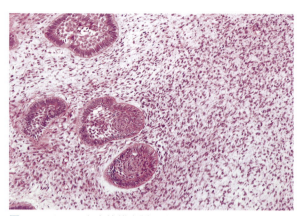

図1　エナメル上皮線維肉腫　幼若な歯原性外胚葉間葉成分が増殖するなかに，エナメル器に類する歯原性上皮成分が種々の大きさの胞巣を形成して散在している．

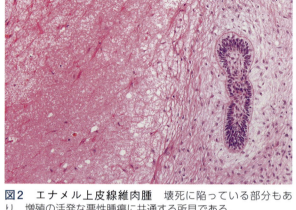

図2　エナメル上皮線維肉腫　壊死に陥っている部分もあり，増殖の活発な悪性腫瘍に共通する所見である．

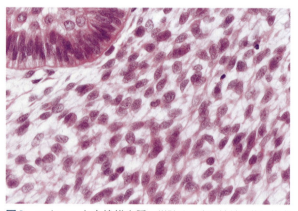

図3　エナメル上皮線維肉腫　増殖する歯原性外胚葉間葉成分は紡錘形でN/C比は高く，種々の程度の細胞異型や核異型を認める．

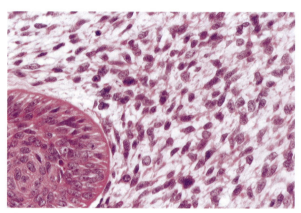

図4　エナメル上皮線維肉腫　増殖する歯原性外胚葉間葉成分は多彩な形態を呈し，核分裂像も散見される．

● エナメル上皮線維肉腫 ameloblastic fibrosarcoma は良性の歯原性上皮成分と悪性の歯原性外胚葉間葉成分とからなる腫瘍で，エナメル上皮線維腫の悪性型と考えられている．まれな腫瘍である．

▶臨床所見　20～30歳代に好発し，男性に多く，上顎よりも下顎，特に臼歯部に生じる．局所浸潤性に骨破壊をしながら増殖し，予後不良である．臨床的には顎骨部の膨隆をきたすとともに，境界不明瞭なX線透過像を呈する．

▶病理発生　最初から悪性で発症する場合と前駆するエナメル上皮線維腫の悪性転化によって生じる場合とがあるといわれている．成り立ちは明らかでないが，エナメル上皮線維腫の好発年齢が10歳代で，本腫瘍はこれより10～20歳年長に生じていることから，エナメル上皮線維腫の間葉成分が悪性転化をきたしたのであろうと推測される．

▶組織所見　エナメル上皮線維腫と同様に，幼若な歯原性外胚葉間葉成分が増殖するなかに，エナメル器や歯堤に類する歯原性上皮成分が種々の大きさの胞巣を形成して散在している（図1）．また，壊死や出血を伴っている（図2）．増殖している幼若な歯原性外胚葉間葉成分は細胞と粘液様基質に富むが，その密度は鏡検視野により様々である．増殖する歯原性外胚葉間葉細胞は紡錘形～星芒状で核/細胞質（N/C）比は高く，種々の程度の細胞異型や核異型を認める（図3，4）．なお，本腫瘍の再発例では間葉成分の細胞密度や核分裂像が増加するといわれている．一方，エナメル器や歯堤に類する歯原性上皮成分には通常は細胞異型や核異型はないとされているが，ときに上皮胞巣の細胞密度が著しく高くなるとともに細胞異型を思わせる所見を認めることがある．しかし，このような場合でも上皮成分のみが積極的に増殖することはない．

歯原性肉腫（2）エナメル上皮線維歯牙肉腫

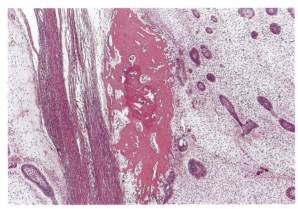

図1　エナメル上皮線維歯牙肉腫　幼若な歯原性外胚葉間葉成分が増殖するなかに，エナメル器に類する歯原性上皮胞巣と不定形の歯牙様硬組織の小塊が形成されている．

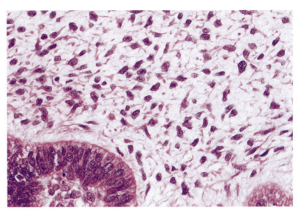

図2　エナメル上皮線維歯牙肉腫　歯原性外胚葉間葉細胞は紡錘形〜星芒状で高いN/C比を呈し，種々の程度の細胞異型や核異型，核分裂像を呈する．

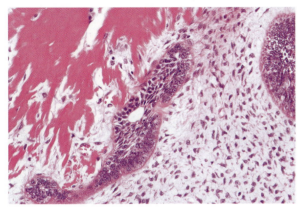

図3　エナメル上皮線維歯牙肉腫　上皮成分と間葉成分との界面には不定形の歯牙様硬組織が形成されている．

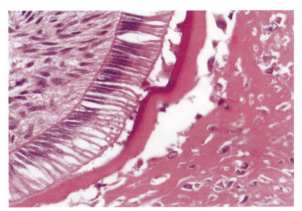

図4　エナメル上皮線維歯牙肉腫　エナメル器に類する上皮成分の高円柱細胞に接してエナメル質基質の形成を認める．

● エナメル上皮線維歯牙肉腫 ameloblastic fibro-odontosarcomaはエナメル上皮線維肉腫に歯牙硬組織（エナメル質と象牙質）の形成を伴ったもので，象牙質の形成のみの場合はエナメル上皮線維象牙質肉腫 ameloblastic fibrodentinosarcomaと呼ばれる．エナメル上皮線維肉腫よりもさらにまれな腫瘍である．

▶臨床所見　20〜30歳代に好発し，男性に多い傾向にある．臨床的には徐々に進行する顎骨部の無痛性膨隆をきたす．X線像では多房性で境界不明瞭な透過像を呈し，そのなかに硬組織様の不透過像をみることがある．

▶病理発生　前駆するエナメル上皮線維歯牙腫から悪性転化したものと考えられている．エナメル上皮線維歯牙腫の歯原性外胚葉間葉成分が悪性化した場合にも上皮間葉相互作用による歯牙硬組織の誘導能が保たれて，歯牙様硬組織が形成されていると考えられる．

▶組織所見　エナメル上皮線維肉腫と同様の幼若な歯原性外胚葉間葉成分が増殖するなかに，エナメル器に類する種々の大きさを呈する歯原性上皮の胞巣と不定形の歯牙様硬組織とが散在している（図1）．腫瘍は多少とも分葉状に増殖する傾向があるため，分葉状構造を囲んで膠原線維層がみられるが，これらは被膜ではない．増殖している幼若な歯原性外胚葉間葉成分は細胞と粘液様基質に富んでいる．歯原性外胚葉間葉細胞は紡錘形〜星芒状で核/細胞質（N/C）比は高く，種々の程度の細胞異型や核異型，核分裂像を呈する（図2）．上皮成分と間葉成分との界面には不定形の歯牙硬組織が形成されている（図1，3）．歯牙様硬組織の形成量は多くはなく，検体を多数切り出して鏡検してはじめてみつかることもある．これら歯牙様硬組織は細管構造や小柱構造が明瞭なものから，辛うじてそれと判断できるものまで様々である（図3，4）．

エナメル上皮腫（1）濾胞型

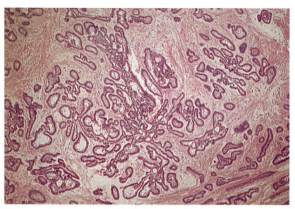

図1　エナメル上皮腫（濾胞型）　歯胚の上皮成分に類似した腫瘍実質が濾胞状を呈している．辺縁部の細胞は高円柱を呈し，エナメル芽細胞に類似している．

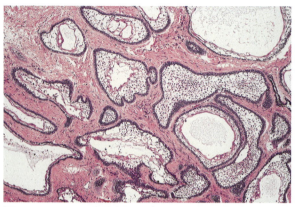

図2　エナメル上皮腫（濾胞型）　濾胞中央部はエナメル髄様細胞がみられるが，部分的には囊胞形成が認められる．

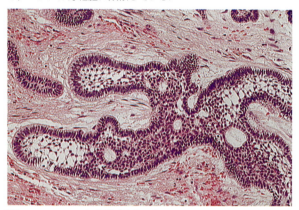

図3　エナメル上皮腫（濾胞型）　間質に接する実質細胞は円柱状を呈し，基底膜に対して垂直方向に配列している．

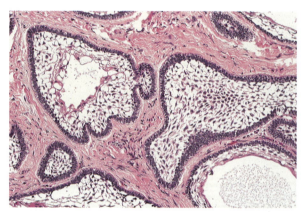

図4　エナメル上皮腫（濾胞型）　濾胞の中央部には星状網に類似した構造と実質囊胞が観察される．

●エナメル上皮腫 ameloblastoma は，1885年には Adamantinoma と名づけられていたが，1930年以降，現在の呼び名になった．英語で amel はエナメルを意味し，ギリシャ語で blastos は歯胚を意味する．エナメル上皮腫は，腫瘍の実質を構成する細胞が，歯胚の歯原性上皮細胞に由来する歯原性上皮性腫瘍である．腫瘍実質がエナメル器に類似する場合に濾胞型 follicular type と呼ぶ．

▶臨床所見　エナメル上皮腫は，未萌出歯と関連して存在することが多く，無痛性の腫脹や顔面の変形をきたす．病変は上顎・下顎のいずれにも発現するが，エナメル上皮腫の75%は下顎大臼歯部から下顎枝に好発する．上顎に発生する場合は上顎洞や鼻腔まで広がることがある．腫瘍は緩慢な増殖を示し，拡張性に広がり，薄い殻状の皮質骨により覆われている．この皮質骨が菲薄化した部分を触診すると「羊皮紙様感」を示す．X線像で診断されることが多く，単房性や「石鹸泡」状の多房性透過像を示す．時には歯根の吸収像がみられる．

▶病理発生　原始口腔粘膜上皮，歯堤，エナメル器（内外エナメル上皮，星芒状細胞），退縮エナメル上皮，Hertwig 上皮鞘，Malassez 上皮遺残などから発生する．

▶組織所見　腫瘍実質は，歯胚の上皮成分に類似し，成熟線維性結合組織が腫瘍間質である．この実質と間質の関係から，濾胞型と叢状型に大きく分けることができる．濾胞型では，基底膜に接する細胞がエナメル芽細胞によく似た高円柱状の細胞が規則正しく配列し（図1，3），核は基底膜から離れてみられる傾向がある．濾胞の内部は，歯胚の鐘状期の星状網細胞に類似した，星形の細胞がみられる．これらの，中心部の細胞はしばしば変性し，液化・融解を起こし，実質囊胞を作る（図2，4）．

エナメル上皮腫（2）叢状型

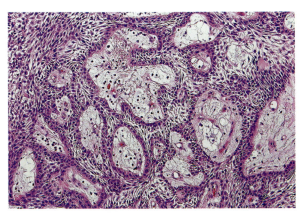

図1　エナメル上皮腫（叢状型）　エナメル器に類する組織構築を呈する腫瘍胞巣が索状〜シート状に増殖して叢状構造を呈する．

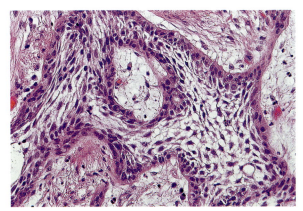

図2　エナメル上皮腫（叢状型）　一部拡大像．間質に接する細胞は立方形〜円柱形で密に配列し，中央部には紡錘形〜星芒形の細胞が疎に配列している．

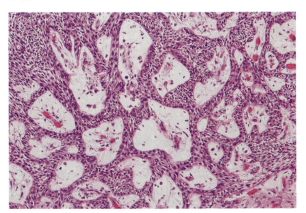

図3　エナメル上皮腫（叢状型）　腫瘍胞巣は索状〜シート状に増殖して叢状構造を呈するが，エナメル器様の組織構築は明瞭でない．間質では水腫性変化が著しい．

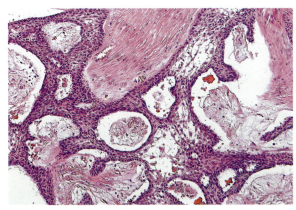

図4　エナメル上皮腫（叢状型）　エナメル器様の組織構築が明瞭な部分と不明瞭な部分とが混在し，水腫性変化は間質と実質とにみられる．

● エナメル上皮腫の2つの基本組織型のうちの一つである叢状型 plexiform type は，索状ないしシート状に増殖する腫瘍実質が互いに連続して叢状構造を呈する．エナメル上皮腫を濾胞型と叢状型の2つの基本型に分けることの病理学的意義が論じられたこともあったが，この両者は種々の程度に混在していることが少なくない．また，濾胞型と叢状型のX線像に違いはなく，好発年齢，好発部位，経過，予後などの臨床的事項も同じである．

▶ **病理発生**　濾胞型と同様に，歯堤やエナメル器，およびそれらの退化上皮から生じるであろうことは容易に推測できる．しばしば埋伏歯を伴うため，埋伏歯の歯冠周囲の退化エナメル上皮や含歯性囊胞上皮に組織由来を求めることもあるが，実際にこれらの歯原性上皮と腫瘍との関連を組織学的に示す症例は極めてまれである．

▶ **組織所見**　腫瘍実質が多くの独立した胞巣の集合からなる濾胞型と異なり，索状〜シート状に増殖して叢状構造を呈する（図1）．腫瘍実質がエナメル器に類する組織構築を呈するもの（図1, 2）と，エナメル器様構築が明瞭でないもの（図3）とがあり，さらに両者が種々の程度に混在しているもの（図4）もある．また，腫瘍実質に角化を伴う扁平上皮化生をみることもあるが，多少とも幻影細胞をみることもある．腫瘍間質の線維性結合組織の密度は叢状型では一般に疎で，水腫性変化を伴っている．この水腫性変化が著しくなって組織液が小囊胞状に貯留した状態を間質囊胞と呼んでいる（図1〜4）．水腫性変化による組織液の貯留は実質にもみられる．組織液の貯留が著しくなると間質に形成されたのか実質に形成されたのかが判断し難くなるが，間質囊胞には必ず毛細血管が存在する（図3）．

エナメル上皮腫(3) 歯牙エナメル上皮腫，転移性エナメル上皮腫

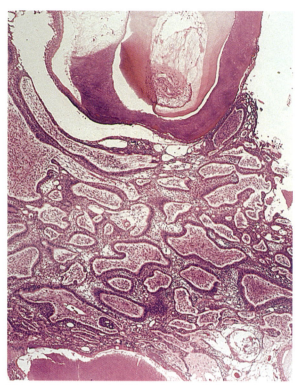

図1 歯牙エナメル上皮腫 エナメル上皮腫と象牙質やエナメル質形成を伴う歯原性外胚葉性間葉が混在している．

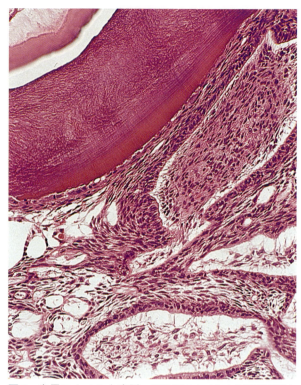

図2 歯牙エナメル上皮腫 叢状型エナメル上皮腫の実質と形成された象牙質が接している．

●歯牙エナメル上皮腫 odontoameloblastoma は，1971年のWHOの分類で，「歯原性外胚葉性間葉に加えて，エナメル上皮腫に似た歯原性上皮を併せ持つ新生物」と定義された．2005年のWHO分類では，歯牙腫というよりは，エナメル上皮腫の腫瘍性性格を示したもので，「エナメル上皮腫の中に限局した奇形腫的歯牙腫がある」という概念とされた．しかし，2017年のWHOの分類からはこの診断名はなくなった．ただし，エナメル上皮腫と歯牙腫の項目の中には，次のような記載がある．まれに，エナメル上皮腫は歯牙腫に関連して発生することがあり，これを組織学的に歯牙エナメル上皮腫と考える，とされている．

▶臨床所見 エナメル上皮腫と類似した経過を辿り，顎骨内の破壊性病変で，緩慢な腫脹を示し，鈍痛と咬合異常，埋伏歯の萌出遅延を起こす．X線像では，成熟した歯牙硬組織に似た不透過領域を含む多房性のX線透過像を示す．通常は明瞭な境界を持ち，歯根吸収よりは周囲の歯牙の移動を惹起する．

▶病理発生 不明な点が多いが，歯牙腫とエナメル上皮腫が同時に生じたと考えられる．

▶組織所見 腫瘍を構成する上皮成分は，いわゆるエナメル上皮腫と同じであり，歯牙腫を伴う．歯胚が石灰化した歯牙組織を伴うこともある（図1，2）．しかし，本腫瘍は骨梁間に浸潤し拡大することがあり，エナメル上皮腫より再発率は高い．

●転移性エナメル上皮腫は，組織学的に良性であるにもかかわらず転移したエナメル上皮腫と定義される．原発部位としては下顎が多く，充実性か多房性の組織型を示すことが多い．転移部位の多くは肺で（約70％），次いでリンパ節，そして骨である．本腫瘍は組織学的所見より，転移したという事実に基づく臨床的な腫瘍動態により診断されることが多い．本腫瘍は転移する前の期間が長く，数回の手術の間に起こることもある．組織学的には良性のエナメル上皮腫で，転移しても特別な所見があるわけではない．転移性エナメル上皮腫の中で，顕著な細胞異型がある場合にはエナメル上皮癌とされる．5年生存率は，転移部位が手術可能という条件下で70％と報告されている．

エナメル上皮腫（4）単嚢胞型

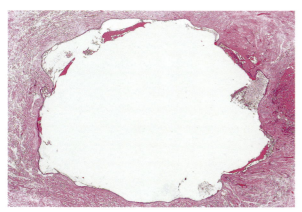

図1 エナメル上皮腫，単嚢胞型（内腔型） 腫瘍組織が単一嚢胞状構造を形成する．嚢胞様腔内面に菲薄な腫瘍組織が存在している．

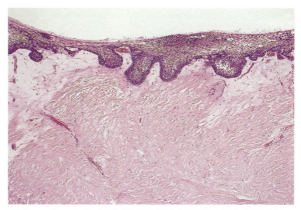

図2 エナメル上皮腫，単嚢胞型（内腔型） 嚢胞様腔内面の腫瘍組織では，基底側に円柱状細胞が柵状に配列し，内腔側ではエナメル髄様細胞が分布している．

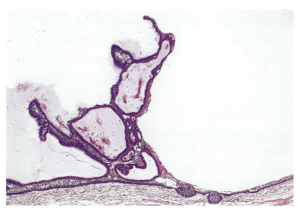

図3 エナメル上皮腫，単嚢胞型（内腔型） 腫瘍組織が嚢胞様腔内面から内腔側へ叢状に突出して増殖している．

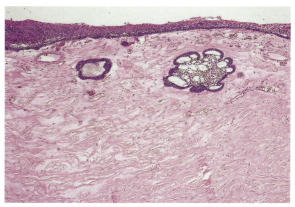

図4 エナメル上皮腫，単嚢胞型（壁在型） 線維性組織内にエナメル上皮腫の小胞巣が散在性に分布している（WHO 2017年分類ではこの名称は使われない）．

● エナメル上皮腫，単嚢胞型 ameloblastoma（unicystic type）は顎骨内に生じるエナメル上皮腫の亜型で，腫瘍組織が単房性の嚢胞様構造を形成するのが特徴である．
▶臨床所見 エナメル上皮腫の5〜22％を占める．平均発症年齢は埋伏歯を伴う症例で16歳，埋伏歯を伴わないものでは35歳とされている．全体の発生数はやや男性に多いが，埋伏歯を伴わない症例では女性に多い．下顎第三大臼歯部から下顎枝部にかけて好発し，腫瘍の発育により無痛性の顎骨膨隆をきたす．X線像で明瞭な単房性透過像を呈し，しばしば下顎第三大臼歯部の埋伏歯を伴う．また，約1/3の症例で皮質骨穿孔がみられる．術後再発は10年以上の長期経過後に生じることが多い．
▶病理発生 通常のエナメル上皮腫同様，歯堤，歯胚，Hertwig上皮鞘，Malassez上皮遺残などを構成する歯原性上皮から発生すると考えられている．
▶組織所見 単一嚢胞状構造を取りながら増殖するエナメル上皮腫で，組織学的に腫瘍胞巣辺縁の円柱状細胞の柵状配列と，胞巣内部のエナメル髄様の構造からなる典型的なエナメル上皮腫が嚢胞様腔内面にみられるもの（図1，2），内腔へ向かって叢状型エナメル上皮腫が突出しながら増殖するものに分類されている（図3）．エナメル上皮腫単嚢胞型のうち，嚢胞壁様結合組織内に濾胞型もしくは叢状型のエナメル上皮腫の小胞巣の嵌入を伴うものは壁在型とされ，通常型のエナメル上皮腫と同様の侵襲性や再発性を有することが示されている（図4）．嚢胞様腔内面を覆う腫瘍組織はしばしば菲薄化し，典型的なエナメル上皮腫の組織像は限局してみられることが多い．

エナメル上皮腫（5）骨外型/周辺型

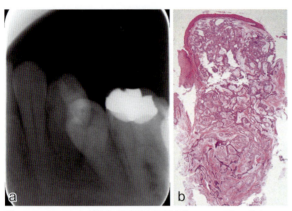

図1 エナメル上皮腫, 骨外型/周辺型　a：顎骨に著変はみられない．b：腫瘍組織の増殖により歯肉は腫脹している．

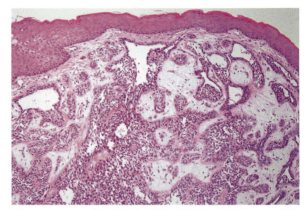

図2 エナメル上皮腫, 骨外型/周辺型　歯肉上皮下に濾胞型および叢状型のエナメル上皮腫が混在している．

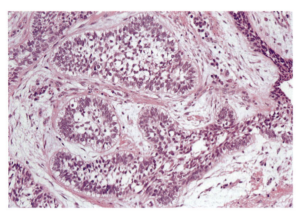

図3 エナメル上皮腫, 骨外型/周辺型　濾胞型エナメル上皮腫の部分では腫瘍胞巣の島状の増殖がみられる．

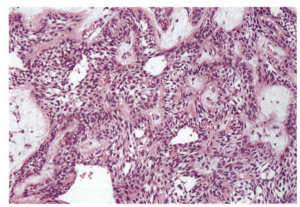

図4 エナメル上皮腫, 骨外型/周辺型　叢状型エナメル上皮腫の部分では腫瘍胞巣がシート状に増殖している．

●エナメル上皮腫, 骨外型/周辺型 ameloblastoma (extraosseous/peripheral type) は，歯肉ないし歯槽粘膜に腫脹をきたすエナメル上皮腫で，粘膜固有層内の歯原性上皮遺残あるいは粘膜上皮基底細胞に由来する．全エナメル上皮腫の10％以内を占める．

▶臨床所見　顎骨中心性のエナメル上皮腫よりも好発年齢が高く，40～60歳代に多い．やや男性に多く，上顎より下顎に若干多くみられる．下顎臼後部，上顎結節部に好発する．歯肉ないし歯槽粘膜に無痛性の腫脹をきたし，粘膜表面は平坦または顆粒状ないし乳頭状である．隣接する歯は傾斜することがある．下部の骨組織は圧迫により表面の吸収を示すことがあるが，通常侵襲性を示さない（図1）．再発率は顎骨中心性病変に比べて低い．まれに悪性転化することがある．

▶組織所見　顎骨中心性に生じるエナメル上皮腫と同様の腫瘍組織で，濾胞型よりも叢状型発育を示すことが多い（図2～4）．棘細胞腫型変化を示す部分では，幻影細胞が出現することがある．また，空胞化したあるいは淡明な細胞質を有する腫瘍細胞がみられることもある．粘膜上皮と腫瘍実質には連続性がみられる症例とみられない症例が存在する．歯肉ないし歯槽粘膜に生じた基底細胞癌と考えられることがあるが，両者の異同については議論のあるところである．

前述の基底細胞癌のほか，歯肉ないし歯槽粘膜との連続性によっては粘膜上皮由来の扁平上皮癌と見誤ることへの注意が必要であると同時に，周辺性歯原性線維腫，周辺性扁平歯原性腫瘍などの周辺性歯原性腫瘍や歯原性歯肉上皮性過誤腫 odontogenic gingival epithelial hamartoma などの非腫瘍性歯原性疾患との鑑別が必要となる．

扁平歯原性腫瘍

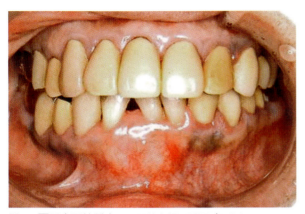

図1 扁平歯原性腫瘍　下顎前歯部の腫脹がみられる．

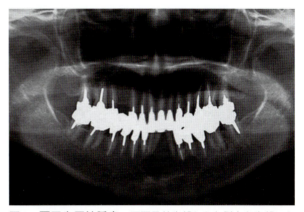

図2 扁平歯原性腫瘍　下顎骨前歯部から左側小臼歯部にかけてX線透過像がみられる．

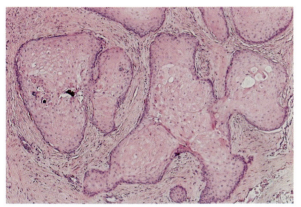

図3 扁平歯原性腫瘍　扁平上皮の島状の増殖がみられる．腫瘍胞巣は，部分的に微小囊胞様変性や石灰化を伴っている．

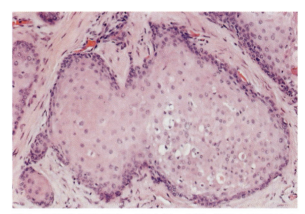

図4 扁平歯原性腫瘍　図3と同一症例．増殖する扁平上皮の分化は高く，異型は乏しい．胞巣周囲は低円柱状〜平坦な上皮細胞で囲まれている．

●扁平歯原性腫瘍 squamous odontogenic tumour は，1975年，Pullonらによって報告された，よく分化した扁平上皮が局所浸潤を示し増殖する非常にまれな腫瘍である．歯胚の遺残やMalassez上皮遺残に由来すると考えられている．

▶臨床所見　報告は50例ほどであるが，広い年齢層に発生し，性差はなく，下顎骨に好発する．萌出した永久歯の歯根間の歯根膜付近の骨内で増殖し，顎骨の腫脹をきたす．歯の動揺や歯肉の発赤・腫脹，疼痛を伴うこともある（図1）．X線では歯根間の透過像を示し，単房性または三角形状で，時に多房性である（図2）．外科的切除後の再発は少ない．

▶組織所見　線維性結合組織の間質中を，様々な大きさのよく分化した異型に乏しい扁平上皮が島状，時に紐状の形状を示し増殖する（図3，4）．通常，核分裂はみられない．腫瘍胞巣の辺縁部は低円柱状ないし平坦な上皮細胞である（図4）．腫瘍胞巣は，中央部に微小囊胞様の変性を伴うことがあり，また石灰化物を含有することもある（図3）．

原発性または転移性扁平上皮癌，棘細胞腫型エナメル上皮腫，類腱型エナメル上皮腫，偽上皮腫性過形成などとの鑑別が必要とされる．また，他の顎骨内腫瘍性病変や囊胞性病変において歯原性上皮の過形成により，扁平歯原性腫瘍様上皮島 squamous odontogenic tumour-like epithelial islands がみられることがあり，注意が必要である．

石灰化上皮性歯原性腫瘍

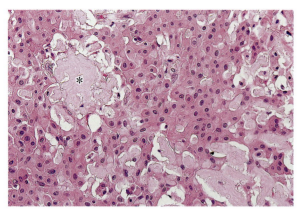

図1 石灰化上皮性歯原性腫瘍 シート状に増殖する腫瘍胞巣は敷石状に配列する多角形の細胞からなり，そのなかにeosinに好染する類球形の均一無構造物（＊）が認められる．

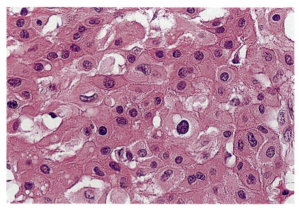

図2 石灰化上皮性歯原性腫瘍 腫瘍細胞は好酸性の細胞質と明瞭な細胞間橋を有し，しばしば核の濃染や大小不同を呈する．

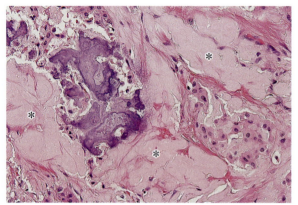

図3 石灰化上皮性歯原性腫瘍 eosinに好染する均一無構造物（＊）は融合・増大するとともに，石灰化をきたして同心円状構造物を形成したり，不定形の塊状石灰化物となる．

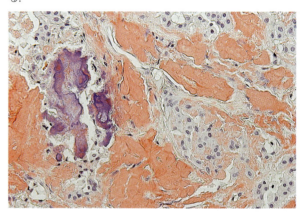

図4 石灰化上皮性歯原性腫瘍 eosinに好染する均一無構造物はアミロイドに類する組織化学的性状を示す（congo red染色）．

●石灰化上皮性歯原性腫瘍calcifying epithelial odontogenic tumourは実質内にアミロイド様物の形成とその石灰化をきたす腫瘍で，命名者にちなんでPindborg腫瘍とも呼ばれる．発生頻度は歯原性腫瘍の約1％といわれている．

▶**臨床所見** 20～50歳代の下顎臼歯部に好発し，明らかな性差はない．発育は緩慢で，顎骨の無痛性膨隆をきたすが，多少とも侵襲性に増殖し，術後再発をきたすことがある．X線像では境界は必ずしも明瞭でなく，単房性～多房性透過像のなかに種々の形態や大きさの不透過物がみられる．約半数の症例で埋伏歯を伴う．

▶**病理発生** 腫瘍細胞がエナメル質基質に類するアミロイド様物を産生することから，エナメル芽細胞ないしその退化細胞に由来すると思われるが，いまだ十分な根拠はない．

▶**組織所見** 索状～小島状～シート状に増殖する腫瘍胞巣は敷石状に配列する多角形の細胞からなり，そのなかにeosinに好染する類球形の均一無構造物が種々の程度に認められる（図1）．腫瘍細胞は好酸性の細胞質と明瞭な細胞間橋を有し，しばしば核の濃染や大小不同を呈する（図2）．このような核の所見は悪性を示唆するものではなく，分裂像もほとんど認めないが，侵襲性が多少あり，被膜が不明瞭で，周囲の骨梁間に入り込んでいることもある．eosinに好染する均一無構造物は融合・増大するとともに，石灰化をきたして同心円状構造物を形成したり，不定形の塊状石灰化物となる（図3）．この均一無構造物はアミロイドに類する組織化学的性状を示すことから，アミロイド様物質と呼ばれる（図4）．アミロイド様物質や石灰化物が増大すると間質結合組織内に遊離する．なお，アミロイド様物質や石灰化物の多寡は症例によって異なり，グリコーゲンに富む明細胞が多くみられることもある．

腺腫様歯原性腫瘍

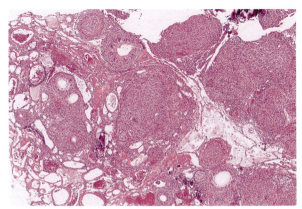

図1 腺腫様歯原性腫瘍 腺管状構造を含む結節状の増殖巣からなり，それらの間は比較的疎である．

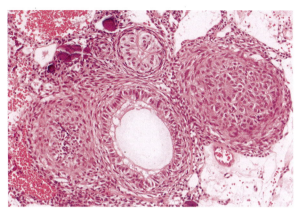

図2 腺腫様歯原性腫瘍 腺管状構造(下方)と花冠状構造(上方)．

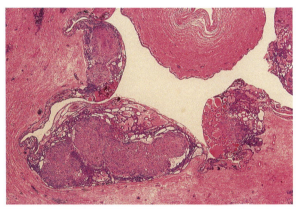

図3 腺腫様歯原性腫瘍 囊胞壁の腫瘍細胞は囊胞腔内への増殖を認める．また，腫瘍実質内には小石灰化巣の形成が観察される．

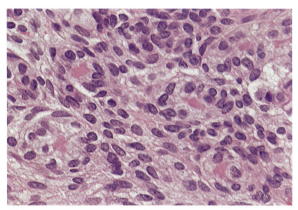

図4 腺腫様歯原性腫瘍 小腺管様構造の内腔あるいは一部の細胞間に好酸性物質がみられる．

● 腺腫様歯原性腫瘍 adenomatoid odontogenic tumour は，組織学的に腺管様構造を特徴とする比較的まれな歯原性上皮性腫瘍である．

▶**臨床所見** 60〜70％は10歳代にみられ，女性に多い．下顎よりも上顎に多く，上顎前歯部，特に犬歯部に好発する．囊胞を形成することが多く，発育は緩慢である．摘出後の再発はほとんどない．本病変は未萌出歯と関連して存在し，しばしば埋伏歯(犬歯が多い)を伴う．囊胞壁の腫瘍性病変内に石灰化物の形成がある場合，X線不透過物として観察される．

▶**組織所見** 囊胞形成の有無にかかわらず，充実性腫瘍組織はその多くが上皮性の実質細胞からなり，円柱状細胞が腺管様構造を示す配列がみられる(図1, 2)．円柱状細胞が2層性に配列した花冠状あるいは帯状の構造も認められる．腺管様構造の内腔あるいは2層性構造間には好酸性物質の認められることがある．腫瘍性上皮は紡錘形細胞の形態を取る渦巻き状の胞巣やシート状あるいは索状の構造も認められる．円柱状細胞間に存在する好酸性物質は通常PAS反応陽性を呈し，免疫組織化学的所見から基底膜類似の物質と考えられている．上皮胞巣内や結合組織内には硝子様の好酸性滴状物や小石灰化巣が観察されることもある(図3, 4)．症例によっては細管状パターンを有する異形成象牙質やエナメル質基質様の好酸性物質(図4)，アミロイド様物質が観察される．

本腫瘍は腺エナメル上皮腫 adenoameloblastoma，あるいは腺様エナメル上皮腫 adenomatoid ameloblastoma などとも呼ばれたこともあり，その本態は過誤腫とも考えられている．

埋伏歯を有する場合，臨床的に含歯性囊胞が，石灰化層がある場合には石灰化歯原性囊胞の鑑別が必要である．

エナメル上皮線維腫

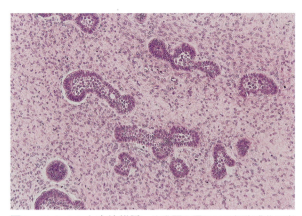

図1 エナメル上皮線維腫　歯乳頭を思わせる細胞成分に富んだ幼若な線維性組織のなかに，島状の歯原性上皮が散在している．

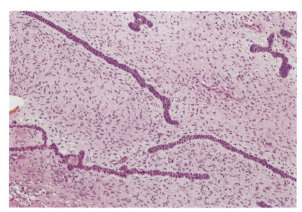

図2 エナメル上皮線維腫　歯乳頭を思わせる細胞成分に富んだ幼若な線維性組織のなかに索状の歯原性上皮が散在している．

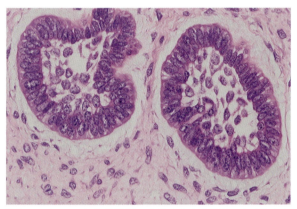

図3 エナメル上皮線維腫　島状の上皮成分はエナメル上皮腫の濾胞型の実質に似たエナメル器様構築を呈する．間葉成分は線維芽細胞に類する細胞と繊細な線維成分とからなる．

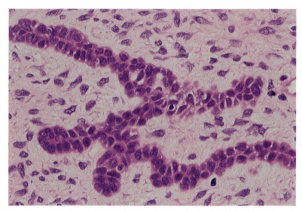

図4 エナメル上皮線維腫　索状の上皮成分は歯堤に類する所見を呈する．間葉成分は線維芽細胞に類する細胞と繊細な線維成分とで構成される．

●エナメル上皮線維腫 ameloblastic fibroma は歯乳頭に類する歯原性外胚葉間葉組織とエナメル器ないし歯堤に類する上皮巣とからなる腫瘍で，歯牙硬組織の形成はない（象牙質の形成がみられた場合にはエナメル上皮線維象牙質腫 ameloblastic fibrodentinoma と診断されるが，臨床病態に差はない）．かなりまれな腫瘍である．
▶臨床所見　10歳代の若年者の下顎臼歯部に好発し，やや男性に多く，無痛性で緩徐な膨張性発育を呈する．X線像では境界の明瞭な単房性～多房性の透過像を呈し，時に未萌出歯を含み，エナメル上皮腫あるいは含歯性囊胞を思わせる．なお，多少とも周囲組織に侵襲性に発育し，術後再発をきたすものもある．しかも，再発とともに悪性転化することが知られており，長期の経過観察を含めた的確な対処が求められる．
▶病理発生　歯牙形成期の正常あるいは過剰な歯胚の歯原性外胚葉間葉組織と上皮組織とに由来するであろうことは容易に推察できるが，詳細は明らかでない．
▶組織所見　歯乳頭を思わせる細胞成分に富んだ幼若な線維性組織のなかに島状あるいは索状の歯原性上皮が散在している（図1，3）．これら間葉成分と上皮成分との混合比や性状などは症例により，あるいは部位により異なるが，上皮成分の占める割合が間葉成分を上回ることはない．島状を呈する上皮成分はエナメル上皮腫の濾胞型の腫瘍実質に似てエナメル器様の構築を示すが，これら上皮胞巣が著しく大きくなることはない．上皮成分が索状の場合は歯堤に類する所見を呈する（図2，4）．エナメル器様構造と索状構造とが混在していることも少なくない．間葉成分は線維芽細胞に類する紡錘形～多角形の細胞と繊細な線維成分とからなっており，発育中の歯胚の歯乳頭に類して細胞成分に富み，膠原線維は乏しい（図3，4）．

エナメル上皮線維歯牙腫

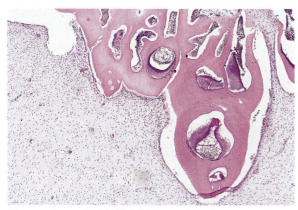

図1　エナメル上皮線維歯牙腫　歯乳頭に類する細胞成分に富んだ幼若な間葉組織の増殖巣内に，不定形の歯牙硬組織塊の形成と，これに接する上皮成分が認められる．

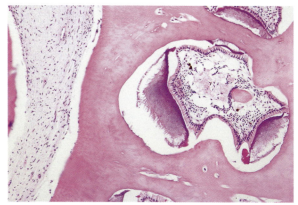

図2　エナメル上皮線維歯牙腫　歯乳頭様の線維組織，不規則な構築の象牙質とエナメル質，エナメル器の構築を呈する上皮成分を示す．

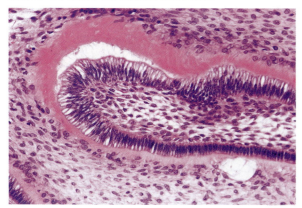

図3　エナメル上皮線維歯牙腫　上皮成分と間葉成分との界面部での象牙基質の誘導で，単なる硝子化とは異なる．

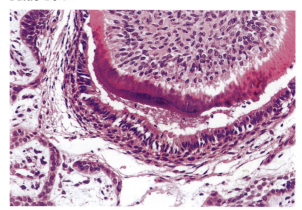

図4　エナメル上皮線維歯牙腫　上皮成分と間葉成分との界面部での象牙基質とエナメル質基質の誘導で，正常歯胚の鐘状期（硬組織形成初期）に類する．

●エナメル上皮線維歯牙腫 ameloblastic fibro-odontomaはエナメル上皮線維腫に象牙質とエナメル質の形成を伴ったもので，主として10歳未満の小児の下顎臼歯部に生じる．X線像では透過像のなかに種々の大きさの硬組織様不透過物がみられる．エナメル上皮線維腫（p.224）で述べたように2017年の組織分類の改訂で，エナメル上皮線維歯牙腫はエナメル上皮線維腫が経過とともに歯牙硬組織を形成するようになったものとみなされ，分類からは削除された．しかし，本腫瘍はエナメル上皮線維腫より好発年齢が低いことから，両者は異なる腫瘍とみなすべきとの意見もある．また，発育期の歯牙腫 developing odontoma と混同されることもある．エナメル上皮線維腫は多少とも侵襲性に発育し，悪性型も存在するので，過誤腫的な発育期の歯牙腫との鑑別が必要である．

▶**病理発生**　歯牙形成期の正常あるいは過剰な歯胚の歯原性外胚葉間葉組織と上皮組織とに由来し，さらに上皮間葉相互作用によって象牙質とエナメル質の形成能を獲得したものであるが，詳細は明らかでない．

▶**組織所見**　歯乳頭様細胞成分に富んだ幼若な線維性組織の増殖とともに，不定形の歯牙様硬組織塊（象牙質とエナメル質）の形成と，これに接する上皮成分（エナメル器に相当）が認められる（図1，2）．歯牙様硬組織塊は象牙質とエナメル質とが不規則に混在しており，象牙質の形成量がエナメル質のそれを上回る．また，これら歯牙様硬組織の石灰化状態は様々で，組織構築も正常に近いものから辛うじて判断できるものまで様々である．腫瘍を詳細に観察すると，上皮成分と間葉成分との界面部での象牙基質の誘導（図3）や，さらにエナメル質基質の誘導がみられることがある（図4）．ただし，上皮成分と間葉成分との界面に硝子化をみることがあり，鑑別を要する．

歯牙腫（複雑型）

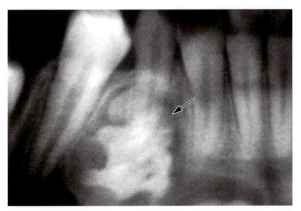

図1　歯牙腫（複雑型）　下顎前歯部に塊状の境界明瞭なX線不透過像として認められる（矢印）．

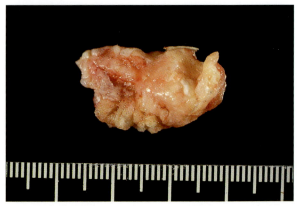

図2　歯牙腫（複雑型）　摘出材料の肉眼所見で，一塊となっている．

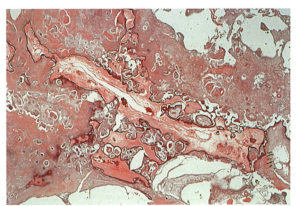

図3　歯牙腫（複雑型）　層状石灰化，象牙質，セメント質類似の硬組織および小柱構造を示すエナメル質が混在する．

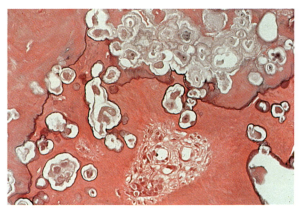

図4　歯牙腫（複雑型）　不規則な細管構造を認める象牙質と求心性の層状構造を示す基質形成がみられる．

●歯牙腫 odontoma は，エナメル質，象牙質など歯の硬組織からなる腫瘍状の組織奇形（過誤腫）で，そのうち歯の構造が明らかでなく，各種硬組織が不規則に混在する塊状の増殖物を歯牙腫（複雑型）odontoma (complex type) という．

▶臨床所見　10～20歳代の若年者層にみられる．下顎大臼歯部に好発し，埋伏歯を伴うことが多い．10歳代の症例では骨の膨隆を引き起こすことがある．X線像には周囲の骨質と境界明瞭な塊状の不透過像（図1）として観察される．また，摘出物の肉眼所見でも硬組織が不定形で一塊となっている（図2）．

▶病理発生　歯牙腫の組織発生は上皮性と間葉性の2つの歯原性組織に由来する．本病変にみられる硬組織は，エナメル芽細胞や象牙芽細胞の関与によって形成された成熟したエナメル質や象牙質の異常組織構築と考えられることから，新生物というよりは過誤腫的病変と解釈されている．

▶組織所見　組織学的には，エナメル質，象牙質，セメント質の特徴を示す歯牙硬組織が種々の割合で混在し構成されている（図3，4）．各々の硬組織，すなわち小柱構造のエナメル質や不規則な細管構造を示す象牙質が認められる．骨様セメント質や無構造の石灰化物も混在する．これら硬組織の配列は無秩序であり，その量的組み合わせも症例によって様々である．発育中の歯牙腫（複雑型）では硬組織間にある軟組織中にわずかな歯原性上皮を認めるものもある．症例によっては歯牙様構造物を含むものもある．腫瘍組織は線維性被膜で被覆されている．歯牙腫（複雑型）は，前述したように歯原性上皮を含む軟組織が混在することからエナメル上皮線維腫 ameloblastic fibroma やエナメル上皮線維歯牙腫 ameloblastic fibro-odontoma との鑑別が必要となる．

歯牙腫（集合型）

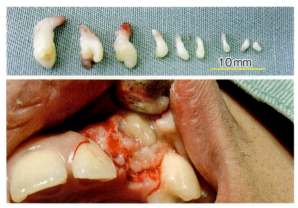

図1　歯牙腫（集合型）　上顎左側前歯部顎骨内に大小多数の歯牙様構造物がみられる．

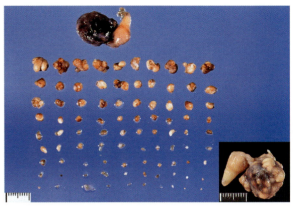

図2　歯牙腫（集合型）　埋伏歯の歯冠に接して形成された歯牙腫の肉眼所見（inset）．被膜内には矮小な歯牙様硬組織が100個近く含まれていた．

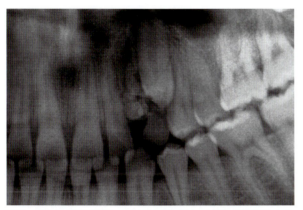

図3　歯牙腫（集合型）　図1のX線写真．上顎左側側切歯と第一小臼歯の間に埋伏した犬歯と歯牙様硬組織が多数みられる．

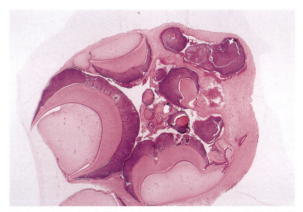

図4　歯牙腫（集合型）　脱灰切片で，種々の発育段階の歯胚の集合からなる．

● 歯牙腫（集合型）odontoma（compound type）は，歯原性上皮および間葉系細胞がエナメル芽細胞と象牙芽細胞に分化した発生異常で，基本的にはエナメル質と象牙質からなるが，種々の程度のセメント質と歯髄を形成する．腫瘍の発育過程で，解剖学的に正常歯牙に類似した構造物がみられる場合に集合型と呼ぶ．

▶臨床所見　好発部位は上顎の前歯部で，ほとんどが20歳以前にみられるが，特に性差はない．通常，疼痛はなく非侵襲性で，複雑性歯牙腫より限られた発育を示す．しばしば埋伏永久歯と関連してみられる．X線像では，解剖学的に正常歯牙に類似し，通常は狭い放射線透過性ゾーンに囲まれた多くの小さな歯牙様構造物がみられる（図1～3）．

▶病理発生　組織発生の原因はよくわかっていないが，外傷や感染などがあげられている．種々なる原因により，歯の硬組織形成中の分化した歯原性細胞が増殖して歯牙様硬組織を形成したものである．

▶組織所見　多数の歯牙様構造物の集合体からなり，個々の構造物の基本はエナメル質と内部に歯髄を備えた象牙質であるが，種々の程度のセメント質形成もみられる（図4）．各々の歯牙様構造物は，線維性結合組織で隔てられている．

象牙質形成性幻影細胞腫

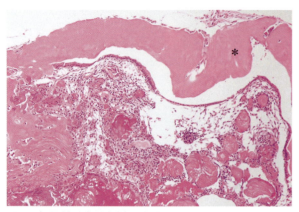

図1 象牙質形成性幻影細胞腫　腫瘍は充実性増殖を示し，エナメル上皮腫様の腫瘍細胞，幻影細胞，象牙細管を認める類象牙質（＊）が混在している．

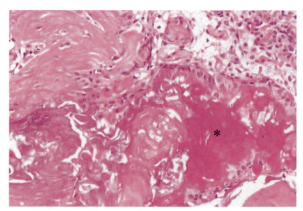

図2 象牙質形成性幻影細胞腫　石灰化（＊）を伴う幻影細胞を示す．

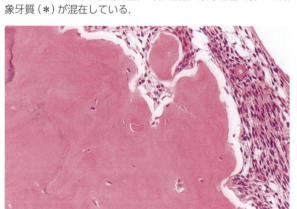

図3 象牙質形成性幻影細胞腫　腫瘍細胞に接し，骨象牙質様硬組織が形成される．

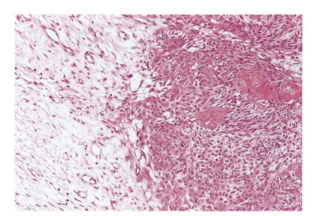

図4 象牙質形成性幻影細胞腫　腫瘍細胞の充実性増殖を認め，周囲との境界は不明瞭であり，浸潤傾向を認める．

●2005年WHOの分類では，囊胞状の形態を示す石灰化囊胞性歯原性腫瘍 calcifying cystic odontogenic tumourと充実性に増殖する象牙質形成性幻影細胞腫 dentinogenic ghost cell tumourの2型に分けられていたが，2017年のWHO分類改訂では，腫瘍性病変としては，象牙質形成性幻影細胞腫のみとなった．また，悪性型も存在し，幻影細胞性歯原性癌 ghost cell odontogenic carcinomaという．

　象牙質形成性幻影細胞腫は，腫瘍性増殖により充実性を呈し，幻影細胞 ghost cellの出現を特徴とする良性腫瘍である．局所侵襲性を認める．

▶臨床所見　発現頻度はまれである．好発年齢は40〜60歳代にピークを認めるが，11〜79歳までの幅広い年齢に発現している．男性に多い．好発部位は，上下顎に差はなく，犬歯部から小臼歯部に多い．歯牙腫を合併することがある．侵襲性の発育を示すことから再発が多い．X線では，顎内病変の大部分は単房性の透過像を示し，石灰化物の形成量に応じて不透過像が混在する．顎内病変が主ではあるが，歯肉あるいは歯槽粘膜に周辺性に発現することがある．

▶組織所見　腫瘍細胞は，クロマチンの濃い類円形あるいは多角形の細胞や星状を呈するエナメル髄様細胞から主として構成され，エナメル上皮腫に類似する（図1）．また，腫瘍胞巣内には，幻影細胞が多数出現し，集塊を形成することもある（図2）．また，しばしば石灰化を呈する（図2の＊）．硬組織は腫瘍細胞に接して形成され，象牙細管を伴う類象牙質や骨象牙質様硬組織（図3）が種々の程度に形成される．また，充実性に腫瘍細胞は増殖し，境界は不明瞭で浸潤性に発育する（図4）．しかし，分裂像はほとんどなく，Ki-67陽性細胞は5％以下であると報告されている．エナメル上皮腫との鑑別は，硬組織の形成や幻影細胞の出現において比較的容易である．

歯原性線維腫・歯原性粘液腫

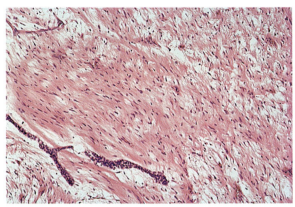

図1　歯原性線維腫　線維腫性組織内に索状の歯原性上皮塊が認められる．

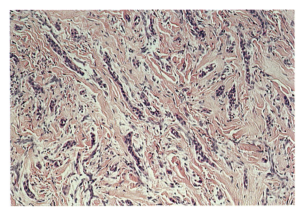

図2　歯原性線維腫　膠原線維束の形成を伴う線維性結合組織内に多数の歯原性上皮塊が認められる．

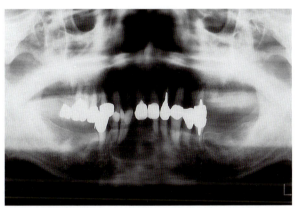

図3　歯原性粘液腫　下顎前歯部に多房性の石鹸泡状のX線透過像が認められる．

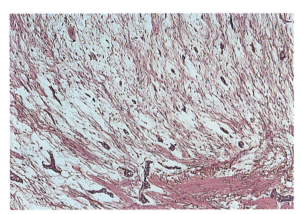

図4　歯原性粘液腫　粘液腫様組織内に索状あるいは島状の歯原性上皮塊とわずかな線維成分の増殖がみられる．

●歯原性線維腫 odontogenic fibromaは歯乳頭や歯小嚢あるいは歯根膜に由来すると考えられている線維腫で，まれに同様の腫瘍が周辺性に発生する．

▶臨床所見　顎骨中心性に発生するものは20歳以下がほとんどであるが，まれな病変である．顎骨中心性の病変は下顎大臼歯部に好発し，発育は緩慢であるが，増大すると顎骨の無痛性膨隆をきたす．埋伏歯や限局した歯の欠如を伴うことがある．X線像では単房性あるいは多房性の透過性病変で境界明瞭である．

▶組織所見　組織学的には，通常種々の程度の膠原線維成分を含む線維性結合組織の腫瘍性増殖で，散在性に歯原性上皮の小塊（図1, 2）が観察される．歯乳頭に類似した細胞成分に富む単純な線維腫の所見を呈するものもある．島状や索状の歯原性上皮成分の量は症例によって様々で，上皮成分が豊富な場合にはエナメル上皮線維腫などとの鑑別が必要となる．

●歯原性粘液腫 odontogenic myxomaは歯原性の間葉性組織由来のまれな腫瘍である．

▶臨床所見　女性に比較的多く，10～50歳代に発生し，好発年齢は30歳前後である．下顎臼歯部に好発し，発育は通常緩慢であるが被膜はなく，局所浸潤がみられ，再発をきたすことがある．X線像では直線的または曲線的で境界明瞭な多房性の石鹸泡状の透過像を呈し，腫瘍組織内に既存の骨梁が残存すると樹枝状の不透過像が透過像内に観察される（図3）．

▶組織所見　組織学的には，紡錘形または星芒状の細胞が疎に配列する粘液腫様組織からなり，島状や索状の歯原性上皮の小塊が散在性に認められる（図4）．通常，膠原線維は少ないが，腫瘍の粘液様基質内に線維形成がみられることもあり，膠原線維の量により粘液線維腫 myxofibromaと呼ばれる．

セメント芽細胞腫

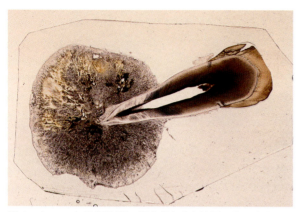

図1 セメント芽細胞腫　根尖部を含む境界明瞭な球状の硬組織塊（非脱灰研磨標本）．

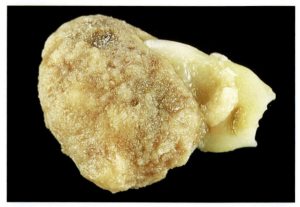

図2 セメント芽細胞腫　歯根を中心に歯頸部に及ぶ類球状の腫瘍塊の形成がみられる．

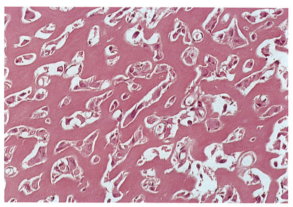

図3 セメント芽細胞腫　梁状の硬組織形成と，その間隙にセメント芽細胞様細胞と破歯細胞が観察される．

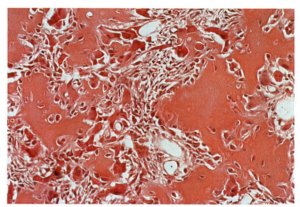

図4 セメント芽細胞腫　硬組織辺縁には単核のセメント芽細胞と，多核の破歯細胞が多数観察される．

●セメント芽細胞腫 cementoblastoma はセメント芽細胞に由来し，セメント質様硬組織の腫瘍性増殖を特徴とする良性腫瘍である．

▶臨床所見　10歳代と20歳代の若年者に好発し，一般に上顎より下顎に多い．好発部位は下顎大臼歯部である．男性よりもわずかに女性に多い．腫瘍の発育は緩慢で，通常単独歯の単根あるいは複根を取り囲むように歯根と連続して球状の腫瘍塊を形成する．腫瘍の硬組織は歯根と癒着している（図1，2）．大きさは拇指頭大程度のものが多い．通常，腫瘍は容易に摘出できる．X線像では周囲の骨と透過層による境界明瞭な類球形の不透過像として観察される．透過層は腫瘍辺縁部の非石灰化組織とセメント質形成細胞を含む軟組織成分に相当する．不透過像は歯根セメント質と連続しているのが特徴である．

▶組織所見　多数の細胞成分，すなわち芽細胞や破歯細胞を含む密な梁状の硬組織の増殖からなっている（図3）．細胞成分の豊富な部位では，セメント芽細胞様細胞はセメント質様硬組織の辺縁に並行して配列し，好酸性細胞質を持つ大型で多核の破歯細胞も多数観察される（図4）．この硬組織は歯根のセメント質と連続し，少数の封入細胞を含んでおり，硬組織形成の著しい部位では好塩基性の改造線が認められる．硬組織間や周辺部は血管の多い粗な線維性結合組織からなり，周囲の骨とは線維性被膜で境されている．

組織学的には類骨骨腫や良性骨芽細胞腫との鑑別は困難であるが，歯根との連続性を肉眼的あるいはX線像で確認することによってその診断は比較的明らかであり，再発もほとんどない．

セメント質骨形成線維腫

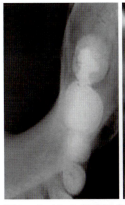
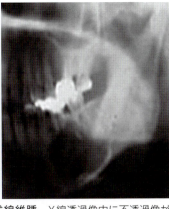

図1 セメント質骨形成線維腫　X線透過像中に不透過像がみられる．

図2 セメント質骨形成線維腫　大小の骨梁形成を伴い，骨梁間は細胞成分に富んだ線維性結合組織を認める．

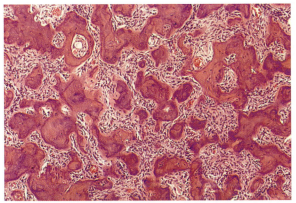
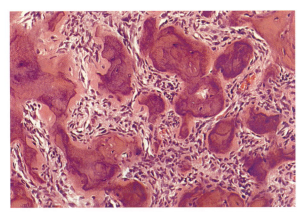

図3 セメント質骨形成線維腫　骨梁は塊状で，なかには骨細胞を封入し，一部で層板状を呈する．

図4 セメント質骨形成線維腫　骨梁間には線維芽細胞の増殖と膠原線維の増生があり，骨芽細胞の縁取りは認められない．

●セメント質骨形成線維腫 cemento-ossifying fibromaは，顎骨の歯の植立領域に発生する歯原性の良性腫瘍である．かつては骨形成線維腫 ossifying fibromaまたはセメント質形成線維腫 cementifying fibromaといった名称も用いられてきたが，歯の植立領域に発生することから，これらを歯原性のセメント質骨形成線維腫として扱う．

▶臨床所見　顎骨の膨隆をきたす良性腫瘍である．X線所見は単房性の境界明瞭な病変を基本とし，腫瘍の増殖による顎骨破壊の透過像中に，硬組織形成量に応じた不透過像がみられる（図1）．比較的幅広い年代に生じるが，中年に比較的多く発症し，女性に多い．上下顎骨の歯が生える範囲内に生じるが，多くは下顎骨の小臼歯より後方部に生じる．

▶病理発生　形成される硬組織の性状から歯根膜や歯原性間葉組織の由来が示唆されているが，明らかでない．

▶組織所見　線維性結合組織中に種々の程度に骨またはセメント質様の硬組織が認められる（図2）．骨は若い線維骨の場合も成熟した層板骨の場合もあり，硬組織周囲には骨芽細胞様細胞が認められるが，その数は少ないこともある（図3，4）．周囲組織との境界は明瞭であり，腫瘍が形成した硬組織は既存の骨組織と独立して存在する．病理組織学的には線維性異形成症 fibrous dysplasiaとの鑑別が問題になることがある．セメント質骨形成線維腫では周囲組織との境界が明瞭であること，形成された骨組織周囲に骨芽細胞様細胞が認められることが多い点，さらには形成された硬組織がセメント質様から成熟骨まで様々な種類のものがみられる傾向を有することなどが線維性異形成症との鑑別の参考になる．

根尖性/限局性セメント質骨性異形成症

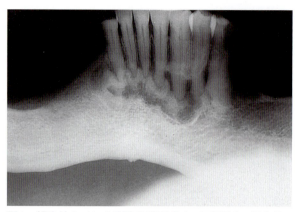

図1 根尖性セメント質骨性異形成症　下顎前歯の根尖部に球状のX線不透過像が多発し，その周囲をX線透過帯が取り囲む.

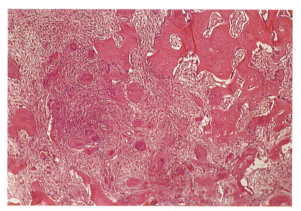

図2 根尖性セメント質骨性異形成症　セメント質様または骨様硬組織形成を伴って線維性結合組織が増生している.

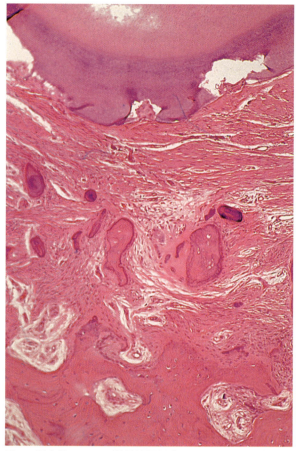

図3 根尖性セメント質骨性異形成症　根尖部にセメント質様または骨様の硬組織形成を認める.

●根尖性セメント質骨性異形成症 periapical cemento-osseous dysplasia は，生活歯の根尖部に硬組織を伴った線維性結合組織が限局性に増生する疾患である．限局性セメント質骨性異形成症 focal cemento-osseous dysplasia，開花性セメント質骨性異形成症 florid cemento-osseous dysplasia（p.233参照）とともに，歯の萌出領域の顎骨に発生する非腫瘍性のセメント質骨性異形成症 cemento-osseous dysplasia に分類されている．

▶臨床所見　根尖性セメント質骨性異形成症は，下顎前歯の単一歯～数歯の根尖部に好発する．好発年齢は30～50歳代で，女性に高頻度に発生し，黒人に多い．無症状で，顎骨が膨隆しないため，X線検査で偶然に発見されることが多く，径1cmを超えることはほとんどない．病変部の歯は生活歯であり，治療は必要ない．X線所見は初期には球状透過像を示すが，時間経過に伴って不透過像が混在し，後期には球状の不透過像を呈し，その周囲を1層の透過帯が囲む（図1）．病変と歯根は融合せず，歯根膜腔は保たれている．

限局性セメント質骨性異形成症は，根尖性セメント質骨性異形成症と同様の疾患であるが，臼歯部に好発し，単発性に発生する．病変が径2cmを超えることはない．

▶病理発生　歯の萌出領域の顎骨に限局して発生することや，形成される硬組織の性状から，根尖性セメント質骨性異形成症と限局性セメント質骨性異形成症は歯根膜由来の病変であると考えられている．

▶組織所見　根尖性セメント質骨性異形成症と限局性セメント質骨性異形成症の初期病変は線維性結合組織の増生が主体で，硬組織形成は少量であるが，病期が進むに従って硬組織量が増す（図2）．形成された硬組織はセメント質様ないし骨様で，種々の成熟段階の硬組織がみられる（図3）．

開花性セメント質骨性異形成症

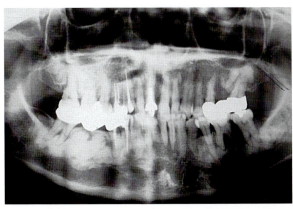

図1　開花性セメント質骨性異形成症　右側下顎骨前歯部から臼歯部に不規則で，塊状の大きなX線不透過像を認める．右側上顎骨や左側上下顎骨にも不透過像を認める．

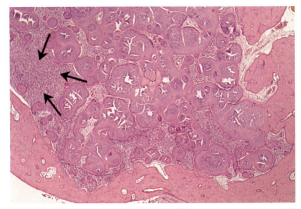

図2　開花性セメント質骨性異形成症　皮質骨に接して多数のセメント粒様の球状石灰化物が密に形成され，これらの癒合像をみる．一部で間葉性細胞成分に富む（矢印）．

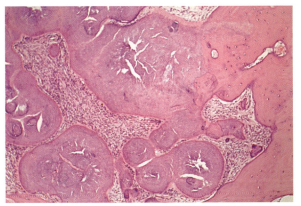

図3　開花性セメント質骨性異形成症　封入細胞の少ない無セメント質様ないしセメント粒様硬組織と，既存骨との癒合がみられる．

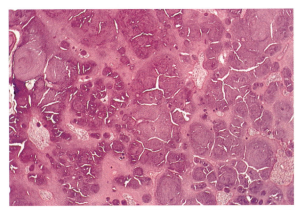

図4　開花性セメント質骨性異形成症　多数の無セメント質様硬組織が互いに癒合して形成されたとみられる塊状硬組織を示す．

●開花性セメント質骨性異形成症 florid cemento-osseous dysplasia は，無細胞セメント質様の塊状硬組織が形成される疾患で，根尖性セメント質骨性異形成症，限局性セメント質骨性異形成症とともに，歯の植立領域の顎骨に発生する非腫瘍性のセメント質骨性異形成症に分類されている．

▶臨床所見　開花性セメント質骨性異形成症は左右顎骨に対称性に多発し，上下顎骨に及ぶことがある．好発年齢は中年以降で，女性に好発し，黒人に多い．無症状で，顎骨膨隆はほとんど認めない．塊状硬組織形成が顎骨の広範囲を占める場合は，虚血により病変部の骨が口腔内に露出して二次的感染を引き起こす．二次感染予防のため，観血処置は避けて口腔衛生状態を維持する必要がある．X線所見では初期病変は透過像を示すが，硬組織形成量と病変の拡大に伴って広範囲に不透過像が観察されるようになる（図1）．

▶病理発生　発生原因は明らかではないが，開花性セメント質骨性異形成症の患者には，有意な頻度で根尖性骨性異形成症がみられることから，この2つの疾患には同じ発生機序が関与することが示唆される．

▶組織所見　初期病変は，細胞密度の高い線維性結合組織内に封入細胞に乏しい無細胞セメント質様またはセメント粒様の硬組織が形成される．病期の進行に伴ってこれらが癒合して，後期には顎骨は無細胞セメント質様の塊状硬組織により占められる（図2〜4）．

11 口腔粘膜上皮の腫瘍および腫瘍状病変

　口腔粘膜に生じる上皮性腫瘍には粘膜被覆上皮に由来するものと口腔粘膜の附属器ともいえる唾液腺に由来する唾液腺腫瘍がある（14章（p.305〜）参照）．また，非上皮性腫瘍は唾液腺腫瘍とともに粘膜下腫瘍として多様な腫瘍が生じる（12章（p.249〜）参照）．本章では粘膜被覆上皮に由来する腫瘍について述べる．

　口腔粘膜被覆上皮は重層扁平上皮からなるが，部位により上皮層の厚さ，上皮脚形態，角化の程度などは異なり，また，腫瘍に類似した臨床像を示す口腔粘膜疾患も多いため，悪性腫瘍である口腔扁平上皮癌oral squamous cell carcinoma（以下，口腔癌）と他疾患との鑑別は重要である．一方，口腔粘膜に生じる上皮性良性腫瘍は扁平上皮性乳頭腫 squamous cell papillomaであり，皮膚乳頭腫と同様にヒトパピローマウイルスhuman papilloma virus（HPV）感染により生じる．

1. 口腔癌の発生

　口腔癌の発生頻度が以前から高かった諸国では近年発生頻度は低減傾向にあるが，日本を含む頻度が低かった諸国では上昇傾向にあり，日本では高齢女性の発生率増加がみられる．口腔癌の原因は飲酒や喫煙，無煙タバコなどが主とされるが，HPV感染の他，口腔常在菌や機械的刺激などの複合的な局所環境因子が考えられる．口腔癌に特有の遺伝子やエピジェネティック変異は知られていないが，複数の遺伝子変異が関与している．また，HPVには悪性腫瘍と関連するハイリスク型（16型や18型など）があり，口腔癌では少ないが，舌根部から中咽頭部では子宮頸部癌と同様にHPV感染による発がんが多く，部位差が認められる．また，HPV感染例では p16 の高発現がみられるが，p53 の変異は少ない．一方，HPV非感染例では p53 の高発現，あるいは発現ロスと遺伝子変異が高頻度に認められるなど，遺伝子変異パターンがみられ，さらに細胞分化，増殖シグナル，細胞周期およびアポトーシスに関連する遺伝子（NOTCH1, HRAS, EGFR, CDKN2A, PIK3CA, CASP8 など）の変異や発現量の変化の組み合わせパターンもみられる．なお，発がんに関連する病変として慢性炎症性疾患（梅毒性口内炎，扁平苔癬，粘膜下線維症，Plummer-Vinson症候群の萎縮粘膜など）が前がん状態precancerous stateとして知られ，慢性炎症における局所の免疫機構の乱れやウイルスや真菌などの感染が口腔粘膜上皮の増殖や遺伝子変異の促進につながる可能性がある．

2. 組織形態

　口腔癌は他臓器癌と同様に，がん化した細胞がクローナルに増殖し，臨床的大きさのがん組織に至る de novo 癌の例もあるが，浸潤癌周囲に上皮性前がん病変 epithelial precursor lesionsとして発生し，領域性発がん field carcinogenesisと多段階発がん（multi-step carcinogenesis）過程を経てがん組織を形成する場合が多いと考えられる．これらは臨床的には白板症や紅板症に代表され，病理組織学的には種々の程度の細胞異型と組織（構造）異型を示す上皮性異形成症 epithelial dysplasiaを伴う例や多発例も多い．多段階発がん過程の初期段階としての上皮性異形成症では形態的な異型とともに様々な遺伝子変異が認められ，ゲノム不安定性によりさらに遺伝子変異が蓄積し，浸潤増殖や転移を示す浸潤癌に至ると考えられる．また，基底膜の破壊や胞巣形成という明らかな浸潤増殖を示さないが，高度の異型を示す細胞が上皮層内に一定の領域を占めて存在する上皮内癌 carcinoma in situ, intraepithelial carcinomaがあり，多段階発がんの一段階と考えられる（図11-1）．

　異形成症は線維性（骨）異形成症やセメント質骨性異形成症などの非腫瘍性病変に用いられるのに対し，上皮性異形成症は多段階発がん過程の腫瘍性病変と考えられることから，用語上の矛盾を解消するために扁平上皮内腫瘍 squamous intraepithelial neoplasia（SIN）や扁平上皮内病変 squamous intraepithelial lesion（SIL）なども用いられるが，長年の慣習によりWHO分類や

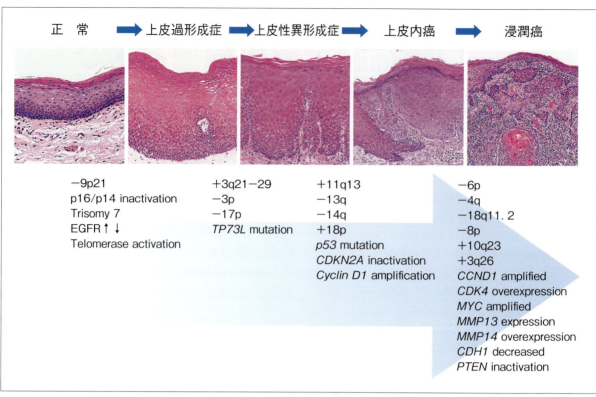

図11-1 口腔粘膜浸潤癌への組織学的進展過程と遺伝子変異などの蓄積（World Cancer Report 2014, WHO, 2014 より改変）

癌取扱い規約などでも上皮性異形成症の用語が用いられている．また，上皮性異形成症と上皮内癌は一連の範疇にある腫瘍性病変として捉えられ，両者に明確な区分はないが，欧米では浸潤性増殖がみられない病変にがんの用語を用いることがためらわれているのに対し，日本では異型に基づいて上皮内癌の用語を用いる傾向にある．

上皮性異形成症や上皮内癌と接する周囲上皮組織との間には形態的に境界がみられることが多く，臨床的なルゴール染色不染帯境界とともに，分化マーカーの発現（CK13，CK17，CK19など），遺伝子発現量の変化（p53，p16など）および増殖マーカー（Ki-67）などの発現境界とも一致することが多い．また，上皮層内に進展している浸潤癌との区別が困難な場合や，形態的異型は腫瘍性病変だけでなく，炎症などに伴う再生や変性でも認められることから，組織形態所見とともに臨床病態や遺伝子の変異と発現量変化などの解析ともあわせた，より精度の高い病理診断が求められている．

3. 経過と治療

口腔癌は各症例間でも細胞分化の多様性に富むが，扁平上皮癌の亜型として基底細胞様扁平上皮癌，紡錘細胞扁平上皮癌，腺扁平上皮癌，孔道癌，疣贅状扁平上皮癌，リンパ上皮癌，乳頭状扁平上皮癌，棘融解型扁平上皮癌がある．まれに唾液腺腫瘍や歯原性腫瘍として扁平上皮癌が生じ，進行例では原発母組織が不明瞭になる．口腔癌の生命予後を左右する最も重要な因子は転移である．所属リンパ節（頸部リンパ節など）への転移が多く，遠隔転移臓器としては肺が多い．転移経路の多くはリンパ行性と血行性であるが，末梢神経侵襲もみられる．舌癌では血管が豊富な筋組織が粘膜直下に存在するため，筋層内に浸潤すると早期に転移を示す例もある．原発巣の病理組織所見の予後因子には亜型，腫瘍の厚さ，脈管侵襲および浸潤様式があり，浸潤癌の進行度を表す指標として各臓器のTNM分類［国際対がん連合 Union for International Cancer Control（UICC）］や癌取扱い規約，また，治療法選択の指標となるステージ分類などがある．口腔癌治療の基本は手術による摘出であるが，術前術後の化学放射線療法との組み合わせや，個々の癌の遺伝子変異情報に基づいた分子標的薬による治療や重粒子線などを用いた治療も試みられており，多様な治療方法に対応した口腔癌の診断が求められている．

臨床的事項

上皮性腫瘍は良性と悪性に分類され（表11-1），その鑑別は治療内容と予後に大きく影響し，臨床において極めて重要である．一般的な臨床的相違を表11-2に示すが，症例によっては良性と悪性の鑑別が困難な場合や，良性腫瘍が長い臨床経過（10～20年）のうちに悪性化する場合，および悪性腫瘍と良性腫瘍および前がん病変が混在する場合がある．

1. 発生頻度

本邦は超高齢社会の到来とともに口腔外科疾患患者数も増加しており，口腔癌においても同様な傾向がみられる．しかし，性差，好発年齢，部位などは腫瘍によって異なり，一概に論じることはできない．口腔癌の罹患率も民族，国，地域，生活様式ならびに習慣などにより異なっている．

日本口腔外科学会では1998年から学会認定研修施設を受診した口腔外科疾患調査を定期的に継続しており，2011年の結果を図11-2に示す．唾液腺腫瘍を除く「良性腫瘍および腫瘍類似疾患」は16,881例となり，全口腔外科疾患総数の約3％を占めていた．

本邦における上皮性悪性腫瘍に関する正確な全国調査は実施されていないが，人口動態統計による人口10万人あたりの口腔・咽頭癌による死亡者数は，2016年には男性8.9人，女性3.6人と増加傾向にある．口腔癌は全がんの約2～3％，全頭頸部癌の40％を占める．年齢調整による口腔癌の発生頻度は他の癌と同様に60歳代に最も多く，男女比は3：2と男性に多い．超高齢社会を迎え，後期高齢者の罹患数はさらに増加すると予想される．口腔癌では30歳以下の発症はまれとされてきたが，最近では20歳代の罹患率の増加が報告されており，生活習慣，生活環境，化学的要因，ウイルス，細菌などの影響が考えられている．

口腔癌の本邦における原発部位別発生頻度（2010年度：6,098例）は，舌（42％）が最も多い．次に頻度が高いのは，施設によって多少異なるが，歯肉（32％），頰粘膜（11％），口底（8％），口蓋（5％）である．口腔癌の病理組織学的診断では扁平上皮癌が最も多く，85～90％を占める．

2. 臨床所見

発生母地が口腔粘膜上皮である口腔粘膜病変は，直視，直達が可能であり，まず視診と触診を重視する．

表11-1　口腔と可動部舌の上皮性腫瘍のWHO分類（2017）

悪性上皮性腫瘍（癌腫）　malignant epithelial tumors（carcinomas）
　扁平上皮癌　squamous cell carcinoma（SCC）
　　類基底扁平上皮癌　basaloid SCC
　　紡錘細胞扁平上皮癌　spindle cell SCC
　　腺扁平上皮癌　adenosquamous carcinoma
　　孔道癌　carcinoma cuniculatum
　　疣贅状扁平上皮癌　verrucous SCC
　　リンパ上皮癌　lymphoepithelial carcinoma
　　乳頭状扁平上皮癌　papillary SCC
　　棘融解型扁平上皮癌　acantholytic SCC
　口腔上皮性異形成症　oral epithelial dysplasia
　　低異型度，高異型度　low grade, high grade
　　上皮内癌　carcinoma in situ
　増殖性疣贅状白板症　proliferative verrucous leukoplakia
　口腔潜在的悪性疾患　oral potentially malignant disorders
　　紅板症，紅白板症，白板症，口腔粘膜下線維症，原発性異角化症，無煙タバコ関連角化症，逆喫煙関連口蓋病変，慢性カンジダ症，扁平苔癬，慢性円板状エリテマトーデス，梅毒性舌炎，口唇の光線角化症

良性腫瘍　benign epithelial tumors
　乳頭腫　papillomas
　　扁平上皮性乳頭腫　squamous cell papilloma
　　尖圭コンジローマ　condyloma acuminatum
　　尋常性疣贅　verruca vulgaris
　　多発性上皮肥厚症　multifocal epithelial hyperplasia

（口腔と可動部舌の上皮性腫瘍のWHO分類（2017）より改変）

表11-2　良性腫瘍と悪性腫瘍の臨床的相違

症状・所見	良性腫瘍	悪性腫瘍
発育速度	遅い	速い
発育様式	膨張性	浸潤性
転移形成	なし	多い
再発	なし（少ない）	多い
悪液質	なし	あり
潰瘍形成	なし（少ない）	あり
疼痛・麻痺	なし（少ない）	あり
機能障害	なし（少ない）	あり

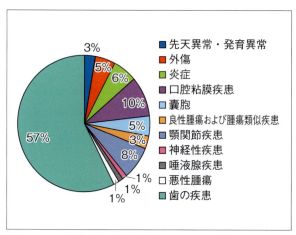

図11-2 口腔外科疾患別割合(n=552,516)
(日本口腔外科学会「口腔外科疾患調査」2011年分調査結果より作成)

病変の色調，形態，硬結の有無を診察する．色調では，角化傾向を示す白色，びらんや炎症性変化を伴う赤色，脂肪などの沈着による黄色，メラニンやその他の色素沈着による黒褐色を鑑別する．形態では，外向性(腫瘤，肉芽様，乳頭様など)，内向性(潰瘍やびらん)，水疱形成，萎縮を鑑別する．触診により，腫瘍そのものの硬さと占拠部位周囲の硬さも診査する．

悪性が疑われた場合は，治療前の腫瘍の臨床的情報として局所の腫瘍の大きさ(T)，所属リンパ節(N)，遠隔臓器転移(M)の状態を指標とするTNM分類を実施する．TNM分類の有用性は，腫瘍の進展度，治療計画作成，予後判定，治療結果の評価基準，治療施設間の情報交換と継続的研究への寄与などがあげられる．

3. 画像診断

画像検査は占拠部位の抽出は勿論のこと，病態および経過の確認の手段としても重要な検査である．主に単純X線，CT，MRIおよび超音波を用いて腫瘍の境界と内部性状，周囲組織との関係などを検査する．特に画像上の境界の明瞭度，内部性状は悪性か否かを診断するうえで重要である．

デンタルX線検査は歯冠や歯根，歯槽骨の状態を描出するのに優れる．特に歯槽硬線と歯根膜空隙の確認は重要である．骨に接した腫瘍であればCTにより骨吸収や骨破壊の程度を検査する(図11-3)．MRIにはプロトン密度とエネルギーの緩和時間によりT1W像とT2W像，脂肪抑制像がある．軟組織のコントラスト分解能(組織分解能)に優れているので，病巣と健常組織の境界を明瞭にし，病巣進展範囲を正確に描出することができる．

核医学検査とは，体内に放射性薬剤を投与し，検出器で測定し画像化する機能的画像検査であり，腫瘍シンチグラフィ(^{67}Ga)，骨シンチグラフィ(99mTc)，陽電子放射断層撮影positron emission tomography(PET)などがある．PETは，がんの検出や診断，治療効果判定，再発診断などに適した精度の高い機能的画像診断法であり，ポジトロン製剤としてF-18フルオロデオキシグルコース(FDG)やC-11メチオニン(MET)が用いられる．

その他，病巣の深達度の判定に超音波検査を用いることもある．上皮性悪性腫瘍の所属リンパ節転移の検索のためにはCT，MRIおよび超音波検査を活用する．

4. 細胞診と生検

腫瘍性病変か否かをスクリーニングするため細胞診が行われる．口腔では従来の擦過細胞診に加え，深層細胞の検索に有利な液状化検体細胞診が推奨されている．また近年，深層型異型細胞とともに表層の角化型細胞の細胞異型も考慮した細胞診ガイドライン(表11-3)[1]が設けられ，従来のClass分類に代わるベセスダ・システムに準拠した判定法と臨床対応が提唱されている．表層細胞の角化傾向が顕著な場合や深層細胞の採取が困難な場合は適切な所見が得られず偽陰性となる場合があり，細胞診の結果だけで楽観することなく，十分な視診や触診を重ね，確定診断のためには画像検査や生検を行う必要がある．

5. 治療

外科的治療が主で，良性腫瘍であれば腫瘍の切除術，悪性腫瘍であれば周囲健常組織を含めた切除術が行われる．骨浸潤が疑われる症例では顎骨切除も含めなければならない．良性腫瘍であれば予後は良く，再発も少ない．悪性腫瘍では腫瘍の種類，悪性度，浸潤様式とともに，大きさや広がりと，頸部リンパ節や遠隔転移などによる病期(Stage)で生存率は異なる．Stage Iの初期癌であれば5年生存率は90％以上を示すが，Stage IVでは60％以下という報告もある．口腔癌でも早期発見・早期治療が有効である．

病態により化学療法や放射線治療を選択する場合もあるが，放射線照射後の放射線性骨壊死などの後遺症の可能性も考えておく必要がある．

文献
1) 日本臨床細胞学会(編)：細胞診ガイドライン5 消化器 2015年版 口腔/唾液腺/消化管/肝胆道系/膵臓. 金原出版, 東京, 2015

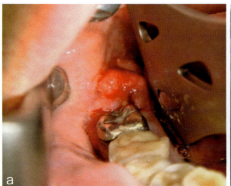
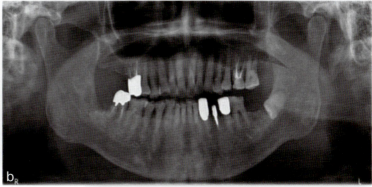
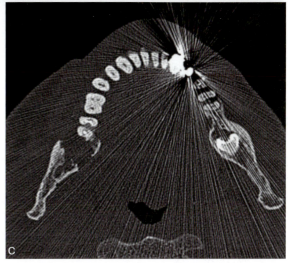

図11-3 右側歯肉扁平上皮癌 Stage Ⅲ 右側下顎歯肉の疼痛を主訴に来院した．発赤した腫脹を臼後部に認める（a）．X線（b），CT（c）では限局した骨破壊像を認める．

表11-3 口腔粘膜細胞診の判定区分と診断結果に即した対応（検体適正の場合）（文献1）より転載）

1) 正常および反応性あるいは上皮内病変や悪性腫瘍性変化がない 　　NILM (negative for intraepithelial lesion or malignancy) 　　（従来表示では主にClass Ⅰ～Ⅱに相当）：経過観察，生検（歯科診療所，口腔外科医）
2) 低異型度上皮内腫瘍性病変あるいは上皮異形成相当 　　LSIL (oral low-grade squamous intraepithelial lesion or oral low grade dysplasia)※ 　　（従来表示では主にClass Ⅱb～Ⅲに相当）：生検，切除生検（口腔外科医，高次医療機関）
3) 高異型度上皮内腫瘍性病変あるいは上皮異形成相当 　　HSIL (oral high-grade squamous intraepithelial lesion or oral high grade dysplasia)※ 　　（従来表示では主にClass Ⅲb～Ⅳに相当）：切除生検，癌に準じた処置（高次医療機関）
4) 扁平上皮癌 　　SCC (squamous cell carcinoma) 　　（従来表示では主にClass Ⅴに相当）：切除生検，切除（高次医療機関）
5) 鑑別困難（細胞学的に腫瘍性あるいは非腫瘍性と断定し難い） 　　IFN (indefinite for neoplasia)：個別に対応

※婦人科と区別する場合は，oralを付したOLSIL，OHSILを使用．

乳頭腫

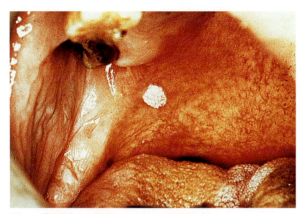

図1 乳頭腫　口蓋部に大豆大の乳頭腫がみられる．

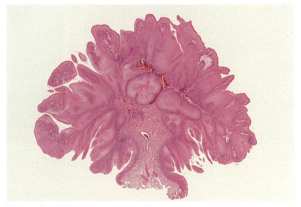

図2 乳頭腫　重層扁平上皮が乳頭状に増殖し，樹枝状の構築をみる．

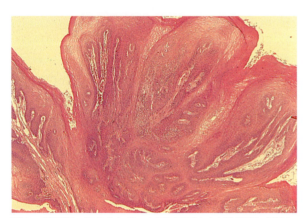

図3 乳頭腫　過角化を伴った重層扁平上皮が乳頭状に増殖している．

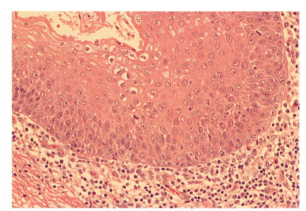

図4 乳頭腫　上皮基底層に過形成があり，上皮下組織は浮腫性で，慢性炎症性細胞浸潤をみる．

　乳頭腫 papilloma は乳頭状，疣贅状増殖を示す良性の上皮性腫瘍である．頭頸部領域にみられる乳頭腫は，扁平上皮性乳頭腫と鼻腔・副鼻腔の乳頭腫に大きく分類される．

●扁平上皮乳頭腫 squamous cell papilloma および尋常性疣贅 verruca vulgaris

　口腔領域にみられる乳頭腫はほとんどが扁平上皮性乳頭腫であり，その多くは皮膚に生じる尋常性疣贅が口腔粘膜に生じたものと考えられる．

▶臨床所見　発症は20〜40歳に多く，性差は認められない．通常，単発，無痛性で乳頭状，疣贅状の有茎性の外向性腫瘤を呈する(図1)．口蓋，舌および口唇に多くみられるが，その他の口腔粘膜にも認められる．

▶病理発生　口腔粘膜では，HPV6，11型が多く検出されるが，他の型が検出されることもある．

▶組織所見　血管結合組織の芯となる間質を持った重層扁平上皮が乳頭状，樹枝状の増殖を示す(図2，3)．重層扁平上皮の表層には過錯角化がみられるが，正常の層構造は保たれ，細胞異型は乏しい．なお，尋常性疣贅では粗大な keratohyaline を有する顆粒細胞を伴う過正角化がみられる．間質には慢性炎症性細胞浸潤を伴うこともある(図4)．また，症例によっては基底細胞の過形成や分裂像がみられ，上皮性異形成症との鑑別が必要となる．有棘細胞層に小型の濃染核周囲の空胞化，いわゆるコイロサイトーシス koilocytosis を認め(図5)，免疫組織化学的に細胞核に HPV が検出されることがある(図6)．

●尖圭コンジローマ condyloma acuminatum：HPV感染による重層扁平上皮の増殖を示す病変で，肛門や生殖器に好発し，口腔ではまれであるが，口唇，舌小帯および軟口蓋にみられることが多い．

▶臨床所見　肉眼的に，口腔粘膜は扁平で広基性の乳

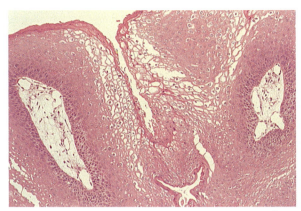

図5 乳頭腫 増殖上皮の上層で細胞の核周囲の空胞化が顕著にみられる（コイロサイトーシス）.

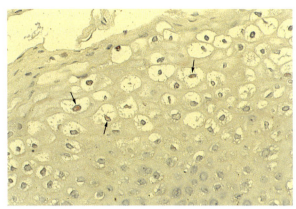

図6 乳頭腫 抗HPV抗体を用いた免疫組織化学でコイロサイトの核に検出されたHPV（矢印）.

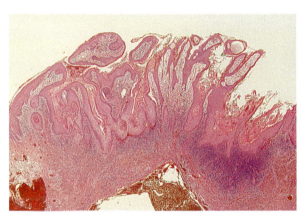

図7 内反性乳頭腫 過角化をみる重層扁平上皮が粘膜下層へ向かって増殖している.

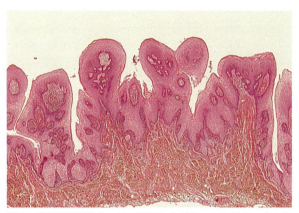

図8 乳頭状過形成 重層扁平上皮が小さな乳頭状の突出を多数形成して増殖している.

頭状増殖を示す.

▶組織所見 角化が乏しく有棘層の乳頭状増殖がみられ，コイロサイトーシスが認められる.

　この他に，HPV13型や32型の感染が関与し，主に小児にみられる巣状上皮性過形成 focal epithelial hyperplasia があり，乳頭状増殖は認めないが，多発性の粘膜肥厚がみられる.

●内反性乳頭腫 inverted papilloma：成人男性の鼻腔側壁の粘膜や上顎洞粘膜に生じ，表面平滑なポリープ状の隆起性病変としてみられる．切除後も再発が多く，悪性化も報告されている．また，まれであるが，口腔に進展する場合もある.

▶病理発生 線毛円柱上皮に被覆された鼻腔・副鼻腔の粘膜上皮に生じ，HPV感染やEpstein-Barr virus（EBV）感染の関与が考えられている.

▶組織所見 重層扁平上皮が基底膜を伴って間質に陥入し陰窩を形成する（図7）．角化を伴うことは少なく，分裂像がしばしば認められ，上皮に異型性を伴うことも少なくない．局所侵襲性が強く，悪性化の可能性もある.

【類似病変】

●乳頭状過形成 papillary hyperplasia：口腔粘膜上皮の乳頭状過形成で，不適合義歯床下の粘膜に好発する炎症性の反応性病変である.

▶臨床所見 発赤を伴う乳頭状の丘疹がみられる.

▶組織所見 過形成性の重層扁平上皮が多数の乳頭状増殖を示す（図8）．また，粘膜上皮下の結合組織には，種々の程度のリンパ球や形質細胞を主体とする慢性炎症性細胞浸潤がみられる．粘膜上皮の増生が顕著な症例では偽上皮腫性過形成 pseudoepitheliometous hyperplasia がみられ，扁平上皮癌の浸潤像とは区別する必要がある.

上皮性異形成症・上皮内癌

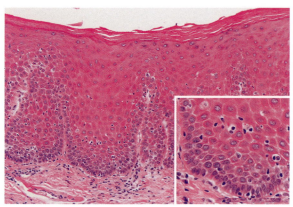

図1　上皮性異形成症（中等度）　滴状の上皮脚，基底細胞の腫大，有棘細胞の単一細胞角化亢進（inset），表層には過角化が認められる．

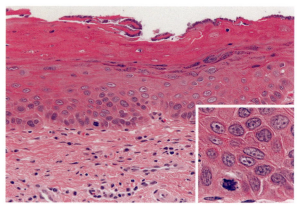

図2　上皮性異形成症（中等度）　基底細胞の極性の消失，N/C比の増大，細胞核の多形性（inset），有棘細胞には核小体の腫大，表層には過錯角化が認められる．

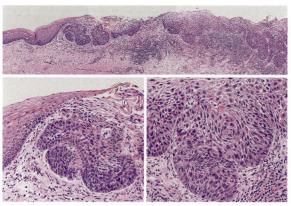

図3　上皮内癌（基底細胞型）　病変境界が明瞭で，細胞の極性が消失したN/C比の高い基底細胞様細胞が滴状に増殖している．

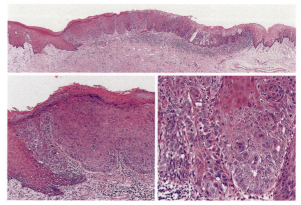

図4　上皮内癌（分化型）　病変境界の形成，過錯角化層がみられ，高度な細胞異型を認めるが，浸潤増殖は認めない．

● 上皮性異形成症 epithelial dysplasia は，前がん病変として口腔粘膜扁平上皮癌の多段階発がん過程にあると考えられる腫瘍性病変である．

▶**臨床所見**　臨床的には白板症（p.144）や紅板症（p.146）が代表的であり，反応性病変に比べ周囲組織との境界が明瞭で，これらの病変はルゴール染色不染帯と一致することが多い．

▶**病理発生**　多段階発がん過程の初期段階と考えられ，上皮層内に限局し浸潤を示さない上皮内癌 carcinoma in situ, intraepithelial carcinoma を経て，あるいは直接，浸潤癌に進展する．臨床的に扁平苔癬や他の粘膜疾患と診断された症例でも組織学的に異型が認められる場合もあり，また反応性過形成などの良性病変や初期浸潤癌との鑑別に留意すべき病変である．

▶**組織所見**　種々の程度の組織（構造）異型と細胞異型が上皮に認められる．組織異型としては，不規則な上皮の重層化，2層性構造，滴状の上皮釘脚，上皮釘脚内の角化真珠，基底細胞の極性消失，核分裂像の増加，表層での分裂像，単一細胞角化（異角化）．また，細胞異型としては，細胞の大きさと細胞形態の不正，核/細胞質（N/C）比の増大，細胞核の大きさと形態の不整と腫大，クロマチン量増加，核小体の増加と腫大，異型核分裂像がみられる（図1, 2）．各異型の程度や上皮層内での異型細胞の分布により軽度，中等度，高度の異形成症および上皮内癌（WHO分類），あるいは軽度（low-grade）と上皮内癌を含む高度（high-grade）異形成症などに分類される．

　上皮内癌には表層角化が乏しく，基底細胞様異型細胞が上皮層全層を占める基底細胞型（全層置換型）（図3）と細胞異型が乏しい表層角化層を有する分化型（表層角化型）（図4）があるが，移行型もある．

扁平上皮癌

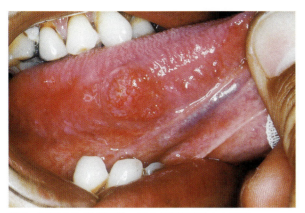

図1 扁平上皮癌（舌癌）　舌右側縁に発生した舌癌．

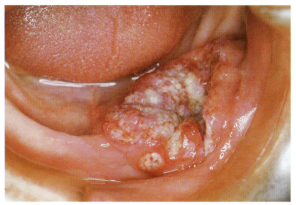

図2 扁平上皮癌（下顎歯肉癌）　中心部に壊死巣を形成し，増殖する歯肉癌．

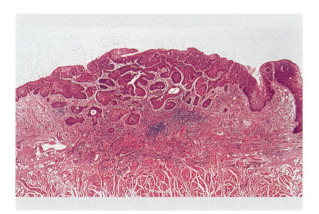

図3 扁平上皮癌　舌の初期浸潤癌．舌筋に浸潤していない．

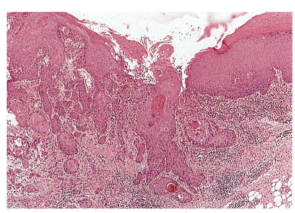

図4 扁平上皮癌　白板症の一部ががん化し，上皮下へ浸潤している．

- 扁平上皮癌 squamous cell carcinoma（SCC）は口腔粘膜上皮由来の悪性腫瘍で，口腔領域に発生する悪性腫瘍の大部分を占める．

▶臨床所見　40〜70歳代に好発し，50歳以上が約80％を占めている．男性に多く，男女比は3：2である．好発部位は舌が最も多く（40％），次いで下顎歯肉（20％），上顎歯肉，頰粘膜，口底，上顎洞，口蓋の順である．肉眼的には表在型，外向型，内向型あるいは潰瘍型などに分類される．舌癌は舌側縁部に生じることが多く，潰瘍ないし無痛性の硬結として触知されることが多い（図1）．歯肉癌は上顎よりも下顎歯肉に多く，臼歯部に生じることが多く，通常無痛性である（図2）．しばしば歯肉直下の歯槽骨に破壊像が認められ，歯周疾患との鑑別が重要となる．なお，上顎洞原発の扁平上皮癌は角化傾向が乏しく，分化度が低いことが多い．口腔癌は主にリンパ行性に頸部リンパ節に転移し，リンパ節被膜外への浸潤（節外浸潤）は予後不良因子である．遠隔転移は肺，肝および骨に多くみられる．病期や深達度は予後を左右する極めて有用な因子であり，Stage Ⅰ，Ⅱでは5年生存率が80％以上であるのに対し，Stage Ⅲで70％，Stage Ⅳに至っては40％に満たない状況である．

▶病理発生　重層扁平上皮から発生し，危険因子としては，喫煙，飲酒，ウイルス感染，慢性の機械的刺激などがあり，また，鉄欠乏性貧血などの栄養障害がある．また，インドや東南アジアではビンロウジや噛みタバコに起因するものが多いと考えられる．多くの扁平上皮癌が，白板症や紅板症などの前がん病変から発生すると考えられている．また，顎骨内に生じた扁平上皮癌は，原発性骨内癌とされ，歯原性上皮に由来す

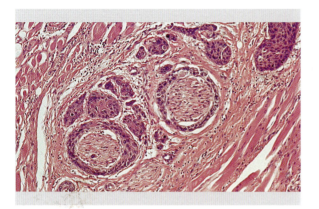

図5 扁平上皮癌　神経線維束の周囲に浸潤増殖する腫瘍細胞がみられる.

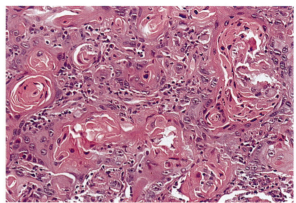

図6 扁平上皮癌（高分化型）　成熟分化した腫瘍細胞からなる. 胞巣中心部に癌真珠の形成をみる.

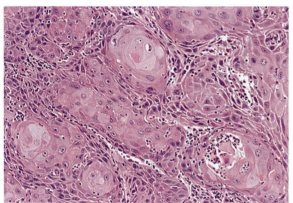

図7 扁平上皮癌（中分化型）　中等度に分化した腫瘍細胞からなる.

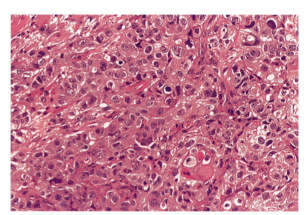

図8 扁平上皮癌（低分化型）　異型性の強い腫瘍細胞からなり, 扁平上皮の層状構造は不明瞭である.

る顎骨中心性癌と定義されている.

▶**組織所見**　組織学的な分化度により高分化型（G1）, 中分化型（G2）, 低分化型（G3）に分類される. 口腔粘膜に生じる扁平上皮癌は, 比較的分化度の高い高・中分化型が多い. 基本的には重層扁平上皮への分化を示す腫瘍細胞が, 胞巣状, 索状に浸潤性増殖を示す（図3）. 浸潤癌の表層部では, 時に上皮異形成や上皮内癌との連続が認められる（図4）. 浸潤が顕著な場合は, 周囲の筋肉や骨組織の破壊に至り, 神経周囲侵襲や脈管侵襲（静脈やリンパ管）を伴う場合もみられる（図5）. 腫瘍胞巣の大きさは様々であるが, 胞巣の最外層は小型で基底細胞様を呈し, 中心部に向けて分化が進み, 有棘細胞様, さらには角化傾向を示す. 高分化型では, 腫瘍胞巣中心部の角化が顕著となり, 同心円状の層状構造を呈する癌真珠（角化真珠）形成が多数認められる（図6）. また, 細胞間橋も明瞭である. 中分化型では癌真珠の割合が減少し, 細胞の異型性が強くなり, 高分化型と低分化型の中間像をなす（図7）. 低分化型では, 腫瘍細胞の大小不同が顕著となり, 強い異型性を認める（図8）. 一方, 角化傾向は乏しくなり, 有棘細胞や角化細胞はみられず, 癌真珠の形成も認められない. 腫瘍胞巣周囲の間質には, しばしば高度のリンパ球や形質細胞からなる慢性炎症性細胞浸潤が認められる. 組織学的分化度より浸潤様式が予後と関連すると考えられ, 腫瘍の浸潤様式における評価には, 膨張型, 浸潤型の区別やYK分類などが用いられている. また, 脈管侵襲の評価には, リンパ管や血管に特異的な免疫組織化学的染色や弾性線維染色が用いられることが多い.

未分化癌

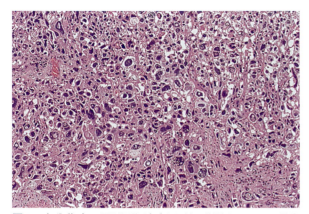

図1 未分化癌 異型細胞がびまん性に増殖している．発生母組織を特定可能な構造はみられない．

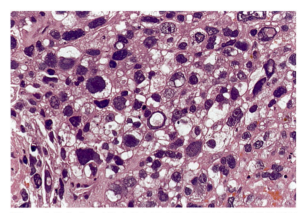

図2 未分化癌 空胞変性を示す腫瘍細胞は細胞間接着が弱く，大小不同で退形成が著明である．

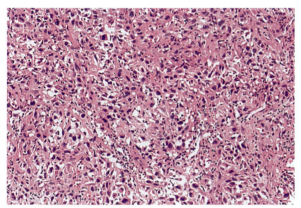

図3 未分化癌 舌の高分化型扁平上皮癌の放射線治療5年後の再発例で，異型細胞がびまん性に増殖している．

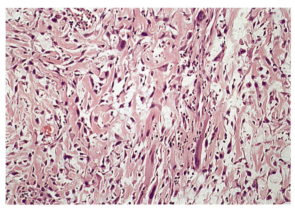

図4 未分化癌 放射線治療後の再発例で，背景に著明な硝子化を伴い，紡錘形細胞主体の異型細胞が増殖している．

●未分化癌 undifferentiated carcinoma は，退形成癌 anaplastic carcinoma ともいわれる未熟な上皮性細胞の増殖からなる腫瘍で，口腔ではリンパ上皮癌 lymphoepithelial carcinoma（鼻咽頭癌 nasopharyngeal carcinoma）に相当するものが主体である．

▶臨床所見　頭頸部の未分化癌は，30歳以上で発生し，口腔粘膜上皮よりも副鼻腔や唾液腺に原発するものが多い．唾液腺のほとんどが耳下腺発生例である．鼻咽頭型の未分化癌のほとんどは舌根部に発生し，悪性度が高く，ほとんどの例でリンパ節転移があり，肺や肝に遠隔転移をしやすい．

▶病理発生　未分化癌の病理発生は不明で，先行する扁平上皮癌や腺癌の脱分化や予備細胞由来とする説もある．原因は不明であるが，リンパ上皮癌の多くの症例で Epstein-Barr virus の感染が認められる．

▶組織所見　未分化癌は角化傾向や腺腔形成などの母細胞や母組織の推定が可能な特徴を欠き，著しい異型性を示す腫瘍細胞の増殖からなっている．上皮性性格を示す小胞巣形成や索状胞巣など様々な胞巣を形成する例がある（図1，2）．腫瘍細胞の形態は様々で，結合性を消失した多形細胞がびまん性に増殖すると肉腫との鑑別が困難になる（図3，4）．AE1/AE3 などの汎サイトケラチンや CK7，CK8，CK19 などの低分子ケラチンおよび EMA が陽性で，p53 の異常発現もみられる．リンパ組織の増生を伴う未分化癌はリンパ上皮癌と呼ばれる．なお，WHO 分類（2017）では，未分化癌の名称は用いられていない．

疣贅状扁平上皮癌

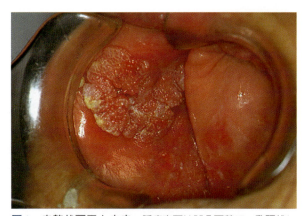

図1 疣贅状扁平上皮癌　腫瘍表面は凹凸不整で，乳頭状に増殖し，白色を呈している．

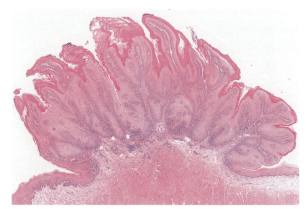

図2 疣贅状扁平上皮癌　厚い角化層と有棘細胞層の肥厚を伴う，太い棍棒状乳頭状増殖が認められる．

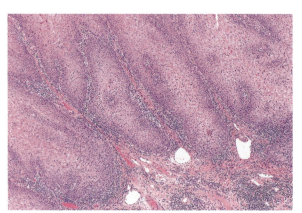

図3 疣贅状扁平上皮癌　結合組織との辺縁境界は平滑で，間質に炎症性細胞浸潤が認められる．

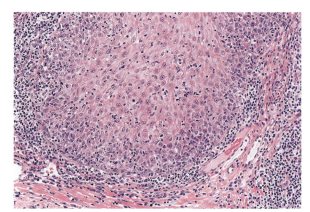

図4 疣贅状扁平上皮癌　細胞異型は軽度で核分裂像は乏しく，明らかな浸潤増殖は認められない．

● 疣贅状扁平上皮癌 verrucous squamous cell carcinomaは扁平上皮癌の組織亜型であり，緩徐な疣贅状の外築性増殖と深部への圧排性進展を示し，明らかな浸潤性増殖は認めない．

▶臨床所見　比較的まれであるがその75％が口腔に発生し，高齢男性に，また無煙タバコの継続的喫煙者に多い．炎症性変化を伴わなければ臨床的には無症候であるが，浸潤癌を伴う場合は潰瘍形成や出血を伴うこともある．また，角化層の厚さや炎症反応の程度により表面の白色調は変化する（図1）．

▶病理発生　40％以上の例でHPV16型や18型の感染がみられるが，特定の遺伝子変異は知られていない．

▶組織所見　表層に高度の過正角化，あるいは過錯角化層を有する太い棍棒状の乳頭形成と鈍な辺縁を示し（図2），通常の扁平上皮癌に比べ細胞異型は軽度で，細胞分裂像もまれである．比較的大きく淡明な細胞質を持つ有棘細胞の肥厚が認められる．上皮層内に微小膿瘍や角化変性がみられ，上皮直下の結合組織にはリンパ球と形質細胞の浸潤が顕著に認められる．基底膜の破壊はみられず，鈍な辺縁を有し，浸潤性増殖は明らかではないが（図3，4），仮想的粘膜基底面を越えて圧排性進展がみられる場合がある．十分に切除されれば無病5年生存率は80～90％であるが，約1/5の症例は浸潤性増殖を示す扁平上皮癌を伴うハイブリッド型である．局所再発や転移が多くみられ，切除後に十分な病理組織検査が必要である．また，類似する外方性増殖を示す高分化型扁平上皮癌や乳頭状扁平上皮癌との鑑別では細胞異型の程度，局所的浸潤性増殖，および角化の程度に注意する．さらに，上皮の疣贅状増殖を示す口腔粘膜病変（乳頭腫，増殖性疣贅状白板症，慢性肥厚性カンジダ症，角化棘細胞腫など）と類似する場合があり，慎重な検索が必要である．

紡錘細胞扁平上皮癌

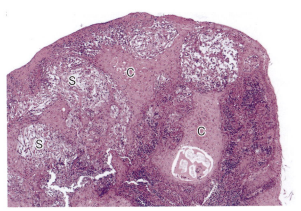

図1　紡錘細胞扁平上皮癌　歯肉の外向性腫瘍がみられ，扁平上皮癌の成分（C）と紡錘形細胞の成分（S）からなる．

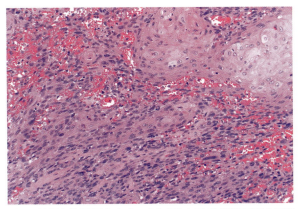

図2　紡錘細胞扁平上皮癌　角化傾向を示す通常型扁平上皮癌と紡錘形細胞成分が接しており，衝突癌といわれる所見をみる．

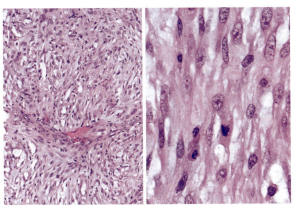

図3　紡錘細胞扁平上皮癌　紡錘形の腫瘍細胞が束状ないし花むしろ状に増殖する（左）．異型が明らかな紡錘形細胞の接着は不明瞭である（右）．

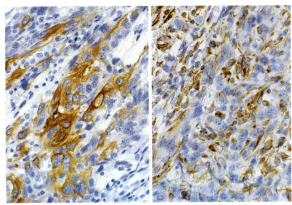

図4　紡錘細胞扁平上皮癌　一部の紡錘形細胞はサイトケラチンに陽性で（左），わずかにビメンチンにも陽性を示している（右）．

●紡錘細胞扁平上皮癌 spindle cell squamous cell carcinomaは，腫瘍細胞が扁平上皮癌成分と肉腫様の紡錘形細胞成分の2相性を示す癌腫で，紡錘形細胞癌 spindle cell carcinoma，肉腫様癌 sarcomatoid carcinoma，偽肉腫 pseudosarcomaあるいは癌肉腫 carcinosarcomaなどともいわれる扁平上皮癌の亜型である．

▶**臨床所見**　紡錘細胞扁平上皮癌は，食道，咽頭，口腔に多くみられる．口腔では歯肉，口唇，舌に多い．50歳以降に好発し，一般に外向性でポリープ状を呈する例は比較的予後良好であるが，放射線治療後の発生例では予後不良である．

▶**病理発生**　病理発生は不明であるが，上皮性異形成症，上皮内癌および浸潤性扁平上皮癌が併存することから，先行する扁平上皮癌の形質変化と考えられ，放射線照射による発生例もある．

▶**組織所見**　腫瘍の多くは外向性発育を示し，通常型の扁平上皮癌成分と紡錘形細胞の増殖からなる成分が併存している（図1）．扁平上皮癌成分は上皮内癌や通常型の浸潤性扁平上皮癌など種々あるが，扁平上皮癌成分と紡錘形細胞成分は連続し，衝突癌 collision tumourといわれる所見を示す（図2）．紡錘形細胞は束状ないし花むしろ状，時には粘液性間質を豊富に伴って増殖するので，線維肉腫，粘液線維肉腫あるいは未分化多形細胞肉腫（悪性線維性組織球腫）などに類似する．明らかな異型を示す紡錘形細胞の結合性は弱く，楕円形ないし紡錘形の明るい核には核小体が明瞭である（図3）．放射線照射後発生例では，部分的に骨肉腫，軟骨肉腫あるいは横紋筋肉腫様成分を伴う．免疫組織化学的に，紡錘形細胞は様々な形質を示し，上皮性細胞の特徴であるサイトケラチン陽性を示すが，間葉系細胞の特徴であるビメンチンも種々の程度で陽性反応を示すことがある（図4）．

12 口腔軟組織・顎骨の腫瘍および腫瘍様病変

　口腔軟組織に発生する腫瘍および腫瘍様病変は，生物学的態度から良性と悪性に大別されるが，その種類は極めて多彩で，本章では間葉系組織と末梢神経からなる軟部組織の病変，神経外胚葉性病変およびリンパ組織性病変を取り扱う．表12-1には本アトラスに掲載したもののみを記載する．

　軟部組織の病変を発生母地から分類すると，線維性，線維組織球性，血管性，脂肪性，神経原性，筋原性病変などに分けられる．これらの軟部組織の腫瘍（軟部腫瘍）は，例えば脂肪肉腫や横紋筋肉腫が発生母地が存在しない部位からも発生することから，腫瘍の組織特異的な遺伝子が発現することにより，各々の腫瘍の組織分化が決定されることがわかってきた．軟部組織の腫瘍はほとんどは良性腫瘍で，あらゆる年齢に発生し，偶然に発見されるか，局所の腫瘤のために気づくことが多い．良性腫瘍の発生頻度は，多い順に脂肪腫，神経鞘腫，血管腫と続く．口腔領域に好発する良性腫瘍として顆粒細胞腫があり，舌に好発する．

　良性病変には，線維腫（刺激によるもの）や外傷性神経腫のように腫瘍ではないが，腫瘍様病変を呈する炎症性ないし反応性病変や組織奇形性病変も包含されており，腫瘍様病変として取り扱う．

　悪性の軟部組織の腫瘍（軟部肉腫）の発生頻度は，脂肪肉腫や未分化多形腫が高い．頭頸部領域に好発す

表12-1　口腔軟組織の腫瘍および腫瘍様病変

線維性病変
　エプーリス epulis
　線維腫（刺激によるもの）irritation fibroma
　結節性筋膜炎 nodular fasciitis
　デスモイド型線維腫症 desmoid type fibromatosis
　乳児線維腫症 infantile fibromatosis
　線維肉腫 fibrosarcoma
いわゆる線維組織球性病変
　疣贅性黄色腫 verruciform xanthoma
　悪性線維性組織球腫（未分化多形肉腫）malignant fibrous histiocytoma (undifferentiated pleomorphic sarcoma)
リンパ管/血管性病変
　膿原性肉芽腫 pyogenic granuloma
　多発血管炎性肉芽腫症（Wegener肉芽腫症）granulomatosis with polyangiitis (Wegener granulomatosis)
　リンパ管腫 lymphangioma
　血管腫 haemangioma
　血管肉腫 haemangiosarcoma
脂肪性病変
　脂肪腫 lipoma
　脂肪肉腫 liposarcoma

神経原性病変
　外傷性神経腫 traumatic neuroma
　顆粒細胞腫 granular cell tumour
　神経鞘腫 Schwannoma
　神経線維腫 neurofibroma（孤立性，von Recklinghausen病）
　悪性末梢神経鞘腫瘍 malignant peripheral nerve sheath tumour
筋原性病変
　横紋筋肉腫 rhabdomyosarcoma
神経外胚葉性病変
　母斑細胞母斑 nevocellular nevus
　悪性黒色腫 oral mucosal melanoma
リンパ組織性病変
　悪性リンパ腫 malignant lymphoma

表12-2 顎骨の非歯原性腫瘍および腫瘍様病変

骨形成性病変	線維骨性病変
外骨症 exostosis	セメント質骨形成線維腫 cemento-ossifying fibroma
骨腫 osteoma	線維性（骨）異形成症 fibrous dysplasia of bone
骨芽細胞腫 osteoblastoma	セメント質骨性異形成症 cemento-osseous dysplasia
骨肉腫 osteosarcoma	（根尖性，限局性，開花性）
軟骨形成性病変	巨細胞性病変
滑膜軟骨腫症 synovial chondromatosis	中心性巨細胞肉芽腫 central giant cell granuloma
軟骨腫 chondroma	骨巨細胞腫 giant cell tumour of bone
軟骨肉腫 chondrosarcoma	ケルビズム cherubism
線維形成性病変	神経外胚葉性病変
類腱線維腫 desmoplastic fibroma	乳児のメラニン（黒色）性神経外胚葉性腫瘍 melanotic neuroectodermal tumour of infancy

る悪性腫瘍として横紋筋肉腫・胎児型があり，小児における発生頻度が高い．軟部肉腫の特徴は，局所浸潤性増殖と広範な転移であるが，良性と悪性の間には良悪性中間群が存在し，これらはデスモイド（型線維腫）に代表されるように局所再発率が高く，局所破壊性に増殖するものがある．軟部肉腫には腫瘍特異的な染色体転座により，キメラ遺伝子が認められるものがあり，横紋筋肉腫・胞巣型にはキメラ遺伝子 *PAX3-FKHR* が認められる．良性腫瘍の結節性筋膜炎などにもキメラ遺伝子を形成するものがある．

神経外胚葉性病変として，メラノサイトの組織奇形的な良性病変である色素細胞母斑とメラノサイト由来の高悪性度の腫瘍である悪性黒色腫があげられる．いずれの病変も頭頸部領域の皮膚や口腔粘膜に発生するが，その発生頻度は低い．

リンパ組織性病変として，悪性リンパ腫があげられる．悪性リンパ腫は，病理組織学的または生物学的特性により，Hodgkinリンパ腫と非Hodgkinリンパ腫に分類され，非Hodgkinリンパ腫は腫瘍細胞の免疫学的性状に基づいて，T細胞リンパ腫，B細胞リンパ腫，NK細胞リンパ腫に分けられる．また，原発部位により，リンパ節から発生する節性リンパ腫とリンパ節以外のリンパ装置から発生する節外性リンパ腫に分けられる．口腔にはWaldeyer輪などの粘膜下リンパ装置が多く存在するので，節外性リンパ腫が多く発生する．悪性リンパ腫の発生には染色体転座によるキメラ遺伝子の関与するものやウイルスの関与するものがある．

顎骨に発生する病変では，歯原性腫瘍（10章（p.205～）参照）以外の非歯原性腫瘍および腫瘍様病変を本章で取り扱う．これらには，顎骨に特異的に発生する病変と，全身骨格にも発生する病変がある．表12-2には本アトラスに掲載した顎骨の腫瘍および腫瘍様病変のみを記載する．顎骨に特異的な病変として，セメント質骨性異形成症，セメント質骨形成線維腫，外骨症，類腱線維腫，中心性巨細胞肉芽腫，ケルビズム，乳児の黒色性神経外胚葉性腫瘍があげられる．

顎骨腫瘍および腫瘍様病変は，生物学的態度から良性と悪性に大別されるが，腫瘍産生基質と腫瘍細胞の特徴から，腫瘍細胞が類骨や線維骨を形成する骨形成性，軟骨を形成する軟骨形成性，線維を形成する線維形成性，多数の破骨細胞型多核巨細胞が出現する巨細胞性，未熟な硬組織を伴って線維性組織が増生する線維骨性，腫瘍細胞が神経堤由来である神経外胚葉性病変に分けられる．顎骨の線維骨性病変に属するセメント質骨性異形成症やセメント質骨形成線維腫は，顎骨の歯の植立領域に発生し，歯根膜由来と考えられ，骨様もしくはセメント質様硬組織を形成する．しかし，これらの硬組織が骨かセメント質かを明確に区別することは困難である．WHO分類（2017年）では，歯根膜由来と考えられるセメント質骨形成線維腫は歯原性腫瘍の中に分類されているため，10章「歯原性腫瘍」で解説する．一方，同じ歯根膜に由来すると考えられるセメント質骨性異形成症も腫瘍ではないが，歯原性であるため，10章で解説する．長管骨に発生する骨腫瘍は好発年齢や好発部位に特徴があり，悪性腫瘍は若年者の骨幹端部に，良性腫瘍は骨端部に好発する傾向があるが，顎骨腫瘍の発生する年齢や部位に明らかな特徴はない．また，悪性の骨腫瘍が発生しやすい状態があり，Paget骨病，慢性骨髄炎，線維性骨異形成症などの骨疾患や放射線曝露がその例としてあげられる．その他，遺伝性腫瘍症候群のGardner症候群には骨腫が合併し，家族性網膜芽細胞腫やLi-Fraumeni症候群には骨肉腫が合併しやすい．

臨床的事項

　口腔軟組織・顎骨に発生する腫瘍および腫瘍様病変は，その発生組織や発生部位，また良性か悪性かによっても発生頻度や病態は様々である．多くは外科的治療が選択されるが，根治性のみならず機能的・整容的な面を考慮した治療計画を立てる必要がある．そのためには臨床所見や画像診断のみならず病理組織学的診断が重要である．特に歯性感染症による腫脹，口腔扁平上皮癌，唾液腺腫瘍，顎骨においては骨髄炎や歯原性腫瘍・嚢胞などとの鑑別診断に注意を要する．

　本項の良性非上皮性腫瘍の治療の緊急度は高くないが，肉腫，悪性リンパ腫，悪性黒色腫では速やかな診断と治療が必要である．

1. 臨床所見

　非上皮性腫瘍は発生初期にあっては無症状であることが多く，腫瘍が増大するにつれて腫瘤形成による違和感や形態の変化を自覚するようになる．可動性軟組織内に存在する腫瘍では運動時に異常に気づくことが多い．また腫瘍によっては神経痛様症状や知覚異常などの自覚症状を呈する．顎骨病変では歯科治療の際のX線検査により偶然発見されることも多い．病変の増大に伴い無痛性あるいは有痛性腫脹を呈し，顔貌の変形，歯の動揺，歯痛や知覚異常などの症状を示す．臨床所見では，①形状（円形，卵円形，不正形，ヒダ状，分葉状，乳頭状および絨毛状，広基性あるいは有茎性など），②色調（粘膜色，黄色，白色，暗紫色，紅色，黒色など），③硬度（弾性軟，弾性硬，軟骨様硬，骨様硬，羊皮紙様感，偽波動など），④周囲組織との関連（境界明瞭，連続性，癒着など）について精査し，診断を行う．

2. 画像診断

　軟組織に発生した腫瘍のうち外向性増殖したもの（エプーリス，刺激性線維腫など）では臨床所見での診断や腫瘍の範囲の把握が容易な場合もあるが，軟組織内に存在する場合（線維腫，脂肪腫，血管腫など）では，通常CT，MRI検査が行われ（図12-1），①局在，②進展度，③悪性との鑑別（質的評価）が行われる．また粘膜下腫瘍では超音波検査が行われる．顎骨病変ではデンタルX線やパノラマX線検査が有用で，病巣の範囲や骨の変化の把握にはCTやMRI検査が必須である．CT検査の画像データをもとに作製した3

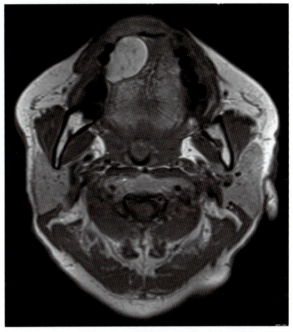

図12-1　舌にみられた脂肪腫のMRI像　T1強調像で高信号を主体とし，辺縁部に1層の被膜構造と思われる低信号に囲まれている．

次元模型は治療計画に活用されている（図12-2）．また骨代謝状況を知るには骨シンチグラムも利用される．顎口腔領域では^{18}F-FDGをトレーサーとして用いたPET/CT検査が，悪性腫瘍の診断，頸部リンパ節や遠隔臓器への転移の検出に有用である（図12-3）．

3. 組織生検

　良性腫瘍や腫瘍様病変の可能性が高い場合，病変が比較的小さな場合には，全切除標本の病理組織学的検査によって確定診断が行われる．大きな腫瘍や悪性腫瘍が疑われる場合には，部分生検を行い，病理組織診断をもとに治療計画を立てるのが一般的である．また表在性腫瘍ではブラシを用いた擦過細胞診，深部腫瘍であれば穿刺吸引による細胞診〔fine needle aspiration (FNA)〕によって，良性・悪性の補助診断を行うこともある．

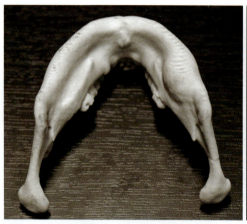 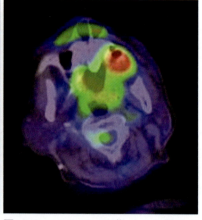

図12-2 3次元模型　CT検査の画像データより作製したセメント質骨形成線維腫の発生した下顎骨.

図12-3 FDG-PET画像による悪性黒色腫の検出

4. 治 療

1) 口腔軟組織の腫瘍の治療

①腫瘍周囲に被膜が存在する場合(線維腫, 脂肪腫, 神経鞘腫など)では, 腫瘍と周囲組織とを鈍的に剝離して被膜とともに全摘出する.

②腫瘍周囲に結合組織性被膜が欠如あるいは一部不明瞭な場合(血管腫, リンパ管腫, 神経線維腫など)や良性か悪性か不明確な場合では, 腫瘍周囲組織を含めて切除を行う必要がある. 血管腫では切除以外に凍結療法や血管塞栓療法などが行われるが, 経過観察の場合も多く, 状況により判断される.

③外向性増殖や有茎性腫瘍の場合(刺激性線維腫, エプーリスなど)では, 周囲組織を含めた切除が行われる.

2) 顎骨の腫瘍の治療

①骨内に発生した腫瘍と骨との境界が比較的明瞭な場合は主に摘出・搔爬が行われる.

②骨内に発生した腫瘍と骨との境界が不明瞭な場合や硬組織を主体とする腫瘍(骨腫, 軟骨腫, 骨芽細胞腫など)では, 摘出・骨搔爬あるいは健常骨を含めた切除が行われる. 境界の状態にかかわらず進展症例では顎骨切除が考慮される.

③滑膜軟骨腫症では, 関節腔の開放手術を行い, 軟骨遊離体を摘出する.

④変化の少ない根尖性セメント質骨性異形成症や開花性セメント質骨性異形成症では経過観察を行い, 感染など問題が発生した際にのみ対応する場合が多く, 外骨腫(下顎隆起や口蓋隆起)では義歯の装着や咀嚼または発音の際に著しい障害となる場合に骨削除による形態修正手術が行われる.

3) 悪性腫瘍の治療

①間葉系悪性腫瘍(骨肉腫, 軟骨肉腫, 未分化多形肉腫, 横紋筋肉腫など)

安全域をつけた原発巣切除が基本となる. 切除による欠損が大きな場合には, 機能的・整容的回復を目的に遊離筋皮弁や有茎皮弁, 骨移植を必要とする. 血行性転移をきたしやすく, 化学療法は術前・術後で行われる場合がある.

②悪性リンパ腫

悪性リンパ腫の治療は病型, 病期, 全身状態によって治療方針が異なるが, 多剤併用癌化学療法と放射線治療, 抗体治療や造血幹細胞移植が適応となる. 日本人に多い非Hodgkin型ではシクロホスファミド・ドキソルビシン(アドリアマイシン)・ビンクリスチン・プレドニゾロン(CHOP療法), あるいはキメラ型抗CD20抗体であるリツキシマブを併用したR-CHOP療法が標準治療とされ, 領域放射線療法を併用することにより長期生存が可能になっている.

③悪性黒色腫

口腔粘膜での発生率は全悪性黒色腫の約10％で, 硬口蓋部, 上顎歯肉に好発する. 浸潤・転移をきたしやすく, 安易な生検は病状を悪化させる. 治療は外科的切除が基本である. 補助療法としてDAVFeron療法〔ダカルバジン(DTIC)／ニムスチン(ACNU)／ビンクリスチン(VCR)＋インターフェロンβ〕が行われるが, その評価は分かれている. 最近では免疫チェックポイント阻害薬として抗PD-1抗体や抗CCR4抗体, 分子標的薬としてBRAF阻害薬, また重粒子線や陽子線治療など新規治療が期待されている.

エプーリス

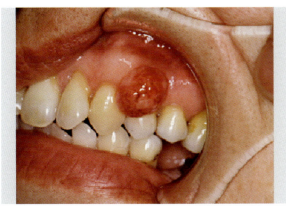

図1 エプーリス 上顎歯肉歯間乳頭部に限局性の腫瘤がみられる.

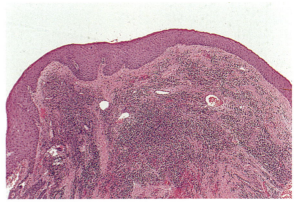

図2 肉芽腫性エプーリス 炎症性細胞浸潤の強い肉芽組織の増殖からなり，上皮により覆われている.

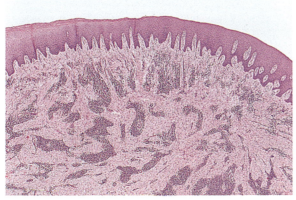

図3 線維性エプーリス 病変は肉芽腫性エプーリスから線維性エプーリスへの移行像を示す.

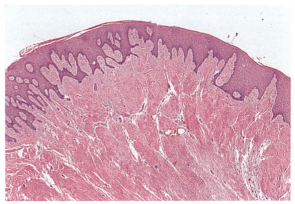

図4 線維性エプーリス 線維組織のびまん性増殖からなり，血管周囲性に軽い炎症性細胞浸潤がある.

● エプーリス epulis は，後出の線維腫（刺激によるもの）irritation fibroma（p.255）と関連が深い病変で，歯肉に限局した反応性増殖性腫瘤の総称である．通常，肉芽腫性エプーリス granulomatous epulis，線維性エプーリス fibrous epulis，骨形成性エプーリス osteoplastic epulis，巨細胞性エプーリス giant cell epulis および先天性エプーリス congenital epulis（別名：顆粒細胞性エプーリス granular cell epulis）に分類される．しかし，先天性エプーリスは腫瘍性病変と考えられている．

▶臨床所見　有歯部の唇側または頬側歯間乳頭部に好発するが，舌側や口蓋側の歯肉や無歯顎の歯肉にも生じる．大きさは数mmから2cmくらいまでの場合が多い（図1）．比較的若い人に好発し，男性よりも女性に発生しやすい．また，先天性エプーリスは新生児の上顎前歯部顎堤に発生し，境界は明瞭で再発はみられない．

▶病理発生　局所刺激により，歯肉結合組織や歯根膜から肉芽組織や結合組織が反応性増殖するものである．原因となる刺激については，炎症刺激が第一にあげられる．妊婦によくみられることから，ホルモンの関与が考えられ，さらに，物理的な刺激も関与している．肉芽腫性エプーリスおよび線維性エプーリスは，こうした刺激により歯肉の線維性結合組織が過剰増殖したものである．一方，骨形成性エプーリスは，肉芽腫性エプーリスや線維性エプーリスに骨・セメント質様硬組織が化生性に出現したもの，または骨形成能を有する歯根膜細胞などが増殖したものと考えられている．巨細胞性エプーリスは多核巨細胞を多数含む病変であり，その組織学的な類似性から中心性巨細胞肉芽腫 cental giant cell granuloma の類縁疾患であると考えられている．先天性エプーリスは前述のように，そ

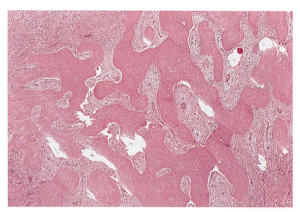

図5　骨形成性エプーリス　腫瘤内には比較的成熟した梁状の線維骨の形成がみられる．

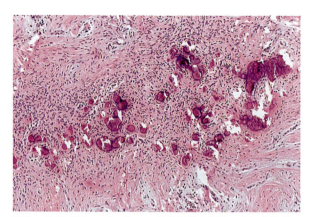

図6　骨形成性エプーリス　線維組織の増殖の中に小塊状のセメント質様硬組織が形成されている．

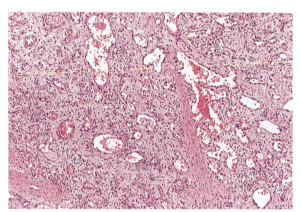

図7　肉芽腫性エプーリス　血管増生を伴った線維性組織の増殖からなり，軽度の炎症性細胞浸潤がある．

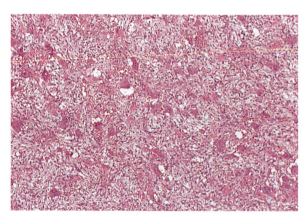

図8　巨細胞性エプーリス　結合組織中に多数の巨細胞の出現があり，血管の多い少ないにかかわらず出血を認めることが多い．

の発生起源は明らかではないが，腫瘍性病変と考えられている．

▶**組織所見**　肉芽腫性エプーリスとは結核結節のように類上皮細胞の出現を伴う真の肉芽腫ではなく，単なる肉芽組織からなる病変である．以前は独立して分類されていた血管腫性エプーリスまたは妊娠性エプーリスも，現在では肉芽腫性エプーリスに包括されている．血管腫性エプーリスは特に血管形成が顕著な場合に用いられた名称であり，また，妊婦に生じるエプーリスにこのタイプのものが比較的多いことから，妊娠性エプーリスとも呼ばれた．血管形成が顕著な場合は肉眼的にも赤色調を呈し，肉眼的にも組織学的にも膿原性肉芽腫 pyogenic granuloma と同等の所見を示し，これらは基本的に同一疾患とみなされる（図2，7）．線維性エプーリスは肉芽腫性エプーリスの線維化が進んだ病変である（図3，4）．骨形成性エプーリスは，肉芽腫性エプーリスまたは線維性エプーリス様病変に骨・セメント質様硬組織の形成を伴ったものである．硬組織は球状の小さなものから骨梁構造を有する線維骨まで様々で，これらが混在することもある（図5，6）．また，成熟した層板骨を認める場合もある．巨細胞性エプーリスは紡錘形細胞に多核巨細胞を含む結合組織からなり，出血を伴っていることが多く，ヘモジデリン沈着を認めることも多い（図8）．先天性エプーリスは大型の円形細胞の細胞質が顆粒状を呈するものが充実性に増殖している．これらの顆粒細胞は，Schwann細胞由来と考えられる顆粒細胞腫 granular cell tumour と形態的に類似するが，免疫組織化学的染色では組織発生は異なり，S-100タンパク陰性で，先天性エプーリスの組織由来は不明である．

線維腫（刺激によるもの）

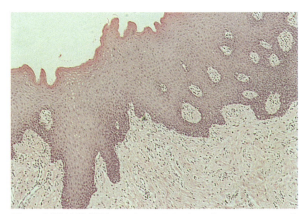

図1 刺激性線維腫　上皮は有棘細胞層が肥厚しており，上皮下には線維性結合組織が多い．

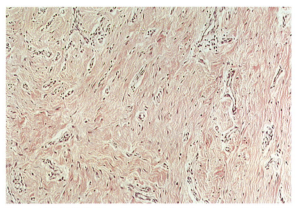

図2 刺激性線維腫　成熟した線維細胞と束状の膠原線維の不規則な走行があり，拡張した毛細血管を認める．

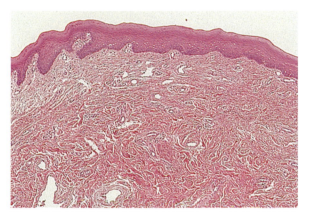

図3 義歯性線維腫　粘膜上皮は肥厚し，上皮下には線維の増殖を認める．

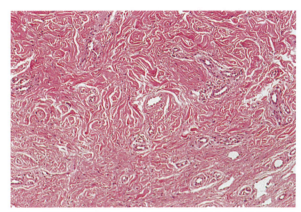

図4 義歯性線維腫　緻密な膠原線維の増生と線維細胞からなり，血管周囲性に軽度の炎症性細胞浸潤がみられる．

● 線維腫（刺激によるもの）は刺激性線維腫 irritation fibroma とも呼ばれている．刺激性線維腫は，口腔内に生じる線維性結合組織の増殖病変で，刺激による反応性過形成であり，真の腫瘍ではない．

▶臨床所見　口腔内で比較的よく遭遇するのは，義歯装着者における義歯床辺縁付近に生じるものや口蓋部や舌に好発するもので，いずれもポリープ状の外向性発育を示す．前者はいわゆる義歯性線維腫 denture fibroma または義歯性エプーリス denture epulis と呼ばれてきた病変で，後者は線維上皮性ポリープ fibroepithelial polyp と呼ばれる．歯肉の歯間乳頭部に好発する限局性の病変は，線維性エプーリス fibrous epulis または epulis fibrosa とも呼ばれている．

▶病理発生　いずれも真の腫瘍性病変でなく，なんらかの外傷刺激や炎症が関与した反応性過形成と考えられる．歯肉部位の増殖については，妊娠中の女性に発生頻度が比較的高いことからホルモンも関与する可能性があり，また，抗痙攣薬または高血圧治療薬のカルシウム拮抗薬を服用している患者では，より広範な歯肉の線維性増殖が比較的高頻度で起こることが知られている．さらに，原因を特定できない症例も多く，炎症刺激が深く関わっていると考えられるが，多様な複合的要因が関与していることが示唆される．

▶組織所見　いずれの病変にも線維芽細胞と膠原線維を主体とした線維性結合組織の増殖が認められる．それら線維性結合組織は膠原線維に富む成熟した線維性結合組織像を呈することが多い（図1～4）．被覆する重層扁平上皮は過形成を示し，上皮釘脚の伸長を伴う肥厚が認められる．上皮過形成も反応性のものであり，多くは炎症刺激が関与していると考えられている．病変部には慢性炎症が認められるが，炎症の程度は様々である（図4）．

膿原性肉芽腫

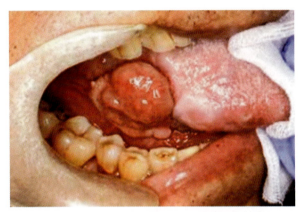

図1　膿原性肉芽腫　舌側部腫瘤として形成された膿原性肉芽腫.

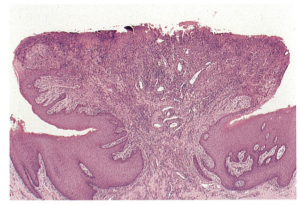

図2　膿原性肉芽腫　腫瘤は有茎性増殖する炎症性肉芽組織で，その表層は潰瘍を伴う．

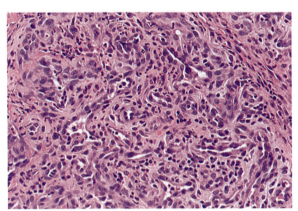

図3　膿原性肉芽腫　腫瘤は多数の毛細血管からなり，線維性結合組織の増生もみられる．

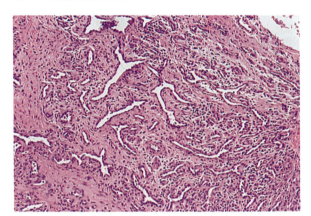

図4　膿原性肉芽腫　腫瘤は多数の毛細血管の増生と線維性結合組織の増生，炎症性細胞浸潤からなる．

●膿原性肉芽腫 pyogenic granulomaは，外向性に腫瘤を形成し，毛細血管の増生が顕著な良性血管増殖性病変である．

▶臨床所見　口腔では歯肉に好発するが，歯肉の膿原性肉芽腫は，一般的にはエプーリス（p.253）として診断されている．歯肉の膿原性肉芽腫は，肉芽腫性エプーリスとして分類されているもののうち，血管形成が顕著で赤色調を呈し，かつて血管腫性エプーリス（妊娠性エプーリス）と診断されていたものと同一病変である．歯肉以外にも頬粘膜，舌，口唇などに生じる．通常2cmくらいまでの腫瘤であるが，大きくなることもある（図1）．

▶病理発生　妊婦や若い女性に好発することから，女性ホルモンが本病変の発生になんらかの関連があると考えられている．また，本病変は様々な原因による反応性増殖であり，最も頻度が高い歯肉病変では，口腔衛生状態の悪化が関与している可能性がある．その他，義歯の刺激，外傷刺激などとの関連も指摘されている．なお，膿原性肉芽腫のうち，血管内皮細胞がより高密度で小葉構造を形成しながら増殖するものが報告されており，このタイプの病変はここでいう膿原性肉芽腫とは性格が異なる腫瘍性の病変であると示唆されている．

▶組織所見　粘膜上皮で覆われた外向性腫瘤は毛細血管の形成が目立つ肉芽組織の像を呈するが，その表面は潰瘍を伴い，痂皮で覆われていることがある（図2，3）．炎症性細胞浸潤の程度は様々であり，肉芽組織は，程度の差はあれ，浮腫状を呈することが多い．時間経過とともに線維性結合組織の割合が増す（図4）．

多発血管炎性肉芽腫症（Wegener肉芽腫症）

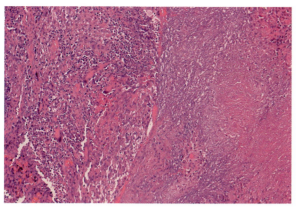

図1 多発血管炎性肉芽腫症　広範な壊死と多核巨細胞の出現を伴う炎症性病変を認める．

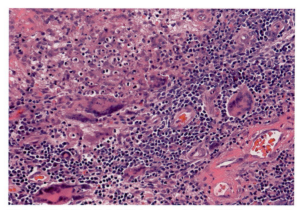

図2 多発血管炎性肉芽腫症　リンパ球，形質細胞の浸潤を伴う小血管が豊富な組織には，類上皮細胞の出現を伴わない多核巨細胞が認められる．壊死部分には好中球の浸潤も認められる．

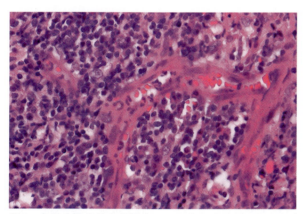

図3 多発血管炎性肉芽腫症　リンパ球，好中球，組織球が混在する病変には小血管が比較的多くみられ，血管壁には好中球の浸潤を伴っている．

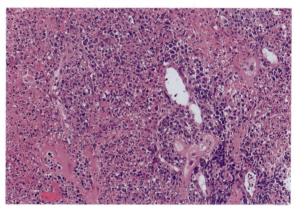

図4 節外性NK/T細胞リンパ腫，鼻型の所見　広範な壊死巣を背景に，細胞異型が比較的強い腫瘍細胞が存在する．

● 多発血管炎性肉芽腫症 granulomatosis with polyangiitisは，原因不明の壊死性肉芽腫性病変であり，上気道および下気道の壊死性肉芽腫の形成，全身の血管炎および糸球体腎炎を古典的3徴候とする．口腔領域では口腔粘膜や歯肉に病変がみられる．

▶ **臨床所見**　頭頸部領域，肺および腎に病変が出現しやすいが，3領域すべてに出現するとは限らない．口腔領域では歯肉炎や口腔粘膜の潰瘍性病変が出現する．

▶ **病理発生**　原因は不明であるが，患者の血清中に抗好中球細胞質抗体 anti-neutrophil cytoplasmic antibody（ANCA）が高率に検出されるため，本疾患の確定診断のために利用される．

▶ **組織所見**　口腔粘膜表層では潰瘍がみられ，粘膜下組織には中小の動静脈を中心とする結合組織の炎症と肉芽腫性変化がみられる（図1～3）．しかし，これらの所見が1枚の標本中にすべて含まれることは少なく，明らかな肉芽腫形成がみられないことも多い．急性期の血管炎は周囲に好中球を主体とした炎症性細胞浸潤が認められ，壊死を伴うこともあるが，時間が経った病変では線維化をきたす．塗抹標本の間接蛍光抗体法により，好中球の細胞質に，抗好中球細胞質抗体の主要な抗原であるPR3-ANCA（以前はc-ANCAと呼ばれていた）が検出されることが確定診断に有用である．鑑別診断としては，真菌感染症，マイコバクテリウム感染，節外性NK/T細胞リンパ腫，鼻型（致死性正中部肉芽腫 lethal midline granuloma）などがあげられるが，上記のPR3-ANCAの検出が本疾患の有力な指標となる．鑑別診断にあげられた節外性NK/T細胞リンパ腫，鼻型では，やはり広範な壊死を伴う傾向が強く（図4），NK/T細胞のマーカーであるCD56陽性の腫瘍細胞の増殖がみられ，CD3は細胞膜でなく，細胞質に発現する．

結節性筋膜炎

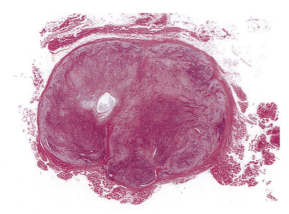

図1　結節性筋膜炎　境界明瞭で，細胞成分に粗密を示す腫瘤をみる．腫瘍中心部に変性がある．

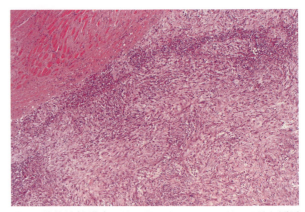

図2　結節性筋膜炎　筋組織に接して比較的境界明瞭な浮腫状の線維性組織の増生を認める．

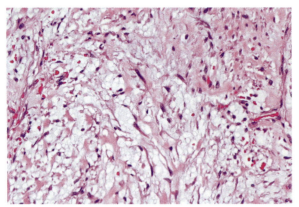

図3　結節性筋膜炎　粘液腫様基質を背景に，典型例では一般に膠原線維は少なく，一部に粘液腫様の所見をみる．

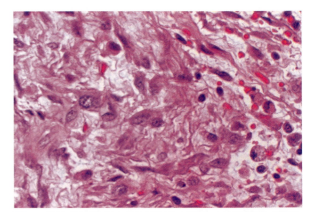

図4　結節性筋膜炎　紡錘形細胞の増殖．炎症性細胞浸潤や出血を伴う．

- 結節性筋膜炎 nodular fasciitis は，偽肉腫性線維腫症 pseudosarcomatous fibromatosis などとも呼ばれるまれな筋線維芽細胞性腫瘍である．

▶臨床所見　20～40歳代に好発し，粘膜下や筋膜上あるいは筋内に発生する．まれな腫瘍であるが，頭頸部発生例は比較的多く，全体の約20％を占める．急激な増大傾向や細胞分裂像が多いなど，悪性腫瘍との鑑別が問題になるが，良性病変である．再発はまれだが，活動期の症例の不完全切除例では再発することがある．

▶病理発生　外傷などによる筋線維芽細胞の反応性病変と考えられていたが，現在は腫瘍と考えられている．22番と17番染色体の融合遺伝子 *MYH9-USP6* が検出される．

▶組織所見　腫瘍は被膜を欠き，部分的に浸潤性増殖を示すが，比較的境界明瞭な腫瘤である．腫瘍径は一般に5cm以下である（図1）．腫瘍は紡錘形細胞からなり，S状あるいはC状などに束状増殖を示す（図2）．部分的に細胞は豊富であるが，細胞成分に粗密がある（図1）．部分的に膠原線維の形成をみることもあるが，一般に膠原線維は少ない．一部には粘液腫様の組織所見を認めることが多い（図3）．紡錘形の線維芽細胞あるいは筋線維芽細胞が増殖し，明らかなクロマチンの増加や多形性はみられない（図4）．核分裂像は多いが，異型核分裂像は認めない．また，しばしば泡沫細胞やリンパ球の浸潤あるいは出血を伴う．

　類似疾患に，ガングリオン様細胞を伴う増殖性筋膜炎（増殖性筋炎）proliferative fasciitis（proliferative myositis）や骨形成を伴う骨化性筋炎 ossifying myositis などがある．

デスモイド型線維腫症（乳児線維腫症を含む）

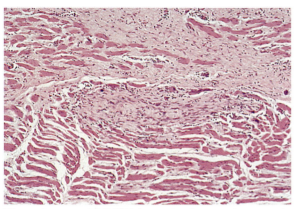

図1 デスモイド型線維腫症　腫瘤は境界不明瞭で，顎下部筋組織内に浸潤性に増殖している．

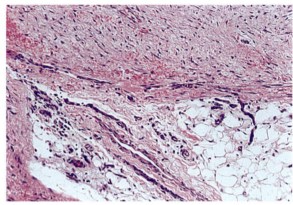

図2 デスモイド型線維腫症　若年型の例．腫瘍は脂肪組織内に浸潤性に増殖する．

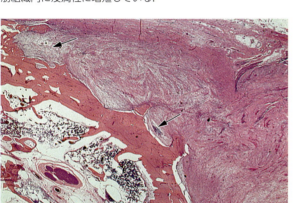

図3 デスモイド型線維腫症　若年型の例．下顎骨の骨皮質を吸収して（矢印）増殖する腫瘍をみる．

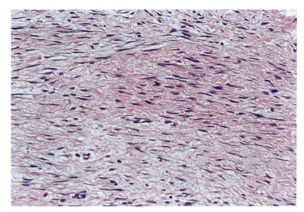

図4 デスモイド型線維腫症　若年型の例．腫瘍細胞は異型の乏しい細長い紡錘形細胞で，膠原線維の形成を伴う．

●デスモイド型線維腫症 desmoid type fibromatosis は局所侵襲性の筋線維芽細胞性腫瘍である．頭頸部の発生例は腹壁外デスモイド extra-abdominal desmoid という．乳児の頭頸部に好発する乳児線維腫症であるデスモイド型乳児線維腫症 desmoid type infantile fibromatosis は成人型の腹壁外デスモイドに相当する．これらの病変は WHO 分類では，デスモイド型線維腫症に含めて分類されており，本腫瘍に相当する骨腫瘍を骨の類腱線維腫 desmoplastic fibroma of bone（p.286）という．

▶臨床所見　局所侵襲性のある境界不明瞭な病変である．口腔領域では顎下部またはオトガイ下部の皮下に好発し，皮質骨を圧迫性に吸収し，時に骨髄内に浸潤する．骨発生例は若年者の下顎骨に比較的多い．多くは無症状で緩慢に発育するが，急速に増大することもある．転移はないが，しばしば再発する．術後再発は不適切な外科切除マージンの設定によると考えられている．

▶病理発生　Gardner 症候群で発生する症例では，β-カテニン遺伝子と APC 遺伝子変異が関与し，家族性大腸腺腫症で発生しやすい．

▶組織所見　腫瘤は被膜を欠き，境界不明瞭で，腫瘍が周囲の筋組織や脂肪組織に浸潤性に増殖する（図1，2）．骨内からも発生するが，骨周囲のデスモイド型線維腫症も骨皮質を破壊する（図3矢印）．細長い均一な紡錘形細胞が種々の量の膠原線維を伴って束状に増殖する．間質の血管の量は種々で，血管周囲に浮腫をみることがある．表在例では時に分裂像を多くみるが，核異型や細胞異型は乏しい（図4）．免疫組織化学的に腫瘍細胞は SMA 陽性であるが，デスミン，カルデスモン，S-100タンパクには陰性を示す．70〜75%の症例でβ-カテニンの核陽性所見が認められる．

成人型線維肉腫・脂肪肉腫

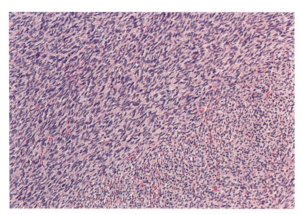

図1 線維肉腫 膠原線維を伴った紡錘形細胞が束状に増殖し，杉綾模様（矢筈模様）を呈している．

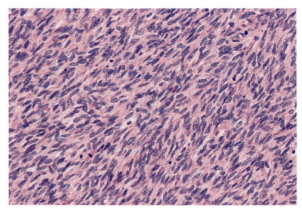

図2 線維肉腫 腫瘍細胞は概して多形性に乏しい紡錘形細胞で，細胞分裂像が多い．

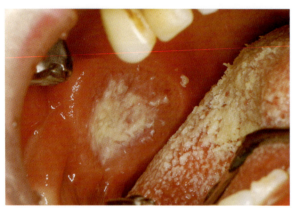

図3 脂肪肉腫 口蓋に境界不明瞭な膨隆を認め，粘膜に潰瘍の形成をみる．脂肪肉腫特有の肉眼所見はない．

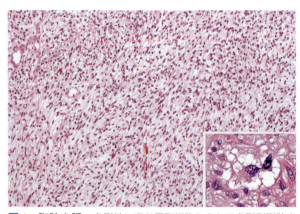

図4 脂肪肉腫 多形性に富む異型細胞からなる多形型脂肪肉腫．大型の異型脂肪芽細胞（inset）をみる．

- 成人型線維肉腫 adult type fibrosarcoma は膠原線維の形成を伴う線維芽細胞の悪性腫瘍である．

▶臨床所見　発生頻度が1％以下の極めてまれな腫瘍で，20〜50歳の四肢，体幹，頭頸部に好発する．口腔内では舌や歯肉あるいは顎骨発生例がある．

▶病理発生　特定の原因はないが，外傷，放射線照射野，異物反応部位に生じる例がある．

▶組織所見　均一な紡錘形細胞が束状に増殖し，杉綾模様（矢筈模様）herringbone pattern を呈する．種々の程度の膠原線維を伴い，時に硝子化を示す．壊死や出血，細胞分裂像をみることは多いが，多形性は概して乏しい（図1，2）．多形性が著明な例は未分化多形肉腫とすべきである．

- 脂肪肉腫 liposarcoma は脂肪細胞への分化を示す悪性腫瘍で，WHO分類では粘液/円形細胞型 myxoid/round cell，多形型 pleomorphic，脱分化型 dedifferentiated に分類される．かつての分化型は異型脂肪腫様腫瘍 atypical lipomatous tumour といわれる．

▶臨床所見　頭頸部ではまれな中高年の肉腫で，頬，口腔底，口蓋，顎下部などの発生例がある（図3）．

▶病理発生　異型脂肪腫様腫瘍では12番染色体領域の増幅による環状染色体がみられる．粘液/円形細胞型ではt(12;16)のFUS-CHOPやt(12;22)のEWS-CHOP融合遺伝子が関与する．

▶組織所見　粘液型は粘液基質内に星状体細胞や印環状の脂肪芽細胞を認め，均一な円形細胞を種々の程度に混じる．多形型は未分化多形細胞肉腫様の腫瘍成分に異型脂肪芽細胞を含む（図4）．脱分化型では異型脂肪腫様腫瘍と未分化多形細胞肉腫や粘液線維肉腫類似の成分が同一腫瘍内にみられ，免疫組織化学的にCDK4やMDM2に陽性を示す．

疣贅性黄色腫

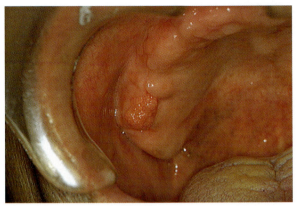

図1 疣贅性黄色腫　粘膜表面は白色あるいは赤色部が混在し，顆粒状あるいは乳頭状を呈する．

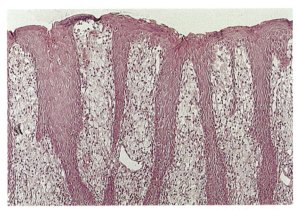

図2 疣贅性黄色腫　粘膜固有層の乳頭部結合組織に多数の泡沫細胞の出現を認める．

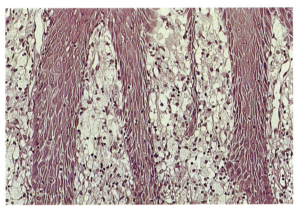

図3 疣贅性黄色腫　上皮釘脚の伸長を認めるが，細胞異型には認められない．

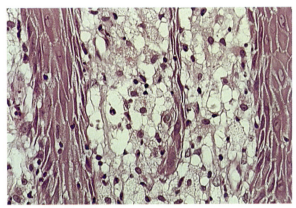

図4 疣贅性黄色腫　泡沫細胞は類円形を呈し，細胞質のなかに多数の顆粒状物質を認めるか，空胞状を呈する．

●疣贅性黄色腫 verruciform xanthoma は，歯肉や歯槽粘膜に比較的出現しやすい病変で，口腔粘膜以外では，外陰部の粘膜や皮膚にも発生する．乳頭状に増殖した口腔粘膜上皮直下に，黄色腫細胞 xanthoma cell と同様の泡沫細胞が増殖している．

▶臨床所見　一般的には境界明瞭な顆粒状の隆起性病変（図1）で，中高年の女性に好発するといわれている．黄色腫と異なり，脂質異常症などの全身的な代謝異常との関連はみられない．

▶病理発生　反応性増殖による疾患であると考えられている．増殖の原因となる刺激については外傷性のものや，免疫反応に付随した炎症刺激が関与していると考えられている．増殖している泡沫細胞はマクロファージ由来であるが，乳頭状に増殖した上皮下に黄色腫細胞が増殖する原因はわかっていない．

▶組織所見　乳頭状に増殖した重層扁平上皮は錯角化亢進を伴い，粘膜固有層の結合組織部分にはマクロファージ由来の泡沫細胞が種々の程度に認められる（図2〜4）．泡沫細胞は乳頭状に増殖した上皮釘脚の粘膜固有層に限局して認められ，それ以外の部分には認められず，上皮釘脚よりも下方に進展することはない．泡沫細胞は脂質を含んでおり，いわゆる脂肪顆粒細胞に相当する．顆粒はジアスターゼ抵抗性のPAS陽性反応を呈する．伸長した上皮釘脚に腫瘍性の性格は認められず（図3），切除後の再発もみられない．

未分化多形肉腫（悪性線維性組織球腫）

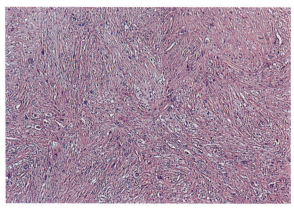

図1　未分化多形肉腫　不規則性に増殖した腫瘍細胞が花むしろ状の模様を呈する．

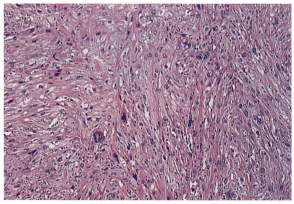

図2　未分化多形肉腫　紡錘形細胞が多形細胞を混じて増殖している．

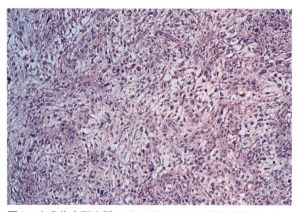

図3　未分化多形肉腫　腫瘍細胞間に粘液腫様間質を有する．

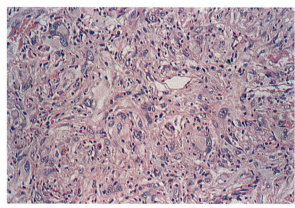

図4　未分化多形肉腫　多数の多核巨細胞を混じえて増殖している．

●未分化多形肉腫 undifferentiated pleomorphic sarcomaは，これまで悪性軟部腫瘍の中で最も発生頻度の高い腫瘍とされてきた悪性線維性組織球腫 malignant fibrous histiocytoma（MFH）に相当する．高度な異型性と多形性を有する線維芽細胞様細胞と組織球様細胞が混在して増殖する悪性腫瘍である．

▶臨床所見　主に中高年の四肢の深部軟組織や後腹膜などに発生することが多い．口腔領域における発生頻度は低いが，軟組織や顎骨の発生例が報告されている．腫瘍はしばしば分葉状ないし多結節性に増生し，径6cm以上のものが多い．再発や転移をきたすが，その予後は発生部位の深さや腫瘍径に依存する．

▶病理発生　発生母地は明らかではないが，未分化間葉系細胞由来と考えられている．その成因は不明であるが，放射線照射後の発生例もある．

▶組織所見　高度な異型性を有する線維芽細胞様細胞，組織球様細胞，異型巨細胞などが混在して増殖し，多形性が目立つ．組織学的に線維芽細胞様細胞が花むしろ状形態を示すものから多形細胞が目立つものまで多彩な組織像を呈する（図1, 2）．また，腫瘍間質に粘液腫様基質を有するもの（図3）や多核巨細胞が多数出現するものも認められる（図4）．核分裂像が豊富で壊死を伴うことが多い．

リンパ管腫

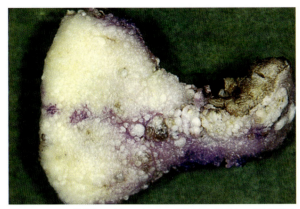

図1 リンパ管腫　舌背の表層で舌乳頭は萎縮し，腫瘍部は小顆粒状を呈している．

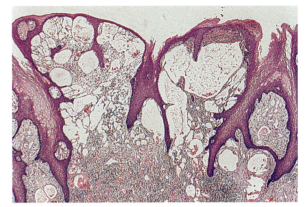

図2 リンパ管腫　腫瘍は被膜を欠き，上皮とともに乳頭状に増殖している．

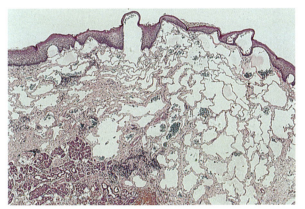

図3 リンパ管腫　被覆上皮下に拡張した多数のリンパ腔がみられ，一部の管腔にはリンパ液を含有する．

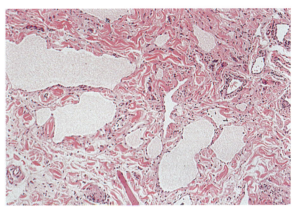

図4 リンパ管腫　リンパ管は薄い内皮細胞と少量の結合組織で，リンパ管壁が形成される．

●リンパ管腫 lymphangioma は，リンパ管の増生からなる良性の病変で，真の腫瘍でなく組織奇形または過誤腫的な性格を有すると考えられている．嚢胞性リンパ管腫 cystic lymphangioma は頸部に生じ，オトガイ下部や顎下に好発する．

▶臨床所見　頸部および口腔領域に好発し，口腔内では舌に好発するが，口唇，頬粘膜など他の部位にも発生する（図1）．舌で広範囲に広がると巨舌症となり，口唇では巨唇となることがある．頸部の嚢胞性リンパ管腫は巨大に発育することがあり，その場合には気道の圧迫により窒息する危険もある．小さな病変では自然に消退することがある．組織奇形または過誤腫的な性格を有することから，病変を完全に切除することが困難なことが多く，切除後の再発もみられる．

▶病理発生　組織学的には毛細リンパ管腫 capillary lymphangioma，海綿状リンパ管腫 cavernous lymphangioma および嚢胞性リンパ管腫（嚢胞性ヒグローマ cystic hygroma）に分類されるが，いずれも管腔の大きさの違いによる形態的な分類であり，組織発生が異なるわけではない．

▶組織所見　口腔内には毛細リンパ管腫と海綿状リンパ管腫が生じる．いずれも薄い内皮細胞で構成されたリンパ管の増生からなり，粘膜上皮直下に形成されることが比較的多い（図2〜4）．リンパ管の間は線維性結合組織からなり，リンパ管の内腔には好酸性に染色されるタンパクを含んだリンパ液が認められることが多い．通常赤血球は含まれず，少量のリンパ球がみられる程度であるが，時には赤血球が混在して血管腫との鑑別がしにくくなることもある．小さな病変では，粘液嚢胞や水疱形成性疾患との鑑別を要することがある．水疱形成性疾患では，病変の発症時間が短く，疼痛や炎症を伴うこと，周囲組織に発赤などの二次的変化もみられることが鑑別点となる．

血管腫

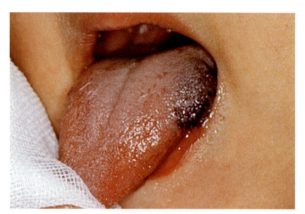

図1 舌の血管腫　舌の側縁に暗赤色の腫瘤が認められる．

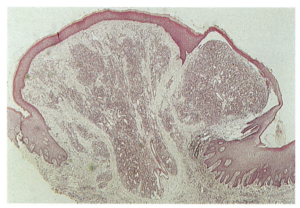

図2 毛細血管腫　上皮に覆われたポリープ様の腫瘤は多数の増殖した毛細血管からなる．

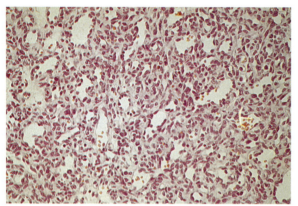

図3 毛細血管腫　管腔壁は類円形の内皮細胞で覆われ，管腔間には管腔を形成しない内皮細胞の増殖もある．

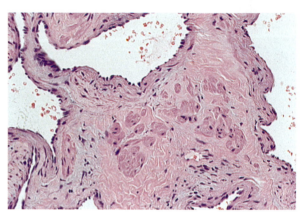

図4 静脈性血管腫　拡張した管腔を形成する血管壁には不規則に増殖する平滑筋を伴う．

● 血管腫 haemangioma は，通常生下時から存在している一種の組織奇形と，生下時には存在せず，後天的に腫瘍性の増殖をする真の腫瘍を含めて使われる病変の総称である．大部分は組織奇形あるいは過誤腫的な病変で，真の腫瘍としての性格を有するものではない．また，外傷部位に生じることもあり，反応性の増殖性病変も含まれると考えられている．

▶ 臨床所見　頭頸部領域では顔面や頸部の皮膚に最も多く発生する．口腔粘膜に生じる血管腫は，幼児期から中年期以降まで比較的幅広い年齢に認められる．口唇，頬部，舌の粘膜に好発するが，他の部位にも出現する．また，顎骨内に生じることもある．肉眼所見は赤色調から青紫色調を呈する（図1）．軟らかく，表在性のものであれば圧迫することで退色する．

▶ 病理発生　多くは組織奇形または過誤腫的な性格を有し，生下時から確認できるものが多いが，成人後に確認されるものもある．口腔粘膜に発生するものでは，外傷部位に生じやすい傾向がある．全身疾患の一症状として現れるものも知られており，Sturge-Weber 症候群，Klippel-Trenaunay-Weber 症候群などがある．Sturge-Weber 症候群では，顔面三叉神経領域に多発性の血管腫を発生し，口唇，頬粘膜，舌，歯肉にも毛細血管腫が認められる．Klippel-Trenaunay-Weber 症候群では，片側性の皮膚血管母斑，静脈瘤，口腔内三叉神経第二枝領域の口蓋および舌に血管腫を伴う．組織奇形や過誤腫としての性格を有するもの以外に真の腫瘍としての性格を有するものもあり，血管内皮細胞の急激な増殖が明らかなものを良性腫瘍としての血管腫と位置づけ，それ以外の組織奇形と区別する考え方もある．

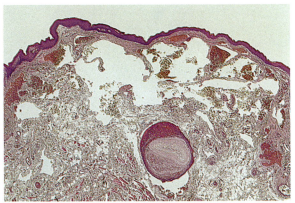

図5 海綿状血管腫　上皮下に大きな拡張した管腔を形成しながら増殖しており，一部に血栓を認める．

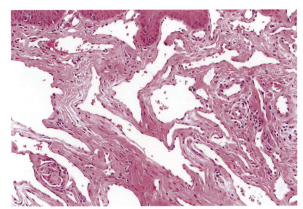

図6 海綿状血管腫　管腔壁は紡錘形の内皮細胞と少量の結合組織により形成され，筋肉による裏打ちは認められない．

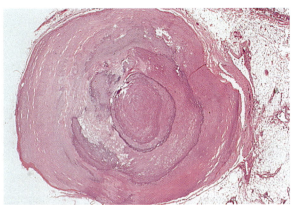

図7 海綿状血管腫　血管腔内の静脈石は層状構造を示し，石灰化は部位により異なり，一部では骨化がみられる．

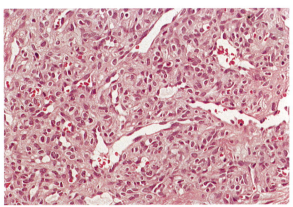

図8 血管周皮腫　卵円形ないし紡錘形の周皮細胞の増殖があり，腫瘍細胞間には裂隙様の毛細血管が認められる．

▶**組織所見**　組織学的には，毛細血管腫 capillary haemangioma と海綿状血管腫 cavernous haemangioma および混合型血管腫 mixed type haemangioma に大きく分類される．より組織奇形または過誤腫的な性格が強いものとして静脈性血管腫 venous haemangioma, 動静脈性血管腫 arteriovenous haemangioma もあげられる．毛細血管腫は毛細血管が分葉状，胞巣状に増殖しているもので，ポリープ状になることもある（図2）．血管内皮細胞の増殖により細い管腔を形成するが，明らかな管腔をつくらない部分を含むこともある（図3）．明らかな管腔形成に乏しい血管内皮細胞の増殖が主に認められる場合は，血管内皮腫 haemangioendothelioma と診断され，より大きく拡張した管腔を形成する場合は，海綿状血管腫に分類される（図5〜7）．静脈性血管腫では血管腔が海綿状に拡張しているが，血管内皮細胞周囲に血管壁の平滑筋を伴う（図4）．血管拡張が顕著な海綿状血管腫や静脈性血管腫では，血管内に血栓や石灰化した静脈石を認めることが少なくない．動静脈性血管腫は互いにつながっている動脈と静脈が増生している病変である．

　血管周皮腫 haemangiopericytoma は口腔領域においてはかなりまれな腫瘍で，血管腫とは独立して診断されている．増殖した卵円形または紡錘形の腫瘍細胞間に，毛細血管が枝分かれしたスリット状の隙間がみえることが多い（図8）．血管周皮腫はその後の研究で真の血管周皮細胞の増殖ではないと考えられるようになり，これとほぼ同一の病理組織所見を呈する孤在性線維性腫瘍 solitary fibrous tumour と同一疾患であるとする考えが主流となっているが，血管周皮腫と孤在性線維性腫瘍の異同については議論がある．血管周皮腫の一部には，核分裂像が多い悪性の所見を呈するものも報告されている．

血管肉腫・悪性末梢神経鞘腫瘍

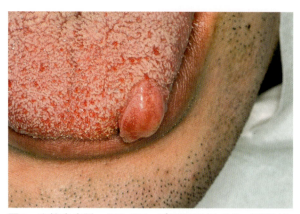

図1 血管内皮腫　舌のポリープ状腫瘤がみられ，粘膜はやや赤色調を呈している．

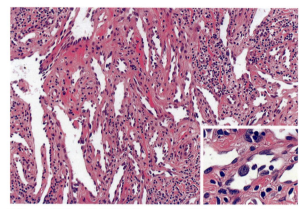

図2 血管内皮腫（網状型）　リンパ球浸潤を伴う精巣網類似の血管が増生し，内皮細胞は鋲釘状の異型細胞（inset）である．

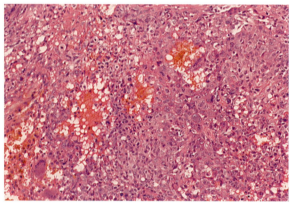

図3 血管肉腫　異型の強い腫瘍細胞が集簇して増殖し，ところどころに大小の血管腔を形成している．

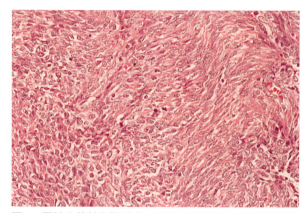

図4 悪性末梢神経鞘腫瘍　高度な異型性を示す紡錘形細胞が束状に増殖している．

●血管肉腫 haemangiosarcoma は血管内皮細胞由来の腫瘍で，種々の組織型を含む悪性腫瘍である．血管内皮腫 haemangioendothelioma は生物学的，組織学的に，良性の血管腫と悪性の血管肉腫の間に位置する中間悪性腫瘍である．

▶臨床所見　口腔にはまれで，歯肉，舌，口唇などに発生する（図1）．血管内皮腫は再発するが転移はまれで，その中でKaposi型は局所侵襲性である．軟部組織発生の血管肉腫は悪性度が高く，半数は1年以内に死亡する．

▶組織所見　血管内皮腫はKaposi型，網状型 retiform，類上皮型 epithelioid，偽筋原性 pseudomyogenic などがあり，種々の程度の血管形成がみられる．網状型では鋲釘状の内皮細胞が腔内に突出する（図2）．血管肉腫では異型の強い紡錘形細胞や上皮様細胞が増殖するが，裂隙状の不規則な血管腔をつくる（図3）．腫瘍細胞は免疫組織化学的染色により，CD31，CD34，ERGなどが陽性反応を示す．

●悪性末梢神経鞘腫瘍 malignant peripheral nerve sheath tumour（MPNST）は悪性神経鞘腫 malignant Schwannoma とも呼ばれる末梢神経由来の悪性腫瘍である．

▶臨床所見　口腔領域では若年者の粘膜や顎骨に発生し，高悪性度の腫瘍である．

▶病理発生　NF1遺伝子の異常が関与し，大きな叢状神経線維腫などが悪性化しやすい．

▶組織所見　紡錘形細胞が束状に増殖し，時に上皮様細胞が不規則に増殖するなど特徴的所見がない．まれに横紋筋芽細胞（悪性triton腫瘍）や腺腔形成を伴う．細胞異型は著明で核分裂像も多い（図4）．腫瘍は，免疫組織化学的染色により，S-100タンパク，nestin，SOX10などに陽性を示す．診断にはNF1遺伝子異常，末梢神経との連続性，良性神経性腫瘍の併存，電顕による神経鞘細胞への分化の証明などが必要である．

脂肪腫

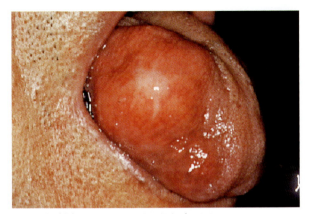

図1　脂肪腫　舌側部に球形の膨隆がみられる．

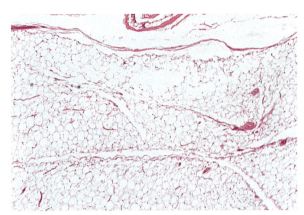

図2　脂肪腫　腫瘍は成熟した脂肪細胞の増殖からなり，周囲は薄い線維性被膜で覆われている．

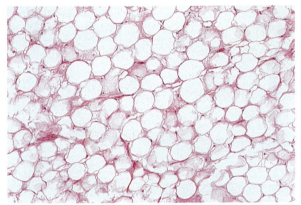

図3　脂肪腫　腫瘍細胞は成熟した脂肪細胞からなり，細胞質は抜けてみえ，核は辺縁にある．

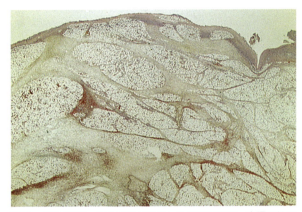

図4　偽脂肪腫　頰粘膜から突出した脂肪組織で，表層は壊死に陥り，間質には炎症性細胞浸潤がみられる．

● 脂肪腫 lipoma は，成熟した脂肪細胞が増生する良性腫瘍である．四肢に好発する腫瘍で，四肢に比べると口腔領域での発生頻度ははるかに少ないが，口腔領域では頰部，舌，口腔底に好発する．

▶臨床所見　各年代に発生し，成人では中高年に多い．緩徐な発育を示し，軟らかい球形の膨隆としてみられることが多い（図1）．腫瘍は薄い線維性被膜に覆われ，割面は脂肪組織の特徴である黄色調を呈する．

▶病理発生　成熟した脂肪細胞が増生した良性腫瘍であるが，組織奇形の性格を有するとも考えられている．しかし，口腔領域では中高年に好発し，幼少期より発生したものでないことが多く，組織奇形とはいいにくい．

▶組織所見　成熟脂肪細胞が分葉状の胞巣構造を呈しながら増殖しており，表層には薄い線維性被膜が認められる（図2）．腫瘍実質は成熟した脂肪細胞で占められており，脂肪細胞の核は大きな脂肪滴により圧平されている（図3）．これらの組織所見は正常の脂肪組織と同じであり，薄い被膜を有する境界明瞭な脂肪組織が周囲組織を圧排しながら膨隆性の病変を形成している．他に，紡錘細胞性脂肪腫 spindle cell lipoma，血管脂肪腫 angiolipoma，線維脂肪腫 fibrolipoma などの形をとることがある．紡錘細胞性脂肪腫は脂肪腫に紡錘形の線維芽細胞様細胞の増殖を伴ったもの，血管脂肪腫は脂肪腫に毛細血管の増殖を伴ったもの，線維脂肪腫は脂肪腫に線維性結合組織の増殖を伴ったものである．脂肪腫が筋肉内に発生し被膜が認められないときは，筋肉内脂肪腫 intramuscular lipoma または浸潤性脂肪腫 infiltrating lipoma と呼ばれる．また，特殊なものとしては偽脂肪腫 pseudolipoma（図4）がある．偽黄色腫は既存の脂肪組織が外傷などにより脱出したヘルニアであり，頰脂肪体でみられることがある．

外傷性神経腫

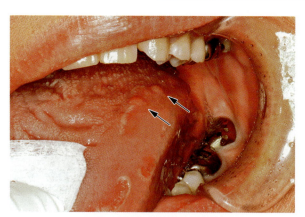

図1　外傷性神経腫　舌側面に小腫瘤を認める（矢印）．

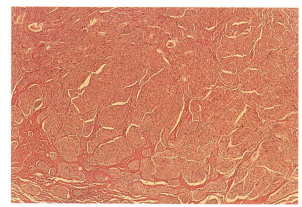

図2　外傷性神経腫　神経線維束が不規則に交錯して増生している．

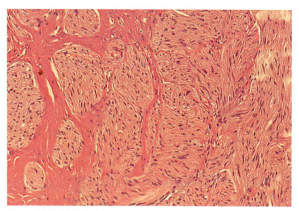

図3　外傷性神経腫　結節状に増生した神経線維束間に線維性結合組織の介在を認める．

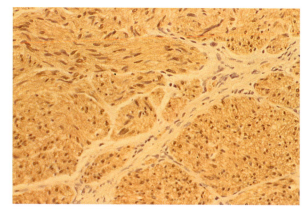

図4　外傷性神経腫　免疫染色にてS-100タンパク陽性を示す．

●外傷性神経腫（切断神経腫）traumatic neuroma（amputation neuroma）は，抜歯，手術，外傷などにより末梢神経が切断された後，その再生能により切断端から伸長した神経線維が結節状に増生し，周囲の瘢痕組織を巻き込んで腫瘤を形成するものである．

▶臨床所見　あらゆる年代に発生するが，中年に多く，やや女性に多い．末梢神経切断部に発生し，好発部位は口腔領域ではオトガイ部，舌，下口唇である．外傷の既往歴があり，同部位に疼痛がみられる．疼痛は間欠的ないし持続的で，その程度は軽度の圧痛から重度の灼熱痛や放散痛まで様々である．肉眼的に，表面粘膜は正常の白色調の硬い腫瘤で，周囲との境界は明瞭である（図1）．顎骨内に外傷性神経腫が発生した場合はX線で骨透過像を示す．外科的摘出術の適応症で，再発はまれであるが，疼痛は摘出後もしばらく持続することがある．

▶病理発生　抜歯や手術などの外傷による末梢神経の切断後，切断端から末梢側に末梢神経が再生して伸長する．その際，炎症や瘢痕化によりその伸長が障害されると末梢神経の軸索とSchwann細胞は瘢痕組織を巻き込んでその場で結節状に増生する．真の腫瘍ではなく，末梢神経の反応性増殖である．

▶組織所見　神経線維束が不規則に交錯して増生し，線維性結合組織を巻き込んで，結節状病変を形成する（図2，3）．症例によっては慢性炎症性細胞浸潤を認めることがあり，一般的に炎症を伴う外傷性神経腫は炎症のないものより疼痛が強い．免疫組織化学的染色ではS-100タンパクに陽性反応を示す（図4）．

顆粒細胞腫

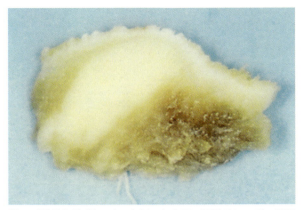

図1 顆粒細胞腫 舌の症例．上皮下に被膜はないが，周囲と明瞭な境界を持つ8×4mmの結節状増殖からなる．

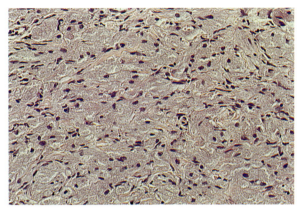

図2 顆粒細胞腫 腫瘍細胞は，細胞質内に好酸性の顆粒を多数含有する，多角形ないし楕円形の細胞である．

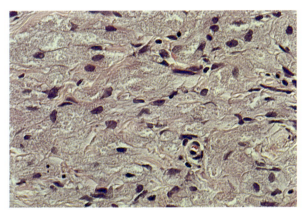

図3 顆粒細胞腫 腫瘍細胞の核は比較的小さく，類円形で，クロマチン濃縮性である．細胞境界は明瞭でない．

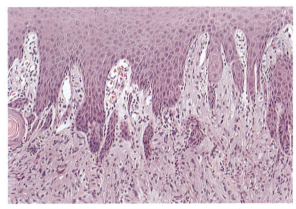

図4 顆粒細胞腫 腫瘍の被覆上皮は，上皮索が不規則に増殖して間質側に伸び，偽上皮腫様の像を示す．

● 顆粒細胞腫 granular cell tumourは，細胞質が顆粒状を呈する大型の類円形または多角形の細胞の増殖からなる良性腫瘍である．

▶臨床所見　全身にみられる腫瘍であるが，口腔領域に好発し，口腔では舌背部に最もよく発生する．表面を被覆粘膜上皮で覆われた無症候性の小腫瘤として認められる（図1）．舌以外では頰粘膜，口蓋，歯肉などにも発生する．

▶病理発生　かつては横紋筋との関連が疑われ，顆粒細胞性筋芽細胞腫 granular cell myoblastomaという名称が使われたこともある．しかし，電顕観察や免疫組織化学的染色により，神経細胞に存在するS-100タンパクや末梢神経ミエリンタンパク関連抗原は検出されるが，横紋筋タンパクが検出されないという結果から，現在では顆粒細胞の起源はSchwann細胞であると考えられている．先天性エプーリスでみられる顆粒細胞は電顕所見の違いや，S-100タンパクに陰性を示すことから，顆粒細胞腫瘍とは異なった起源の細胞であると考えられている．すなわち顆粒細胞腫瘍と先天性エプーリスは別個の疾患である．

▶組織所見　類円形または多角形の顆粒細胞は好酸性に染色され，hematoxylinで濃染される小型の核を有する（図2，3）．腫瘍細胞は通常シート状にまとまって増殖するが，周囲組織に入り込むように増殖することもある．周囲組織との境界は不明瞭である．異型性や核分裂像は認められない．被覆粘膜上皮はしばしば偽上皮腫様過形成 pseudoepitheliomatous hyperplasiaを示すが（図4），悪性化する傾向はみられない．顆粒細胞腫自体は良性腫瘍であるが，周囲への浸潤が著明な例では再発をきたすことがある．悪性型はまれである．

神経鞘腫

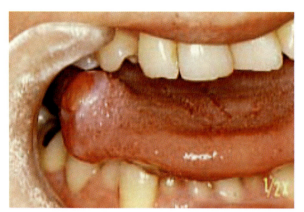

図1　神経鞘腫　舌側部粘膜下に生じた球形腫瘤.

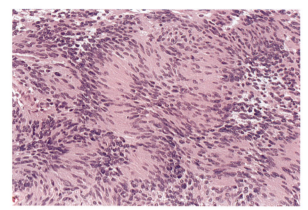

図2　神経鞘腫（Antoni A型）　腫瘍細胞は紡錘形で，細長い核を有し，核のない部はVerocay体という.

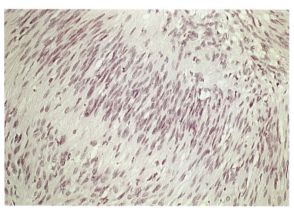

図3　神経鞘腫（Antoni A型）　腫瘍細胞の配列は密で，束状配列を示し，核は柵状あるいは観兵式様配列を示す.

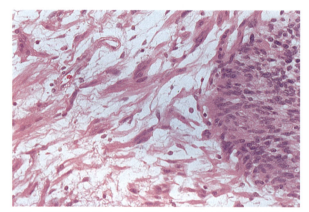

図4　神経鞘腫（Antoni B型）　紡錘形の腫瘍細胞は粗となり，細胞間に多量の粘液様物質の沈着がみられる.

- 神経鞘腫 Schwannomaは，神経鞘のSchwann細胞が増殖した良性腫瘍である.

▶**臨床所見**　口腔領域では粘膜下に硬い球形腫瘤として発生する（図1）．舌に最も多くみられるが，頬粘膜，口蓋，口腔底，歯肉など他の部位にもみられる．口腔領域では広い年齢層に発生するが，青年期から好発する．緩徐な発育の無症候性腫瘤として認められる．まれに顎骨中心性に発生することがあるが，その場合は下顎骨臼歯部が好発部位であり，X線で単房性または多房性の骨吸収像として認められる．腫瘍は被膜に覆われており，割面は充実性で灰白色を呈する．出血や囊胞形成を伴う場合もある．

▶**病理発生**　神経鞘のSchwann細胞由来の腫瘍であり，神経線維腫症の患者に発生することもある．悪性化することはまれである．

▶**組織所見**　神経鞘腫は特徴的な組織像を呈し，組織型はAntoni A型とAntoni B型に分類される．Antoni A型は，紡錘形で両端が鈍円化した類円形の核を有するSchwann細胞が，観兵式様配列palisadingといわれる規則正しく柵状に配列した像がみられる（図2，3）．また，観兵式様配列をしたSchwann細胞間の核のない部分は均質無構造でeosinによく染まり，Verocay体と呼ばれる．Antoni B型は，Antoni A型と比べて一般に腫瘍細胞の密度が疎になり，配列に規則性が乏しい（図4）．一方で，間質への粘液様物質の沈着，泡沫細胞の出現，囊胞形成，硝子化，出血など変性変化が広い範囲で認められる．同一腫瘍でAntoni A型とAntoni B型が混在することもある．陳旧性の病変では，顕著な核異型や間質の線維化が目立つものがあり，陳旧性神経鞘腫ancient Schwannomaと診断される．これらの変化を悪性腫瘍と誤って診断しないよう注意する必要がある．

神経線維腫

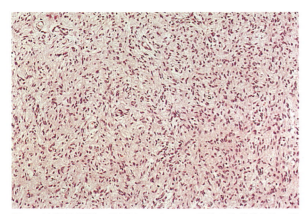

図1　神経線維腫　紡錘形のSchwann細胞と線維芽細胞の増殖，粘液様間質と少量の膠原線維形成がある．

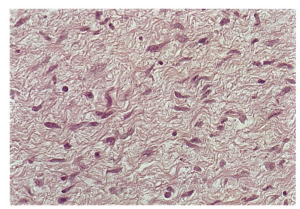

図2　神経線維腫　腫瘍細胞は紡錘形ないし波形の核を持ち，細胞間には多量の細線維がみられる．

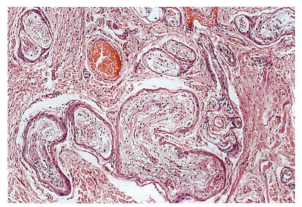

図3　神経線維腫（叢状型）　腫瘍は多数の蛇行して走る神経束の横断面からなり，中心部は粘液様になっている．

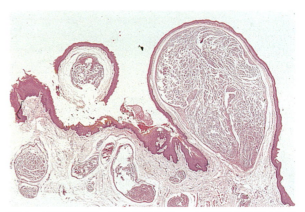

図4　神経線維腫　舌粘膜の表面に，小乳頭状に突出する多数の小さな叢状神経線維腫がみられる．

● 神経線維腫 neurofibromaは，Schwann細胞と神経周囲の線維芽細胞の増殖からなる良性腫瘍である．神経線維腫症Ⅰ型 neurofibromatosis typeⅠ（von Recklinghausen病）に伴って多発性に認められる場合と，孤立性に認められる場合がある．

▶臨床所見　頭頸部領域において皮膚に最も高頻度に発生するが，口腔粘膜にもよくみられ，舌や頬粘膜，口唇に好発する．神経線維腫症Ⅰ型では皮膚のカフェオーレ斑が認められる．腫瘤は緩徐な発育の無症候性の小腫瘤としてみられる．まれに顎骨に発生することがあるが，その場合は下顎骨に多い．

▶病理発生　Schwann細胞と神経周囲の線維芽細胞に由来する腫瘍である．神経線維腫症Ⅰ型は原因遺伝子としてNF1遺伝子が同定されており，複数のNF1遺伝子変異が報告されている．

▶組織所見　孤立性神経線維腫や神経線維腫症でみられる神経線維腫には組織像に差はなく，波状に曲がった核を有する紡錘形細胞の増殖が認められ，増殖細胞は比較的不規則に配列している（図1，2）．周囲の間質には細い膠原線維が認められる（図1）．間質には種々の程度に粘液変性がみられるとともに，肥満細胞が目立つこともある．腫瘍細胞は免疫組織化学的染色によりS-100タンパク陽性を示す．腫瘍細胞の増殖が神経鞘内部に起こり，不規則に走行する神経束が周囲を膠原線維で取り囲まれた構造を示すものは叢状神経線維腫 plexiform neurofibromaと呼ばれる（図3，4）．孤立性神経線維腫の場合は外科的切除後には再発も悪性化も少ないが，神経線維腫症Ⅰ型に伴うものでは悪性化する危険がある．神経線維腫が悪性化した腫瘍には，悪性末梢神経鞘腫瘍がある．

神経線維腫症Ⅰ型（von Recklinghausen病）

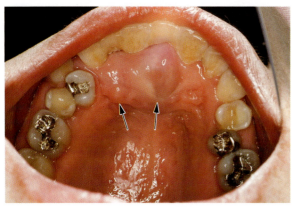

図1 神経線維腫症Ⅰ型　口腔内に複数の腫瘤（矢印）がみられる．口腔粘膜に色素沈着はない．

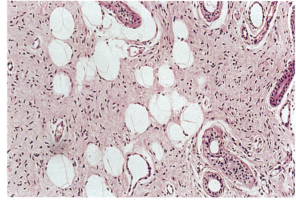

図2 神経線維腫症Ⅰ型　短紡錘形細胞が皮下組織内にびまん性に増殖している．

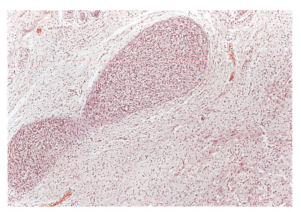

図3 神経線維腫症Ⅰ型　神経束内外に短紡錘形細胞が増殖し，神経束は腫瘍細胞の増殖で肥厚・叢状を呈する．

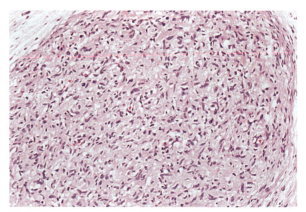

図4 神経線維腫症Ⅰ型　叢状神経線維腫の神経束の拡大像．この症例では増殖する紡錘形細胞の密度は比較的高い．

●神経線維腫症Ⅰ型 neurofibromatosis typeⅠ（von Recklinghausen病）皮膚のカフェオーレ斑や多発性の神経線維腫を伴う常染色体優性遺伝疾患である．

▶臨床所見　皮膚にカフェオーレ斑と神経線維腫をみる．神経線維腫は口腔，消化管，頭蓋内などにもみられ，90％以上が思春期までに生じる．その他の症状として，腋窩や鼠径部の雀卵斑，脊柱の変形や顔面骨等頭蓋骨の欠損，虹彩の過誤腫や神経膠腫による眼症状などがある．口腔では，舌，頰，口唇あるいは顎骨内にも神経線維腫がみられるが，口腔内に色素沈着はみられない（図1）．

▶病理発生　17番染色体（17q11.2）のRAS-MAPK経路の負の制御因子であるneurofibrominをコードするNF1遺伝子の異常による．

▶組織所見　散発例と同様に孤立性神経線維腫 solitary neurofibromaや叢状神経線維腫 plexiform neurofibromaが生じる．神経線維腫はSchwann細胞，線維芽細胞あるいは神経周膜細胞が混在して増殖し，いずれの腫瘍細胞も細胞質の乏しい小型の紡錘形細胞である．その核の両端は先鋭で，屈曲した形態はカンマ状を示し，細い細胞質突起は不明瞭である．腫瘍細胞は少量の膠原線維や粘液状基質を伴って波状に増殖する．孤立性神経線維腫は被膜を欠き，時に周囲組織にびまん性に増殖する（図2）．叢状神経線維腫は神経束内に腫瘍細胞が増殖し，肥大した神経束が蛇行して叢状を呈する．細胞密度は様々で粘液基質に富む例が多いが，時に細胞密度の増加や異型がみられる（図3，4）．叢状型は術後再発が多く，悪性末梢神経鞘腫瘍（p.266の図4参照）の前駆病変である．

横紋筋肉腫

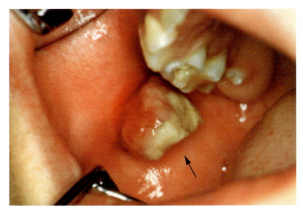

図1　横紋筋肉腫（矢印）　臼歯部の頬部に腫瘤を認め，表層に潰瘍を形成する．

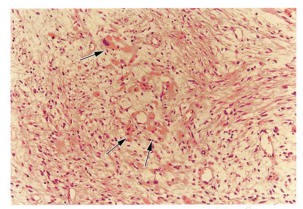

図2　横紋筋肉腫（胎児型）　類円形の腫瘍細胞中に好酸性の豊富な細胞質を持つ横紋筋芽細胞を認める（矢印）．間質に粘液様基質を伴う．

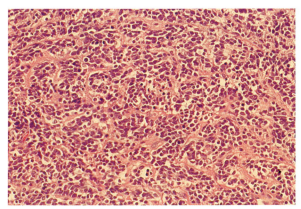

図3　横紋筋肉腫（胞巣型）　円形で小型の未分化な腫瘍細胞が密に増殖．胞巣状構造を呈する．

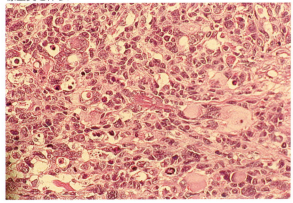

図4　横紋筋肉腫（多形型）　多形性に富んだ紡錘形〜類円形の細胞が巨細胞を混じえて増殖している．

●横紋筋肉腫 rhabdomyosarcoma は，種々の分化段階の横紋筋芽細胞の増殖からなる悪性腫瘍で，小児の代表的な悪性軟部腫瘍である．組織学的に，胎児型 embryonic type，胞巣型 alveolar type，多形型 pleomorphic type の亜型に分類され，組織型により，発生年齢，発生部位，生物学的悪性度などが異なる．

▶臨床所見　胎児型は横紋筋肉腫の中で最も発生頻度の高い亜型で，好発年齢は5歳未満の乳幼児である．胎児型の50％が頭頸部に発生し（図1），次に泌尿器や生殖器となる．胎児型で粘膜表層近くに生ずるものはポリープ状に突出し，ブドウの房状にみえるものはブドウ状肉腫と呼ばれる．以前の治療成績は極めて悪かったが，最近は化学療法の進歩により良い成績が得られている．胞巣型は小児から若年者に多くみられ，四肢に好発し，悪性度は極めて高く予後不良である．多形型は50歳以上に多くみられ，好発部位は大腿で，予後不良である．頭頸部領域には，胎児型が多く発生するが胞巣型もみられる．これらの好発部位は眼窩，鼻腔，鼻咽頭，口腔領域では口蓋である．

▶病理発生　発生母地は未分化間葉系細胞由来と考えられており，鼻腔や泌尿器など横紋筋のない部位に発生する例も多い．成因は不明であるが，横紋筋肉腫の胞巣型では2，13番染色体の転座が報告されている．

▶組織所見　3つの組織亜型ともに，腫瘍細胞に混じて，横紋筋への種々の分化段階を示す横紋筋芽細胞が出現する．横紋筋芽細胞は豊富な好酸性の細胞質を有し，分化した細胞には横紋を認める．胎児型では，小型の類円形〜紡錘形の腫瘍細胞が増殖し，間質には粘液様基質を伴う（図2）．胞巣型は，小型の円形腫瘍細胞が胞巣状構造をなして増殖し，結合組織性の隔壁により分画されている（図3）．多形型は，多形性に富んだ紡錘形〜類円形の大型腫瘍細胞の増殖からなるが，横紋はほとんど認められない（図4）．

母斑細胞母斑

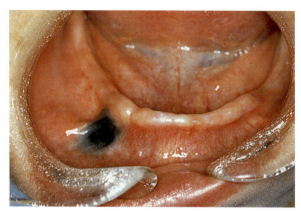

図1 母斑細胞母斑 歯肉頬側に表面平滑な黒色病変としてみられる.

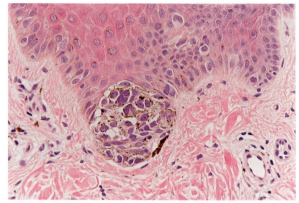

図2 境界母斑 母斑細胞は上皮と結合組織の境界に認められる.

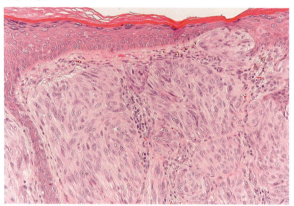

図3 Spitz母斑 上皮下に紡錘形細胞と類上皮様細胞からなる胞巣を認める.

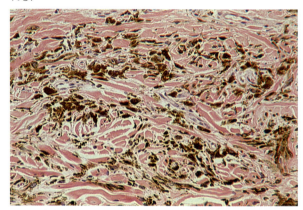

図4 青色母斑 粘膜下組織で紡錘型ないし樹枝状のメラノサイトが増生している.

● 母斑細胞母斑（色素細胞母斑，色素性母斑）nevocellular nevus（melanocytic nevus, pigmented nevus）は，メラノサイト由来の母斑細胞からなる組織奇形的な皮膚粘膜の限局性病変である．先天性と後天性のものがあり，褐色ないし黒色の色素斑や腫瘤を形成する．

▶ **臨床所見** 上半身や頭頸部の皮膚に多くみられ，白人での発生頻度が高いが，性差はない．口腔粘膜における発生頻度は比較的少なく，その中では口蓋や歯肉に多い．肉眼的に灰色ないし黒色調を示し，表面平坦なもの（図1）から隆起したものまである．口腔粘膜に発生した母斑細胞母斑の約20％はメラニン色素沈着を欠く．先天性母斑は一般に大きく，後天性母斑は径7mmを超えることは少ない．審美上の問題がなければ処置の必要はないが，口腔粘膜の母斑細胞母斑は，悪性黒色腫の初期所見に類似することもある．特殊型としてSpitz母斑は顔面に好発し，赤褐色の小結節を形成し，青色母斑 blue nevusは顔面に好発し，青〜黒色の小結節を形成する．

▶ **病理発生** 胎生期の神経堤から生じ，メラニン細胞やSchwann細胞に最終分化せずに，皮膚や口腔粘膜に遊走したと考えられる母斑細胞に由来する．

▶ **組織所見** 母斑細胞は卵円形で淡明な細胞質を有し，メラニン色素を産生するが，明らかでないものもある．病変を正常組織と境界する被膜の形成はない．母斑細胞の存在部位から次の3型に分けられる．上皮と結合組織の境界に母斑細胞が認められる境界母斑 junctional nevus（図2），上皮下結合組織に母斑細胞が認められる真皮内母斑 intradermal nevus（p.143）や粘膜内母斑 intramucosal nevus，母斑細胞が上皮基底部と上皮下結合組織の両者に認められる複合性母斑 compound nevusである．Spitz母斑は紡錘形細胞と類上皮様細胞からなり，多核巨細胞が出現することもある（図3）．青色母斑は，上皮下結合組織で紡錘形ないし樹枝状のメラノサイトが膠原線維を伴って増生する（図4）．

悪性黒色腫

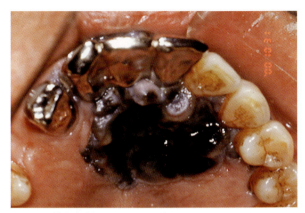

図1　悪性黒色腫　口蓋部に広がった悪性黒色腫.

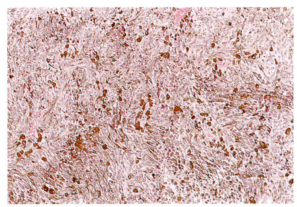

図2　悪性黒色腫　黒褐色の顆粒状色素沈着を認める．多形性，異型性の強い紡錘形や多角形細胞の増殖からなる．

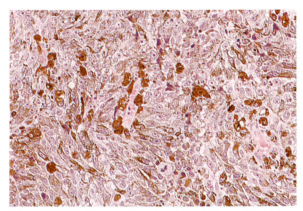

図3　悪性黒色腫　異型性の強い紡錘形細胞の束状増殖からなり，細胞内に多数のメラニン沈着がみられる．

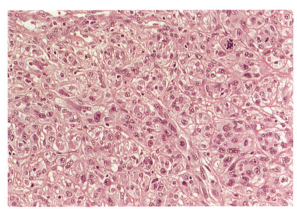

図4　無色素性悪性黒色腫　異型性の強い類円形で，好酸性ないし明細胞様細胞からなり，メラニン色素は認めない．

●悪性黒色腫 oral mucosal melanomaは，通常皮膚にみられるメラノサイト由来の悪性腫瘍である．口腔粘膜にも発生するが，頻度は皮膚に比べて低い．

▶臨床所見　口腔粘膜の悪性黒色腫は世界的にはかなりまれな腫瘍といわれているが，わが国では発生頻度が比較的高い．通常成人にみられ，小児期には少ない．口蓋部や上顎歯槽部に好発する．不整形の斑点状の病変として現れ，色は黒色または灰色（図1），紫色のこともあるが，ほとんど色素がみられないこともある．周囲組織に浸潤・増殖する傾向が極めて高く，受診時にすでに進行期にあることが多い．粘膜に潰瘍を伴うことも少なくない．

▶病理発生　悪性化する以前に前駆病変として色素斑があることが多い．悪性化のメカニズムについては，皮膚では紫外線との関連がわかっているが，口腔粘膜の悪性黒色腫ではまだ明確になっていない．

▶組織所見　多角形，類円形または紡錘形のメラニン細胞の集簇としてみられることが多く，腫瘍は上皮-結合組織境界領域に限局している場合，粘膜下組織まで浸潤・増殖している場合，またはその両方が混在している場合がみられる．通常メラニン色素が認められるが（図2，3），みられない場合もあり，それは無色素性悪性黒色腫 amelanotic oral mucosal melanoma と呼ばれる（図4）．免疫組織化学染色ではS-100タンパク，HMB45およびMelan A陽性となることが診断の一助となる．細胞異型が認められ，大型の核小体を認めるが，核分裂像は少ない．上皮-結合組織境界領域に発生した腫瘍は，上皮組織内に増殖することも，基底細胞に沿って側方に広がることも，粘膜下組織に浸潤・増殖することもある．早期の病変では異型細胞が基底細胞付近に増殖しており，これらの異型細胞を見逃すことのないよう診断には注意を要する．

悪性リンパ腫（1）

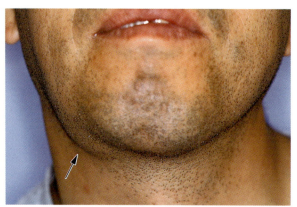

図1　濾胞性リンパ腫　下顎角部から上頸部に及ぶ腫瘤（矢印）がみられる．

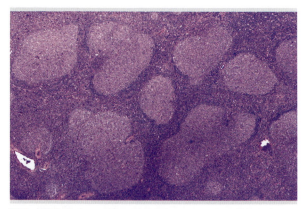

図2　濾胞性リンパ腫　不完全なマントル層を備えた多くの濾胞には，核片貪食マクロファージはほとんどない．

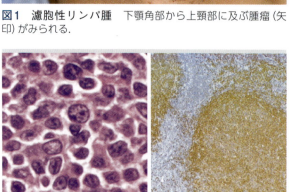

図3　濾胞性リンパ腫　濾胞は中型〜大型のくびれた細胞を混在し（a），bcl-2陽性である（b）．

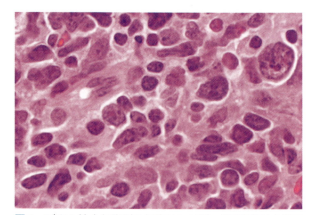

図4　びまん性大細胞型B細胞リンパ腫　腫瘍細胞は大型のくびれのある細胞を含み，免疫芽球様細胞も混在する．

●びまん性大細胞型B細胞リンパ腫 diffuse large B-cell lymphomaと濾胞性リンパ腫 follicular lymphomaは，代表的な成熟B細胞由来の悪性リンパ腫 malignant lymphomaである．悪性リンパ腫はリンパ節やリンパ装置から発生し，①B細胞性，②T/NK細胞性，③Hodgkinリンパ腫に大別される．B細胞性と，T/NK細胞性リンパ腫には，ともに前駆細胞と成熟細胞由来のリンパ腫がある．

▶臨床所見　頭頸部では頸部リンパ節に好発し（図1），リンパ節以外の臓器ではWaldeyer輪に多く，口腔内では歯肉や口蓋にみられる．好発年齢は60歳代である．また，発生頻度はびまん性大細胞型B細胞リンパ腫がほとんどで，濾胞性リンパ腫は全体の1割以下である．

▶病理発生　びまん性大細胞型B細胞リンパ腫は免疫不全や加齢が発生に関与する．濾胞性リンパ腫では染色体転座t(14;18)などに基づく18q21座のbcl-2遺伝子の過剰発現が関係する．

▶組織所見　濾胞性リンパ腫は，中型から大型細胞が濾胞様の結節性増殖を示す腫瘍である（図2）．腫瘍細胞は，胚中心細胞centrocyteに類似した切れ込みやくびれのある核を持つくびれ細胞cleaved cellや，非くびれ細胞non-cleaved cellで，明瞭な2, 3個の核小体を持つ胚中心芽球 centroblastが混在する．腫瘍細胞の多くはbcl-2陽性（図3）を示し，リンパ節の反応性過形成との鑑別に有用である．結節状を示すマントル細胞リンパ腫 mantle cell lymphomaはcyclin D-1陽性，bcl-2陰性を示す．びまん性大細胞型B細胞リンパ腫は結節構造を欠き，腫瘍細胞の多くが正常リンパ球の2倍以上か組織球の核よりも大型の胚中心細胞，胚中心芽球，あるいは核小体の大きな免疫芽球様細胞からなる（図4）．多くの亜型があるが，CD19，CD20，CD22，CD79aが陽性である．

悪性リンパ腫 (2)

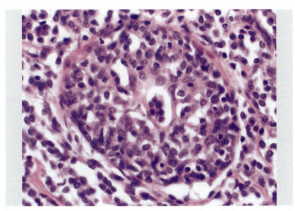

図1 MALTリンパ腫　小型〜中型の胚中心細胞様リンパ球のびまん性増殖巣内にLELを認める.

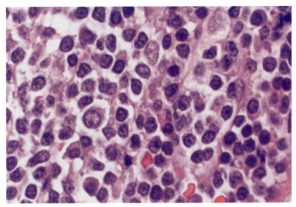

図2 リンパ形質細胞性リンパ腫　豊富な細胞質を持つ形質細胞様細胞や形質細胞のびまん性増殖で免疫芽球も散在する.

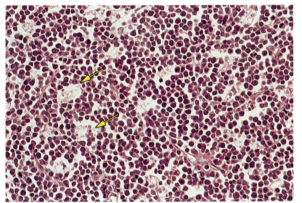

図3 Burkittリンパ腫　比較的均一な中型異型リンパ球のびまん性増殖巣内に星空像（黄矢印）を認める.

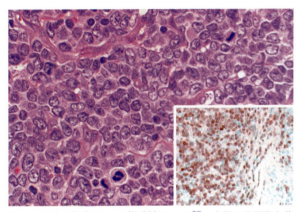

図4 前駆B細胞リンパ芽球性リンパ腫　多数の分裂像を伴い細胞質の乏しい中型細胞が増殖し，TdT陽性 (inset) である.

● 粘膜関連リンパ組織型節外性辺縁帯リンパ腫 extranodal marginal zone lymphoma of mucosa-associated lymphoid tissue（MALTリンパ腫 mucosa-associated lymphoid tissue lymphoma），リンパ形質細胞性リンパ腫 lymphoplasmacytic lymphoma，Burkittリンパ腫 Burkitt lymphomaは，成熟B細胞由来の腫瘍であり，前駆B細胞リンパ芽球性リンパ腫 precursor B-lymphoblastic lymphomaは前駆B細胞性腫瘍である.

▶臨床所見　MALTリンパ腫やリンパ形質細胞性リンパ腫は低悪性度のリンパ腫で，前者は唾液腺に好発する．いずれも60歳前後が最も多い．Burkittリンパ腫や前駆B細胞リンパ芽球性リンパ腫は小児に好発する高悪性度のリンパ腫である.

▶病理発生　MALTリンパ腫はSjögren症候群患者に多く発生し，*BCL10*や*API2-MALT1*キメラ遺伝子がその発生に関与する．Burkittリンパ腫は染色体転座t(8;14)などによる8q24座の*c-myc*遺伝子の活性化により発生する．本邦ではEpstein-Barrウイルス非感染例が多い.

▶組織所見　MALTリンパ腫は，小型から中型の胚中心細胞類似のリンパ球のびまん性増殖で，腺上皮に浸潤したlymphoepithelial lesion (LEL) を認める（図1）．リンパ形質細胞性リンパ腫は，異型に乏しい成熟リンパ球や形質細胞様細胞の一様な増殖で少数の免疫芽球が混在する（図2）．Burkittリンパ腫は多数の核分裂像を示す中型異型リンパ球の均一な増殖で，核片を貪食したマクロファージ (tingible-body macrophage)（図3矢印）が散在して星空像 starry sky appearanceを呈する（図3）．前駆B細胞リンパ芽球性リンパ腫も多くの分裂像を伴う中型異型リンパ球のびまん性増殖だが，核網は繊細で核小体は目立たず，核縁も極めて不規則でTdT陽性である（図4）.

悪性リンパ腫 (3)

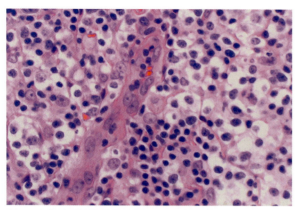

図1 血管免疫芽球性T細胞リンパ腫　増生したHEV周囲に免疫芽球や淡明な異型リンパ球の集団を認める．

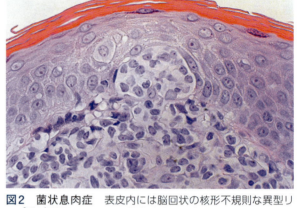

図2 菌状息肉症　表皮内には脳回状の核形不規則な異型リンパ球が浸潤し，Pautrier微小膿瘍を形成している．

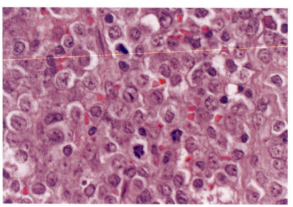

図3 未分化大細胞型リンパ腫　異型の著明な大型細胞は結合性を示して増殖している．

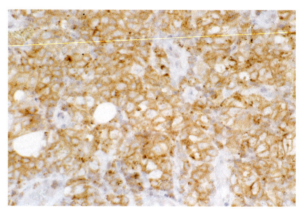

図4 未分化大細胞型リンパ腫　腫瘍細胞はキメラタンパクであるALK陽性を示す．

● 末梢性T細胞リンパ腫, 非特定型 peripheral T-cell lymphoma, NOS, 血管免疫芽球型T細胞リンパ腫 angioimmunoblastic T-cell lymphoma, 成人T細胞白血病／リンパ腫 adult T-cell leukemia/lymphoma, 菌状息肉症 mycosis fungoides, 未分化大細胞型リンパ腫 anaplastic large cell lymphoma は，成熟T細胞由来のリンパ腫である．

▶臨床所見　中高年に好発する．血管免疫芽球型T細胞リンパ腫では高γグロブリン血症を伴う．西日本に多い成人T細胞白血病／リンパ腫や皮膚のT細胞リンパ腫である菌状息肉症は成人の男性に多い．未分化大細胞型リンパ腫の好発年齢は30歳以下の若年者と高齢者の2峰性を示すが，未分化リンパ腫キナーゼ anaplastic lymphoma kinase (ALK) 陰性の高齢者例はALK陽性例より予後が悪い．

▶病理発生　成人T細胞リンパ腫はヒトT細胞白血病ウイルスⅠ型 human T-cell leukemia virus type Ⅰ (HTLV-Ⅰ) の潜伏感染を経て発生する．未分化大細胞型リンパ腫の若年例では，染色体転座 t(2;5) によるALKキメラタンパクが腫瘍化に関与する．

▶組織所見　末梢性T細胞リンパ腫は異型リンパ球増殖に，高内皮細静脈 high endothelial venule (HEV)，類上皮細胞や種々の炎症性細胞浸潤を伴う．血管免疫芽球性T細胞リンパ腫では淡明な異型リンパ球がみられる (図1)．菌状息肉症では脳回状の切れ込み核を持つ異型リンパ球が表皮内に浸潤し，Pautrier微小膿瘍 Pautrier microabscess を形成するが (図2)，成人T細胞白血病も表皮向性が強く，類似した組織像を示す．未分化大細胞型リンパ腫では大型異型細胞が密に結合して増殖し (図3)，類洞内浸潤をみる．若年例ではCD30, EMAに加えてALKが陽性を示す (図4)．

悪性リンパ腫（4）

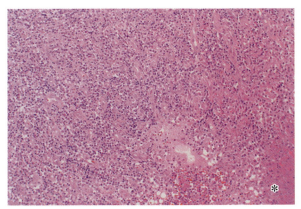

図1　NK細胞リンパ腫，鼻型　鼻腔には異型リンパ球がびまん性に増殖し，壊死（＊）を伴っている．

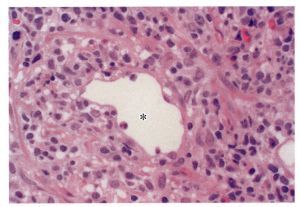

図2　NK細胞リンパ腫，鼻型　小型から大型の異型リンパ球が血管（＊）中心性に増殖している．

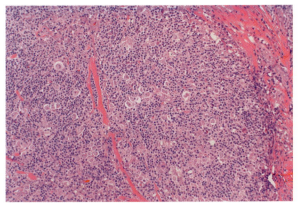

図3　Hodgkinリンパ腫（結節硬化型）　太い膠原線維で囲まれた結節内には凹窩細胞が散在している．

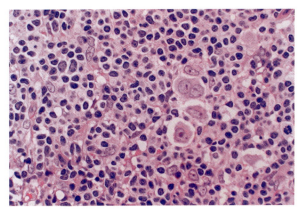

図4　Hodgkinリンパ腫（結節硬化型）　小リンパ球を背景に空隙内にHodgkin細胞とRS細胞を認める．

- 節外性NK/T細胞リンパ腫，鼻型 extranodal NK/T-cell lymphoma, nasal typeはNK細胞や細胞傷害性T細胞由来の腫瘍で，従来，壊死性正中肉芽腫などと呼ばれていた病変である．
  - ▶臨床所見　成人に多く，鼻，口蓋，皮膚などに好発する．鼻以外に生じる本疾患の予後は悪い．侵攻性NK細胞白血病 aggressive NK-cell leukemiaは劇症の経過を示す類似病変である．
  - ▶病理発生　NK細胞リンパ腫，鼻型はEpstein-Barrウイルスの感染がある．
  - ▶組織所見　潰瘍や壊死を伴い（図1），血管中心性に大小多様な異型リンパ球が増殖する（図2）．腫瘍細胞はCD56，TIA-1，EBERが陽性である．炎症性病変との鑑別が必要である．
- Hodgkinリンパ腫 Hodgkin lymphoma（HL）はReed-Sternberg（RS）細胞やHodgkin細胞を伴う悪性リンパ腫で，古典型 classicalと結節性リンパ球優位型 nodular lymphocyte predominantに大別される．
  - ▶臨床所見　頸部などの表在性リンパ節に好発し，本邦の古典的HLの好発年齢は若年成人と壮年の2峰性で，結節性リンパ球優位型は若年成人に好発する．
  - ▶病理発生　ほとんどの例でEpstein-Barrウイルス感染がある．
  - ▶組織所見　古典的HLには結節性硬化型，混合細胞型，リンパ球減少型，リンパ球豊富型の4型がある．結節性硬化型が最も多く，著明な線維化と多くの凹窩細胞 lacunar cell（RS細胞の一種）（図3）があり，反応性の小リンパ球を背景に単核で大型のHodgkin細胞や鏡像を示すRS細胞がある（図4）．混合細胞型では多彩な炎症性細胞浸潤があり，RS細胞が多い．結節性リンパ球優位型はB細胞性のポップコーン細胞あるいはlymphocytic & histiocytic（L&H）細胞を認める．

外骨症

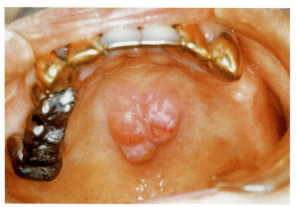

図1 外骨症（口蓋隆起） 硬口蓋正中線に沿って結節状の隆起性病変を認める．

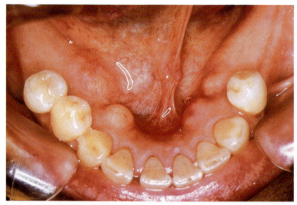

図2 外骨症（下顎隆起） 下顎骨舌側面に多結節性の隆起性病変を両側性に認める．

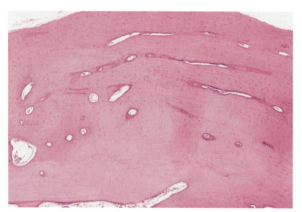

図3 外骨症 緻密な皮質骨の増生を認める．

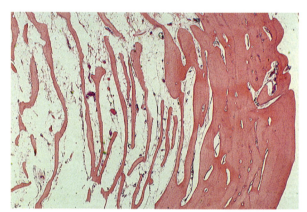

図4 外骨症 表層は緻密な皮質骨で，内方は海綿骨からなる．

●外骨症 exostosisは，臨床的に骨表面から突出する骨隆起の総称で，非腫瘍性の成熟骨からなる．口腔領域では，硬口蓋正中線に沿って発生する口蓋隆起 palatal torusと，下顎小臼歯部舌側に発生する下顎隆起 mandibular torusがよく知られている．

▶臨床所見 外骨症では，口蓋隆起の発生頻度が下顎隆起より高い．両病変とも小児期にはほとんど認められず，好発年齢は20～30歳代になる．発育は緩慢で無症状に増大するが，骨隆起を被覆する粘膜は，時に外傷のため潰瘍を形成する．また，義歯作製などの補綴処置の障害となる場合は外科的切除が必要である．切除後の再発はない．

　口蓋隆起は，硬口蓋の正中線に沿って結節状の骨隆起として発生し，しばしば正中線に対称性に認められる（図1）．男性より女性にやや好発し，アジア人，アメリカ先住民，イヌイットなどに比較的高い頻度で認められ，人種や民族差が報告されている．下顎隆起は，下顎骨の顎舌骨筋線より上方の小臼歯部舌側面に発生する結節状の骨隆起で，単結節性または多結節性で，多くは両側性に発生する（図2）．性差は明らかでないが，黒人やアジア人などに高い頻度で発生する．

　その他に，顎骨では外骨症は上顎臼歯部歯槽骨の頬側に単結節性または多結節性に発生する．

▶病理発生 発生原因は明らかではないが，異常な咬合圧に反応した骨増生や，遺伝的要因の関与も示唆されている．

▶組織所見 いずれの外骨症も骨の過剰増生を示し，成熟した緻密な皮質骨か（図3），外層を皮質骨で覆われた海綿骨から構成される（図4）．骨梁間には脂肪髄や線維髄を認める．外骨症と骨腫との鑑別は困難である．

骨腫

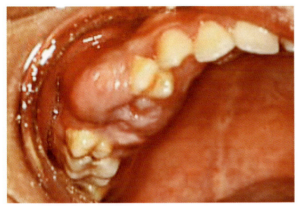

図1　骨腫　上顎骨歯槽部および骨体部に膨隆がみられる．

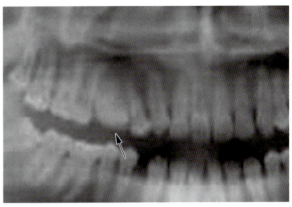

図2　骨腫　図1のX線写真．X線不透過像（矢印）が認められる．

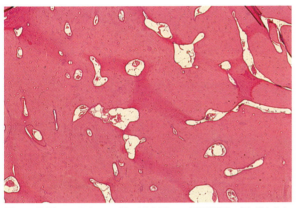

図3　骨腫　辺縁部の骨質は緻密骨で，骨髄組織の形成は少ない．

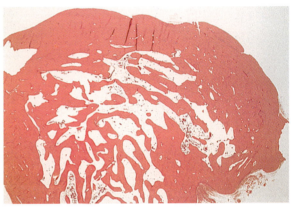

図4　骨腫　顎骨の一部に発生した骨腫．中心部は海綿状構造を呈し，辺縁部は非常に厚い骨質の形成を認める．

● 骨腫 osteomaは，成熟した層板骨の増殖からなる良性腫瘍である．しかし，その病態は正常骨組織の増生であり，反応性過形成か腫瘍性増殖かについては，多くの場合，厳密な区別が困難である．

▶臨床所見　比較的長い時間をかけて形成されたものがX線検査で偶然にみつかることも少なくない．頭頸部に最も高頻度に骨腫が発生するが，他の部位の骨にも発生する（図1，2）．顎骨では，下顎骨体部に好発するGardner症候群（p.98）では多発性の骨腫が生じ，大腸ポリポーシスや皮膚の線維性腫瘍などの全身疾患がみられる．

▶病理発生　外骨膜の反応により外向性に発育するものと，内骨膜の反応により骨内に発育するものがある．なお，舌などの軟組織に発生することがまれにあるが，この場合は骨性分離腫と診断される．骨性分離腫も真の腫瘍ではなく，異所性の骨形成と解釈されている．常染色体優性遺伝疾患であるGardner症候群では，*APC*遺伝子異常が関与すると考えられている．

▶組織所見　外向性に発育するものも骨内に発育するものも，硬化性の層板骨の増生がみられる（図3，4）．骨内に増殖する場合には骨梁形成を伴うことがある．外向性に発育するもので反応性の骨増生を示すものを外骨症（p.280）と呼び，口蓋正中部や顎骨舌側部に隆起するものをそれぞれ口蓋隆起，下顎隆起と呼ぶ．しかし，骨腫と診断されるものと反応性の骨増生の組織所見は同一であり，通常区別できない．

骨芽細胞腫

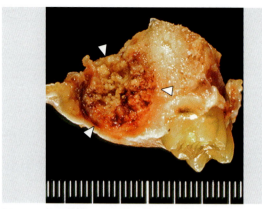

図1 骨芽細胞腫 上顎発生例の肉眼所見で，境界明瞭な病変（矢頭）を認める．

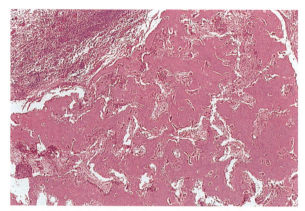

図2 骨芽細胞腫 腫瘍は多数の大きな骨芽細胞の増殖と多量の類骨形成からなる．

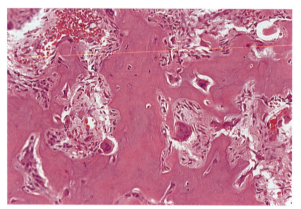

図3 骨芽細胞腫 骨芽細胞は類骨骨梁を縁取るようにして出現しており，破骨細胞もみられる．

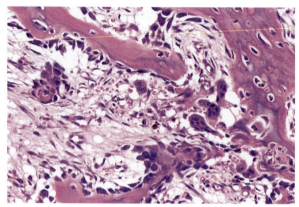

図4 骨芽細胞腫 形成された線維骨の周囲は骨芽細胞で縁取られ，破骨細胞の出現や出血がみられる．

●骨芽細胞腫 osteoblastomaは未熟骨を形成する良性の骨腫瘍である．類似病変に類骨骨腫 osteoid osteomaがある．骨腫瘍のWHO分類では骨芽細胞腫と類骨骨腫を病変の大きさで区別し，2cm以上を骨芽細胞腫としている．

▶臨床所見 骨芽細胞腫は骨腫瘍の1％程度でまれな腫瘍である．脊椎骨，腸骨，肋骨などに好発するが，顎骨は極めてまれである（図1）．多くは10～30歳に生じる．X線所見では境界明瞭な透過性病変で，骨形成の程度より病巣部はX線透過像と不透過像が混在する．多くは2～10cm程度の大きさである．

▶病理発生 骨芽細胞腫は一般に2cmを超える腫瘍である．類骨骨腫は1cmを超えることのない腫瘍で，アスピリン投薬により軽減する疼痛が特徴である．顎骨では長管骨のような特徴的な臨床症状がないことも多く，両者を区別することが困難である．

▶組織所見 境界明瞭な病変で，未熟な類骨や線維骨を形成する（図1～3）．線維骨の形成量や石灰化の程度は様々である．未熟な線維骨の周囲は1層の骨芽細胞で縁取られる．骨芽細胞に分裂像をみることはあるが，明らかな異型はない（図3, 4）．また，線維骨周囲に多核巨細胞が出現し，拡張した血管が多い．出血像もしばしばみられ，病巣内には変性・融解像が出現する．脈瘤性骨嚢胞 aneurysmal bone cyst（ABC）様の変化が生じた症例では，病変は著しく拡大する．骨肉腫や低悪性度中心性骨肉腫との鑑別を要するが，細胞異型や浸潤性発育を欠き，膠原線維形成は少なく，免疫組織化学的染色で低悪性度骨肉腫の特徴となるCDK4やMDM2が陰性である．

骨肉腫

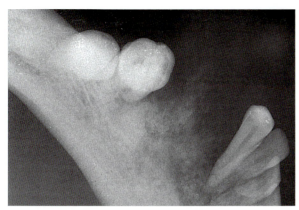

図1　骨肉腫　下顎骨を破壊するとともに外側へ増大する腫瘍が骨を形成している．

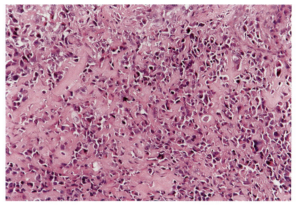

図2　骨肉腫（骨芽細胞型）　骨芽細胞様の腫瘍細胞が多量の類骨を形成している．

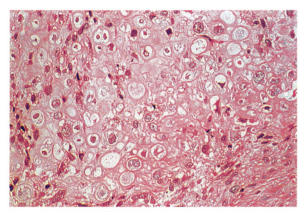

図3　骨肉腫（軟骨芽細胞型）　核の異型を伴う軟骨細胞様細胞が増殖している．

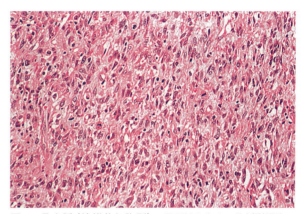

図4　骨肉腫（線維芽細胞型）　異型性を有する紡錘形細胞の増殖が主体をなしている．

●骨肉腫 osteosarcoma は，腫瘍細胞が骨や類骨を形成する悪性腫瘍である．

▶**臨床所見**　好発部位は大腿骨，脛骨，上腕骨などの長管骨の骨幹端部である．長管骨の好発年齢は10歳代で，男性にやや多い．臨床的に疼痛や腫脹が主な症状で，病期の初期から肺などへ血行性転移を起こし，予後不良である．骨肉腫の約5〜7％は顎骨に発生し，好発年齢は30〜40歳代で，男性に好発する．上顎と下顎の発生頻度はほぼ同等である．顎骨では，長管骨と同様に疼痛や腫脹が主な症状であるが，歯の弛緩・動揺，知覚異常，鼻閉や視覚障害を伴う．顎骨の骨肉腫の予後は，長管骨の骨肉腫より比較的良いが，局所再発傾向を示す．X線所見では，境界不明瞭な透過像を示す骨破壊像がみられるとともに，腫瘍による骨形成のため病巣に不透過像を認める（図1）．骨表面には"sun-ray"像と呼ばれる放射状の骨形成がみられることがある．歯槽突起部に発生した骨肉腫の初期のX線所見は，腫瘍の歯根膜への浸潤による歯根膜腔の拡大である．治療は，外科切除，化学療法，放射線療法を併用する．骨肉腫の大部分は骨髄腔内より発生するが，まれに長管骨や顎骨の表面に，低悪性度の傍骨性骨肉腫 parosteal osteosarcoma や骨膜性骨肉腫 periosteal osteosarcoma が発生する．

▶**病理発生**　発生母地は骨形成性の間葉系細胞に由来する．その成因として，p53遺伝子やRb遺伝子の異常が関与すると考えられている．Paget骨病や線維性骨異形成症などの骨疾患に続発するものや放射線治療後に生じるものもある．

▶**組織所見**　異型性の強い骨芽細胞様の腫瘍細胞が異常な核分裂像を伴い増殖し，類骨や新生骨が形成される．病巣内には出血や壊死を認め，時に多核巨細胞が出現する．腫瘍中に占める優勢な組織像にて，骨芽細胞型（図2），軟骨芽細胞型（図3），線維芽細胞型（図4）などに分類されるが，顎骨では軟骨芽細胞型が多い．血管拡張が顕著な骨肉腫もあり，血管拡張型と呼ぶ．

滑膜軟骨腫症

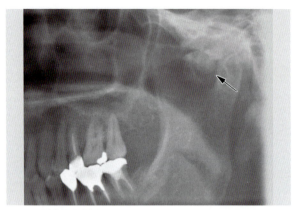

図1 滑膜軟骨腫症 下顎頭の前方にＸ線不透過像を認める（矢印）．

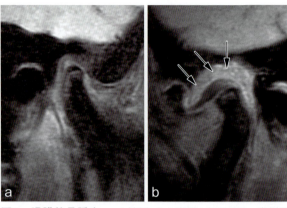

図2 滑膜軟骨腫症 ａ：健側．ｂ：患側．MRIでは，患側顎関節の上関節腔の滑膜病変が肥厚し（矢印），関節円板と下顎頭が下方変位している．

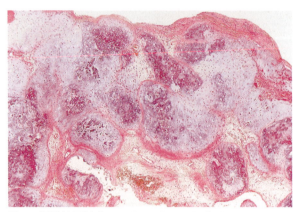

図3 滑膜軟骨腫症 滑膜内に軟骨細胞が集簇して小葉状構造を形成する．

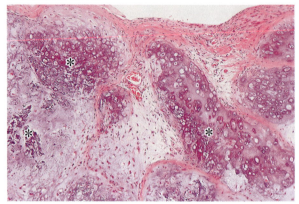

図4 滑膜軟骨腫症 軟骨細胞には石灰化（＊）が認められる．

●滑膜軟骨腫症（滑膜骨軟骨腫症）synovial chondromatosis（synovial osteochondromatosis）は，関節の滑膜内に結節性軟骨が発生する非腫瘍性疾患である．

▶**臨床所見** 主として膝関節や股関節に好発するが，顎関節にも発生する．顎関節の滑膜軟骨腫症は中年に好発し，女性に多い．顎関節周囲の腫脹や疼痛，摩擦音，顎運動障害などの症状を有する．時間経過に伴って結節性軟骨が大きくなると，関節内に結節性軟骨からなる遊離体が形成される．臨床症状は一般的な関節症と類似するため区別が困難で，確定診断に至るまで時間を要することが多い．Ｘ線所見では，関節内で軟骨からなる遊離体（関節ねずみ）が不透過像として認められ（図1矢印），MRIでも関節腔の拡大が認められる（図2b）．放置症例では，下顎頭の侵食性変化がみられることもある．外科的切除が適応となるが，しばしば再発例も報告されている．

▶**病理発生** 滑膜内で発生する軟骨への化生と考えられている．

▶**組織所見** 滑膜内に硝子軟骨結節が多発し，軟骨細胞が集簇して小葉状構造を形成する（図3）．軟骨結節は時に石灰化して骨化がみられる（図4＊）．軟骨細胞には，クロマチンの増量した2核を有する異型細胞が認められることがあり，しばしば悪性の軟骨肉腫と見誤られるので病理診断には注意が必要である．

軟骨肉腫

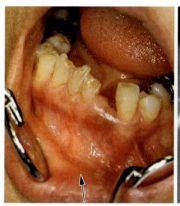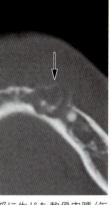

図1　軟骨肉腫　下顎前歯〜小臼歯部に生じた軟骨肉腫（矢印）．X線写真では皮質骨の破壊と内部の石灰化が認められる．

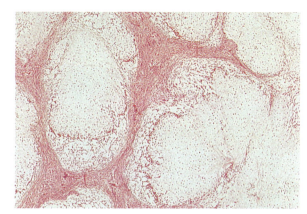

図2　軟骨肉腫　腫瘍は分葉状の増殖を示す．

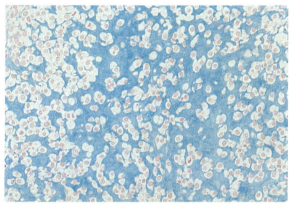

図3　軟骨肉腫　類円形の細胞増殖を認め，種々の程度に軟骨基質の形成がみられる（alcian blue染色）．

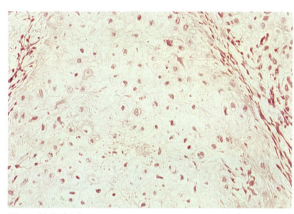

図4　軟骨肉腫　軟骨細胞には膨大した核や2核がみられ，異型性が強い．

● 軟骨肉腫 chondrosarcomaは，骨内部から発生する中心性軟骨肉腫 central chondrosarcomaと骨表面の骨膜から発生する周辺性軟骨肉腫 peripheral chondrosarcomaに分けられるが，前者が8割以上を占める．

▶臨床所見　顎骨に発生することは少ないが，下顎骨よりも上顎顔面領域に多く発生し，上顎骨では前歯歯槽部や口蓋部に好発する．X線所見では軟骨肉腫の増殖による骨吸収像に加え，軟骨肉腫の石灰化による不透過像がみられる．皮質骨は膨隆・破壊されることもあるが，発育が緩徐な場合には逆に肥厚することが多い（図1）．通常罹患骨の無痛性の膨隆が数ヵ月から数年と比較的長期にわたって存在していることが多い．好発年齢は50〜70歳である．

▶病理発生　原発性顎骨中心性軟骨肉腫は軟骨内骨化で形成される骨から発生したものである．二次性の軟骨肉腫は内軟骨腫が悪性化したものである．また，周辺性軟骨肉腫は骨軟骨腫 osteochondromaが悪性化した病変である．

▶組織所見　軟骨肉腫はgrade IからgradeⅢまでの3段階に分類される．grade Iでは，分葉状に増殖した腫瘍細胞は軟骨への分化度が高く，内軟骨腫との鑑別が困難である場合がある（図2, 3）．細胞密度が高いこと，核の濃染および腫大があることが主な鑑別点となる．また，2核を有する細胞がみられることもある（図4）．核分裂像は明らかではない．grade Ⅱでは細胞密度がより高くなり，核異型がより高頻度で認められ，核分裂像も散見されるようになる．grade Ⅲではこうした変化に加え，多形性や異型性が強く，なお一層顕著になる．軟骨肉腫の骨組織は骨肉腫と異なり腫瘍細胞が直接誘導したものではなく，軟骨内骨化機構で二次的に生じたものである．

類腱線維腫

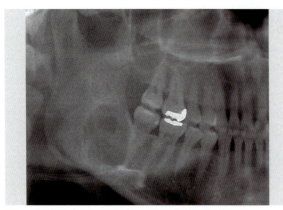

図1 類腱線維腫　下顎枝に球状のX線透過像を認める．

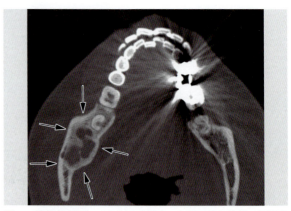

図2 類腱線維腫　CT（水平面像）．右側下顎臼後部に辺縁不整の病変を認める．

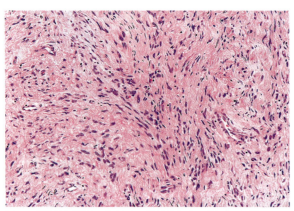

図3 類腱線維腫　紡錘形の線維芽細胞の増殖と交錯する膠原線維の増生からなる．骨形成は認められない．

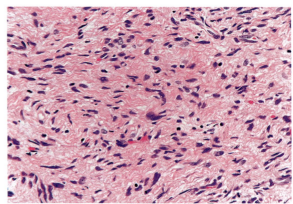

図4 類腱線維腫　増生する紡錘形細胞に細胞異型はなく，核分裂像もあまり目立たない．

- 類腱線維腫 desmoplastic fibroma は軟部腫瘍のデスモイド型線維腫症 desmoid type fibromatosis（p.259）に相当すると考えられている筋線維芽細胞性の骨腫瘍である．良性であるが，局所侵襲性に発育する．

▶臨床所見　好発年齢は比較的若年者で，性差はない．好発部位は長管骨と下顎骨で，下顎骨では下顎骨体や下顎枝に好発する．発育は緩慢で，無痛性に顎骨を膨隆させる．X線では単房性から多房性の透過像を示し，境界はしばしば不明瞭で（図1），骨膨隆に伴って皮質骨の菲薄化が認められる（図2）．患部の歯根吸収がしばしば認められる．治療は掻爬術より外科的切除術が推奨される．

▶病理発生　発生原因は明らかではないが，筋線維芽細胞由来と考えられている．軟部腫瘍のデスモイド型線維腫症との類縁関係が示唆されているが，遺伝的解析による明確な証拠はない．

▶組織所見　腫瘍は紡錘形の線維芽細胞の増殖と交錯する膠原線維の増生からなる（図3）．細胞密度が高く，細胞質の豊富な線維芽細胞が増生する部分も認められるが，細胞異型は乏しく，核分裂像はあまり目立たない（図4）．病変内に類骨や新生骨は認められない．

中心性巨細胞肉芽腫・骨巨細胞腫

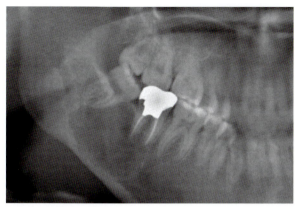

図1　中心性巨細胞肉芽腫　下顎骨の臼歯部に多房性のX線透過像が認められる．

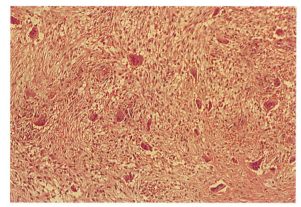

図2　中心性巨細胞肉芽腫　多核巨細胞が散在する線維性結合組織を認め，出血を伴う．

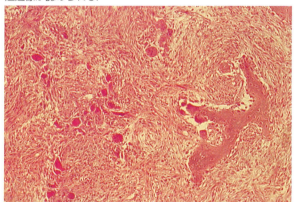

図3　中心性巨細胞肉芽腫　線維性結合組織中に多核巨細胞が散在性に分布し，新生骨を認める．

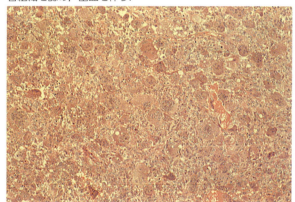

図4　骨巨細胞腫　多数の大型の多核巨細胞とその間に単核の腫瘍細胞を認める．

●中心性巨細胞肉芽腫（中心性巨細胞病変）central giant cell granuloma（central giant cell lesion）は，破骨細胞型多核巨細胞の出現するまれな良性病変で，主に顎骨に発生する．骨巨細胞腫 giant cell tumour of bone は，多数の破骨細胞型多核巨細胞の出現を特徴とする良悪性中間的骨腫瘍である．

▶臨床所見　好発年齢は30歳以下の若年者で，女性にやや多い．上顎骨より下顎骨に好発し，臼歯部より前歯部に好発する．無症状の顎骨膨隆が起こり，皮質骨の菲薄化がみられる．時に，痛みや知覚異常を伴って急速増大し，歯根吸収や皮質骨穿孔など侵襲性の経過を示し，高頻度に再発がみられる．X線検査では単房性または多房性の境界明瞭な透過像を示す（図1）．中心性巨細胞肉芽腫と同じ組織像を示す病変が，顎骨外の粘膜部に生じたものを周辺性巨細胞肉芽腫 peripheral giant cell granuloma と呼ぶ．肉眼的に暗赤色調のポリープ様病変で，下顎粘膜に好発する．

骨巨細胞腫は長管骨の骨端部に好発し，顎骨発生はまれである．発育緩慢な骨膨隆を引き起こす良悪性中間的病変であるが，再発や転移をきたす悪性型も知られている．X線では骨透過像を示す．

▶病理発生　中心性巨細胞肉芽腫は反応性病変と考えられているが，時に顎骨で侵襲性に増大する腫瘍性の性質を有し，その成因は明らかではない．骨巨細胞腫では，間葉系由来の単核腫瘍細胞が発現するRANKLにより，血流により流れてきた単球が多核巨細胞である破骨細胞に分化・誘導される．

▶組織所見　中心性巨細胞肉芽腫では，線維性結合組織内に不均等に分布する破骨細胞型多核巨細胞が認められる．骨巨細胞腫と比較すると，多核巨細胞の出現数は少なく，大きさは小型で核数も少ない（図2）．病巣内には出血巣やヘモジデリン沈着が認められ，時に新生骨が認められる（図3）．骨巨細胞腫は，破骨細胞型多核巨細胞と間葉系由来の単核腫瘍細胞からなる（図4）．間質の膠原線維は乏しいが，時に類骨や新生骨を伴う．

ケルビズム

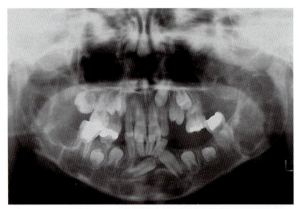

図1　ケルビズム　上下顎骨内に多発性の多房性X線透過像を認め，顎骨は膨隆を示す．未萌出永久歯の一部は浮遊状を呈する．

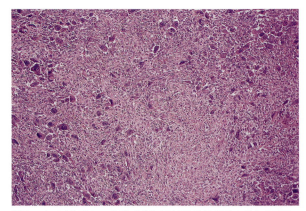

図2　ケルビズム　血管成分に富む線維性組織の増生を認め，大小様々な破骨細胞型多核巨細胞が散在性に存在する．

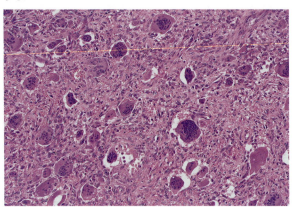

図3　ケルビズム　多核巨細胞の大きさは一様でなく，核濃縮を示す破骨細胞型多核巨細胞も散見される．線維性組織では小出血巣を認める．

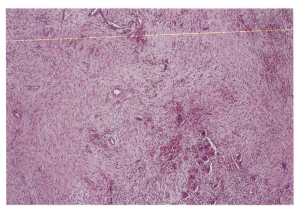

図4　ケルビズム　線維性組織の増生が主体の部位．少数の破骨細胞型多核巨細胞が集簇性に認められる．

●ケルビズム　cherubismは常染色体優性遺伝疾患であり，上下顎骨に多発性の骨溶解病変が生じる．

▶臨床所見　上顎骨の病変は，顎骨膨隆による眼瞼強膜の露出をきたし，ルネサンス期の絵画にみられる天使の顔貌に似たcherubic faceと呼ばれる独特の顔貌の原因となる．発症時期を含め症状にかなりの幅があるが，多くは1～4歳頃から発症する．成長期には進行性，多発性に上下顎骨に病変がみられ，病変の進行に伴い，しばしば顎骨の膨隆や変形を生じる．歯の発育期に病変が進行するため，歯の位置異常や萌出障害，歯の離開，発音や審美障害を伴うことも多い．思春期以降に顎骨発育が停止した後は，病変の増大傾向はみられなくなり，顔貌も正常化していく．X線検査では境界明瞭な単房性，多くは多房性，石鹸泡状の透過像として観察される（図1）．X線透過像は両側性，多発性にみられ，顎骨の膨隆を伴うことも多い．未萌出歯が病変中に浮遊状に認められることもある．

▶病理発生　4番染色体に位置するSH3BP2遺伝子の変異が原因とされている．家族性発症であり，疾患家系では男児は100％，女児では70％以上で病変が出現する．病変は顎骨に限局してみられる．

▶組織所見　破骨細胞型多核巨細胞の著しい出現を伴う線維性組織の増生が認められる（図2，3）．組織学的に破骨細胞型巨細胞肉芽腫と類似するが，ケルビズムでは，時期により多様な所見を示す．初期の活動性の高い時期では，破骨細胞型多核巨細胞の数は多く，しばしば集簇性にみられる．線維性組織は血管に富み，出血巣やヘモジデリン沈着を認める．一部では類骨や線維性骨の形成を伴うこともある．病変は年齢とともに活動性を減じ，破骨細胞型多核巨細胞の数は徐々に減少し，線維性結合組織が主体となる（図4）．

乳児のメラニン（黒色）性神経外胚葉性腫瘍

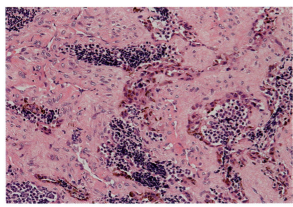

図1 乳児のメラニン（黒色）性神経外胚葉性腫瘍　メラニン色素を有する上皮細胞と神経芽細胞様円形細胞が胞巣をなし，線維性間質を伴って増生している．

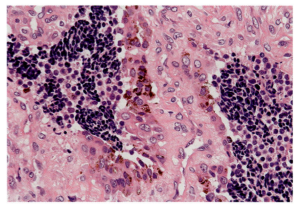

図2 乳児のメラニン（黒色）性神経外胚葉性腫瘍　メラニン色素を有する上皮細胞は，神経芽細胞様の小円形細胞を取り囲むように増生する．

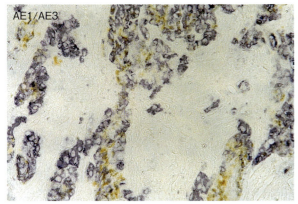

図3 乳児のメラニン（黒色）性神経外胚葉性腫瘍　腫瘍の上皮胞巣はCK（AE1/AE3）に陽性反応を示す（青色）．茶色はメラニン色素である．

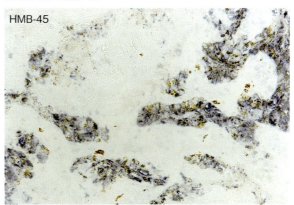

図4 乳児のメラニン（黒色）性神経外胚葉性腫瘍　腫瘍の上皮胞巣はHMB-45に陽性反応を示す（青色）．茶色はメラニン色素である．

● 乳児のメラニン（黒色）性神経外胚葉性腫瘍（色素性プロゴノーマ）melanotic neuroectodermal tumour of infancy（melanotic progonoma）は，乳児の顎骨に発生する非常にまれな良性腫瘍である．

▶臨床所見　本腫瘍の95％が生後1年以内の乳児に発生する．発生部位は上顎前歯部が最も高頻度で，頭蓋骨や下顎骨がそれに次ぐ．病変は黒色を呈して急速増大し，しばしば顎骨破壊や発育歯胚の転位を引き起こす．カテコールアミンの最終代謝産物であるバニリルマンデル酸の尿中レベルが高値を示すが，腫瘍摘出後には正常値に戻る．X線検査では，病変は境界不明瞭な透過像を示し，しばしば透過像内に歯胚を含む．外科的切除の適応症であるが，再発例も報告されている．

▶病理発生　尿中のバニリルマンデル酸レベルの上昇は，副腎に発生する神経堤由来の褐色細胞腫や神経芽細胞腫でも認められるため，本腫瘍は神経堤由来であると考えられている．

▶組織所見　腫瘍は，線維性結合組織とメラニン色素を有する大型の上皮細胞と神経芽細胞様の未分化小型細胞から構成されている（図1）．大型上皮細胞は，腺管状または胞巣状構造をなし，しばしば神経芽細胞様の小円形細胞を取り囲んでいる（図2）．免疫染色では，腫瘍細胞はCK（AE1/AE3）（図3），HMB-45（図4），synaptophysinに陽性を示す．

13 唾液腺の非腫瘍性の病変

本章では耳下腺・顎下腺・舌下腺の3大唾液腺および口唇腺・口蓋腺などの小唾液腺に発生する非腫瘍性の炎症性疾患・嚢胞性疾患ならびに自己免疫疾患などについて概説する.

1. 唾液腺の発育および形成異常と退行性変化・加齢変化

一般的に，発育異常や形成異常は極めてまれであり，頭頸部の重症奇形に合併する場合が多い．唾液腺の無形成や耳下腺・顎下腺にみられる腺体の位置の異常の他に，導管の拡張による憩室形成は顎下腺管の開口部付近に多くみられ，顎下腺管・舌下腺管の閉鎖はラヌーラranula（ガマ腫）の発症要因ともなる．本来とは異なる部位に存在する異所性唾液腺には副唾液腺と迷入唾液腺があり，前者は排泄管を持ち分泌能を有するが，後者は排泄管を持たないことが知られている．

退行性変化・加齢変化としての萎縮には病的萎縮と加齢変化としての生理的萎縮がある．全身疾患や唾石症などに随伴する病的萎縮は漿液腺の腺房細胞の萎縮が著明で，間質の脂肪化や線維化がみられる．生理的萎縮も組織学的には同様であるが，加齢変化としてオンコサイト化生が認められる．

全身的な代謝障害，局所の炎症，腫瘍などに際し，唾液腺でも種々の変性が生じ，高度の変性は分泌障害をきたす．空胞変性は低タンパク血症などによるタンパク系酵素の障害により，耳下腺の漿液腺細胞の分泌顆粒の消失や空胞化を認める．脂肪変性はがん，結核などの全身性疾患や炎症，唾石などの局所病変に付随し，腺房細胞や導管上皮に中性脂肪が沈着することが知られている．この他に，伝染性疾患や中枢神経系疾患の影響によって分泌障害や粘液形成障害が生じたり，糖尿病でも粘液細胞にグリコーゲンが出現することが報告されている．

2. 唾石症と唾液腺の嚢胞

唾石症は，唾液腺の腺体ないし導管に唾石の生じる疾患であり，急性，慢性の唾液腺炎を伴う結石症の一種で，顎下腺に最も多い（90％以上）．他は耳下腺，舌下腺・小唾液腺と少なく，唾石は腺体外導管内に多い．組織学的には導管の拡張，腺房の変性・萎縮，間質の線維化，炎症性細胞浸潤像があり，まれに膿瘍を形成する．

粘液嚢胞は唾液の排出導管により生じる嚢胞で，発症頻度は高く，粘膜下の小唾液腺に生じ，特に下口唇に好発する．嚢胞腔を有し，腔内面に上皮を認める停滞型と上皮裏装のみられない溢出型に分けられる．ガマ腫は口底部に発生する大きな粘液嚢胞であり，この他に嚢胞壁にリンパ性組織を認めることを特徴とするリンパ上皮性嚢胞がある（9章「嚢胞」(p.175～)参照）．

3. 唾液腺炎

唾液腺炎は細菌感染，ウイルス感染，自己免疫疾患，放射線治療などにより生じ，大唾液腺では耳下腺がほとんどであるが，顎下腺や小唾液腺でもしばしば認められる．

急性唾液腺炎は唾石，外傷，悪性腫瘍，長時間の手術による脱水などが原因で生じ，細菌の上行性感染によるものが多い．耳下腺に多くみられ，急性耳下腺炎では両側性に有痛性の腫脹として認められることが少なくなく，導管開口部の発赤・腫脹，膿瘍形成と排膿を伴う．起因菌としては化膿性レンサ球菌や黄色ブドウ球菌があげられる．組織学的には導管周囲を中心に顕著な好中球浸潤と膿瘍形成を認める．

慢性唾液腺炎は主に耳下腺および顎下腺に認められ，原因は急性唾液腺炎とほぼ同一で，導管からの上行性感染による．慢性再発性唾液腺炎と慢性硬化性唾液腺炎に大別できる．

慢性再発性耳下腺炎は病因不明の反復性の慢性耳下腺炎であり，多くは片側性であるが，ときに両側性に生じる．小児（3～6歳）および中年女性に好発し，急性炎症を伴った腫脹が数日間続き，間隔をおいて再発を繰り返す．組織学的には導管周囲の炎症性細胞浸潤

と腺房の萎縮などが認められる．発症機序としてウイルス感染や自己免疫疾患の可能性が示唆されている．

慢性硬化性唾液腺炎は顎下腺に片側性にみられることが多く，顕著な線維組織の増生による腺体部の硬化が認められ，腫瘤として触知されることから，Küttner腫瘍とも呼ばれ，IgG4関連疾患とし分類されている．青壮年期の男性の顎下腺に無痛性腫脹として生じ，組織学的には導管の拡張とその周囲の線維性結合組織の増生，間質の炎症性細胞浸潤および腺房細胞の萎縮が認められる．

ウイルス性唾液腺炎として，流行性耳下腺炎は"おたふくかぜ"として知られる．ムンプスウイルスmumps virusによる感染であり，主に小児期に耳下腺炎を生じるが，成人期でも感染し，唾液腺，膵，性腺を侵す．組織学的には腺房細胞の変性，壊死，間質への著明なリンパ球浸潤が認められる．

巨細胞封入体症はサイトメガロウイルスによる感染によって引き起こされ，特異な封入体の入った巨細胞の出現を特徴とする疾患である．主として未熟児，乳幼児の耳下腺，顎下腺に認められる．成人ではまれであるが，臓器移植後の免疫抑制状態や，HIV（ヒト免疫不全ウイルスhuman immunodeficiency virus）感染により免疫能が低下した状態で，AIDS（後天性免疫不全症候群acquired immunodeficiency syndrome）に特徴的な二次的合併症として生じることもある．組織学的には唾液腺導管上皮に封入体細胞（核内封入体）の存在を認める．

免疫異常による唾液腺炎としてSjögren症候群が知られる．本症は臓器特異的自己免疫疾患の一つであり，唾液腺や涙腺などの外分泌腺の慢性炎症性疾患である．外分泌腺の破壊によって分泌量が減少し，種々の乾燥病態が発現する．Sjögren症候群の典型的な症候は，口腔乾燥症（ドライマウス），乾燥性角結膜炎（ドライアイ）である．

両側性に唾液腺・涙腺の腫脹を生じる疾患としての良性リンパ上皮性疾患やMikulicz病は，現在ではSjögren症候群とは鑑別され，IgG4関連疾患として分類されている．

頭頸部の放射線治療を行う際に唾液腺組織に放射線照射が及ぶと，唾液腺が傷害される唾液腺炎が生じる．放射線照射後のヒト顎下腺における組織学的検討では，腺房細胞の細胞数の減少と線維化，小葉内の腺房の占有率減少が認められている．

4. 唾液分泌低下の病理

唾液分泌低下の原因は，1）体液，電解質の異常による唾液分泌低下，2）唾液腺の腺細胞が傷害されて唾液分泌細胞数が減少することによって生じる唾液分泌低下，3）唾液分泌刺激を与える神経自体が損傷を受けて生じる唾液分泌低下，4）分泌神経と腺細胞の間の情報伝達が円滑に作動せず分泌の神経伝達障害により生じる唾液分泌低下，に分けて考えることができる．

1）体液，電解質の異常による唾液分泌低下

血漿浸透圧の上昇，体液量の減少，血圧の下降などによって，唾液分泌低下が起こることが知られている．塩分過多に伴い浸透圧は上昇し，嘔吐，下痢，発汗過多による脱水によっても浸透圧上昇は生じる．その他，口渇中枢が刺激される状態には糖尿病，尿崩症などがある．このような病的変化による唾液分泌量低下は必ずしも多くない．しかしながら，高齢者では一般に体内の細胞内水分量は減少し，口渇中枢の機能も低下しており，脱水や唾液分泌低下に陥りやすい．

2）唾液腺の腺細胞の傷害による唾液分泌細胞数の減少

Sjögren症候群による腺細胞の破壊，頭頸部の腫瘍に対する放射線治療による唾液腺実質の破壊，唾液腺腫瘍に対する切除術や唾液腺組織への外傷，加齢による唾液腺組織の変性で唾液を分泌する腺細胞が減少することによって唾液分泌量が減少する．

一方，明らかな疾病の存在や加齢とは別に，咀嚼回数の減少が唾液腺の萎縮をもたらすことが知られている．唾液腺の萎縮に伴い唾液成分の合成と分泌の低下が生じる．

3）唾液腺に分泌刺激を与える神経の損傷による唾液分泌低下

腫瘍，手術，外傷の侵襲が脳，顔面神経，舌咽神経など神経組織に直接及んだ場合は，唾液分泌機能が障害される．その他，脳梗塞などの脳血管障害に後遺する唾液分泌量減少の可能性がある．大唾液腺など腺実質への手術侵襲は唾液腺機能が著しく障害され，唾液腺以外の口腔腫瘍手術後の患者でも唾液分泌低下を示すという報告もある．

4）神経と唾液腺細胞の間の情報伝達障害による唾液分泌低下

薬物性唾液分泌低下の多くは神経と腺細胞の間の伝達障害が原因で生じる．そのメカニズムは，腺細胞の表面にある受容体を薬剤の代謝物が阻害するために，神経伝達物質が細胞の分泌に関与する受容体に到達できず唾液分泌を抑制する．これには薬剤の抗コリン作用によるものが多いが，カルシウム拮抗薬など細胞内伝達を阻害する薬剤もある．

加齢性変化，化生，異所性唾液腺

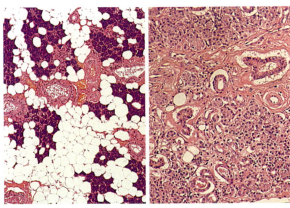

図1 脂肪変性（耳下腺）（左），線維化（顎下腺）（右） 小葉内の脂肪組織の増生が高度である（左）．導管周囲の著しい線維化を認める（右）．

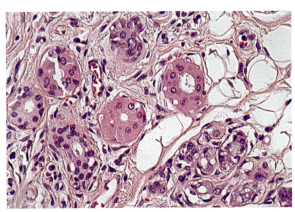

図2 オンコサイト化生 導管に好酸性の細胞質と濃縮した核を有する細胞がみられる．

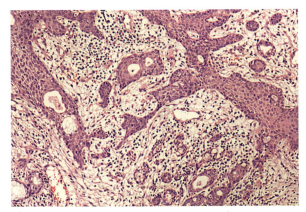

図3 扁平上皮化生 小導管の扁平上皮化生が認められる．

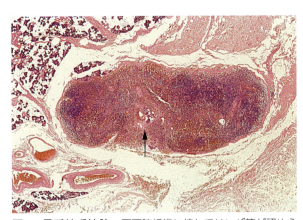

図4 異所性唾液腺 耳下腺組織に接してリンパ節が認められ，リンパ節内に腺組織が認められる（矢印）．

唾液腺には，加齢に伴った様々な組織学的な変化が認められる．これら加齢性変化は，臨床的には唾液の分泌低下を招く．唾液分泌の低下は，義歯の不安定化，齲蝕や歯周病の増加を生じる．組織学的には腺房細胞が萎縮・消失していき，導管の拡張が生じる．この変化は漿液性腺房細胞で顕著なため，耳下腺の方が顎下腺より早期に強い変化が生じる．また，耳下腺では腺房の消失とともに脂肪組織の増生が目立ち，脂肪変性fatty degenerationが生じる（図1左）．顎下腺では間質の線維組織の増生の方が強く，線維化fibrosisが生じる（図1右）．リンパ球浸潤を伴うこともある．

導管の加齢性変化としては，オンコサイト化生oncocytic metaplasiaが認められる．特に耳下腺に好発する．オンコサイト化生は導管細胞に好酸性顆粒を多数保持し，好酸性の細胞質を呈する（図2）．この顆粒は電子顕微鏡的にはミトコンドリアである．このオンコサイトが広範囲に出現するものをオンコサイト症oncocytosisという．

● 扁平上皮化生squamous metaplasiaは，慢性炎症や加齢性変化で導管上皮細胞に生じる（図3）．また，加齢性変化でなく唾液腺に傷害刺激が加わることで進行性の変化として壊死性唾液腺化生necrotizing sialometaplasiaが生じる（p.295の図3参照）．

● 異所性唾液腺ectopic salivary glandは，唾液腺組織が唾液腺以外の組織に認められることをいい，発生過程における迷入現象である．耳下腺リンパ節内（図4）は好発部位である．その他の部位では，下顎骨内，下垂体などにも認めることがある．これらの迷入唾液腺は，リンパ上皮性嚢胞やWarthin腫瘍の発生母地となることが想定されている．静止性骨空洞内にも唾液腺組織が含まれていることがある．

リンパ上皮性囊胞

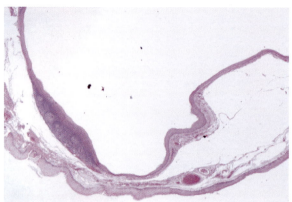

図1 リンパ上皮性囊胞　口腔粘膜下の囊胞壁にリンパ組織を有する囊胞性病変が認められる．

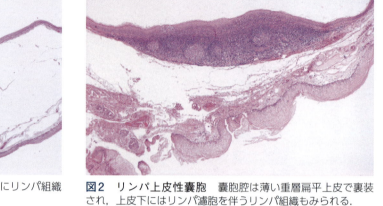

図2 リンパ上皮性囊胞　囊胞腔は薄い重層扁平上皮で裏装され，上皮下にはリンパ濾胞を伴うリンパ組織もみられる．

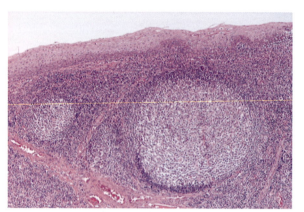

図3 リンパ上皮性囊胞　囊胞壁は薄い重層扁平上皮で裏装され，上皮下にリンパ組織を認める．リンパ濾胞を形成している．

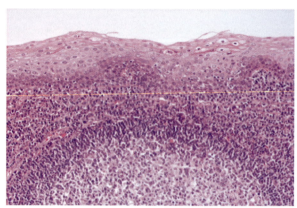

図4 リンパ上皮性囊胞　囊胞腔を裏装する上皮は，上皮釘脚を欠いた，薄い錯角化重層扁平上皮で構成されている．

●リンパ上皮性囊胞lymphoepithelial cystは，上皮下に密なリンパ性組織を伴うことを特徴とする囊胞である．側頸部にみられる鰓囊胞と同様の病理組織像を示す．口腔に発生するリンパ上皮性囊胞は比較的まれである．

▶臨床所見　側頸部以外には，耳下腺や口腔底，舌に，まれに軟口蓋，臼歯部，口腔前庭に発生することもある．30～40歳代に多く，どの年齢でも起こり，頻度は低いが高齢者にもみられる．性差は報告により様々である．一般的には片側性で，無痛性の腫脹や腫瘤として自覚することが多く，他症状の発現は少ない．腫瘤は弾性軟あるいは硬で触知し，大きさは頸部の症例では一般的に鶏卵大程度で，口腔内の症例では径1～1.5cm程度である．内容液の性状は黄白色の泥状ないしチーズ状や，炎症による修飾が加わり茶褐色粘稠液や黒褐色あるいは赤褐色を呈する漿液性液体など様々である．

▶病理発生　耳下腺内のリンパ上皮性囊胞はリンパ節内に封入された耳下腺上皮内に囊胞化が起こったものと考えられ，口腔粘膜に発現する本囊胞の発生機序については，リンパ節内に迷入した唾液腺上皮が囊胞状に拡張した結果生じると考えられている．他には口腔粘膜のリンパ組織における陰窩の閉塞により本囊胞が生じたとする閉塞説や，胎生期の鰓弓の遺残組織が原因とする説がある．

▶組織所見　囊胞壁の裏装上皮は，上皮釘脚を欠く薄い重層扁平上皮で覆われていることが多い（図1，2）．他に円柱上皮，立方上皮，多列線毛上皮が囊胞壁にみられることがある．しばしば円柱上皮や線毛上皮内に粘液細胞がみられる．本囊胞の大きな特徴的な組織像として，上皮の下層にはリンパ組織が認められる（図3，4）．

壊死性唾液腺化生（症）

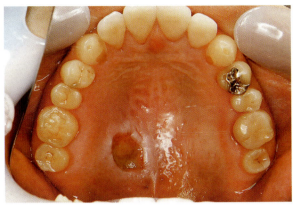

図1　壊死性唾液腺化生（症）　口蓋粘膜に深い潰瘍形成がみられる．

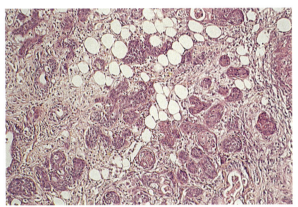

図2　壊死性唾液腺化生（症）　導管ないし腺房に著明な扁平上皮化生が観察される．

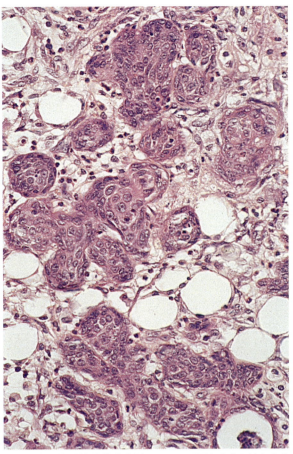

図3　壊死性唾液腺化生（症）　一見，扁平上皮癌や粘表皮癌を思わせるが，構成細胞に異型性はない．

- 壊死性唾液腺化生（症）necrotizing sialometaplasia は唾液腺の虚血による腺房の壊死と，それに続く導管ないし腺房の著しい扁平上皮化生を特徴とする比較的まれな良性疾患である．

▶臨床所見　本症は硬口蓋の小唾液腺に生じることが多いが，他の口腔小唾液腺や大唾液腺あるいは鼻腔・洞粘膜にもみられる．中年以降の男性に多く（男：女＝3：1），一般に硬口蓋の片側性孤在性の境界明瞭な潰瘍性病変として認められる（図1）．潰瘍は深く，その径が3cmにも達することがあるが，痛みを伴うことはほとんどない．潰瘍を形成せず，被覆粘膜の発赤を伴う軽度の硬結や腫脹としてみられたり，発赤・腫脹に引き続き潰瘍を形成することもある．病変の治癒は遅いが，再発することなく自然治癒するので，本症と悪性潰瘍の病理組織学的鑑別が重要になる．

▶病理発生　本症の成り立ちはいまだ明らかにされていないが，外傷などに伴う虚血性変化に対する修復性反応と考えるものが多い．

▶組織所見　腺組織の一部が小葉構造を保ったまま壊死に陥り，導管ないし腺房に著しい扁平上皮化生が観察される（図2，3）．広範囲な著しい扁平上皮化生や化生上皮と残存する導管上皮あるいは粘液腺房細胞とが混在する結果，一見，扁平上皮癌や粘表皮癌を思わせる像も観察されるが，悪性腫瘍にみられる上皮細胞の異型性や小葉構造の浸潤性破壊は認められない（図3）．小葉内および小葉間結合組織には，唾液腺実質の壊死により溢出した粘液に対する炎症反応や線維化が観察される．病巣周囲の唾液腺にも炎症性，退行性変化が種々の程度にみられる．被覆上皮は潰瘍を形成することが多く，潰瘍辺縁部の上皮にはしばしば反応性の増生が観察される．

唾石症

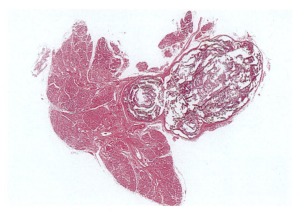

図1　唾石症（顎下腺）　腺体に近接する太い導管内に，大きな唾石が形成されている．

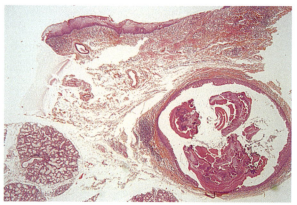

図2　唾石症（口唇腺）　潰瘍と慢性炎症性細胞浸潤を伴う口唇粘膜直下の口唇腺排泄導管内に唾石の形成がみられる．

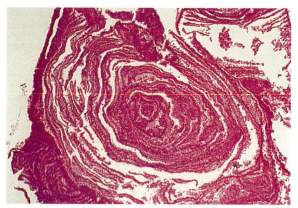

図3　唾石　中心部の核に相当する構造を囲んで同心円状の層状構造が観察される．

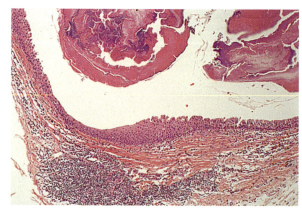

図4　唾石症（口唇腺）　唾石に接する導管上皮は扁平上皮化生を伴って肥厚し，導管壁にはリンパ球浸潤がみられる．

●唾石症 sialolithiasis は唾液腺の導管内に唾石を生じる疾患で，慢性唾液腺炎や導管の閉塞などが原因で生じると考えられている．

▶臨床所見　そのほとんどは顎下腺に生じ，ときに耳下腺や舌下腺，小唾液腺にもみられる．小唾液腺では上口唇や頬粘膜が多い（図1，2）．中年以降に好発し，男性にやや多い．臨床症状を示さず，X線検査で偶然発見されることもあるが，しばしば腺の腫脹や疼痛を伴う．特に食物摂取時の生理的な唾液流量の増加に関連して症状が強くなることが多い．導管開口部に近い部位に生じたものでは，触診により唾石を触れることもある．唾石は通常1つで，直径が1cmを超えることは少ないが，ときに複数であったり，かなりの大きさに達するものもある．

▶病理発生　唾液の停滞により細菌や剥離上皮あるいは異物などが核となり，その周囲に層状の石灰沈着が生じた結果，唾石が形成されると考えられている．顎下腺に唾石が多いのは，他の唾液腺に比較してムチン含有量が多く唾液が粘稠であるとともに，導管が長く屈曲し，唾液の停滞が起こりやすいことによると考えられている．唾液の停滞する原因として唾液腺炎などが考えられる．

▶組織所見　唾石は1つあるいは複数の核を中心に同心円状の層状構造を示す（図3）．唾石の主成分はリン酸カルシウムと炭酸カルシウムであるが，有機性基質にも比較的富み，脱灰切片でも唾石の層状形態がよく観察される．唾石の入った導管の周囲には，種々の程度に慢性炎症性細胞浸潤や肉芽ないし線維性結合組織の増生がみられる（図4）．導管上皮はしばしば扁平上皮化生を伴って肥厚するが，ところによって上皮が剥離・消失する部分も観察される．唾石に隣接する腺体にも炎症性変化や退行性変化が種々の程度にみられる．

唾液腺炎

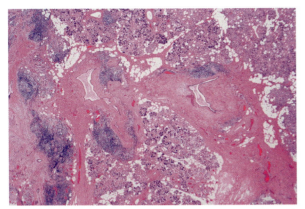

図1 慢性唾液腺炎　導管周囲性に慢性炎症性細胞浸潤や線維化がみられ，腺房は萎縮・消失している．

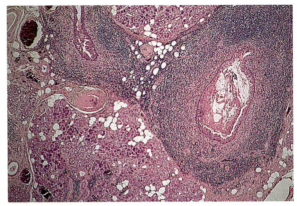

図2 慢性唾液腺炎　粘液の貯留や上皮の反応性増生を示す導管周囲に高度の小円形細胞浸潤がみられる．

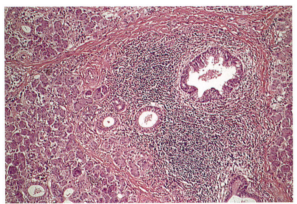

図3 慢性唾液腺炎　導管上皮は化生を伴って肥厚し，導管周囲にはリンパ球浸潤や線維化が観察される．

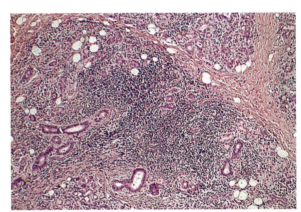

図4 慢性唾液腺炎　腺房は萎縮・消失し，リンパ球浸潤を伴う線維性結合組織や導管の増生がみられる．

● 唾液腺炎 sialadenitis は唾液腺に生じる炎症性病変で，主にウイルス感染や細菌感染が原因で生じる．炎症の経過により急性唾液腺炎と慢性唾液腺炎に分けられる．

▶臨床所見　急性唾液腺炎では，有痛性の唾液腺腫脹，全身症状としては微熱や全身倦怠感が認められる．また，排泄管開口部の発赤・腫脹と同部の圧迫により排膿がみられる．唾石に伴う導管の閉塞に起因するものは顎下腺に多いが，耳下腺や小唾液腺にも認められる．慢性唾液腺炎は，持続的ないし反復する導管閉塞により生じ，唾液腺造影で導管の拡張を伴う．典型例として，小児の再発性耳下腺炎があげられる．

▶病理発生　唾石による導管閉塞や代謝性・薬剤性に唾液分泌が低下した結果，細菌が上行性に感染して生じる．その他，ムンプスウイルスなどのウイルス感染，Sjögren 症候群や放射線照射も原因となる．唾石に伴う唾液腺炎は，唾石形成に伴う二次的変化と考えられるが，慢性唾液腺炎が唾石形成の一次的な原因である場合もある．

▶組織所見　急性唾液腺炎では，好中球が導管内や腺房に充満している．また，慢性唾液腺炎では，導管周囲の慢性炎症性変化や導管上皮の肥厚や剥離・消失などの変化に加え，隣接する腺体部にも炎症性変化が種々の程度に観察される（図1）．小葉間ならびに小葉内導管は一般に拡張し，導管内には濃縮した粘液の貯留や唾石の形成が観察される（図2）．導管上皮はしばしば化生や反応性増殖を示し，導管周囲にはリンパ球，形質細胞の浸潤が種々の程度にみられる（図2，3）．ときにリンパ濾胞の形成も観察される．腺房は萎縮・消失し，これに代わって間質には慢性炎症性細胞浸潤を伴った線維性結合組織が増生する（図4）．

慢性硬化性唾液腺炎

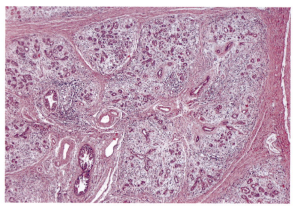

図1　慢性硬化性唾液腺炎　腺房の消失と炎症性細胞浸潤を伴った小葉周辺，導管周囲の著しい線維化を認める．

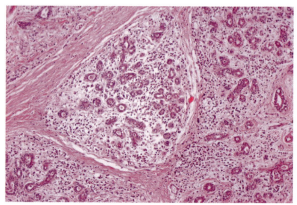

図2　慢性硬化性唾液腺炎　小葉周辺の膠原線維の増生，小葉内の線維化と，著しい腺房の萎縮・消失を認める．

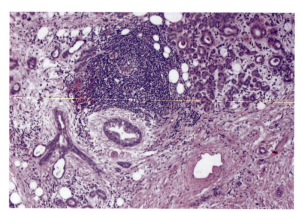

図3　慢性硬化性唾液腺炎　腺房の著しい萎縮，リンパ濾胞形成，拡張した導管を認める．

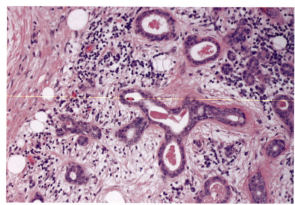

図4　慢性硬化性唾液腺炎　腺組織はリンパ球浸潤を伴った線維組織で置換され，腺房の消失，導管の拡張，導管周囲の硝子化を認める．

●慢性硬化性唾液腺炎 chronic sclerosing sialadenitis は，1896年にKüttnerにより最初に報告され，唾液腺に高度の線維化を伴う炎症性の硬化性病変である．唾液腺が腫瘤として触知されることからKüttner腫瘍とも呼ばれてきた．

▶臨床所見　成人，特に青壮年期の男性の顎下腺に無痛性腫脹としてみられ，片側性である場合が多いが，両側性にも認められることもある．耳下腺，舌下腺にみられることはまれである．患者血清中のIgG4が高値を示すことや，顎下腺にIgG4陽性形質細胞が多数認められることから，IgG4関連硬化性疾患の一つと考えられている．

▶病理発生　かつては本病変の成り立ちは，唾液腺の排泄管からの逆行性（上行性）感染や異物，唾石などに由来する排泄障害が原因と考えられてきた．しかしながら，本症の中に唾石を有さず，血清IgG4の上昇とIgG4陽性形質細胞の唾液腺浸潤を伴う症例が認められること，さらに，他のIgG4関連疾患を合併していることが報告された．このことから，本症がIgG4関連疾患の一つである可能性が示唆されている．両側性に無痛性の唾液腺腫脹を伴うMikulicz病の中にも本症の一部が含まれると考えられている．

▶組織所見　腺房の高度の萎縮・消失がみられ，導管周囲や小葉間結合組織に線維性結合組織の増生が顕著に認められる．また，小葉間結合組織に線維化が認められることより，小葉は明瞭化している（図1, 2）．さらに，拡張した導管や間質にはリンパ球，形質細胞を主体とした慢性炎症性細胞浸潤像が認められ，胚中心を有するリンパ濾胞の形成も認められる（図3, 4）．免疫組織学的検索により，浸潤する多くの形質細胞がIgG4陽性である．

放射線障害

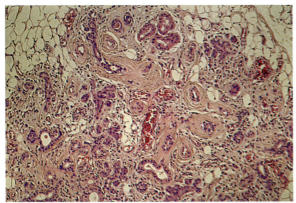

図1　放射線障害（顎下腺）　腺房細胞はほとんど萎縮・消失し，間質の著明な線維化がみられる．

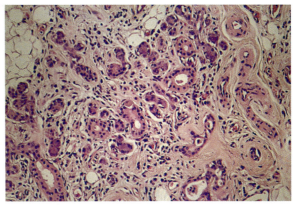

図2　放射線障害（顎下腺）　ほとんどの腺房細胞は消失しているが，導管は比較的よく保たれている．

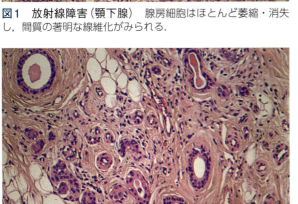

図3　放射線障害（顎下腺）　腺房は消失し，導管周囲の線維化が著明である．また，間質への脂肪組織の浸潤がみられる．

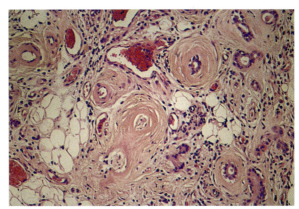

図4　放射線障害（顎下腺）　間質の線維化傾向が著明にみられ，炎症性細胞浸潤や脂肪組織の増生を伴っている．

● 頭頸部癌に対する放射線照射では，その照射野に含まれた唾液腺に障害が認められ，唾液量が減少する．唾液量の減少は経時的に回復する場合もあるが，唾液腺実質組織に強い損傷を伴う場合は持続的な唾液分泌量の低下を認める．

▶臨床所見　放射線照射に対する感受性は，粘液腺に比べ漿液腺で高いとされており，混合腺である顎下腺よりも純漿液腺である耳下腺により強い障害が認められる．唾液腺の障害は曝露する放射線量に依存しており，10〜15 Gyの放射線照射では唾液分泌量の減少が認められるものの，その減少は一過性で徐々に回復する．一方，30 Gyを超える高い線量では著しい唾液腺の損傷と萎縮が生じ，唾液量の回復は期待できない．口腔乾燥症により患者のquality of life（QOL）の低下に至る．

▶組織所見　初期病変として腺房細胞の萎縮・消失と間質の水腫や慢性炎症性細胞浸潤が認められる．腺房細胞に変性がみられ，核の腫大や濃染性が観察される．腺房の障害は，顎下腺と比較して耳下腺でより顕著にみられる．障害が持続した晩期病変では腺房細胞の萎縮・消失が進行し，間質の線維化や脂肪変性が認められる（図1〜4）．腺房の障害に比べ導管の障害は比較的少なく，導管の拡張や扁平上皮化生がみられる（図2）．腺房の萎縮・消失により重篤な唾液分泌障害を生じる．

巨細胞封入体症

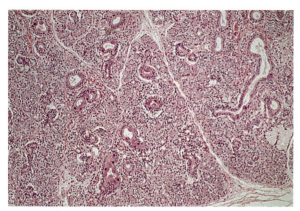

図1　巨細胞封入体症　小葉内導管に好塩基性の封入体を入れた巨細胞が多数観察される．

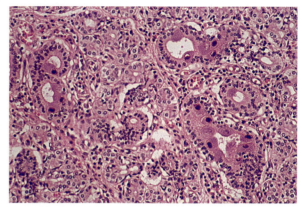

図2　巨細胞封入体症　封入体細胞を伴う導管周囲には慢性炎症性細胞浸潤が観察され，腺房は萎縮・消失している．

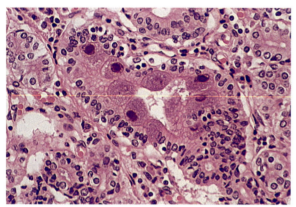

図3　巨細胞封入体症　腫大した導管上皮細胞の核および細胞質内には好塩基性の封入体が観察される．

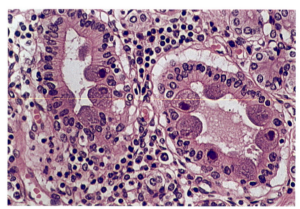

図4　巨細胞封入体症　hematoxylinに濃染する核内封入体と顆粒状の細胞質封入体がみられる．

●巨細胞封入体症 cytomegalic inclusion diseaseは特異な封入体を入れた巨細胞の出現を特徴とする疾患で，サイトメガロウイルスの感染によって引き起こされる．本ウイルスはDNAウイルスのヘルペスウイルス群に属し，かつては唾液腺に特異的に感染するものと思われていたが，現在では全身感染症の部分症として唾液腺病変が生じると考えられている．本症は主に胎内で感染する乳幼児の疾患で，死産，発育異常，早産などを引き起こす．

▶組織所見　唾液腺病変は死因として重要ではないが，組織像だけで確定診断しうる特徴的な組織像を示す．唾液腺における標的細胞は導管上皮細胞で，特に耳下腺，顎下腺の介在部導管に特徴的な封入体が観察される（図1，2）．感染細胞は著しく腫大し，しばしば管腔内に突出している（図3，4）．核は基底側に位置し，核内には周囲にhaloを伴う好塩基性の封入体が観察される（図3，4）．細胞質にも多くの場合，好塩基性の顆粒状の封入体がみられる（図3，4）．これらの封入体にはいずれもウイルスが集簇しており，核内で増殖したウイルスは細胞質を経て細胞外に排出される．変性した封入体細胞が管腔内に剥離崩壊する像も観察される．ウイルス感染に伴う炎症反応の程度は宿主の免疫状態に依存しており，普通，導管周囲にリンパ球や形質細胞浸潤がみられるが（図2，4），免疫能の低下した宿主では炎症性変化の認められないこともある．同様の封入体細胞は尿細管上皮細胞，肺胞マクロファージ，胆管上皮細胞，脳の星状細胞などにも出現する．

　本ウイルスの病原性は弱く，ほとんどが不顕性感染であるが，白血病や臓器移植に伴う免疫抑制薬の投与あるいはHIV感染症に関連して成人に病変が生じることもある．本症に対する特異的な治療法はないが，DNA合成阻害薬の有効性が報告されている．

Sjögren症候群

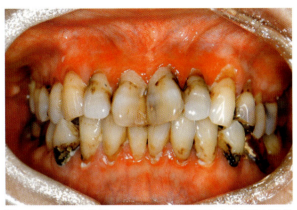

図1 Sjögren症候群　唾液分泌量の低下により齲蝕が多発し，特に根面齲蝕が特徴的である．

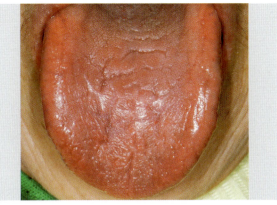

図2 Sjögren症候群　経過が長い症例では舌乳頭が萎縮し，顕著な平滑舌がみられる．

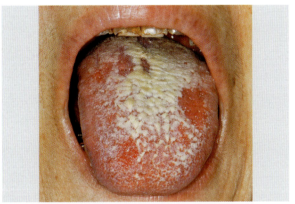

図3 Sjögren症候群　唾液の自浄作用の低下により，舌苔や口腔カンジダ症が生じる．

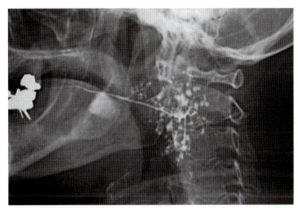

図4 Sjögren症候群　唾液腺造影法による本症の造影画像．大小不同の点状陰影が認められる．

●Sjögren症候群の症状は，口腔乾燥症（ドライマウス），乾燥性角結膜炎（ドライアイ）であり，多くは中高年の女性に発症することから，性差や加齢も関与すると考えられているが，統一した見解は得られていない．唾液は口腔機能の維持に欠かせないものである．唾液分泌障害による quality of life（QOL）の著しい低下として口腔の不快感や異常乾燥感ならびに疼痛，味覚異常などがあげられるが，それ以外にも口腔粘膜疾患，誤嚥性肺炎，上部消化管の障害などが知られている（図1〜4）．病因や病態の成立機序の解明ならびに治療の確立は急務とされているが，いまだに不明な点が多く，2015年に厚生労働省の指定難病となった．

　Sjögren症候群の病型は，関節リウマチや全身性エリテマトーデスなどの膠原病に合併する二次性（続発性）Sjögren症候群と，これらの合併のない一次性（原発性）Sjögren症候群に大別される．

▶組織所見　唾液腺の組織学的変化の特徴は，リンパ球浸潤，腺房の萎縮・消失，筋上皮島の形成である．リンパ球浸潤は小葉内の導管周囲に始まり，次第に腺組織内にびまん性に広がり腺房細胞の傷害を生じる（図5〜8）．この唾液腺組織の傷害によって唾液分泌量が減少する．腺外症状としては，関節炎，間質性肺炎，間質性腎炎，悪性リンパ腫などがある．

●わが国で用いられている本症の改訂診断基準（厚生省研研究，1999年）は，他覚症状を検査項目として用いているのに対し，アメリカ・ヨーロッパ基準（AECG，2002年）では自覚症状に加え，診断に際しては口唇腺生検と抗SS-A抗体，抗SS-B抗体などの自己抗体が陽性であることを診断基準としている．また最近では，米国NIHのSICCA（Sjögren's International Collaborative Clinical Alliance）プロジェクトによる調査が行われ，その診断基準として唾液分泌量の検査

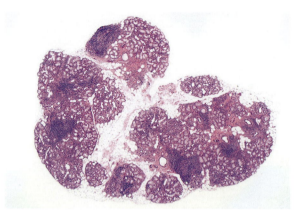

図5　Sjögren症候群　唾液腺の広範囲にリンパ球の細胞浸潤巣が認められる．

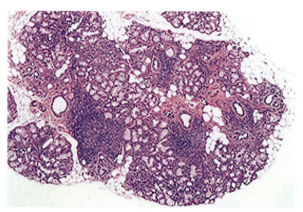

図6　Sjögren症候群　いくつかの導管周囲に著しいリンパ球細胞の浸潤と腺組織傷害がみられる．

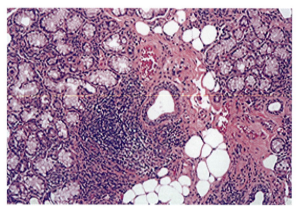

図7　Sjögren症候群　導管周囲の細胞浸潤とその周囲に線維化がみられる．

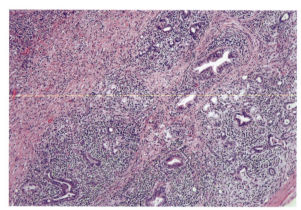

図8　Sjögren症候群　肥厚した導管上皮細胞の周囲には顕著な細胞浸潤巣と線維化が認められる．

は除外され，口唇腺生検が提案されたが，いまだに国際的な合意は得られていない．

1）唾液分泌量の評価法

（1）安静時唾液量（無刺激唾液）：受診者は座った位置で，咀嚼せずに分泌する唾液をコップに随時採取し計測する．1.5 mL/15分以下の場合に陽性とする．

（2）ガムテスト（刺激時唾液）：咀嚼運動や味覚などの刺激による刺激唾液量測定法．市販の味覚のあるガムを咀嚼し，10分間随時唾液を採取する．10 mL/10分以下が唾液分泌減少とされている．

（3）サクソンテスト（刺激時唾液）：口腔内にガーゼを含んで噛ませ，ガーゼが吸収した唾液量を湿重量で計測する．測定前に容器とガーゼの重量を測定し，2分間ガーゼを一定の速度で噛んだ（120回程度/2分）後，重量を測定し，2g以下の場合が陽性となる．

2）画像検査（唾液腺造影法）

唾液腺開口部から造影剤を注入して唾液腺を造影する検査法であり，Sjögren症候群の診断基準の項目の一つになっている．造影画像はその程度により分類され，唾液分泌量との相関が示されている（図4）．

3）病理組織学的検査（小唾液腺生検）

本症の診断には唾液腺にリンパ球の浸潤像の確認が重要な要素となる．唾液腺病理検査は下口唇の小唾液腺から採取する方法が一般的である．下口唇粘膜を約1 cm程度切開し，ブドウ状になった小唾液腺組織を数個（3個以上）取り出す．病理組織学的評価は4 mm^{2}の範囲内にリンパ球（単核細胞）が50個以上浸潤している場合を1 focusとして陽性所見とする診断基準がある．組織所見の特徴は，導管周囲に著明なリンパ球浸潤と腺房細胞の萎縮・消失などである（図5～8）．

良性リンパ上皮性疾患

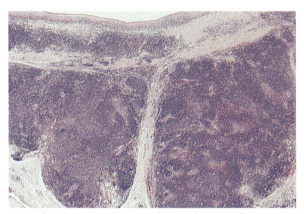

図1 良性リンパ上皮性疾患（口蓋腺） リンパ球の著明なびまん性浸潤が観察される。腺葉構造は保たれている。

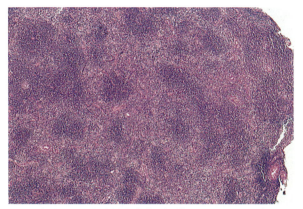

図2 良性リンパ上皮性疾患（口底腺） 唾液腺はリンパ性組織のびまん性増殖によって置換されている。胚中心の形成もみられる。

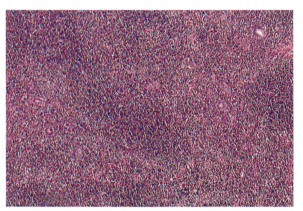

図3 良性リンパ上皮性疾患 腺房は消失し、リンパ球のびまん性浸潤巣には導管が散見されるのみである。

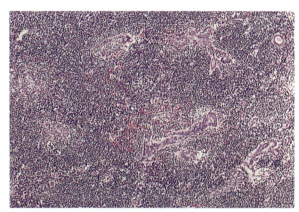

図4 良性リンパ上皮性疾患 導管上皮が増生傾向を示し、一部では上皮筋上皮島様の充実性胞巣も観察される。

●良性リンパ上皮性疾患 benign lymphoepithelial lesionは、唾液腺のリンパ性組織のびまん性増殖疾患で、両側性あるいは片側性の大唾液腺の腫脹を呈し、主に耳下腺に病変が現れる。Sjögren症候群と関連づけられてきたが、Mikulicz病と同一疾患であるという概念が定着してきた。Mikulicz病は中高年に好発し、発症に性差はなく、唾液腺の腫脹のほか涙腺に病変が観察されることもある。近年、Mikulicz病は高IgG4血症と唾液腺および涙腺にIgG4陽性形質細胞の増殖を示すIgG4関連疾患（IgG4関連唾液腺炎および涙腺炎、IgG4関連Mikulicz病）であるとする疾患概念が確立してきた。

▶組織所見　唾液腺組織にはリンパ球あるいは形質細胞のびまん性浸潤がみられ、胚中心の形成を伴うリンパ濾胞も観察される（図1, 2）。リンパ組織の増殖によって腺房は萎縮・消失するのに対し、導管上皮には過形成や扁平上皮化生がみられ、病変の進展とともに、上皮筋上皮島と呼ばれる充実性上皮胞巣を形成する（図3, 4）。IgG4関連唾液腺炎ではIgG4陽性の形質細胞が多数浸潤することが特徴である。

良性リンパ上皮性疾患は、リンパ腫、リンパ上皮性癌、転移性癌、HIV感染に関連するリンパ上皮性病変などとの鑑別が重要で、本症では浸潤するリンパ球、形質細胞や上皮島に異型性や浸潤性増殖は認められない。IgG4関連疾患は、膵臓や腎臓など諸臓器で病変が認められ、多臓器で病変の広がりがあることも知られている。血清学的検査、アレルギー疾患との合併などの臨床所見に加え、病理組織検査が診断に重要であると考えられている。特に、自己抗体（抗SS-A抗体、抗SS-B抗体）の有無、高IgG4血症の有無に加え、病理組織検査がSjögren症候群との鑑別で重要である。Mikulicz症候群は、白血病、リンパ腫、結核などにより、大唾液腺あるいは涙腺に二次的な腫脹をきたす疾患である。

14 唾液腺腫瘍

　唾液腺腫瘍の頻度は全腫瘍の約1％であり，比較的珍しい腫瘍である．また，唾液腺腫瘍の70〜80％は大唾液腺，とりわけ耳下腺に生じ，小唾液腺由来の腫瘍は2〜3割にすぎない．しかし，小唾液腺や舌下腺由来の唾液腺腫瘍は悪性型の占める割合が高く，口腔顎顔面領域の病理診断や腫瘍学における唾液腺腫瘍の位置づけは高い．

　唾液腺腫瘍の90％以上は上皮性腫瘍よりなり，そ れらは基本的には腺由来の腫瘍として良性の腺腫と悪性の腺癌に分類される．しかし，唾液腺には腺管や腺房を構成する腺上皮細胞や腺房細胞に加えて，筋上皮/基底細胞が存在し，これらが腫瘍化に伴って様々な割合で増殖したり，種々の程度に分化を示したりすることから，唾液腺腫瘍は極めて多様な組織像を呈する．表14-1は2017年に改訂されたWHO分類で，30以上の腫瘍型が列記されている．

表14-1　上皮性唾液腺腫瘍の分類（WHO, 2017）

悪性上皮性腫瘍　malignant epithelial tumours
粘表皮癌　mucoepidermoid carcinoma
腺様嚢胞癌　adenoid cystic carcinoma
腺房細胞癌　acinic cell carcinoma
多型腺癌　polymorphous adenocarcinoma
明細胞癌　clear cell carcinoma
基底細胞腺癌　basal cell adenocarcinoma
導管内癌　intraductal carcinoma
腺癌NOS　adenocarcinoma, NOS
唾液腺導管癌　salivary duct carcinoma
筋上皮癌　myoepithelial carcinoma
上皮筋上皮癌　epithelial-myoepithelial carcinoma
多形腺腫由来癌　carcinoma ex pleomorphic adenoma
分泌癌　secretory carcinoma
脂腺腺癌　sebaceous adenocarcinoma
癌肉腫　carcinosarcoma
低分化癌　poorly differentiated carcinoma
未分化癌　undifferentiated carcinoma
大細胞神経内分泌癌　large cell neuroendocrine carcinoma
小細胞神経内分泌癌　small cell neuroendocrine carcinoma
リンパ上皮癌　lymphoepithelial carcinoma
扁平上皮癌　squamous cell carcinoma
オンコサイト癌　oncocytic carcinoma

境界悪性腫瘍　uncertain malignant potential
唾液腺芽腫　sialoblastoma

良性上皮性腫瘍　benign epithelial tumours
多形腺腫　pleomorphic adenoma
筋上皮腫　myoepithelioma
基底細胞腺腫　basal cell adenoma
ワルチン腫瘍　Warthin tumour
オンコサイトーマ　oncocytoma
リンパ腺腫　lymphadenoma
嚢胞腺腫　cystadenoma
乳頭状唾液腺腺腫　sialadenoma papilliferum
導管乳頭腫　ductal papillomas
脂腺腺腫　sebaceous adenoma
細管状腺腫とその他の導管腺腫　canalicular adenoma and other ductal adenomas

表14-2　唾液腺腫瘍の代表的な組織構築とそれを示す主な腫瘍型

篩状構造
・代表的な腫瘍型
腺様嚢胞癌
唾液腺導管癌
・一部で示すことのある腫瘍型
基底細胞腺腫/基底細胞腺癌
多形腺腫
上皮筋上皮癌
多型腺癌
筋上皮腫/筋上皮癌
乳頭状構造
・代表的な腫瘍型
Warthin腫瘍
嚢胞腺腫（乳頭状）/腺癌 NOS（乳頭状）
導管乳頭腫
分泌癌
・一部で示すことのある腫瘍型
腺房細胞癌
唾液腺導管癌
多型腺癌
腺管状構造
・腺上皮-筋上皮/基底細胞よりなる二相性腺管構造
多形腺腫
基底細胞腺腫/基底細胞腺癌
腺様嚢胞癌
上皮筋上皮癌
・腺上皮よりなる一相（層）性腺管構造
細管状腺腫
腺癌 NOS
・腺上皮と筋上皮の特徴を併せもつ細胞よりなる一相（層）性腺管構造
多型腺癌

表14-3　唾液腺腫瘍の特徴的な細胞形態とそれが出現する主な腫瘍型

淡明細胞
・代表的な腫瘍型
上皮筋上皮癌
明細胞癌
脂腺腺腫/脂腺腺癌
・一部で示すことのある腫瘍型
筋上皮腫/筋上皮癌
多形腺腫
粘表皮癌
腺房細胞癌
オンコサイトーマ
・転移性腎細胞癌
紡錘形細胞
・代表的な腫瘍型
筋上皮腫/筋上皮癌
多形腺腫
・一部で示すことのある腫瘍型
上皮筋上皮癌
基底細胞腺腫/基底細胞腺癌
多型腺癌
形質細胞様細胞
多形腺腫
筋上皮腫/筋上皮癌
オンコサイト
・代表的な腫瘍型
Warthin腫瘍
オンコサイトーマ/オンコサイト癌
・一部で示すことのある腫瘍型
粘表皮癌
筋上皮腫/筋上皮癌
多形腺腫
唾液腺導管癌

　唾液腺腫瘍の特徴はその多様な組織像に加えて，腫瘍型が異なるにもかかわらず，篩状構造，乳頭状構造，腺管状構造など組織構築や，明細胞，扁平上皮，オンコサイトなどの細胞型が部分的に共通して観察されることである（表14-2, 3）．そこで，唾液腺腫瘍の病理診断に際しては，構成細胞の分化の方向（腺上皮/分泌上皮性あるいは筋上皮/基底細胞性）から組織像を解釈することが重要であり，そのためには，腫瘍細胞の免疫染色性が役立つ場合がある．表14-4は代表的な唾液腺腫瘍における免疫組織化学所見をまとめたものである．

　さらに近年，分子病理学的な検討によって，いくつかの腫瘍型に特異的な染色体異常とそれによる融合遺伝子が見いだされ，診断における有用性が認識されつつある．加えて，融合遺伝子を有する症例では，異常な融合タンパクによる細胞増殖シグナルの活性化や分化シグナルの変化をターゲットとする分子標的治療の可能性も模索されている．唾液腺腫瘍にみられる代表的な染色体異常と融合遺伝子を表14-5にまとめた．

表14-4 主な唾液腺腫瘍の代表的な免疫染色性

腺上皮/分泌上皮性分化のみを示す（筋上皮性分化のない）腫瘍型

	CK/EMA	Vim	S100	α-SMA/Calponin	p63
Warthin腫瘍[1]	+	−	−	−	+
腺房細胞癌[2]	+	−〜±	−〜+	−	−
分泌癌[3]	+	+	+	−	−
粘表皮癌	+	−〜±	−	−	+
明細胞癌	+	−	−	−	±〜+
唾液腺導管癌[4]	+	−	−	−	−

腺上皮性分化と筋上皮/基底細胞性分化を示す腫瘍型

	EMA	Vim	S100	α-SMA/Calponin	p63	GFAP
多形腺腫						
腺上皮	+	−	−	−	−	−
筋上皮	−	+	+	±	±	±
上皮筋上皮癌						
腺上皮	+	−	−	−	−	−
筋上皮	−	+	+	+	±	−〜±
基底細胞腺腫/基底細胞腺癌[5]						
腺上皮	+	−	±	−	−	−
筋上皮	−	+	±	±	±	−〜±
腺様嚢胞癌						
腺上皮	+	−	±	−	−	−
筋上皮	−	+	±	±	±	−〜±
多型腺癌	±	±	+	+	±	−〜±

筋上皮性分化のみを示す腫瘍型（一部に少数の腺管形成を伴うこともある）

	EMA	Vim	S100	α-SMA/Calponin	p63	GFAP
筋上皮腫/筋上皮癌	−	+	+	±	±	±

＋：多くの細胞が陽性，±：部分的に陽性，〜：症例による

CK：サイトケラチン，EMA：上皮膜抗原，Vim：ビメンチン，S100：S-100タンパク，α-SMA：α-平滑筋アクチン，GFAP：グリア線維性酸性タンパク

[1] 基底細胞がp63陽性．
[2] アミラーゼ，DOG1，SOX10陽性例が多い．
[3] マンマグロビン，アディポフィリン陽性例が多い．
[4] Her2，GCDFP-15，アンドロゲン受容体陽性例が多い．
[5] 間質にVim，S-100陽性の紡錘形〜星芒状細胞を伴うことがある．

表14-5 唾液腺腫瘍にみられる主な染色体異常と融合遺伝子

腫瘍型	染色体異常	融合遺伝子
多形腺腫	t(3;8)(p21;q12)	*CTNNB1-PLAG1*
	t(5;8)(p13;q12)	*LIFR-PLAG1*
	t(18;15)(q12;q14)	*CHCHD7-PLAG1*
	rea(8q)	*TCEA1-PLAG1*
	ins(9;12)	*HMGA2-NFIB*
	der(12)	*HMGA2 WIF1*
粘表皮癌	t(11;19)(q12;p13)	*CRTC1-MAML2*
	t(11;15)(q12;p26)	*CRTC3-MAML2*
腺様嚢胞癌	t(6;9)(q22-23;p23-24)	*MYB-NFIB*
分泌癌	t(12;15)(p13;q25)	*ETV6-NTRK3*
明細胞癌	t(12;22)(q13;q12)	*EWSR1-ATF1*

（腫瘍病理鑑別診断アトラス　頭頸部腫瘍Ⅰ唾液腺腫瘍　Ⅴ．遺伝子検索による唾液腺腫瘍の鑑別　表1を改変）

表14-6 悪性度に基づいた悪性唾液腺腫瘍の分類

低悪性度	中悪性度	高悪性度
腺房細胞癌		
粘表皮癌（高分化型）	粘表皮癌（中等度分化型）	粘表皮癌（低分化型）
多型腺癌		
	腺様嚢胞癌（管状，篩状型）	腺様嚢胞癌（充実型）
基底細胞腺癌	上皮筋上皮癌	オンコサイト癌
分泌癌		
明細胞癌		
	脂腺腺癌	唾液腺導管癌
粘液腺癌		
腺癌 NOS（細胞異型低）		腺癌 NOS（細胞異型高）
筋上皮癌（細胞異型低）	筋上皮癌（細胞異型中）	筋上皮癌（細胞異型高）
多形腺腫由来癌（浸潤程度 non～minimal）		多形腺腫由来癌（浸潤程度 massive）
		扁平上皮癌
導管内癌		
		低分化癌

　唾液腺腫瘍では，癌と分類されるものの中に，あるいは1つの腫瘍型においてさえも，悪性度の異なるものが含まれる．そこで悪性唾液腺腫瘍の診断にあたっては腫瘍型を確定するとともに，臨床態度と関連する亜分類や組織学的グレードにまで言及する必要がある（表14-6）．

　本章では唾液腺腫瘍分類にあげられた腫瘍型のうち，頻度の高いもの，臨床病態や鑑別診断の観点から重要なものを取り上げる．

臨床的事項

唾液腺腫瘍は各唾液腺により発生する腫瘍の種類や頻度が異なり，また腫瘍により好発部位，好発年齢，性差などがみられることがあり，これらを念頭に置いた診断が求められる．なお，唾液腺組織には炎症性疾患，および頻度は少ないが，血管腫，脂肪腫，悪性リンパ腫などの腫瘍や囊胞性疾患まで種々認められるので，鑑別診断に注意を要する．

1. 発生頻度

部位別発生頻度はおおよそ耳下腺70～80％，顎下腺7～10％，舌下腺1％以下，小唾液腺10～18％となっている．耳下腺腫瘍の約80％は良性であるが，顎下腺や小唾液腺ではほぼ同等，また舌下腺や口底・臼後部では多くが悪性ともいわれている．耳下腺では良性の多くは多形腺腫で，次いでWarthin腫瘍が5～10％を占め，他の腫瘍は1％内外である．悪性では粘表皮癌が最も多いが，種々みられる．顎下腺では良性では多形腺腫が最も多く，悪性では粘表皮癌や腺様囊胞癌が多い．小唾液腺では口蓋が最も多く，次いで頰粘膜で，臼後部，口底，上唇と続き，口蓋や頰粘膜では多形腺腫が最も多い．

悪性唾液腺腫瘍に関して日本頭頸部癌学会の2011，2012年のデータでは，大唾液腺癌は全頭頸部悪性腫瘍7,102例のうち336例，4.7％を占め，部位別では耳下腺67.0％，顎下腺29.1％，舌下腺3.9％である．組織型では粘表皮癌16.7％，唾液腺導管癌16.4％，腺様囊胞癌14.3％，腺癌 NOS 11.0％，多形腺腫由来癌10.1％と続いている．年齢では60歳代にピークがあり，男女比は1.6：1である．一方，口腔領域の悪性腫瘍2,445例のうち小唾液腺癌は64例，2.6％で，腺様囊胞癌と粘表皮癌で約80％を占めている．

2. 臨床所見

腫瘍が小さいときには良性・悪性にかかわらず症状を現さない．来院の動機としては，緩徐に増大する無痛性の腫脹やしこりなどが大多数を占めている．悪性腫瘍においては，ときに急速な増大，周囲組織との癒着や潰瘍形成（図14-1），腫瘍細胞の神経周囲への浸潤によるしびれ感や自発痛，さらに耳下腺では顔面神経麻痺などを訴えることがあり，やや隆起した形態を呈する軟から比較的硬い腫瘤として触知できる．多くは可動性であるが，周囲組織と癒着している場合は悪性の可能性が高い．しかし，口蓋の多形腺腫は半球状の膨隆を呈し（図14-2），しばしば被膜を欠くため可動性に乏しく，潰瘍形成を伴う場合もある．また，表面粘膜は健常色であることが多いが，腫瘍の内部性状や膨隆のため赤青色や帯黄白色を呈することもある（図14-3）．

3. 画像診断

主にCT，MRIおよび超音波を用いて占拠部位，腫瘍の境界，内部性状，周囲組織との関係などを検査する．特に画像上の境界の明瞭度は悪性か否かを診断するうえで非常に重要で，造影CTや造影MRIも有用である．硬口蓋や歯槽部に発生した腫瘍であれば，パノ

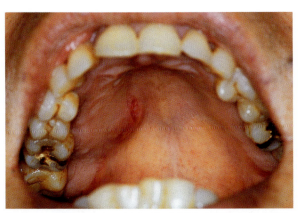

図14-1　腺様囊胞癌　右側口蓋の腫脹と疼痛を主訴に来院した症例．臼歯部相当の右側口蓋に，一部に潰瘍を伴う弾性軟の腫脹を認める．大臼歯には軽度の動揺がある．

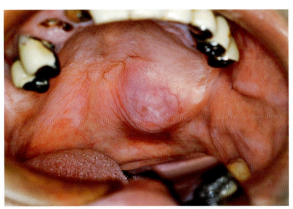

図14-2　多形腺腫　左側口蓋の無痛性腫脹を主訴に来院した症例．硬軟口蓋移行部を中心に半球状のやや硬い腫瘤を認める．

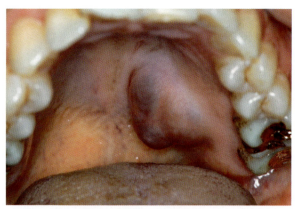

図14-3　多形腺腫　右側硬口蓋の膨隆を主訴に来院した症例．非常に軟らかく，腫瘍中央部の粘膜は赤青色を呈する．

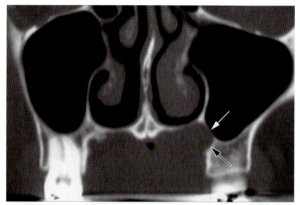

図14-4　多形腺腫　図14-3のCT像．腫瘍直下の口蓋の骨に圧迫性の吸収が認められる（矢印）．

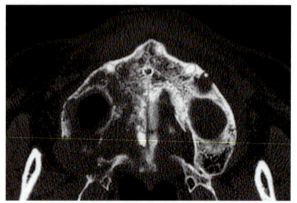

図14-5　腺様囊胞癌　図14-1のCT像．右側口蓋から歯槽にかけて，さらに上顎結節から蝶形骨翼状突起にかけて広範な骨破壊像を認める．

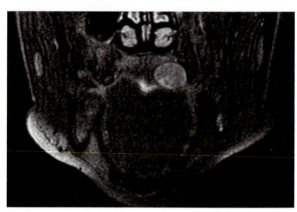

図14-6　多形腺腫　図14-2のMRI T2強調像（脂肪抑制）．境界明瞭な類円形の病変で，内部不均一な高信号を示す．

ラマX線画像やCTを撮影し，良性であれば骨吸収はないか，あったとしても圧迫性の吸収像（図14-4），悪性では囊胞や歯原性腫瘍のような境界明瞭な透過像から骨破壊を示すものまである（図14-5）．唾液腺腫瘍の多くはMRI T1強調像で低から中等度の信号，T2強調像ではしばしば中等度から高信号で，内部不均一な像を示す（図14-6）．組織壊死や融解があれば同部は無信号となるので，悪性を考慮して検査を進める．悪性が疑われればFDG-PETや^{67}Gaシンチグラフィが行われるが，近年はFDG-PET検査が主流となっている．しかし，FDG-PETはWarthin腫瘍や多形腺腫でも集積する半面，悪性腫瘍でも集積しないことがあるので注意を要する．ただし，高集積は悪性診断の根拠となる．また，Warthin腫瘍が考えられれば$^{99m}TcO_4^-$シンチグラフィ検査を施行する．$^{99m}TcO_4^-$は耳下腺が好発部位であるオンコサイトーマでも集積がみられる．

4．生検と穿刺吸引細胞診

小唾液腺腫瘍のように表在性の腫瘍の確定診断は通常の生検による．また，比較的小さな腫瘍では切除生検も適応される．しかし，大唾液腺に発生したものでは生検による腫瘍細胞の播種を避けるために，穿刺吸引細胞診がしばしば用いられる．

5．治　療

外科的治療が主で，良性腫瘍であれば摘出術，悪性腫瘍では周囲健常組織を含めた切除術が行われる．口蓋の多形腺腫では被膜を欠くことが多いので，切除術が適応となる．悪性腫瘍に対する放射線治療は術後照射として行われることが多く，最近は腺様囊胞癌に対する粒子線治療が注目されている．腫瘍の種類，病期，悪性度，頸部やリンパ節や遠隔転移などによって生存率は異なる．粘表皮癌の低悪性型，腺房細胞癌，多型腺癌，基底細胞癌などは比較的良好な予後を示すが，腺様囊胞癌や唾液腺導管癌などは局所再発や遠隔転移が多いため，5年生存率は50％程度であっても10年生存率は著しく低下する．

腺房細胞癌

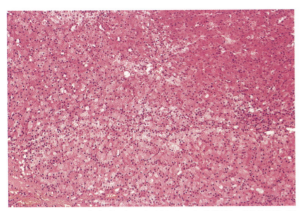

図1 腺房細胞癌充実型 漿液性腺房細胞類似の腫瘍細胞が腺房様充実性増殖を示す．

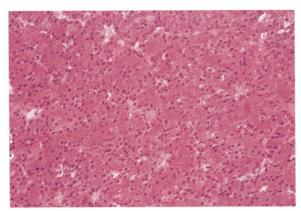

図2 腺房細胞癌充実型 好塩基性の顆粒状細胞質と小型の偏在核を有する漿液性腺房細胞類似細胞が細い間質を介して腺房状〜索状に配列している．

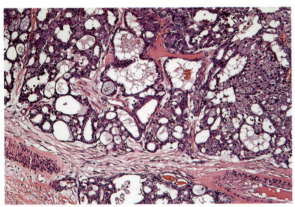

図3 腺房細胞癌 腫瘍細胞間に多数の腔が形成され，一部では乳頭囊胞状を呈している．

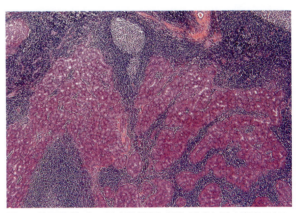

図4 腺房細胞癌 腫瘍胞巣間に濾胞形成を示す高度のリンパ球浸潤（TALP）を伴っている．

●腺房細胞癌 acinic cell carcinomaは腫瘍細胞が漿液性腺房細胞への分化を示す悪性腫瘍である．腫瘍細胞の一部が導管上皮への分化を示すこともある．約80％が耳下腺に発生するが，頬部，上口唇などの小唾液腺や顎下腺にも生じる．女性にやや多く，平均年齢は40歳代であるが，20歳以下にも生じる．

▶臨床所見 通常，緩徐な発育を示す境界明瞭な充実性腫瘤としてみられるが，被膜は不完全で，多結節性の浸潤性増殖を示すこともある．

▶組織所見 本腫瘍の基本型は，好塩基性の顆粒状細胞質と小型の偏在核を有する漿液性腺房細胞類似の類円形腫瘍細胞の腺房様充実性増殖である（図1，2）．構成細胞には，腺房細胞のほかに介在導管様細胞，空胞細胞，明細胞，非特異的腺細胞などが，組織構築には充実型のほか，微小囊胞型（図3），乳頭状囊胞型，濾胞型など多様なパターンがある．これらは分泌癌とも共通しており，チモーゲン顆粒を有する漿液性腺房細胞類似細胞が明らかでない場合には分泌癌との鑑別が必要となる．間質に著明なリンパ球浸潤を伴うこともあり（図4），腫瘍随伴リンパ組織増生 tumour-associated lymphoid proliferation（TALP）と呼ばれる．構成細胞の種類，組織構築，リンパ球浸潤の有無と予後には関係がなく，一般には低悪性であるが，高悪性度転化，脱分化によって予後不良な腺癌 NOSや未分化癌が発生することがある．分泌癌との鑑別にはジアスターゼ消化PAS染色によるチモーゲン顆粒の確認と免疫染色性の違い（p.307の表14-4参照），融合遺伝子の有無（p.307の表14-5参照）が参考になる．

分泌癌

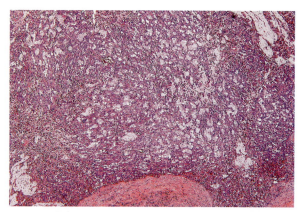

図1　分泌癌　腫瘍細胞が微小嚢胞状，濾胞状に増殖している．

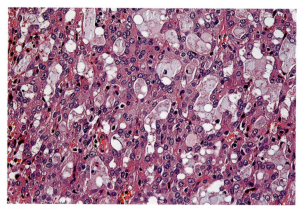

図2　分泌癌　腫瘍細胞は，両染性細胞質と核小体の明瞭な核を有し，異型や分裂像に乏しい．

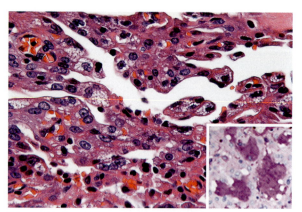

図3　分泌癌　空胞状細胞質を有する腫瘍細胞もある．inset：ジアスターゼ消化PAS染色陽性の分泌物．

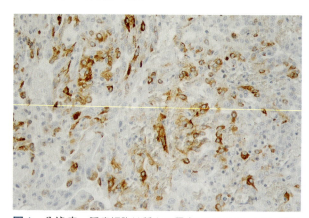

図4　分泌癌　腫瘍細胞は種々の程度にmammaglobin陽性である．

●分泌癌 secretory carcinoma(SC)は，2010年にSkálováらが乳腺分泌癌に類似する組織像とt(12;15)(p13;q25)転座による*ETV6-NTRK3*融合遺伝子を有する唾液腺癌に対して乳腺相似分泌癌と命名し，WHO2017で分泌癌として掲載された新しい腫瘍型である．従来，乳頭嚢胞型，微小嚢胞型や濾胞型の腺房細胞癌と診断されてきた多くの症例で同様の融合遺伝子が検出されており，SCに相当すると考えられる．腺房細胞癌よりも予後不良傾向が指摘されている．

▶臨床所見　新しい腫瘍型のため，正確な頻度は不明であるが，唾液腺悪性腫瘍の約1割に相当するという報告がある．性差は明らかではなく，平均年齢は40歳代で，まれに小児にも生じる．好発部位は耳下腺（約60％）で，30％が頬粘膜，口唇などの小唾液腺，10％が顎下腺に発生している．緩徐な増大を示す無痛性腫瘤を形成する低悪性度腫瘍で，局所再発，転移率はそれぞれ約20％，肺，胸膜や骨などへの遠隔転移は約5％とされる．

▶組織所見　境界明瞭であるが，被膜はなく，乳頭嚢胞体，微小嚢胞状，濾胞状あるいは充実性胞巣を形成して増殖する（図1）．腫瘍細胞は，両染性〜空胞状細胞質と核小体のみられる円形核を有し，異型や分裂像には乏しい（図2，3）．腫瘍細胞間や腔内に粘液様分泌物が貯留している（図3 inset）．分泌物が結合組織に漏れ出て肉芽組織が広範に形成されることもある．腺房細胞癌で，漿液腺房細胞様細胞を欠き，チモーゲン顆粒が証明されない場合にはSCの可能性を考える．SCでは乳腺腫瘍と類似してmammaglobinが高率に陽性になるが（図4），特異な所見ではなく，確実な診断には融合遺伝子の検索が必要である．

粘表皮癌

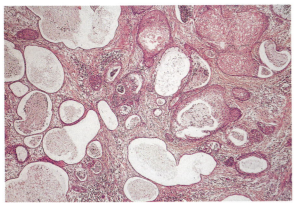

図1 粘表皮癌 高分化型（低悪性型） 粘液細胞と分化の高い類表皮細胞が構成細胞の半数以上を占め，腺腔や囊胞形成が目立つ．

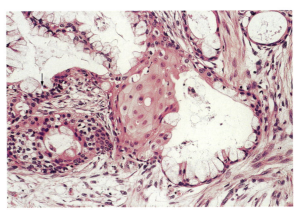

図2 粘表皮癌 高分化型（低悪性型） 腫瘍は粘液産生細胞，類表皮（扁平上皮）細胞および未分化な小型細胞である中間細胞（矢印）よりなる．

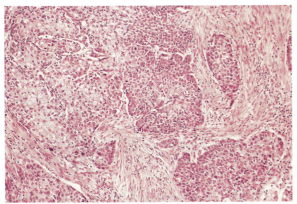

図3 粘表皮癌 低分化型（高悪性型） 腺腔形成に乏しく充実性で，中間細胞と低分化な類表皮細胞が主体を占める．一部に粘液細胞が認められる．

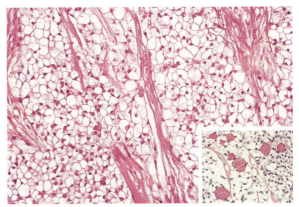

図4 粘表皮癌 明細胞型 明細胞が主体を占める．明細胞に混じって粘液細胞が散見される．inset：mucicarmine染色．

● 粘表皮癌 mucoepidermoid carcinomaは粘液細胞，類表皮（扁平上皮）細胞と中間細胞（未分化な小型細胞）よりなる悪性腫瘍である．腺様囊胞癌と並んで頻度の高い唾液腺悪性腫瘍で，約半数は耳下腺に生じるが，口腔での発生率も高い．女性にやや多い．平均年齢は約50歳であるが，各年齢層に均等に発生し，腺房細胞癌と並んで10歳代の若年者にも多い．なお，顎骨中心性粘表皮癌については，異所性唾液腺由来よりも歯原性とするものが多い．

▶ 臨床所見 緩徐に増殖する無痛性腫瘤として出現することが多く，口腔では粘液囊に類似することもあるが，後述の高悪性型では疼痛や潰瘍形成を伴う．境界は不明瞭で，しばしば種々の程度に囊胞形成を伴う．

▶ 組織所見 3種の構成細胞に加えて，明細胞が約10％の症例に出現し，まれに脂腺細胞やオンコサイトがみられる．組織像によって，粘液細胞と分化の高い類表皮細胞が構成細胞の半数以上を占め，腺腔や囊胞形成が目立つ高分化型（低悪性型）（図1，2）と，腺腔形成に乏しく充実性で，中間細胞と低分化な類表皮細胞が主体を占める低分化型（高悪性型）（図3）とに分類される．明細胞が主体を占める例（図4）では，明細胞癌，筋上皮癌，転移性腎細胞癌などとの鑑別のためにmucicarmine染色による粘液細胞の確認，免疫染色による筋上皮性分化の否定（p.307の表14-4参照），原発巣の精査が必要となる．明細胞癌との鑑別には融合遺伝子（p.307の表14-5参照）の検討が診断の補助となる．類表皮細胞が主体を占めるものは，扁平上皮癌や壊死性唾液腺化生との鑑別が問題となることもある．粘表皮癌の間質は通常，線維性結合組織よりなるが，硝子化を示すことが多く，また濾胞形成を伴う腫瘍随伴リンパ組織増生 tumour-associated lymphoid proliferation（TALP）がみられることもある．

腺様嚢胞癌

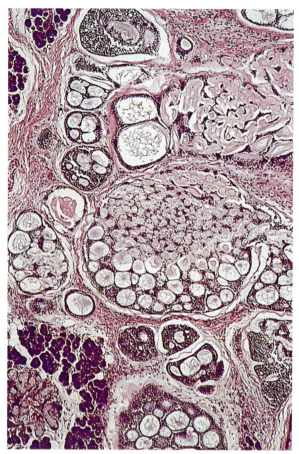

図1 腺様嚢胞癌　篩状や充実性胞巣が唾液腺内に浸潤性に増殖している．

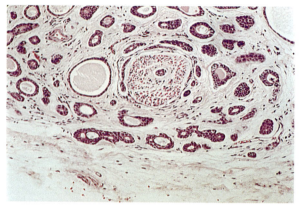

図2 腺様嚢胞癌　腫瘍胞巣が神経線維束を囲み，また内部へと浸潤・増殖している．

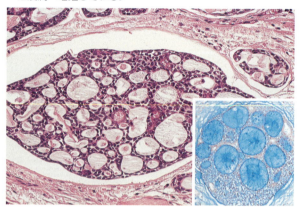

図3 腺様嚢胞癌　篩状胞巣．好酸性細胞質を有する細胞が囲む真の腺腔は小型で少数である．腫瘍細胞は異型に乏しい．inset：腔の多くは偽嚢胞腔でAlcian Blue陽性の粘液様基質を含む．

●腺様嚢胞癌 adenoid cystic carcinomaは，代表的な悪性唾液腺腫瘍の一つで，小唾液腺では粘表皮癌とともに発生頻度の高い腫瘍型である．侵襲性が強く，長い経過の後に転移をきたす予後不良の腫瘍である．組織学的には腺上皮-腫瘍性筋上皮細胞からなる篩状，管状，充実性胞巣の形成を特徴とする．

▶臨床所見　好発年齢は30～50歳代，男女比は2：3で女性に多い．約半数が耳下腺，顎下腺に発生し，小唾液腺では口蓋腺に好発する．緩徐な増大を示す腫瘤として自覚され，神経浸潤に伴い疼痛や麻痺が出現する．小唾液腺例ではしばしば潰瘍形成をきたす．5年生存率は約75％と高いが，20年後には約10％と低下する．再発と転移，特に肺や骨に血行性転移が生じ，長期での予後は不良である．

▶病理発生　介在部導管に位置する多潜能を有する細胞が腺上皮，腫瘍性筋上皮細胞の2方向に分化して生じると考えられている．

▶組織所見　導管上皮様の腺細胞とその外側の腫瘍性筋上皮細胞の2種類の細胞からなる（二相性分化）篩状や管状，充実性胞巣が浸潤性に増殖する（図1）．神経周囲リンパ隙や神経線維束内部への浸潤傾向が強いことは本腫瘍の大きな特徴である（図2）．最も定型的な篩状構造では，胞巣内に多数の腔が形成され（図3），これらの腔は裏装細胞の違いにより2つに分けられる．すなわち，介在部導管上皮に似た好酸性細胞質を有する立方形細胞で囲まれる真の腺腔と，より小型で細胞質に乏しく，過染色性核を有する腫瘍性筋上皮細胞の基底側で囲まれ，間質と連続する偽嚢胞腔（pseudocyst）が識別される（図3）．真の腺腔は，好酸性でPAS染色陽性の分泌物（上皮性粘液）を含み，一方，偽嚢胞腔はhematoxylinで淡く，Alcian Blue染色で陽性に染まる粘液様物質（間葉型ムチン）（図3 inset）や好酸性の硝子円柱様物質を含み，これらは腫瘍性筋上皮細胞の細胞間や胞巣周囲にも存在する．

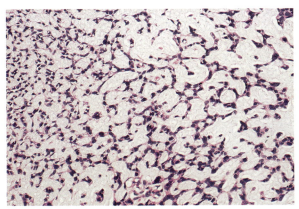

図4 腺様嚢胞癌 細胞外基質が増加し，腫瘍細胞はレース状に配列している．

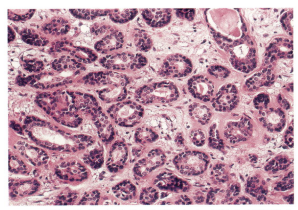

図5 腺様嚢胞癌 好酸性細胞質を有する導管上皮様細胞とhematoxylinに濃染する核を有する外層細胞よりなる二相性管状構造．

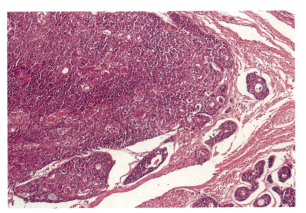

図6 腺様嚢胞癌 細胞異型のみられる細胞よりなる充実性胞巣．

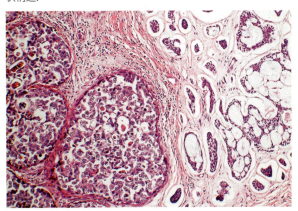

図7 腺様嚢胞癌の脱分化 定型的な腺様嚢胞癌（右半分）に接して細胞異型の強い低分化（左半分）を認める．

　細胞外基質が増加すると腫瘍細胞は索状，レース状に配列する（**図4**）．管状構造は介在部導管に似た二相性腺管で，導管上皮様細胞と腫瘍性筋上皮細胞よりなる（**図5**）．篩状，管状構造ともに一般に細胞異型は目立たず，核分裂像もまれに認めるのみである．充実性構造には，腫瘍性筋上皮細胞あるいは腺上皮細胞よりなるものとどちらの性格も明らかでない細胞よりなるものがある（**図6**）．篩状や管状構造の構成細胞より細胞異型が明瞭で，多数の核分裂像の出現や胞巣中心部の壊死を認めることがあり，このような構造が主体の症例は悪性度が高い（**図6**）．

　特徴的な組織像より，通常診断は容易であるが，篩状，管状構造ともに腺上皮-腫瘍性筋上皮細胞よりなるほかの腫瘍型（多形腺腫，上皮筋上皮癌，多型腺癌，基底細胞腺腫/腺癌など）にも出現するため，それらとの鑑別が必要となる場合がある．良性腫瘍との鑑別には，周囲組織や神経を巻き込んでの浸潤性増殖の確認が重要で，多形腺腫とは，粘液腫様や軟骨様の間葉様域の有無もポイントとなる（p.325「多形腺腫」参照）．多型腺癌は，構成細胞が均一単調で，腺管は単層性のものが多く，腺上皮と腫瘍性筋上皮細胞の区別が明瞭でない点で腺様嚢胞癌とは異なる（p.316「多型腺癌」参照）．また，これらの腫瘍型との鑑別には免疫組織化学的染色性の違いが参考となる場合もある（p.307の**表14-4**参照）．唾液腺導管癌も篩状構造を示すが，細胞異型が高度で，腔がすべて真の腺腔よりなり，筋上皮性分化を欠く点で鑑別される（p.320「唾液腺導管癌」参照）．なお，腺様嚢胞癌，腺房細胞癌などの低〜中悪性度腫瘍に，元の組織像とは異なる高悪性度腫瘍（腺癌 NOS，低分化癌など）がまれに発生することがあり，脱分化dedifferentiation（**図7**），高悪性度転化high-grade transformationと呼ばれる．

多型腺癌

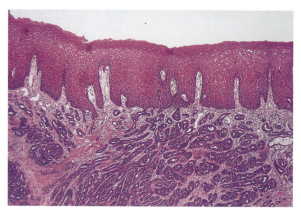

図1　多型腺癌　口蓋粘膜下に明らかな被膜を欠き，浸潤傾向を示す腫瘍がみられる．

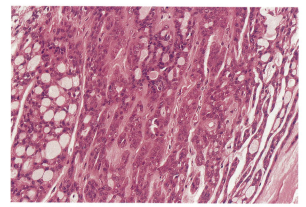

図2　多型腺癌　腫瘍組織は腺管状，篩状，索状など多様な組織パターンを示す．

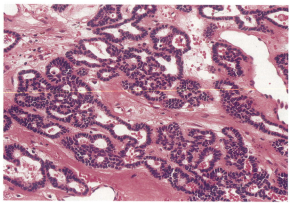

図3　多型腺癌　腺管状を示す部分では，単層性腺管がそのほとんどを占める．

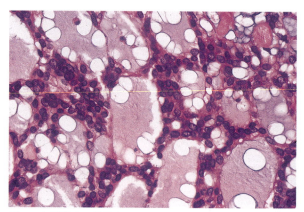

図4　多型腺癌　篩状を示す部分．腫瘍細胞の異型性は目立たず，核分裂像もない．

●多型腺癌 polymorphous adenocarcinoma はもっぱら小唾液腺に発生し，配列パターンの多様性と構成細胞の均一性によって特徴づけられる腺癌である．多型低悪性度腺癌 polymorphous low-grade adenocarcinoma の名称であったが，高悪性例も報告され，WHO2017では low-grade が除かれた．欧米では頻度の高い腫瘍型とした報告もあるが，わが国では比較的少ない．

▶臨床所見　約60％が口蓋に生じ，次いで頬粘膜，上口唇に多い．女性に好発（約2倍）し，40～70歳代に多い（平均約55歳）．腫瘍は比較的緩徐に増殖する無痛性限局性小腫瘤として認められる．再発率は20％前後で，頸部リンパ節への転移率も5～10％と比較的低く，遠隔転移，腫瘍死とも極めてまれである．

▶組織所見　腫瘍の境界は比較的明瞭だが，明らかな被膜を欠き，周囲組織に浸潤傾向を示す（図1）．腫瘍組織は充実性，腺管状，篩状，索状，乳頭状，囊胞状など多様な組織パターンを示し（図2），いわゆる single-file 様配列も腫瘍辺縁部にしばしばみられる．これらの組織パターンの割合は同一腫瘍の部位によって，あるいは症例によって異なる．多くの症例で，神経周囲への浸潤がみられ，しばしば神経を中心に同心状を示す．腺管状を示す部分では，単層性腺管がそのほとんどを占めることが多い（図3）．

腫瘍細胞は一般に立方～円柱状の均一な小型～中間大細胞で，卵円形の胞状核と少量～中等量の好酸性～両染性細胞質を有する（図4）．腫瘍細胞の異型性は目立たず，核分裂像もまれで，壊死巣の形成もない（図4）．扁平上皮化生や明細胞化を示すこともある．間質はしばしば硝子化を示し，粘液様基質に富むが，軟骨様分化はない．免疫組織化学的に，組織パターンや腺腔形成の有無にかかわらず，腫瘍細胞の大多数にサイトケラチン，ビメンチン，S-100タンパクのびまん性陽性反応が観察される（p.307の表14-4参照）．

上皮筋上皮癌

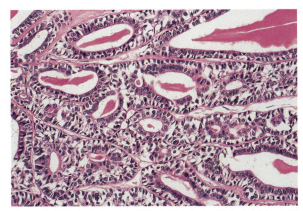

図1 上皮筋上皮癌 好酸性細胞質を有する導管上皮様の内層細胞と淡明な外層細胞よりなる二相性腺管構造が特徴的である．

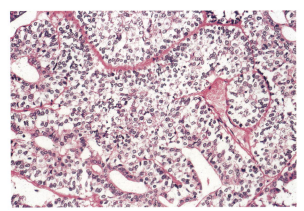

図2 上皮筋上皮癌 明細胞が主体の部分．細胞異型は軽度である．

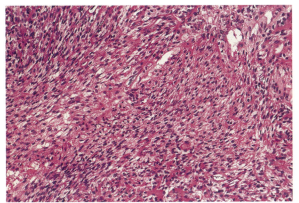

図3 上皮筋上皮癌 外層細胞が紡錘形となり，束状に増殖している．

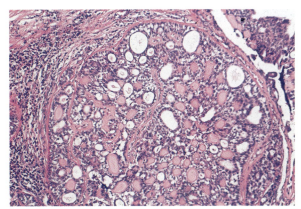

図4 上皮筋上皮癌 細胞外基質の貯留を伴い，腺様嚢胞癌様の篩状構造を呈する．

●上皮筋上皮癌 epithelial-myoepithelial carcinomaは，耳下腺に好発する中悪性度腫瘍で，介在部導管上皮様の内層細胞と，その外側の明細胞性腫瘍性筋上皮よりなる二相性の腺管構造が特徴的である．

▶**臨床所見** 発生頻度は唾液腺腫瘍の約1％とまれで，大唾液腺，特に耳下腺に好発（約80％）し，小唾液腺での発生は少ない．女性にやや多く，高齢者での発生例が多い．緩徐な増大を示す無痛性腫瘤を形成する．再発は約30％，転移は10〜20％の症例にみられる．

▶**病理発生** 介在部導管に位置する多潜能細胞が想定されている．

▶**組織所見** 境界は明瞭であるが，多結節性に増殖し，被膜による完全な被包はみられない．介在部導管上皮細胞に類似する，好酸性胞体を有する立方形の内層細胞と，その外層を取り囲む多角形の明細胞よりなる二相性腺管構造の増殖が特徴的で，細胞異型に乏しく，核分裂像もまれである（図1）．外層の明細胞は多層になることがあり（図2），また明細胞のみの充実性胞巣も認められる．明細胞は，細胞質内のグリコーゲンのために細胞質が淡明化したもので，ジアスターゼで消化されるPAS染色陽性の細胞質内顆粒を有する．免疫組織化学的には筋上皮マーカーが陽性で，超微形態学的にも筋上皮としての性格が明らかである．定型像に加えて，多彩な組織学的亜型が知られており，外層細胞が紡錘形となり，束状に配列したり（図3），外層細胞間に粘液様や硝子様の細胞外基質の貯留を伴う例（図4），広範に扁平上皮化生を伴う例，乳頭状増殖が目立つ例などが報告されている．

明細胞が主体の場合は，粘表皮癌，明細胞癌，オンコサイトーマの明細胞型や転移性腎癌などとの鑑別が必要となるが，いずれも筋上皮性分化を欠くことから識別可能である．

基底細胞腺癌

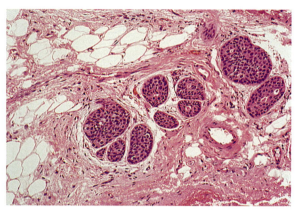

図1　基底細胞腺癌　被膜の形成を欠き，周囲の脂肪組織内に浸潤性に増殖している．

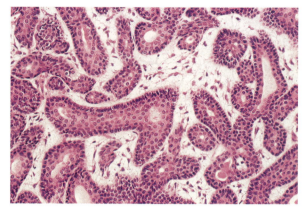

図2　基底細胞腺癌　腺腔形成を示す管状構造が主体を占め，細胞異型に乏しい．

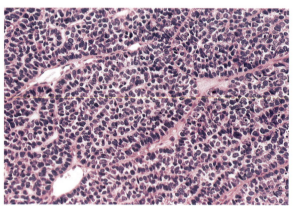

図3　基底細胞腺癌　細い間質を伴って密に増殖する充実性胞巣．最外層細胞は部分的に柵状配列を示す．

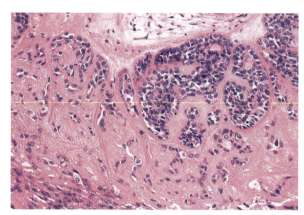

図4　基底細胞腺癌　胞巣内外に豊富な好酸性硝子様基質が存在する．

● 基底細胞腺癌 basal cell adenocarcinomaは，基底細胞腺腫の悪性型と位置づけられるまれな腫瘍型で，高齢者の耳下腺に好発する．良性型と同様の組織像を呈し，細胞異型に乏しいことが多いが，浸潤性増殖を示す点で識別される．

▶臨床所見　全唾液腺腫瘍の1.6％，全悪性唾液腺腫瘍の3％と発生頻度は低く，50歳以上の中高齢者に好発し，ほとんどが耳下腺に発生する．性差はない．緩徐な増大を示す無痛性腫瘤を形成することが多く，疼痛を自覚することは少ない．一般に低悪性で，再発はみられるものの，転移はまれである．

▶病理発生　介在部導管に位置する多潜能細胞が想定されている．

▶組織所見　境界は明瞭であるが，被膜を欠き，周囲組織，神経周囲あるいは神経線維束内などへの浸潤像が認められる（図1）．基底細胞腺腫と同様，細胞配列のパターンにより管状，索状，充実性，膜性に分けられるが（図2～4），多くは充実型で，少量の好酸性細胞質を有する基底細胞様細胞が充実性胞巣を形成し，場所によっては外層細胞の柵状配列 palisading patternが認められる（図3）．扁平上皮化生がみられることもある．狭い線維性間質を伴い，胞巣が密に接して増殖する像は"jigsaw puzzle様"と表現される．好酸性硝子様でPAS染色陽性の基底膜様物質が胞巣内では滴状，胞巣周囲では膜状に沈着し，それが著しい場合には膜性型と呼ばれる（図4）．導管上皮様の腺上皮とその外側の腫瘍性筋上皮/基底細胞様細胞よりなる管状構造が主体の管状型と腺管形成が目立たない索状型は，しばしば混在してみられる（図2）．細胞異型は明らかでない例が多いが，核分裂像（4個以上/10強拡視野）やときには壊死巣が観察される．

脂腺腺癌，オンコサイト癌，導管内癌

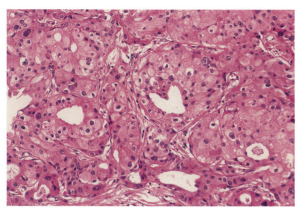

図1 脂腺腺癌　豊富な淡明あるいは好酸性の細胞質を有する脂腺細胞様異型細胞の充実性〜シート状増殖よりなる．胞巣内には腺腔の形成が観察される．

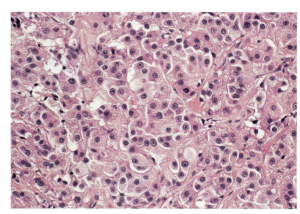

図2 オンコサイト癌　豊富な好酸性顆粒状の細胞質を有する円形大型細胞（好酸性細胞：オンコサイト）が胞巣状〜シート状に増殖している．

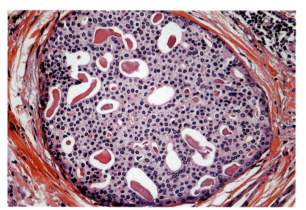

図3 導管内癌　立方形腫瘍細胞の篩状増殖巣の外周には小型細胞が存在し，基底細胞の残存がうかがわれる．

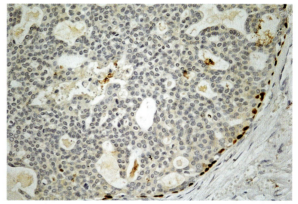

図4 導管内癌　図3の外周に存在する細胞は基底細胞が発現するp63陽性で，腫瘍の導管内増殖が確認される．

- 脂腺腺癌 sebaceous adenocarcinoma は脂腺腺腫の悪性型で，種々の程度の成熟度，細胞異型を示す脂腺細胞よりなる非常にまれな腫瘍である．もっぱら耳下腺に生じ，口腔では頬粘膜に多い．男女差はなく，20歳代と60〜70歳代に発生のピークがある．有痛性の腫瘤形成例が多い．

▶組織所見　淡明〜好酸性，泡沫状の豊富な細胞質を有する脂腺細胞様異型細胞と小型の基底細胞様細胞からなる島状胞巣を形成し，腺腔がみられることもある（図1）．

- オンコサイト癌 oncocytic carcinoma はオンコサイトーマの悪性型で，異型オンコサイトからなるきわめてまれな腫瘍である．唾液腺では様々な腫瘍型がオンコサイト化生を示すため，それらの特徴像を認めない例に限定される．耳下腺に好発し，男性にやや多い．

▶組織所見　ミトコンドリアに富む好酸性顆粒状細胞質を有する円形大型細胞が胞巣状〜シート状胞巣を形成して浸潤性に増殖する（図2）．腺腔がみられることもある．

- 導管内癌 intraductal carcinoma は腫瘍細胞の増殖が導管内に限局し，結合組織への浸潤がみられない腫瘍である．従来の低悪性度篩状嚢胞腺癌に加えて，唾液腺導管癌などの高悪性度腫瘍であっても，導管内に留まっている段階では摘出により予後良好であるという臨床的共通性から，WHO2017で新たに採択された．

▶組織所見　種々の程度の異型を示す腺上皮性腫瘍細胞が導管内で増殖し，その外には既存の導管の基底細胞や筋上皮細胞が全周性に存在する（図3）．筋上皮や基底細胞マーカーの免疫染色による確認が必要である（図4）．

唾液腺導管癌

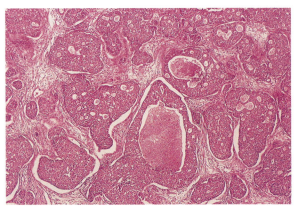

図1 唾液腺導管癌　腫瘍細胞は充実性，篩状あるいは囊胞状に拡大した腔面を裏装するように増殖する．胞巣によっては中心壊死巣がみられる．

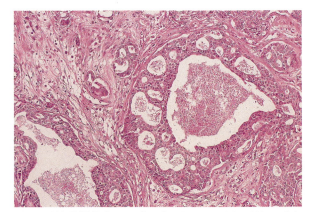

図2 唾液腺導管癌　しばしば乳腺のコメド癌に類似の中心壊死巣を形成する．

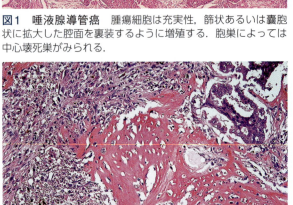

図3 唾液腺導管癌肉腫様亜型　篩状を呈する胞巣と混在して異型細胞が類骨様基質を伴って増殖する骨肉腫様の像がみられる．

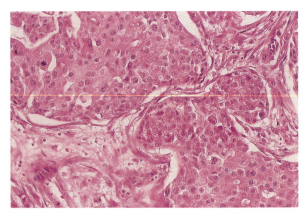

図3 唾液腺導管癌　腫瘍細胞は好酸性の細胞質を有する．細胞の異型性は高度である．

●唾液腺導管癌 salivary duct carcinoma は拡張した導管類似の組織よりなる高度に悪性の上皮性腫瘍で，乳腺の導管癌に類似した組織像が特徴的で，中心壊死（comedonecrosis）を伴って充実性に増殖したり，篩状やループ状のパターンを呈する．ほとんどは耳下腺に生じるが，まれに顎下腺や小唾液腺にも生じる．約80％が男性に生じ，50〜60歳代に多い．

▶臨床所見　腫瘍は急速に増大し，耳下腺例では約1/4の症例で顔面神経の異常を示す．半数以上の患者にリンパ節転移がみられる．

▶病理発生　de novo と多形腺腫由来癌として生じる例がある．

▶組織所見　腫瘍は被膜を欠き，充実性あるいは囊胞状に拡大した腔面を裏装するように増殖する（図1）．しばしば乳腺のコメド癌に類似の中心壊死巣を形成する（図1，2）．また，多数の導管が集簇することにより篩状にみえる（図1，2）．一方，囊胞腔を覆う部分ではしばしば腺腔が連続して Roman bridge と呼ばれる構造を示す．亜型として肉腫様成分を伴う sarcomatoid variant（肉腫様亜型）（図3），粘液に富む mucin-rich variant（富粘液亜型）などがある．腫瘍細胞は好酸性の細胞質を有し，しばしばアポクリン分泌像を示す．細胞の異型性は高度で，多数の異型核分裂像も観察される（図4）．神経周囲やリンパ管への浸潤像も頻繁にみられる．間質は密な線維性結合組織よりなり，ところによって硝子化を伴う．免疫組織化学的に腫瘍細胞はケラチンやEMAなどの上皮性マーカーの発現を示すが，筋上皮細胞性マーカーは一般に陰性である．Her2，アンドロゲン受容体やGCDFP-15の発現もしばしば認められる（p.307の表14-4参照）．

腺癌 NOS

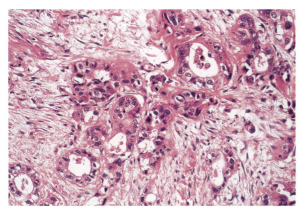

図1 腺癌NOS（管状） 高度な異型性を伴う細胞が腺管を形成しながら増殖している．

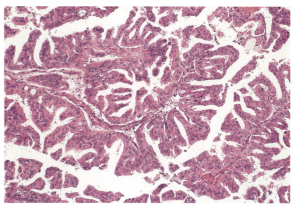

図2 腺癌（乳頭嚢胞状） 腫瘍細胞は細い結合組織性間質を伴って嚢胞腔内に乳頭状に増殖している．

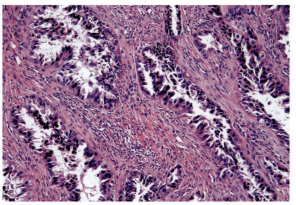

図3 転移性肺腺癌 異型の強い腫瘍細胞が乳頭状，管状の胞巣を形成して増殖している．

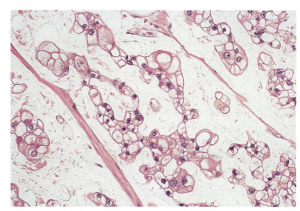

図4 粘液腺癌 細い線維性間質で区画された粘液の貯留腔内に，淡明な細胞質を有する立方形腫瘍細胞の小集塊が増殖している．

●腺性分化は明らかであるが，腺様嚢胞癌や粘表皮癌など既述の腫瘍型に分類し得ないものを腺癌 NOS adenocarcinoma, not otherwise specifiedとして扱う．WHO2017では嚢胞腺癌 cystadenocarcinoma，粘液腺癌 mucinous adenocarcinomaもその亜型とされた．低悪性度から高悪性度まで，生物学的態度の異なるものが含まれている．

▶臨床所見　耳下腺に好発し，口腔では口蓋，頬粘膜，口唇に多い．しばしば疼痛を伴い，口腔に生じたものでは潰瘍や隣接する骨の破壊を伴う．境界は一般に不明瞭で，壊死や出血を伴うことが多い．粘液腺癌は非常にまれで，主に口蓋，舌下腺に発生する．

▶病理発生　*de novo*に発生するほか，多形腺腫由来癌の癌成分として，また，腺房細胞癌や腺様嚢胞癌などの脱分化，高悪性度転化によっても生じることがある．

▶組織所見　腺性分化を伴い浸潤性増殖を示すが，増殖パターンは管状（図1），嚢胞状，乳頭状（図2），索状，充実性など多様で，低悪性〜中等度悪性例では腺腔形成が明瞭である．構成細胞も立方形〜円柱状細胞，粘液細胞，明細胞など様々で，細胞異型の程度も悪性度と比例して軽度〜高度まで幅がある．いずれも腺上皮細胞のみからなり，筋上皮細胞は伴わない，鑑別は，もっぱら他の唾液腺腫瘍からの除外診断により，転移性腺癌（図3）との鑑別も必要となる．

　粘液腺癌は，線維性結合組織で区画された豊富な上皮性粘液内に小島状，乳頭状の胞巣が浮遊するように増殖する特徴的な像を呈する（図4）．

筋上皮癌

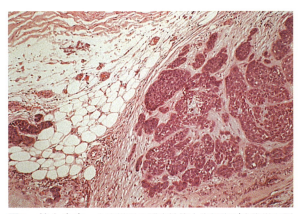

図1　筋上皮癌　上皮様型の腫瘍性筋上皮細胞が小胞巣を形成しながら脂肪組織内へ浸潤・増殖している.

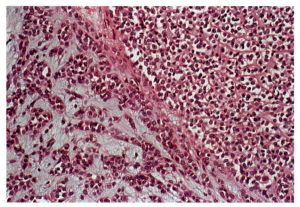

図2　筋上皮癌　上皮様細胞が豊富な粘液様基質を伴い索状に増殖する部分と，明細胞の充実性増殖部分とが接している.

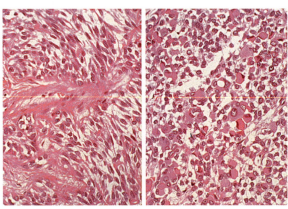

図3　筋上皮癌　紡錘形細胞の束状配列(左)を主体とするほか，大型の形質細胞様細胞(右)も認められる.

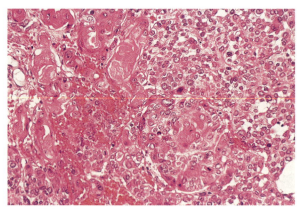

図4　筋上皮癌　細胞異型が明瞭で，核分裂像もみられる上皮様細胞よりなり，扁平上皮化生を伴う.

●筋上皮癌 myoepithelial carcinoma は筋上皮腫の悪性型で，良性型と同様，大部分が種々の形状を呈する腫瘍性筋上皮細胞で構成される極めてまれな腫瘍型である．腫瘍細胞の筋上皮性分化と悪性腫瘍としての性格（細胞異型や浸潤性増殖）の確定により診断される．

▶臨床所見　発生頻度は全唾液腺腫瘍の約1％以下と極めて低い．比較的高齢者の耳下腺や口蓋腺が好発部位である．性差はない．最初から悪性として発生する(de novo)場合と良性腫瘍である多形腺腫や筋上皮腫から発生する場合とがある．前者では無痛性腫瘤として自覚されることが多く，後者では腫瘍の急速な増大や疼痛などの神経症状の出現がみられることがある．中等度～高悪性度腫瘍で，局所再発が多く，リンパ行性，血行性転移も約1/3の症例で報告されている．

▶病理発生　介在部導管に位置する多潜能細胞が主として筋上皮性分化を示したものと考えられている．

▶組織所見　多結節性あるいは浸潤性増殖を示す(図1)．良性型と同様，紡錘形，形質細胞様，上皮様および富グリコーゲン性明細胞からなり(図2〜4)，いずれかの細胞型が主体を占めるか，これらが混在する．上皮様細胞からなるものが多く，明細胞化する傾向がみられる．腺上皮成分が少数みられる例が多く，扁平上皮化生を伴うこともある(図4)．間質との境界が明瞭な充実性増殖を示すほか，胞巣内外に粘液様や硝子様基質を伴う場合もある(図2)．細胞異型や核分裂像が目立ち，悪性所見が明らかな例と細胞異型に乏しく，浸潤性に増殖することで良性型と区別される例とがある．紡錘形細胞よりなり，細胞異型が明らかな場合には肉腫との鑑別が問題となるが，免疫染色で，良性型と同様に上皮マーカーに加えて筋上皮マーカーの発現が種々の程度にみられる所見から確定される．

多形腺腫由来癌

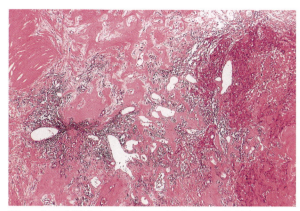

図1　多形腺腫由来癌　著明な硝子化を示す基質内に多形腺腫の管状構造（左下）と癌腫（右）が認められる．

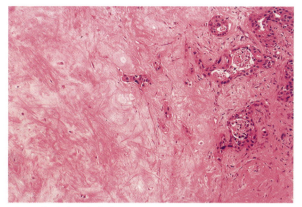

図2　多形腺腫由来癌　多形腺腫の遺残である硝子様あるいは軟骨様基質を置換して腺癌が増殖している．

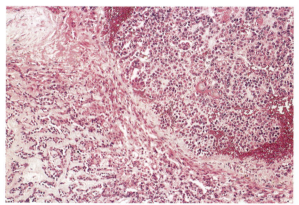

図3　多形腺腫由来癌　多形腺腫（左）から筋上皮癌（右）が発生．

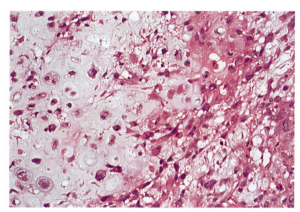

図4　癌肉腫　上皮成分のみでなく，間葉様細胞も明らかな細胞異型を伴い，軟骨肉腫の像を示している．

●多形腺腫由来癌 carcinoma ex pleomorphic adenoma は，既存の多形腺腫内に二次的に癌腫が発生したもので，多形腺腫の再発時に癌腫が発生することもある．なお上皮成分と間葉様成分がともに悪性像を示す腫瘍は癌肉腫 carcinosarcoma，組織学的には良性の多形腺腫が転移した腫瘍は転移性多形腺腫 metastasizing pleomorphic adenoma と診断される．

▶臨床所見　多形腺腫由来癌では，長年良性に経過してきた腫瘍が悪性としての態度（増殖速度の増大，周囲との癒着，神経症状，潰瘍形成，所属リンパ節の腫大など）を示すようになる．多形腺腫の10％弱に生じ，耳下腺に多いが，好発年齢は多形腺腫（30～50歳）より約10～20歳高い．癌肉腫は，最初から悪性として発生する（de novo）例が多い．高齢者の大唾液腺に好発するが，非常にまれで，悪性度が高い．転移性多形腺腫は再発を繰り返し，長期間経過した多形腺腫から発生することが多い，非常にまれな腫瘍である．

▶組織所見　多形腺腫由来癌では，多形腺腫と癌腫とが混在している（図1～3）．多形腺腫は細胞の萎縮，著明な硝子化（図1，2）や異栄養性石灰化を伴い，癌腫成分は腺癌 NOS や唾液腺導管癌が多く，扁平上皮癌，筋上皮癌の像を呈することもある（図1～3）．癌腫が被膜内に留まっている場合（non-invasive）と被膜外に浸潤している場合（invasive）があり，前者は予後良好である．転移巣には癌腫成分のみがみられる．癌肉腫では，癌腫成分は未分化癌や腺癌，肉腫成分は軟骨肉腫であることが多く（図4），粘液肉腫や未分化多形肉腫様の像を伴うこともある．転移性多形腺腫では，原発巣，転移巣ともに多形腺腫の像を示す．良性の組織像にもかかわらず肺や骨などに転移し，死亡することもある．

扁平上皮癌，低分化癌，リンパ上皮癌

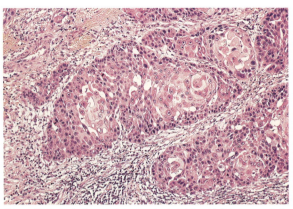

図1　扁平上皮癌　角化傾向と細胞間橋の形成を示し，細胞異型の明らかな細胞の充実性増殖よりなる．

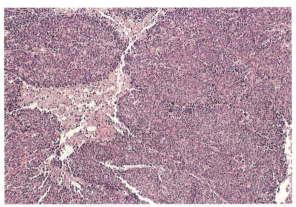

図2　小細胞神経内分泌癌　小型細胞のシート状増殖よりなり，壊死を伴う．

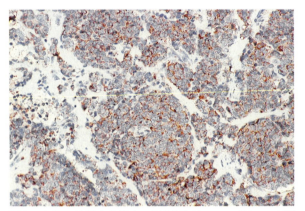

図3　大細胞神経内分泌癌　腫瘍細胞はクロモグラニンA陽性で，神経内分泌性の分化を示す．

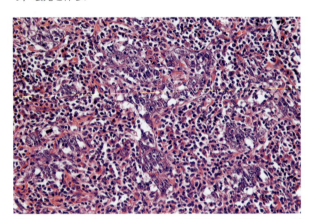

図4　リンパ上皮癌　分化の低い大型異型上皮細胞とリンパ性間質よりなる．

- 扁平上皮癌 squamous cell carcinoma は，角化や細胞間橋の形成など扁平上皮としての分化を示す悪性腫瘍で，他の腫瘍型の特徴を示さないものである．他部位に発生した扁平上皮癌の進展や転移を否定する必要がある．全唾液腺腫瘍の1％以下で，高齢男性の耳下腺に好発する．頭頸部病変への放射線照射後に生じることもある．排泄導管からの発生が想定されているが，多形腺腫由来癌として生じる例もある．

▶ **組織所見**　中〜高分化型の腫瘍が多い（図1）．唾液腺実質，特に導管の残存を腫瘍成分と見誤らないよう注意を要する．再発や転移が多く，予後不良である．

- 低分化癌 poorly differentiated carcinoma は，他の腫瘍型の組織学的特徴を示さない癌腫で，大細胞癌と小細胞癌に分けられ，それぞれ神経内分泌分化の有無によりさらに分類される．高齢者の耳下腺に多いが，非常にまれで，他部位からの浸潤転移を否定する必要がある．高悪性で，高い増殖活性を示し，壊死を伴う．小細胞神経内分泌癌 small cell neuroendocrine carcinoma は，クロマチンが微細な核を有し，核/細胞質（N/C）比が高い異型小型細胞（リンパ球の2〜3倍以下）のシート状，索状増殖からなる（図2）．大細胞神経内分泌癌 large cell neuroendocrine carcinoma（LCNEC）は，豊富な好酸性細胞質と核小体の明瞭な核を有する多形の著明な大型細胞よりなる．いずれもロゼット様構造や核の柵状配列などの特徴的な形態とともに，神経内分泌マーカー（クロモグラニンA，シナプトフィジンなど）陽性所見が種々の程度に観察される（図3）．

- リンパ上皮癌 lymphoepithelial carcinoma はリンパ性間質を伴う未分化癌（図4）で，Epstein-Barrウイルス感染との関連が指摘されているが，地域差がある．

多形腺腫

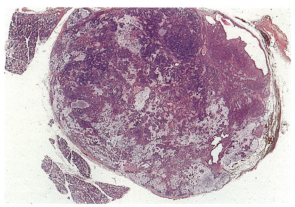

図1　多形腺腫　腫瘍は薄い線維性結合組織の被膜で囲まれ，周囲の耳下腺との境界は明瞭である．

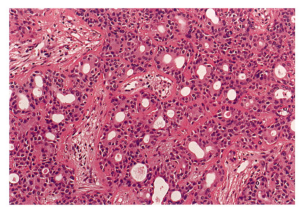

図2　多形腺腫　腺管形成部．好酸性細胞質を有する導管上皮様細胞が腺腔を囲み，その外層にはより小型の腫瘍性筋上皮細胞が位置する2層性構造を示す．

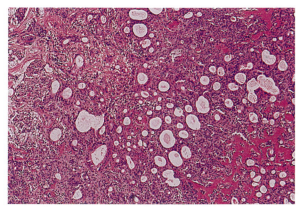

図3　多形腺腫　小腺管の周囲に多角形の腫瘍性筋上皮細胞が充実性に増殖している．

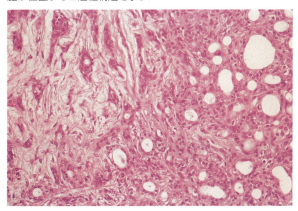

図4　多形腺腫　腺管形成部の腫瘍性筋上皮細胞は多角形から紡錘形となり，胞巣（腫瘍実質）と間質との境界が不明瞭になっている．

● 多形腺腫　pleomorphic adenomaは最も発生頻度が高い良性上皮性唾液腺腫瘍である．いわゆる良性混合腫瘍benign mixed tumourとも呼ばれているように，腺管形成に加え，粘液腫様や軟骨様の間葉様構造を伴い，組織学的に多彩な像を呈する．腺腔を囲む腺上皮系とその外周に位置する筋上皮系の細胞よりなり，後者が粘液腫様・軟骨様基質成分を分泌し，解離することにより間葉様構造へと移行して間質と入り混じる像が特徴的である．

▶臨床所見　唾液腺腫瘍全体の約60〜70％を占め，大唾液腺では耳下腺，小唾液腺では口蓋腺に多い．好発年齢は30〜50歳代で，比較的女性に多い．腫瘍の大きさは大小様々で，境界明瞭な無症候性腫瘤として緩徐に発育する．腫瘍は主に類球形，分葉状，充実性ないし一部に囊胞を形成することもあり，また再発例ではしばしば多結節性を示す．腫瘍の色および硬さは多彩な組織構築を反映して様々で，充実性の部分では灰白色で硬く，粘液腫様部では軟らかく，軟骨様部では青白く硬い．腫瘍は，周囲組織と明瞭に境されていることが多いが，小唾液腺例ではしばしば被包が不完全である．また耳下腺例では腫瘍が顔面神経に接するため，手術時に取り残すことがあり，これらが再発の一因となる．

▶病理発生　正常唾液腺の介在部導管に類似している内層の腺上皮細胞と外層の腫瘍性筋上皮細胞からなる腺管構造が腫瘍実質に特徴的で，介在部導管上皮由来細胞の多方向性分化に関連した腺上皮-筋上皮性腫瘍と考えられている．本腫瘍に特徴的な粘液腫様・軟骨様構造も真の間質成分ではなく，腫瘍性筋上皮細胞とこれらにより産生された大量の基質成分の蓄積によると考えられている．

▶組織所見　一般的に線維性結合組織からなる被膜で

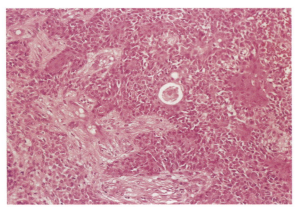

図5　多形腺腫　扁平上皮化生が認められる．腫瘍性筋上皮細胞（一部形質細胞様）の細胞間には，少量の粘液様物質が存在している．

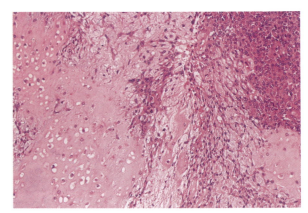

図6　多形腺腫　腫瘍性筋上皮細胞の充実性増殖部（右上）に連続して，粘液腫様・軟骨様（左）の間葉様域が認められる．

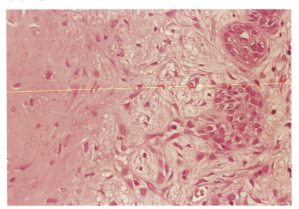

図7　多形腺腫　腫瘍性筋上皮細胞が粘液様基質を伴い，紡錘形となって粘液腫様域を構成し，さらに軟骨様域（左）へと移行している．

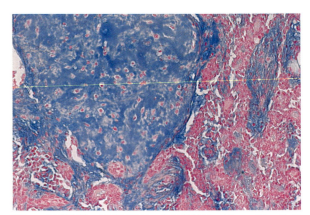

図8　多形腺腫　粘液腫様域，軟骨様域は，Alcian Blue染色で青く染まり，結合組織性粘液の存在が証明される（Alcian Blue染色）．

被包されている（図1）が，小唾液腺例ではしばしば被包が不完全である．また，被膜内に腫瘍細胞小塊を認めることもある．

　腫瘍実質は極めて多彩な像を示し，同一の腫瘍でも部位により像が異なる．すべての多形腺腫は上皮成分と間葉様成分の組み合わせからなるが，その構成比は症例ごとに異なり，小唾液腺発生例，特に口蓋腺に生じたものでは間葉様成分に乏しいことも多い．

　腫瘍は，腺上皮細胞と腫瘍性筋上皮細胞（正常の筋上皮細胞とは掛け離れた様々な形態をとるため，"腫瘍性"をつける）よりなる．腺上皮細胞は，導管上皮様の好酸性細胞質と円形核を有する立方ないし短円柱状細胞で，腺腔を囲む（図2）．管腔内にはHE染色で淡紅色に染まる好酸性物質を含有し，同物質はPAS染色陽性，ヒアルロニダーゼ非消化の上皮性粘液である．一方，腫瘍性筋上皮細胞は，多様な形態を示す．

腺上皮細胞の外周を形成し，1～多層性（シート状，索状）に増殖する部分では，多角形，紡錘形（図2～4）あるいは形質細胞に類似した偏在核を有する楕円形細胞（形質細胞様細胞）などの形態を示す（図5）．hematoxylinに淡染する粘液腫様部では，腫瘍性筋上皮細胞は，小島状，索状，あるいは散在性に分布している（図6）．軟骨様部では硝子様基質内に小窩を伴い散在している（図6，7）．粘液腫様・軟骨様部はAlcian Blue染色で青染され，結合組織性粘液の性質を示す（図8）．間葉様構造と腺管形成部，シート状，索状増殖部には移行がみられ（図4，6，7），粘液腫様・軟骨様部は，腫瘍性筋上皮細胞が大量の細胞外基質を産生し，そのなかに解離して生じたことを示している．

　オンコサイト様細胞や扁平上皮化生などが認められる例がある．脂肪組織が介在することや，ごくまれに骨組織を伴うこともある．

筋上皮腫

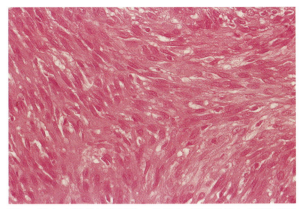

図1　筋上皮腫（紡錘形型）　紡錘形の腫瘍性筋上皮細胞が密に束状に増殖し，平滑筋腫や神経鞘腫など間葉系腫瘍に似た組織像を示す．

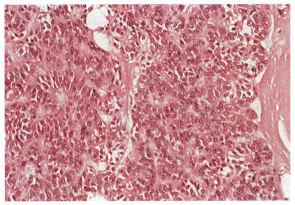

図2　筋上皮腫（上皮様型）　少量の細胞質を有する類円形の細胞が間質腔を囲みながら小胞巣を形成している．

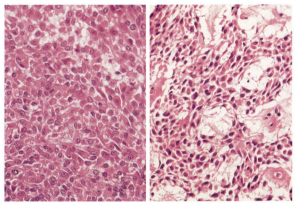

図3　筋上皮腫［形質細胞様（硝子様）型］　好酸性硝子様細胞質と偏在核が特徴的な精円形細胞で（左），細胞間に粘液様基質を伴うことが多い（右）．

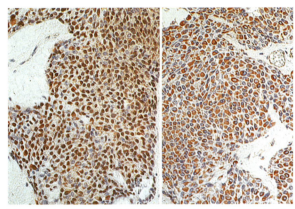

図4　筋上皮腫　腫瘍性筋上皮細胞は，S-100タンパク（左），Vim（右）をともに発現する（免疫組織化学染色）．

● 筋上皮腫 myoepithelioma は構成細胞のほとんどが腫瘍性筋上皮細胞よりなるまれな良性腫瘍で，耳下腺や口蓋腺に好発し，その悪性型が癌腫に分類される．純粋に筋上皮成分だけからなる例はむしろまれで，たいていは少数の腺管構造を伴うため，多形腺腫との区別が難しい場合が少なくない．組織学的に多形腺腫（筋上皮成分優位の富細胞型）の亜型ともみなされる．
▶**臨床所見**　多形腺腫とほぼ同様であるが，発生頻度がまれであり，また性差はみられない．
▶**病理発生**　介在部導管由来の筋上皮性腫瘍と考えられている．
▶**組織所見**　被包化されているが，被膜内に小腫瘍塊が存在したり，特に小唾液腺発生例では被膜の不明瞭なものもある．腫瘍細胞は多形腺腫の索状ないし充実性胞巣を構成する細胞（腫瘍性筋上皮）に該当し，優位を占める細胞の形状に従って，①紡錘形型（図1），②上皮様型（図2），③形質細胞様（硝子様）型（図3），④富グリコーゲン性淡明細胞型，あるいはこれらの細胞型の混在した⑤混合型に分けられる．紡錘形細胞や形質細胞様細胞が充実性に増殖する場合が多いほか，紡錘形細胞からなる細胞が吻合する網状パターンや，豊富な粘液様基質を背景に増殖する粘液腫様パターンもみられる．なお，悪性化に伴い淡明細胞や上皮様細胞が増える傾向がある．多形腺腫と比較して筋上皮腫は腫瘍細胞の形態に多彩性が乏しく，また実質胞巣と間質との境界が明瞭である．さらに軟骨様構造は筋上皮腫には認められない．免疫組織化学的には腫瘍細胞はサイトケラチンに加えて，S-100タンパクとビメンチン（Vim）の発現（図4）を示す例が多い．

基底細胞腺腫，細管状腺腫

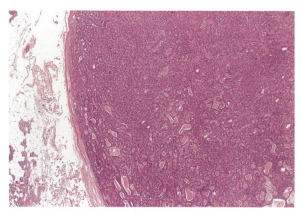

図1　基底細胞腺腫　腫瘍は線維性結合組織からなる被膜で被包され，周囲の耳下腺との境界は明瞭である．

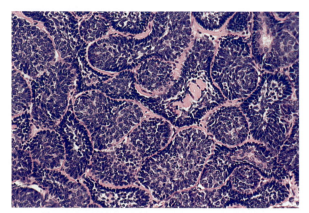

図2　基底細胞腺腫（充実型）　胞巣は小型腫瘍細胞の充実性増殖よりなり，外層細胞の柵状配列がみられる．胞巣内外には硝子様物質が沈着している．

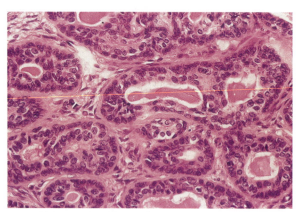

図3　基底細胞腺腫（管状型）　好酸性分泌物を含む腺管は，導管上皮様の内層細胞とその外層の腫瘍性筋上皮/基底細胞様よりなり，間質とは基底膜で明瞭に区画されている．

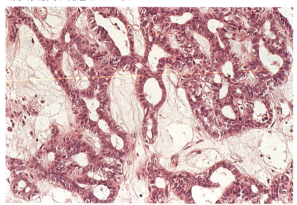

図4　細管状腺腫　ビーズ状を呈する2列の上皮索が網状に吻合・増殖し，血管に富む疎な結合組織性間質を伴う．

● 基底細胞腺腫 basal cell adenomaは，腺上皮-腫瘍性筋上皮/基底細胞様細胞が管状，索状あるいは充実性に増殖する腫瘍である．一方，細管状腺腫canalicular adenomaは，単層性腺管や2列性索状構造が吻合する腫瘍である．いずれも腫瘍胞巣と間質とが基底膜で明瞭に区画されており，間葉様成分を伴わない点が多形腺腫と異なる．

▶臨床所見　基底細胞腺腫は，高齢者の耳下腺を好発部位とするが，ときには小唾液腺（上口唇・頬粘膜など）にも生じる．一方，細管状腺腫は上口唇の小唾液腺に特有な極めてまれな腫瘍で，ほとんどの患者が50歳以上である．いずれの腫瘍も被膜で完全に被包され（図1），摘出により予後は良好である．

▶病理発生　介在部導管由来細胞が想定されている．

▶組織所見　基底細胞腺腫は，皮膚の基底細胞癌に類似した構造を示し，胞巣辺縁の柵状配列が特徴的である．構成細胞の増殖パターンにより，充実型，索状型，管状型および膜状型に細分類される．充実型は，小型の基底細胞様細胞の充実性胞巣が主体を占め，胞巣辺縁の柵状配列が著しい（図2）．管状型は，腺上皮細胞によって囲まれ，その外側に基底細胞様細胞あるいは腫瘍性筋上皮が配列する2層性の腺腔構造が明らかで，腔内には好酸性分泌物を含んでいる（図3）．索状型も基本的には管状型と同様の構成細胞よりなるが，腺腔形成の明らかでない部分が主体を占める．管状構造と索状構造とはしばしば同一症例内に混在している．膜状型は充実型の胞巣内外に好酸性の基底膜様物質が多量に沈着している．

　細管状腺腫は，円柱細胞よりなる2列の上皮索が網状に吻合し，索内にはしばしば単層性腺腔が形成されビーズ状を呈する特異な組織像を示す（図4）．血管に富む疎な線維性結合組織よりなる間質も特徴的である．

Warthin腫瘍

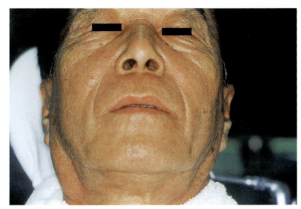

図1 Warthin腫瘍　右側耳介前方部から側頸部にかけて腫脹がみられる.

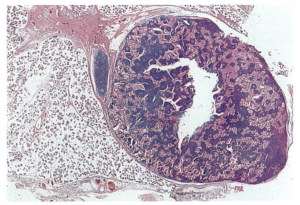

図2 Warthin腫瘍　腫瘍は，全周を薄い線維性結合組織よりなる被膜で囲まれ，耳下腺組織との境界は明瞭である.

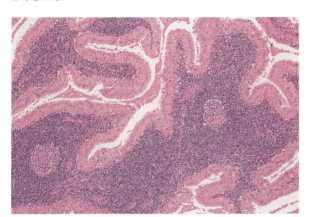

図3 Warthin腫瘍　好酸性細胞質を有する上皮細胞が乳頭状腺管を形成し，増殖している．間質は胚中心の形成を伴うリンパ組織である.

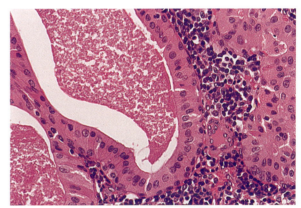

図4 Warthin腫瘍　好酸性顆粒状細胞質を有する腫瘍細胞（オンコサイト）が2列（内層の高円柱状細胞と外層の立方形細胞）に配列している．高円柱状細胞の核は内腔側に偏在している.

● Warthin腫瘍は，特徴的な好酸性顆粒状細胞質を有する上皮細胞（オンコサイト）がしばしば乳頭状増殖を伴う腺管状，囊胞様構造を形成する良性上皮性腫瘍で，間質はリンパ濾胞を含むリンパ組織よりなる．

▶臨床所見　大唾液腺，特に耳下腺に好発し，40歳以降の男性に多く，喫煙との関連性がいわれている（図1）．境界明瞭な淡黄色の弾性軟の腫瘍である．多くは径3〜5 cmである．両側発生や多発例があるが，再発はまれである．ごくまれに悪性化した例や粘表皮癌との合併例の報告がある．また，唾液腺シンチグラム（テクネチウム）で特異的に集積が認められる場合が多い．

▶病理発生　鰓原性囊胞由来と考えられていたが，現在では，リンパ節内に封入された唾液腺組織に由来するとの考え方が一般的である．したがって，腫瘍細胞は上皮細胞のみであるが，近年，上皮細胞にもクローン性はみられず，真の腫瘍ではなく，腫瘍類似病変との考えも提唱されている．

▶組織所見　一般に薄い線維性被膜に包まれている（図2）．好酸性顆粒状細胞質を持つ上皮細胞により形成される管状，囊胞状構造とリンパ組織とからなる特徴的な像を示す（図3）．大小多数の囊胞腔があり，ときには腔内に乳頭状に突出した部分もみられるが，小さいものは導管様を呈する．上皮細胞は一般に，内側の高円柱状細胞と外側の立方形ないし多角形細胞とが2層性配列を示す（図4）．高円柱状細胞ではhematoxylinに濃染する濃縮性の核が内腔側に偏在してみられる（図4）．上皮細胞が充実性胞巣を形成していることもある．上皮細胞は細胞質内に腫大したミトコンドリアを充満するオンコサイトである．

　間質は胚中心の形成を伴うリンパ組織で，上皮細胞に接している（図3, 4）．リンパ組織の割合は様々である．

導管乳頭腫，乳頭状唾液腺腺腫，囊胞腺腫

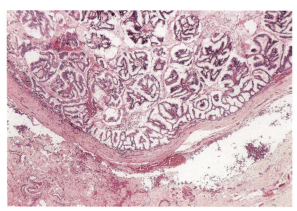

図1　導管内乳頭腫　著しく拡張した排泄導管腔内に，腫瘍細胞が乳頭状に増殖している．

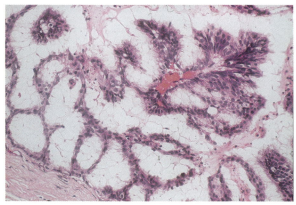

図2　導管内乳頭腫　細い結合組織の軸を伴い，円柱状細胞が乳頭状に増殖している．

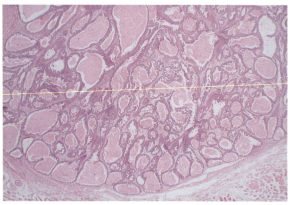

図3　囊胞腺腫（乳頭状囊胞腺腫）　線維性被膜に囲まれ，大小多数の囊胞状胞巣が認められる．

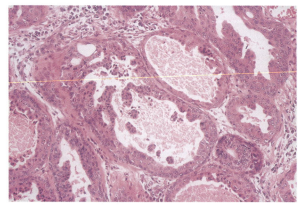

図4　囊胞腺腫（乳頭状囊胞腺腫）　異型に乏しい立方状あるいは円柱状細胞が腔内に乳頭状に増殖している．

●導管乳頭腫 ductal papilloma は，導管内乳頭腫 intraductal papilloma と内反性導管乳頭腫 inverted ductal papilloma に分けられる．いずれも排泄管に生じるまれな腫瘍で，もっぱら下唇，頬，口底などの小唾液腺に発生し，2cm以下の無痛性小腫瘤を形成する．

▶組織所見　導管内乳頭腫は囊胞性腫瘍で，囊胞様に拡張した排泄導管腔内に，狭小な血管結合組織の軸を有して好酸性の立方形円柱状上皮細胞が乳頭状に増殖する（図1，2）．内反性導管乳頭腫は，粘膜上皮直下に境界明瞭で，部分的に囊胞状を呈する小腫瘤を形成する．腔内は主に重層扁平上皮細胞の乳頭状増殖によって占められ，内腔面では円柱状細胞に分化している．粘液細胞が混在することもある．

●乳頭状唾液腺腺腫 sialadenoma papilliferum は，主に口蓋や頬粘膜に発生し，粘膜表面が乳頭状を呈する外向性の小腫瘤を形成する．

▶組織所見　表面で粘膜上皮が外向性に乳頭状増殖を示すとともに，直下に増殖する管状構造と連続している．管状構造は，内層の立方形腺上皮と外層の筋上皮/基底細胞からなる．

●囊胞腺腫 cystadenoma は囊胞状に拡張した腺腔を形成して増殖するまれな良性腫瘍である．耳下腺と口唇，頬などの小唾液腺に好発し，女性にやや多い．

▶組織所見　境界明瞭で，割面でも腔が観察される．線維性被膜を有し，好酸性分泌物を含む大小多数の囊胞様胞巣よりなることが多いが，1つの囊胞を形成する場合もある．立方形ないしは円柱状の腫瘍細胞が腔内に向かって突出し，乳頭状に増殖する乳頭状囊胞腺腫 papillary cystadenoma（図3，4）と粘液産生細胞よりなる粘液性囊胞腺腫 mucinous cystadenoma が主な組織型である．オンコサイト，扁平上皮やアポクリン細胞への化生もみられる．

穿刺吸引細胞診

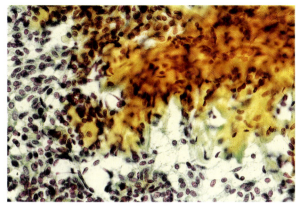

図1 多形腺腫　結合の強い腺管成分．孤在性の筋上皮細胞，Papanicolaou染色で淡緑色〜淡黄赤色に染色される粘液に富む間質成分の移行像が認められる（Papanicolaou染色）．

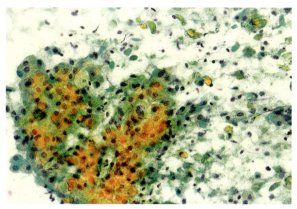

図2 Warthin腫瘍　緑〜オレンジに染まる好酸性顆粒を有する細胞質と，中心性の円形核を持つ上皮性細胞集団を背景に，リンパ球や顆粒状物質を伴って出現する（Papanicolaou染色）．

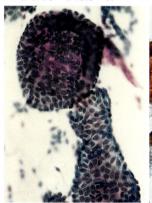 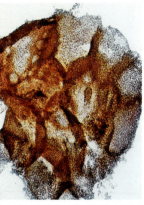

図3 腺様囊胞癌　細胞集塊の中に粘液を含有する典型的な硝子様球状構造（左）．細胞の結合が強く，辺縁が滑らかな上皮性細胞集塊を呈することが本腫瘍の特徴である（右）（Papanicolaou染色）．

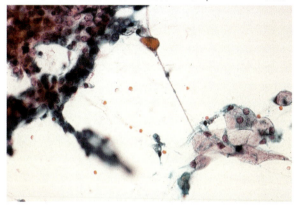

図4 粘表皮癌　細胞境界は明瞭で，淡黄赤色の粘液を多量に入れた広い細胞質と偏在核を持つ粘液細胞，敷石状の配列が特徴的な扁平上皮への分化を示す腫瘍細胞が出現する（Papanicolaou染色）．

　穿刺吸引細胞診（FNA）の唾液腺腫瘍への応用は，その正診率の高さから治療方針の決定に非常に有用である．しかし，正確な診断には十分な細胞の採取が前提となる．本項では代表的なFNA細胞像を供覧する．
●多形腺腫 pleomorphic adenoma：結合の強い上皮性細胞集団，孤在性の筋上皮細胞成分および粘液に富む間質成分が移行的に出現する．上皮性細胞集団は重積性を有するシート状，樹枝状ないし二相性を保った腺管状構造を示し，辺縁では間質成分への移行像を示す（図1）．集団を構成する細胞は類円形で均一なクロマチンを有する．筋上皮細胞は紡錘形，形質細胞様ないし裸核状を呈し，粘液性成分と混在する．
●Warthin腫瘍：多数のリンパ球，血球成分および顆粒状の物質を背景に，結合の強い上皮性細胞集団が乳頭状に出現する（図2）．上皮細胞は細胞質が豊富で，顆粒状物質を含み，核は小型で核小体を有し中心にみられ，オンコサイトの特徴を示す．
●腺様囊胞癌 adenoid cystic carcinoma：粘液性背景に結合が強く，辺縁が滑らかな上皮性細胞集団と硝子様球状構造とが混在して出現する（図3左）．硝子様球状構造には粘液が充満した大小の腔がみられ，濃染核を有し，核/細胞質（N/C）比が高い小型類円形細胞で取り囲まれる．またmucous ballの出現も特徴的である（図3右）．
●粘表皮癌 mucoepidermoid carcinoma：材料は粘液を有することが多く，細胞質内に粘液を含む腺上皮細胞集団とシート状に出現する扁平上皮様細胞が混在，あるいは移行的に出現する．粘液を含有する豊かな細胞質と偏在核を伴う粘液産生細胞が不規則重積性（図4）に，また一部で厚みがあるため，細胞境界明瞭な多稜形細胞がシート状に出現する．本腫瘍のFNA細胞像は組織像と同様，分化度により所見を異にする．

15 全身疾患に伴う口腔病変

歯科を受診する患者の中には，全身疾患を有するものが少なからず含まれている．全身疾患により口腔症状を呈するものや口腔領域に初発症状を呈する全身疾患があり，口腔内の症状は全身疾患の有無を把握するうえでも重要である．超高齢社会になり，歯科を訪れる患者の中に全身疾患を持つ者の比率は高まっており，全身から口腔へ，口腔から全身へという疾患の適切な把握が歯科医師にも求められている．

全身疾患に伴う口腔病変のうち，後天性病変については，本章では主に表15-1に示す疾患について解説する．また，遺伝性・先天性疾患によるものについては，口腔顎顔面領域に奇形をもたらす症候群や，歯牙や粘膜にメラニンなどの色素沈着をきたすものなど多彩なものがあるが，本章では常染色体優性遺伝疾患であるPeutz-Jeghers症候群について述べるにとどめる．それ以外の疾患については他章を参照されたい．

表15-1 口腔病変をきたす全身疾患

血液疾患	貧血，顆粒球減少症，出血性素因
免疫異常	自己免疫疾患，臓器移植
腫瘍性病変	骨髄性白血病，リンパ性白血病，形質細胞腫，Langerhans細胞組織球症，口腔転移性腫瘍
原因不明疾患	サルコイドーシス，Crohn病，開口部周囲性形質細胞症，軟部好酸球肉芽腫
代謝異常	アミロイドーシス，糖尿病，偽痛風
化学物質	びらん，潰瘍
内分泌障害	Addison病

1. 血液疾患

血液疾患には鉄欠乏性貧血，悪性貧血，再生不良性貧血などの貧血，末梢血の顆粒球減少症（先天性および後天性），出血性素因などがあり，これらでは口腔粘膜の萎縮や易感染性，出血などの病変を生じる．

2. 免疫異常

免疫異常によるものでは多形（滲出性）紅斑，関節リウマチ，皮膚筋炎，多発性筋炎などの自己免疫疾患では，皮膚や関節などの病変に加えて口腔領域にも病変がみられる．臓器移植に伴う移植片対宿主病graft versus host disease（GVHD）では唾液腺や口腔粘膜にSjögren症候群や扁平苔癬に類似した病変が認められる．後天性免疫不全，特にヒト免疫不全ウイルスhuman immunodeficiency virus（HIV）感染に伴う後天性免疫不全症候群acquired immunodeficiency syndrome（AIDS）では日和見感染症が生じ，口腔領域のカンジダ症はAIDSの指標疾患の一つにもなっている．

3. 腫瘍性病変

腫瘍性病変の中で血球に由来する白血病/リンパ腫でも，口腔内腫瘤の形成とともに出血や感染のリスクが亢進する．形質細胞の腫瘍性病変である形質細胞腫は，全身の骨にも病変が生じるため多発性骨髄腫ともいわれる．Langerhans細胞組織球症は，以前はhistiocytosis Xと呼ばれていたものだが，抗原提示細胞であるLangerhans細胞の腫瘍性増殖であることが明らかになった．口腔には頻度的には低いが，全身他臓器の腫瘍が転移してくることがあり，時に原発不明癌が口腔に腫瘤性病変を形成することがある．

4. 原因不明疾患

肺・皮膚・肝臓などに類上皮細胞肉芽腫を形成するサルコイドーシス，潰瘍性腸炎のみられるCrohn病，開口部周囲性形質細胞症，軟部好酸球肉芽腫，抗好中球細胞質抗体antineutrophil cytoplasmic antibody（ANCA）が関与する血管炎症候群である多発血管炎性肉芽腫症はいずれも原因不明疾患であるが，全身多臓器病変とともに口腔病変の出現がみられる．

5. 代謝異常

糖尿病は膵臓のβ細胞の破壊による1型糖尿病とメタボリック症候群と関連の深い2型糖尿病があるが，口腔領域では非特異的な炎症所見が現れる．微細線維様物質であるアミロイドの沈着によるアミロイドーシスは全身性に生じるものと局所性に生じるものがあり，前者では口腔内にも症状を呈することがある．

6. 化学物質によるもの

口腔領域には，化学物質によるものでは酸，アルカリ，芳香族化合物以外にも，脂肪族炭化水素，金属や非金属化合物によるびらん・潰瘍や色素沈着がみられる．

7. 内分泌障害

内分泌障害では甲状腺機能の低下や亢進，下垂体の機能異常などにより口腔症状を呈すが，Addison病は副腎の機能が先天性あるいは後天性に障害されることによって生じ，特に結核などの感染性疾患，腫瘍の転移によるものが多い．

他にも，結核・梅毒などの特異性細菌感染症，非特異性感染症，ヘルペスウイルス，ピコルナウイルス，パラミクソウイルスなどのウイルスによる全身感染症，ビタミン欠乏などの栄養障害による口腔内炎症性疾患や口腔粘膜の萎縮性変化もあるが，これらについては7章「口腔の粘膜皮膚疾患」(p.127〜)を参照されたい．

臨床的事項

全身疾患に伴う口腔病変の原因は非常に多岐にわたる．局所的な原因がもたらす口腔病変では，その病態を把握することは基本的には難しくない．しかし，全身疾患が原因である場合，多種多様な原因疾患が類似の口腔病変をもたらすことがあるため，理学所見のみで診断に辿り着くのは容易ではない．初診時からすでに全身疾患の合併が明らかになっている場合には，その情報から口腔病変の原因を推察することができるが，そうでない場合には，限られた情報から原因となる全身疾患を診断することとなる．

表15-2に口腔病変をもたらす全身疾患の例をまとめた．このように，全身疾患のそれぞれに特異的な症状が必ずしもあるわけではない．そのため，局所所見のみにとらわれず広い視野を持ち，詳細な病歴聴取や問診ならびに現症の把握を行って多角的に検討し，原因となりそうな全身疾患をいくつか思い浮かべる．さらに，必要な各検査を実施し，その結果を統合して鑑別診断にあたる．特に，初発症状が口腔病変であった場合，歯科医師がその原因となる全身疾患に最初に遭遇することとなるため，これを見逃さずに適切な対応（専門医への紹介）を行い，早期治療につなげることが望ましい．

口腔病変をもたらすいくつかの全身疾患について以下に述べる．

1. 粘膜や皮膚，軟組織病変

腫脹や腫瘤では，その進展範囲や性状の把握にCTやMRIが有用である．臨床所見のみでほぼ確実に診断できればよいが，基本的には生検を行って病理組織診断を得る必要がある．まれではあるが，他臓器から

表15-2 口腔病変をもたらす全身疾患

粘膜や皮膚，軟組織病変	
腫脹や腫瘤	薬剤性歯肉増殖（カルシウム拮抗薬，抗てんかん薬），アミロイドーシス，白血病での腫瘍細胞浸潤，固形がんの移転性腫瘍，リンパ腫，MTX関連リンパ増殖性疾患，結核，梅毒
びらんや潰瘍	分子標的薬やMTXによる口内炎，放射線性障害，金属アレルギー，扁平苔癬，移植片対宿主病（GVHD），固形がんの転移性腫瘍，結核，梅毒
アフタ性潰瘍	Crohn病，Behçet病
水 疱	ウイルス感染症（単純疱疹，水痘・帯状疱疹，手足口病，ヘルパンギーナなど），天疱瘡，類天疱瘡，表皮水疱症
紅 斑	多形滲出性紅斑，エリテマトーデス
紅斑，水疱，潰瘍	Stevens-Johnson症候群，中毒性表皮壊死融解症
粘膜萎縮	貧血，栄養障害（ビタミンB欠乏症など）
色素沈着	Addison病，Peutz-Jeghers症候群，von Recklinghausen病，McCure-Albright症候群
顎骨病変	
形成不全	先天異常，（後天性）内分泌疾患，栄養障害（ビタミンD欠乏症など）
骨吸収性または造骨性病変	好酸球性肉芽腫，基底細胞母斑症候群，転移性腫瘍
骨炎（骨髄炎）や関節炎または骨壊死	関節リウマチ，薬剤誘発性顎骨壊死，放射線性骨壊死
その他	
唾液腺病変	Sjögren症候群，IgG4関連疾患
リンパ節病変	リンパ腫，移転性腫瘍，感染症（結核，トキソプラズマ，伝染性単核球症など）
易出血性や易感染症	抗血栓療法・免疫抑制薬や抗がん薬などの薬剤，血液・造血器疾患（白血病，骨髄異形成症候群，多発性骨髄腫，血小板減少性紫斑病などの血小板の異常，血友病などの凝固系の異常など），免疫不全をもたらす疾患（後天性免疫不全症候群や未治療の糖尿病など）

口腔への転移性腫瘍も鑑別疾患にあげられるため，悪性腫瘍の既往を確認しておくことも重要である．節外リンパ腫が疑われる場合には，発熱，盗汗，体重減少（いわゆるB症状）の有無や，可溶性IL-2Rや乳酸脱水素酵素lactate dehydrogenase（LDH）といった血液生化学検査所見が診断に有用とされる．Waldeyer輪は節外リンパ腫の好発部位であり，注意を要する．さらに，近年では関節リウマチなどの治療に用いられるメトトレキサートmethotrexate（MTX）の使用によってもたらされるMTX関連リンパ増殖性疾患も知っておく必要がある（図15-1）．

シスプラチンやMTXなどの各種抗がん薬や近年の新しい生物学的製剤（セツキシマブやエベロリムスなど）などの薬剤，頭頸部への放射線治療では，副作用として口腔粘膜炎の発症が知られている．原因のはっきりしない繰り返す潰瘍や水疱では，口腔に発症する皮膚科疾患（天疱瘡や類天疱瘡など）を鑑別診断に入れておく．多発する再発性アフタ性潰瘍では，Crohn病やBehçet病などによる口腔症状が考えられるため，それぞれに付随しやすい全身症状の有無を問診で確認し，必要となれば専門医に精査を依頼する．

2. 顎骨病変

多発性顎骨囊胞は基底細胞母斑症候群の徴候の一つであり，両眼隔離や中枢神経病変（大脳鎌石灰化など），掌蹠小陥凹，多発性基底細胞癌を伴うことがあり，注意を要する．感染所見の乏しい下顎部の腫脹や疼痛を繰り返し，CTやMRIで顎骨の硬化像と骨融解像の混在が認められる場合，慢性びまん性硬化性骨髄炎が考えられる（図15-2）．これに，胸鎖関節などに

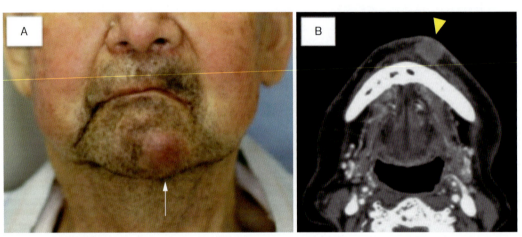

図15-1　MTX関連リンパ増殖性疾患　70歳代，男性．関節リウマチに対してMTXでの治療を受けており，オトガイ部に腫瘤が認められた（A：→，B：▷）．生検結果と臨床経過（MTX中止にて腫瘤が消失）から，MTX関連リンパ増殖性疾患と診断した．A：口腔外写真，B：水平断CT画像．

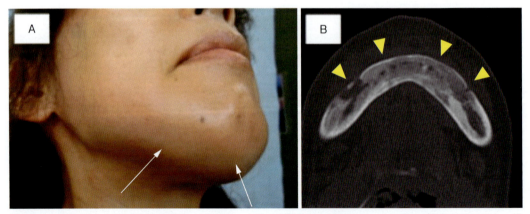

図15-2　慢性びまん性硬化性骨髄炎　50歳代，女性．下顎体部の腫脹（A：→）と疼痛が数年持続するも，排膿などの感染所見はなかった．CT画像では下顎骨髄の硬化性変化と骨融解像が混在し（B：▷），びまん性硬化性骨髄炎の所見であった．A：口腔外写真，B：水平断CT画像．

みられる骨関節炎や，痤瘡や掌蹠膿疱症などの皮膚病変を伴うものはSAPHO（滑膜炎synovitis，痤瘡acne，膿疱症pustulosis，骨化症hyperostosis，骨炎osteitis）症候群の一症状と考えられ，骨シンチグラフィによる全身検索を行う．顎骨壊死が認められた場合，頭頸部への放射線治療の既往と，ビスフォスフォネート系薬剤やデノスマブなどの骨吸収抑制薬剤使用歴を確認する．いずれかがあれば，放射線性骨壊死や薬剤関連顎骨壊死が考えられる．ただし，これらを診断する際には原疾患である頭頸部癌の再発や，乳癌や前立腺癌などの顎骨転移も念頭に置きつつ，画像検査を進め，必要があれば生検を行って鑑別診断を行うべきである．

貧　血

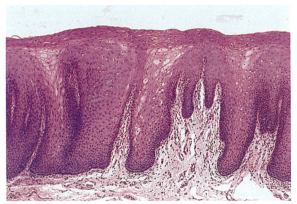

図1　Plummer-Vinson症候群　舌の糸状乳頭は消失して，舌背粘膜の表面は平坦となっている．

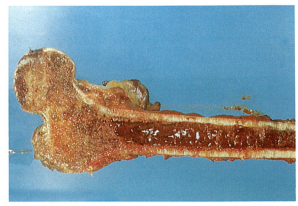

図2　悪性貧血　大腿骨上部の骨髄は赤色調が強く，過形成を示す．

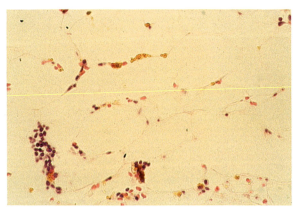

図3　再生不良性貧血　骨髄の造血細胞は著明に減少し，脂肪髄化している．

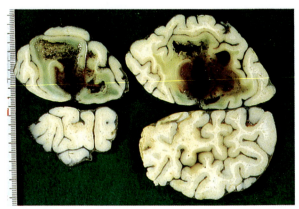

図4　再生不良性貧血　出血性素因により脳に大量出血がみられる．

　貧血は成人における血液中の赤血球数（380万～550万/μL），ヘモグロビン量（12～17g/dL），ヘマトクリット値（35～52％）が基準値より減少した状態である．赤血球の産生低下，破壊の亢進，喪失（出血）を原因とする種々の貧血があり，共通する症状として顔色不良，眼瞼結膜や口腔・頰粘膜蒼白，息切れ，動悸，倦怠感などがある．

●鉄欠乏性貧血 iron deficiency anemia：最も頻度が高い貧血で，女性に多い．ヘモグロビンの合成に必要な鉄の不足により小球性低色素性貧血を呈する．鉄の摂取不足や胃腸からの吸収不良，妊娠，月経や消化管出血などが原因となる．さじ状爪，異食症，口角炎や舌炎がみられる．舌炎により舌乳頭が萎縮（図1）し，赤い平らな舌を呈する．また本症に舌炎と嚥下障害を伴うとPlummer-Vinson症候群といわれる（Plummer-Vinson症候群，Möller-Hunter舌炎（p.132）参照）．

●巨赤芽球性貧血 megaloblastic anemia：ビタミンB12または葉酸の欠乏により骨髄中に巨赤芽球が出現する貧血である．特に内因子分泌不全をきたす胃粘膜萎縮に起因するビタミンB12吸収障害から起こる貧血を悪性貧血 pernicious anemiaといい，四肢の神経症状，舌乳頭萎縮による強い舌の疼痛（Möller-Hunter舌炎）がみられる（Plummer-Vinson症候群，Möller-Hunter舌炎（p.132））．骨髄は巨赤芽球を伴った過形成を示す（図2）．

●再生不良性貧血 aplastic anemia：骨髄の造血能の低下により，赤血球のみならず白血球や血小板造血も障害され，汎血球減少症 pancytopeniaをきたす．先天性（Fanconi貧血）と後天性があり，免疫学的機序による造血幹細胞の障害，薬剤，放射線被曝が後者の原因と考えられている．骨髄は低形成で脂肪髄となる（図3）．好中球減少により易感染性である．また血小板減少による出血傾向のため，歯肉出血，鼻出血，紫斑などがみられ，脳出血を起こすこともある（図4）．

顆粒球減少症

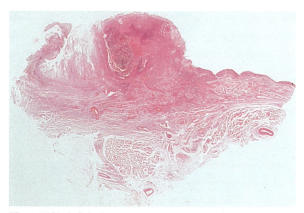

図1 顆粒球減少症　広範な壊疽性扁桃炎がみられ，炎症は周囲組織へも広がっている．

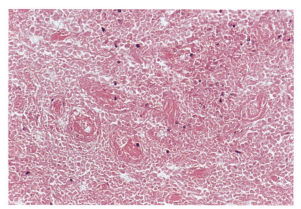

図2 顆粒球減少症　図1の一部拡大像．壊疽性変化が強いが，炎症性細胞浸潤が少ない．

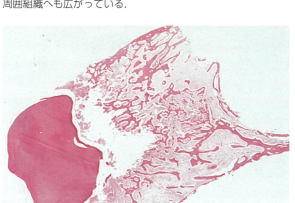

図3 顆粒球減少症　6の根尖歯周炎の抗菌薬投与後に生じ死亡した症例で，右上顎骨骨髄炎がみられる．

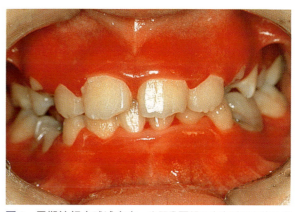

図4 周期性好中球減少症　歯間乳頭部の歯肉腫脹を伴う歯肉炎がみられる．

● 顆粒球減少症 granulocytopenia とは末梢血中の顆粒球が基準下限値より減少した状態をいうが，顆粒球の大部分は好中球が占めるので，好中球減少症 neutropenia と同義で用いられている．好中球減少症は末梢血中の好中球絶対数が1,500/μL以下の状態をいい，500/μL以下に減少した場合を無顆粒球症 agranulocytosis と呼ぶ．先天性と後天性があり，先天性ではKostmann症候群，周期性好中球減少症などがある．後天性のものは造血障害に伴う産生低下や末梢における破壊や消費の亢進が主な原因とされる．中でも薬剤に起因する場合が多く，抗菌薬，消炎鎮痛薬，抗がん薬などにより顆粒球産生が抑制される場合と，薬剤アレルギーにより顆粒球の破壊が亢進する場合がある．その他，後天性に好中球減少を示す疾患には造血器疾患，感染症，自己免疫疾患などがある．好中球数が1,000/μL以下になると感染を起こしやすくなり，500/μL以下（無顆粒球症）になると高頻度に感染を合併し，肺炎や敗血症などの重症感染症をきたす．

▶臨床所見　全身症状として39〜40℃の発熱，悪寒，咽頭痛がみられる．口腔症状としては壊疽性扁桃炎や口内炎，壊死性潰瘍性歯肉炎などがみられる．

▶組織所見　組織学的に細菌感染は組織の深部にまで及ぶにもかかわらず，浸潤する炎症性細胞に好中球がほとんどみられない．また壊死性変化が強くみられ，周囲の炎症反応は乏しい（図1，2）．壊死性潰瘍性歯肉炎から歯槽骨炎，骨髄炎を起こすこともある（図3）．

● 周期性好中球減少症 cyclic neutropenia：好中球が約21日周期で減少する常染色体優性の遺伝性疾患で，好中球エラスターゼ*ELANE*遺伝子の変異が関与している．主に小児に発生する．口腔症状として潰瘍を伴う口内炎や歯周炎を生ずることが多いので（図4），口腔ケアが重要である．

血小板異常による出血性素因

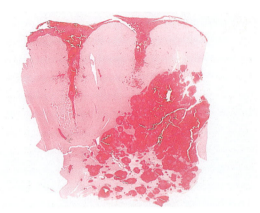

図1 特発性血小板減少性紫斑病　大量の口腔出血で発症し，2週間後に脳出血で死亡した症例の脳の組織標本．

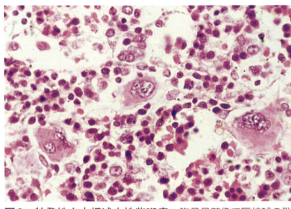

図2 特発性血小板減少性紫斑病　胸骨骨髄像で巨核球の数の減少はみられず，幼若型が多い．

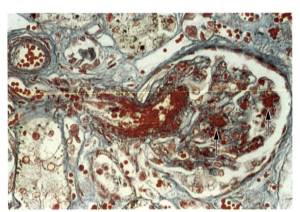

図3 血栓性血小板減少性紫斑病　腎糸球体の輸入動脈，毛細血管内に血栓（矢印）がみられる（Mallory Azan染色）．

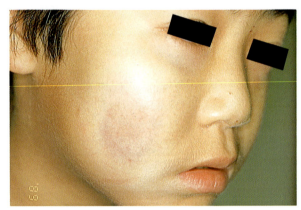

図4 血小板無力症　11歳の男児で，転倒により右頬部から眼窩周囲や頸部に皮下出血がみられる．

　血小板は骨髄中の巨核球の細胞質より産生され，末梢血中に15万〜40万/μL存在する．血管が損傷すると，血小板が血管壁へ粘着，凝集して血小板血栓を形成し，止血する（一次止血）．つまり，血小板数の減少や機能異常は出血傾向を示し，口腔粘膜や歯肉の出血をきたす．

●特発性血小板減少性紫斑病 idiopathic thrombocytopenic purpura（ITP）：抗血小板抗体が末梢血中の血小板と結合し，免疫学的な機序によって血小板が破壊され，血小板の減少と出血傾向を示す疾患である．急性型と慢性型がある．急性型はウイルス感染に伴うアレルギー反応と考えられており，小児に多く，急激な血小板減少（2万/μL以下）と強い出血症状をみるが，6ヵ月以内に自然治癒する．慢性型は自己免疫疾患と考えられており，成人女性に多く，血小板減少（2万〜4万/μL程度）と出血症状を伴う．近年では慢性ITPとH. pylori菌感染との関連が示唆されている．主な出血症状は皮膚の紫斑，鼻出血，歯肉出血，月経過多で，脳出血を起こし（図1），生命の危機に瀕することもある．骨髄では巨核球の数は正常か，むしろ増加し，幼若型巨核球が目立つ（図2）．

●血栓性血小板減少性紫斑病 thrombotic thrombocytopenic purpura（TTP）：腎糸球体など全身諸臓器の細動脈に微小血栓が多発して生じる（図3）．血小板減少，溶血性貧血，精神神経症状，腎機能障害，発熱の5徴候を示し，成人女性に多い．

●血小板無力症 thrombasthenia：先天的な血小板膜糖タンパクGPⅡb/Ⅲaの欠損や分子異常による血小板の凝集能欠如，小児期からの出血傾向をきたす疾患である（図4）．

骨髄性白血病

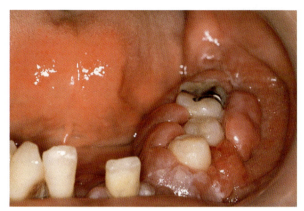

図1 急性骨髄性白血病　歯肉の腫脹が著明.

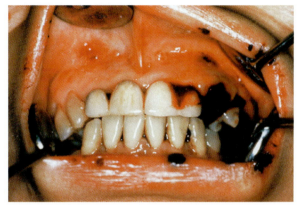

図2 急性骨髄性白血病　歯肉に出血，粘膜に点状出血，白血病細胞浸潤による歯肉の腫脹がみられる.

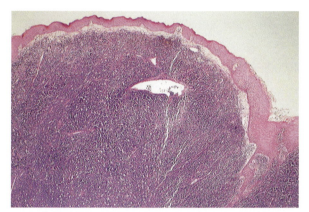

図3 急性骨髄性白血病　粘膜上皮下にびまん性に増殖する腫瘍細胞が認められる.

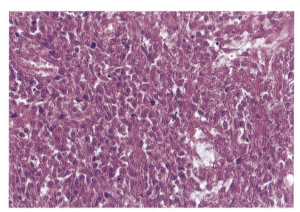

図4 急性骨髄性白血病（歯肉粘膜下）　図3の拡大図.腫瘍細胞は異型核を持つ比較的小型の骨髄芽球からなっている.

- 骨髄に存在する造血幹細胞は比較的早い段階でリンパ球系とそれ以外の白血球，赤血球，血小板を作る細胞に分化するが，骨髄性白血病 myeloid leukemia は後者の好中球・好酸球・好塩基球，単球，赤血球，血小板となる細胞が少し分化した段階の細胞が腫瘍化することによって生じる.
- WHO分類で急性骨髄性白血病 acute myeloid leukemia は，①特異的染色体異常を有する急性骨髄性白血病，②骨髄異形成関連の変化を有する急性骨髄性白血病，③治療に関連した急性骨髄性白血病と骨髄異形成症候群，④これら以外の急性骨髄性白血病，に分けられており，④に関しては最も未分化なM0，好中球を主体とした顆粒球系（M1〜M3），単球性（M4，M5），赤芽球性（M6），巨核芽球性（M7）とするFAB分類も併用されている.さらに，好塩基球性白血病や腫瘤形成型である骨髄肉腫が含まれる.急性骨髄性白血病は，基本的に骨髄の中で発生し，増殖した腫瘍細胞により正常の造血幹細胞が減少するため造血障害が生じ，感染症，貧血，出血傾向などの臨床症状が引き起こされる.白血病腫瘍細胞は基本的に骨髄と末梢血中に存在するが，全身の臓器に障害を与え，口腔領域でも口腔粘膜の腫脹・腫瘤性病変，出血や潰瘍を形成することがある（図1〜4）.さらに壊疽性歯肉炎やガンジダ症などの二次感染をきたすことがある.
- 慢性骨髄性白血病 chronic myeloid leukemia は，9番染色体と22番染色体の転座による bcr/abl キメラ遺伝子（フィラデルフィア染色体）を特徴とし，白血球増多，様々な分化段階の顆粒球の出現がみられる.慢性期から移行期を経て急性転化する.口腔領域でも歯肉やリンパ装置に浸潤し，出血や歯肉の腫脹がみられることがある.

リンパ性白血病

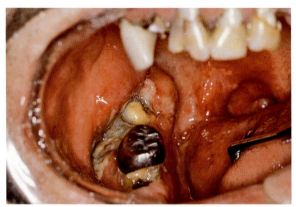

図1　リンパ性白血病　潰瘍を伴う歯肉の腫脹が認められる.

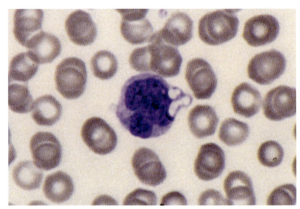

図2　リンパ性白血病　末梢血中に核に多数の切れ込みのみられる花びら細胞が認められる（末梢血）.

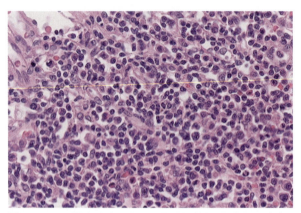

図3　リンパ性白血病　大型で核異型の強い腫瘍細胞がびまん性に増殖している（歯肉）.

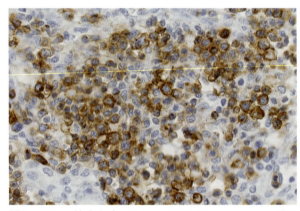

図4　リンパ性白血病　免疫染色で腫瘍細胞はCD25に陽性を示す（歯肉）.

- リンパ球前駆細胞は比較的早い段階で一次リンパ器官である骨髄や胸腺あるいは胸腺相当器官で造血幹細胞から分化し，リンパ節や脾臓，扁桃などの二次リンパ器官で成熟リンパ球へと分化するが，急性リンパ性白血病 acute lymphocytic leukemia（ALL）は一次リンパ器官における幼若な段階のリンパ球が悪性化したものである.
- 2007年WHO分類では，リンパ性白血病lymphocytic leukemiaをBリンパ芽球性白血病/リンパ腫，Tリンパ芽球性白血病/リンパ腫，そして暫定的なものとしてNK細胞芽球性白血病/リンパ腫に分けている.

▶臨床所見　リンパ性白血病は，基本的には一次リンパ器官から末梢血中に腫瘍細胞が存在するが，諸臓器に局在する（図1）ことがあり，白血病とリンパ腫の境界は不明瞭な点がある.

　成人T細胞白血病/リンパ腫（ATL/L）は，RNAウイルスであるヒトT細胞白血病ウイルスⅠ型human T-cell leukemia virus type-1（HTLV-1）により引き起こされる白血病/リンパ腫で，主として母乳により乳児に感染し，50代以降に発症することが多い.HTLV-1キャリアがATL/Lを発症する危険率は2～6%であるが，発症後の予後は著しく不良である.

▶組織所見　病理学的にATLでは末梢血に花びら細胞といわれる特有の形態を示す腫瘍細胞（図2）が出現することが知られているが，大型で異型の強い核を持つ芽球様細胞も認められる（図3）.HTLV-1はヘルパーT細胞（T_H）に感染するため，腫瘍細胞はCD3陽性，CD4陽性で活性化抗原CD25（IL-2R）（図4）を発現する.

形質細胞性骨髄腫・髄外性形質細胞腫

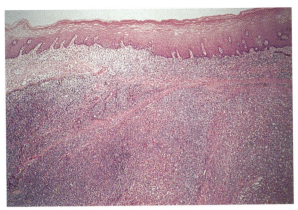

図1 多発性骨髄腫 口腔粘膜下組織に腫瘍性形質細胞のびまん性増殖を認める．

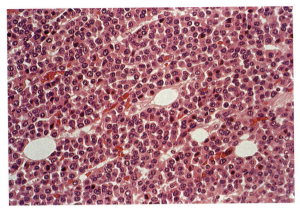

図2 多発性骨髄腫 胸骨骨髄で，偏在性の車軸状のクロマチン分布を示す核を有する異型形質細胞のびまん性増殖がみられる．

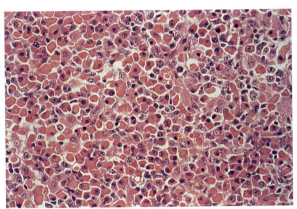

図3 髄外性形質細胞腫 口腔粘膜に発生した病変で，細胞質内に好酸性無構造の異常免疫グロブリンタンパクの蓄積であるRussell小体を認める．

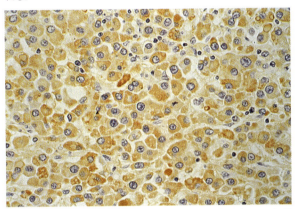

図4 髄外性形質細胞腫 図3症例の免疫グロブリンλ軽鎖に対する免疫組織化学染色標本で，ほぼすべての細胞が陽性像を示す．

● 形質細胞性骨髄腫 plasma cell myeloma は，形質細胞が骨髄内で単クローン性に増殖し多発病変を形成する腫瘍で，Mタンパク（M protein）を産生することを特徴とする．多発性骨髄腫 multiple myeloma は同義語である．類縁疾患として，単発病変を形成する骨孤立性形質細胞腫 solitary plasmacytoma of bone や，骨髄以外の部位に腫瘤を形成する髄外性形質細胞腫 extramedullary plasmacytoma がある．髄外性形質細胞腫の約80％が口腔・鼻咽頭・副鼻腔・喉頭などの頭頸部に生じ，約20％の症例でMタンパクがみられる．臓器障害はみられない．まれに骨髄腫へ移行することがある．

▶**臨床所見** 形質細胞性骨髄腫は50歳以上の男性に多い．免疫グロブリン重鎖遺伝子をコードする染色体14q32の転座がみられる．血中にMタンパク（頻度：IgG型50％，IgA型20％，軽鎖型20％）を認め，尿中には免疫グロブリン軽鎖［Bence Jonesタンパク（BJP）］がみられる．骨融解に伴う高カルシウム血症，BJPによる腎障害に伴う貧血症状などを示す．単純X線では骨の打ち抜き像 punched-out lesion をみる．口腔領域では下顎臼歯部骨体〜下顎枝部に好発し，疼痛や麻痺を伴う骨膨隆がみられる．舌などの口腔粘膜や消化管，心，腎，皮膚などにアミロイドーシスを伴うことがある．

▶**組織所見** 骨髄には腫瘍細胞が10％以上認められる．腫瘍細胞は正常な形質細胞に類似し，偏在した車軸核や発達した核周囲明庭を有するが，時に多核化や明瞭な核小体などの形態異常を伴う細胞が出現する（図1，2）．胞体内に封入体（Russell小体）がみられることもある（図3）．未熟な細胞が多いほど予後は悪い．免疫染色で免疫グロブリン成分を細胞内に証明することができる（図4）．

自己免疫疾患

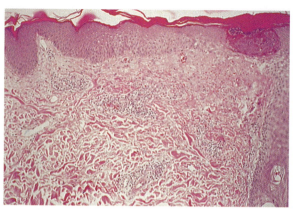

図1 多形(滲出性)紅斑 皮膚の組織像で真皮上層部における血管周囲性の炎症性細胞の浸潤がみられる．

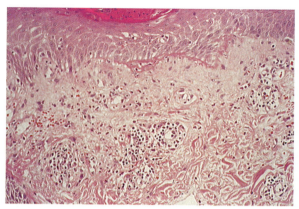

図2 多形(滲出性)紅斑 図1の拡大像．血管周囲性の炎症性細胞の浸潤はリンパ球が主体であるが，少数の好酸球を混じる．表皮基底層には水腫様変性がみられる．

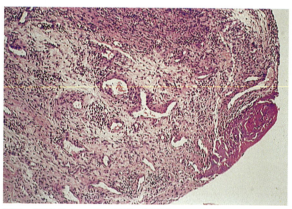

図3 関節リウマチ 滑膜の組織像．滑膜の増殖性肥厚およびフィブリノイドの沈着を認める．滑膜下層にはリンパ球，形質細胞の浸潤を伴う肉芽組織の形成がみられる．

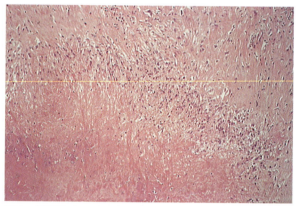

図4 関節リウマチ 皮下結節で好酸性の壊死巣(左下)を取り囲むように配列する(柵状配列 palisade arrangement)組織球および炎症性細胞の浸潤を認める．

　免疫機構は自己と非自己を認識し生体防御反応として重要であるが，過剰な免疫応答の結果生じる全身性アレルギーや，自己の細胞・組織を非自己として認識し排除に向かう自己免疫機構により組織傷害をもたらすことがある．アレルギーには液性免疫によるⅠ型(アナフィラキシー型)，Ⅱ型(細胞傷害型)，免疫複合体によるⅢ型，そして細胞性免疫が主体となり遅延型であるⅣ型がある．Ⅱ型アレルギーによる橋本病，Ⅲ型アレルギーによる急性糸球体腎炎などのアレルギー性疾患があるが，免疫異常の結果生じる疾患には自己免疫疾患 autoimmune disease が多い．

●多形(滲出性)紅斑 erythema multiforme：四肢や顔面に対称性の虹彩状の紅斑，丘疹が現れ，体幹に拡大することも多い．口腔病変には，口唇の虹彩状病変，口蓋および歯肉の小水疱ならびにびらんがある．病変は自然に消退するが，再発も多い．多形(滲出性)紅斑はヘルペスウイルス感染により発症することが多く，ヘルペスウイルスのDNA断片に対するT細胞性細胞傷害反応により引き起こされる可能性が指摘されている．

▶組織所見 組織学的に上皮直下にリンパ球を主体とした炎症性細胞浸潤がみられ，上皮内への炎症性細胞浸潤や上皮下水疱の形成をみることもある(図1, 2)．

●関節リウマチ rheumatoid arthritis：30〜50代の女性に好発し，全身の関節にこわばり，疼痛，腫脹を生じる．関節外臓器の症状を伴うこともあり，自己免疫疾患と考えられている．

▶組織所見 口腔領域では顎関節に増殖性滑膜炎がみられ，表面にフィブリンが沈着し多層化した滑膜の絨毛状増生，著明な炎症性細胞浸潤がみられる(図3)．関節部の皮下結合組織には壊死巣周囲に類上皮細胞の放射状配列がみられることがある(図4)．

臓器移植に伴う口腔病変

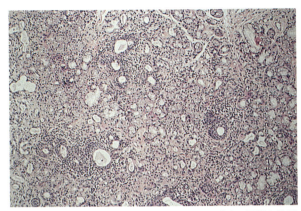

図1　GVHDの口唇腺　唾液腺間質にリンパ球の浸潤と線維化，実質腺房の萎縮・消失を認める．

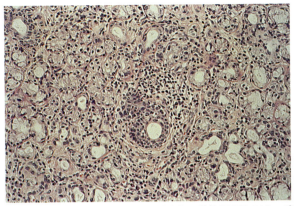

図2　GVHDの口唇腺　図1の拡大像．導管周囲性のリンパ球浸潤を示す．再生導管上皮細胞の多層化がみられる．

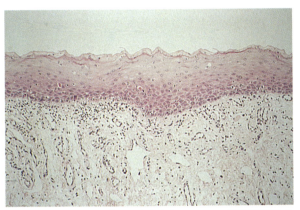

図3　GVHDの頰粘膜　粘膜上皮直下にリンパ球浸潤がみられる．一部は帯状を呈する．

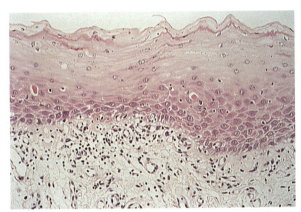

図4　GVHDの頰粘膜　図3の拡大像．粘膜上皮直下のリンパ球浸潤ならびに上皮層内への浸潤を示す．上皮基底層には水腫様変性を認め，扁平苔癬に類似した所見を呈する．

●臓器移植に伴う病変としては，骨髄移植 bone marrow transplantation（BMT）後に認められる移植片対宿主病 graft versus host disease（GVHD）が知られている．造血幹細胞移植では，基本的には同種BMTが行われる．移植片である骨髄細胞には造血幹細胞だけではなく免疫担当細胞も含まれるので，拒絶反応は免れても宿主の細胞，組織を傷害する反応GVHDが生じる．急性型と慢性型に区別され，急性は移植後14～100日に，慢性は100～500日に生じた臓器に起こることが多い．いずれも重症の場合は致死的である．同種BMTでは，ヒトの組織適合抗原（HLA）ドナーの選択やGVHD予防のための免疫抑制療法が重要である．GVHDでは皮膚，肝臓，涙腺，腸管などの上皮細胞が標的となり，口腔領域では主に唾液腺導管上皮細胞や粘膜上皮細胞に慢性GVHDが起こる．多臓器症状の一部としてみられることが多いが，まれには口腔内に限局することがある．

▶臨床所見　初期には粘膜の紅斑や粘膜の萎縮など扁平苔癬に類似した像を呈する．重症の場合は潰瘍形成がみられ，口腔乾燥，疼痛，ヘルペスウイルスなどのウイルス感染を伴うことも少なくない．口腔病変はほとんどの慢性GVHDの初発症状となり（慢性GVHD患者の70～80％に口腔病変を伴う），生検の病理診断が重要となる．

▶組織所見　GVHDにおける唾液腺組織では，導管周囲のリンパ球浸潤や腺房の萎縮・消失と間質の線維化が認められる（図1，2）．初期の粘膜上皮では扁平苔癬に類似した像がみられ，上皮直下にリンパ球浸潤，上皮基底層に液状変性をみる．好酸性壊死も散見される（図3，4）．後期には膠原線維の増生をみる．免疫染色において，慢性GVHDではCD8陽性細胞が粘膜上皮直下に優位に認められる．

サルコイドーシス

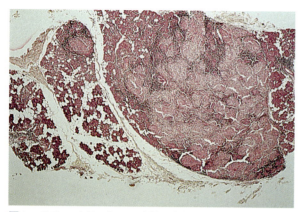

図1 サルコイドーシス 多数の肉芽腫からなる腫瘤が耳下腺内にみられ，部分的に肉芽腫の癒合が認められる．

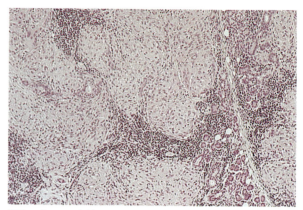

図2 サルコイドーシス 肉芽腫結節間に唾液腺組織とリンパ球浸潤がみられ，肉芽腫内に導管様組織が残存している．

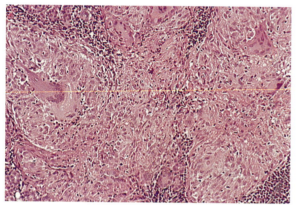

図3 サルコイドーシス 肉芽腫は類上皮細胞を主体とし，Langhans巨細胞がみられる．乾酪壊死はない．

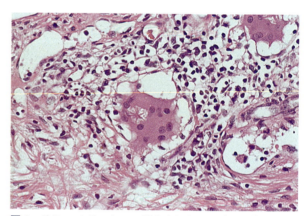

図4 サルコイドーシス 類上皮細胞およびリンパ球に囲まれたLanghans巨細胞内に星芒体がみられる．

●サルコイドーシス sarcoidosis は原因不明の非乾酪性肉芽腫を特徴とする疾患で，肺門リンパ節，肺，眼，皮膚，唾液腺，心臓，神経，筋肉など全身臓器に発症するが，この中では肺病変への頻度が最も高い．サルコイドーシスの患者はカンジダや結核菌などの抗原に対して感受性を示さず，末梢血でのCD4陽性T細胞が減少していること，血清中に過剰の多クローン性免疫グロブリンがみられることなどから，異常な免疫応答がサルコイドーシスの発症に関与している可能性が考えられている．

▶臨床所見　無症状で経過し，肺門部や頸部リンパ節の腫大により発見されることが多いが，皮疹などの皮膚病変や霧視，羞明などの眼病変，肝脾腫として発見されることもある．呼吸症状，発熱，体重減少，全身性過敏症状などが受診の契機となる．自然消退することもあるが肺外病変のあるものでは慢性に進行し，肺線維症や肺性心で死亡することもある．頭頸部領域では頸部リンパ節や扁桃，唾液腺に腫瘤性病変を形成することがある．

▶組織所見　組織学的に周囲にリンパ球浸潤を伴った類上皮細胞の比較的小型の結節からなる類上皮細胞肉芽腫がみられ（図1，2），しばしばLanghansあるいは異物巨細胞の出現がみられる（図3）．多核巨細胞の一部には細胞質に星芒体のみられるものがあるが，他の肉芽腫性病変でも星芒体のみられるものがあり（図4），星芒体はサルコイドーシスの診断に必須ではない．乾酪壊死は一般的にみられない．

Crohn病

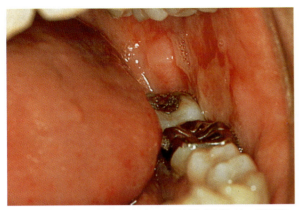

図1 Crohn病　舌背部に軽度の結節性隆起があり，頰粘膜に不規則な形状の潰瘍が認められる．

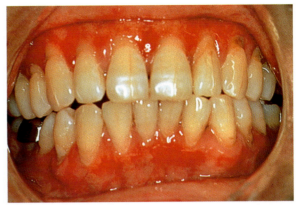

図2 Crohn病　上下顎歯肉は発赤・腫脹し，広範な歯肉炎がみられる．

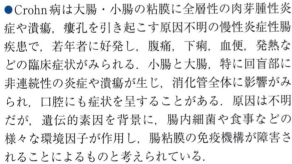

図3 Crohn病　粘膜下に深部に及ぶ炎症性細胞浸潤がみられ，上皮は一部で欠如し，潰瘍を形成している．

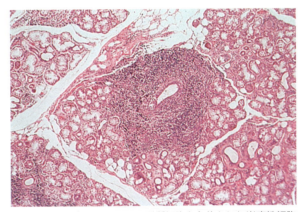

図4 Crohn病　血管周囲に形質細胞を主体とした炎症性細胞浸潤がみられる．

●Crohn病は大腸・小腸の粘膜に全層性の肉芽腫性炎症や潰瘍，瘻孔を引き起こす原因不明の慢性炎症性腸疾患で，若年者に好発し，腹痛，下痢，血便，発熱などの臨床症状がみられる．小腸と大腸，特に回盲部に非連続性の炎症や潰瘍が生じ，消化管全体に影響がみられ，口腔にも症状を呈することがある．原因は不明だが，遺伝的素因を背景に，腸内細菌や食事などの様々な環境因子が作用し，腸粘膜の免疫機構が障害されることによるものと考えられている．

Crohn病は内視鏡所見で下部消化管に非連続的な区域性病変，敷石像，縦走潰瘍，不整形潰瘍，多発アフタなどがみられ，上部消化管では胃に竹の節状外観，びらん，潰瘍，十二指腸に縦走びらん，潰瘍などの所見がみられる．病理学的に炎症性腸疾患に共通する所見である陰窩の配列異常とbasal plasmacytosisを認めるが，炎症は非連続であり，類上皮細胞やリンパ球，多核巨細胞などのみられる非乾酪性肉芽腫の存在や，リンパ球を主とする集簇巣が全層性に不均等分布して認められ，粘膜固有層よりも粘膜下層に炎症が強く発現することがCrohn病の特徴である．

▶臨床所見　口腔内ではアフタ性再発性潰瘍（図1），頰粘膜・口唇・歯肉の敷石状慢性炎症性過形成，リンパ管に沿う垂直な組織欠損である裂溝形成，紅斑を伴った慢性増殖性歯肉炎（図2）などがみられる．

▶組織所見　組織学的に粘膜上皮下に深部に及ぶ炎症性細胞浸潤がみられ，粘膜上皮が欠如し潰瘍を形成することがしばしばある（図3）．浸潤細胞は形質細胞やリンパ球を主体とし，胚中心の形成のみられることもある．小血管周囲に比較的限局した形質細胞の浸潤がみられることもある（図4）．ときに類上皮細胞が集簇した非乾酪性肉芽腫も認められる．

開口部周囲性形質細胞症

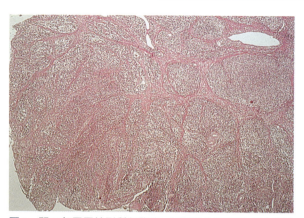

図1 開口部周囲性形質細胞症　辺縁遊離歯肉部に結合組織の線維束に囲まれた多数の形質細胞浸潤巣がみられ，表層部の歯肉溝上皮の上皮脚は伸長している．

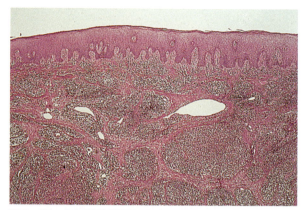

図2 開口部周囲性形質細胞症　歯肉粘膜上皮下に浸潤巣，帯状の形質細胞浸潤，拡張した血管，線維性結合組織がある．

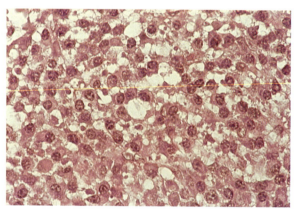

図3 開口部周囲性形質細胞症　車軸状核を有する形質細胞はほとんどが単核で，Russell小体も散見される．

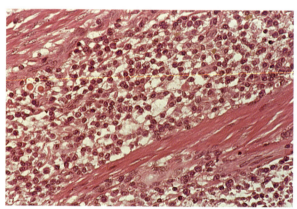

図4 開口部周囲性形質細胞症　結合組織の線維束間に大量の形質細胞の浸潤があり，一部にリンパ球がみられる．

●開口部周囲性形質細胞症 plasmocystosis circumorificialis は1960年にSchuermannにより提唱され，亀頭，外陰，口唇の良性の形質細胞浸潤を特徴とした，形質細胞性亀頭包皮炎，形質細胞性外陰炎，形質細胞性頬粘膜炎および口蓋，鼻腔粘膜の類似病変の総称である．また一方，亀頭，外陰，口唇（plasma cell cheilitis），その他，口腔や結膜の粘膜表面（plasma cell orificial mucositis, atypical gingivostomatitis）などの多くの病変に対して種々の名称があるが，このような炎症性の形質細胞浸潤を包含し，単純化したplasmacytosis mucosaeという総称もある．

▶臨床所見　口腔粘膜ではまれな疾患である．病変ではなくとも，体表面に近い移行部の粘膜には程度の差はあるが，常に形質細胞浸潤がみられる．中年以降，特に50歳以上に好発し，女性では更年期に多い．好発部位は下唇，舌側面，硬口蓋，頬粘膜など刺激が加わる場所である．口腔粘膜は赤褐色ないし茶褐色をした丘疹状を呈し，蒼白色のhaloや，ときに点状紅斑または出血をみるが，潰瘍形成は少ない．成り立ちは明らかではない．局所的誘因の一部として義歯による局所的圧迫も考えられている．

▶組織所見　被覆上皮は部分的に扁平化あるいは肥厚し（図1），粘膜の結合組織にはポリクローナルの形質細胞の著明な帯状浸潤がみられ（図2），時にRussell小体が認められる（図3）．形質細胞浸潤巣間および周囲の結合組織は拡張した血管が多く，水腫様で，リンパ球（図4），肥満細胞，時に好中球，好酸球の浸潤がみられる．まれに，リンパ濾胞形成や胚中心が認められる．また，出血やヘモジデリン沈着，さらに経過によって線維化を伴う．

軟部好酸球肉芽腫

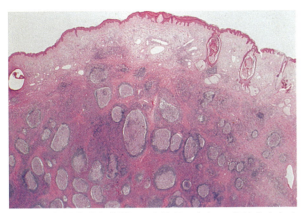

図1 軟部好酸球肉芽腫　耳介後部の病変で，胚中心を有するリンパ濾胞様構造の増生と濾胞間の線維化よりなる結節状病変を皮下組織中に認める．被膜の形成はみられない．

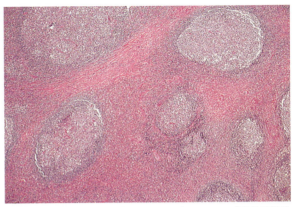

図2 軟部好酸球肉芽腫　胚中心を有するリンパ濾胞様構造の増生と濾胞間の線維化があり，結合組織内には著明な炎症性細胞の浸潤を認める．

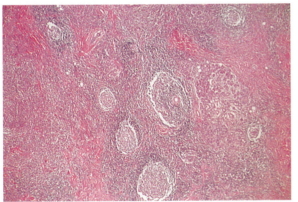

図3 軟部好酸球肉芽腫　耳下腺内に発生した病変で，萎縮した唾液腺組織が病変内に散在している．

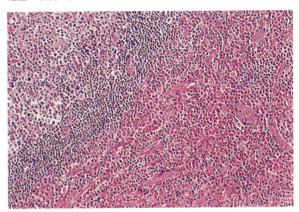

図4 軟部好酸球肉芽腫　図1の拡大像．結合組織内の炎症性細胞は大部分が好酸球である．左上方にリンパ濾胞を認める．

● 軟部好酸球肉芽腫 eosinophilic granuloma of the soft part（木村病 Kimura disease）は，木村らにより「リンパ組織増生を伴う異常肉芽腫」としてはじめて発表された疾患で，骨に発生する好酸球肉芽腫とは本質的に異なった病変である．

▶ **臨床所見**　良性病変であるが摘出後再発することもある．通常，10～20歳代男性の顔面や耳下腺部，口腔粘膜下など頭頸部に好発する．頬部に生じた例では耳下腺内にも病巣を形成することがある．皮下にも生じることがあるが通常は孤立性である．また，皮下組織の，好酸球性血管リンパ球増殖症 angiolymphoid hyperplasia with eosinophilia（類上皮血管腫 epithelioid hemangioma）とは区別される．臨床検査所見では末梢血や骨髄における著明な好酸球増多，血中免疫グロブリン，特にIgEの増加，赤血球沈降速度の亢進などがみられる．著しい好酸球の浸潤を伴うことにより，アレルギーの関与が考えられているが，原因は不明である．

▶ **組織所見**　上皮下における胚中心を有するリンパ濾胞様構造の増生（図1～3）と濾胞間の線維化（図2）よりなる結節状の肉芽腫性病変を形成する．一般的に被膜の形成を欠き，周囲組織との境界は不明瞭である．濾胞間に種々の程度の好酸球を主体とした炎症性細胞の浸潤を認め（図4），その他，形質細胞やリンパ球などが混在している．内皮細胞の腫大を伴う毛細血管の増生を伴うこともある．一般的に組織学的な鑑別は困難ではないが，IgEが関与する過敏症，寄生虫の感染，薬剤などによる過敏症，Hodgkin病やある種のT細胞リンパ腫などでは，病巣に著明な好酸球の浸潤を認めることがあるので注意を要する．

Langerhans細胞組織球症

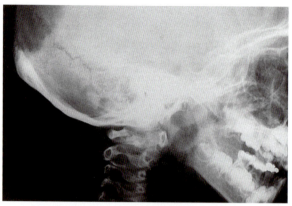

図1 多発性Langerhans細胞組織球症　右側眼窩内に眼球を突出させている腫瘍が認められる．

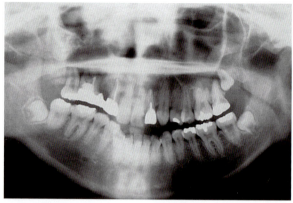

図2 多発性Langerhans細胞組織球症　オルソパントモX線像で，右上顎大臼歯部に骨欠損がみられる．

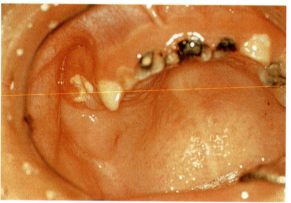

図3 多発性Langerhans細胞組織球症　口腔内所見．左側上顎第一，二乳臼歯部頬側歯肉に表面不整な腫瘤を認める．

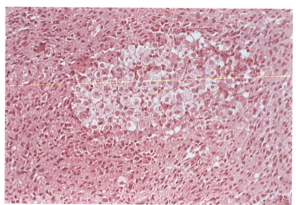

図4 多発性Langerhans細胞組織球症　血管増生を主とする肉芽組織と，種々の形態の主に単核の組織球様細胞の浸潤がみられる．

● 抗原提示細胞であるLangerhans細胞の腫瘍様増殖によって起こる疾患で，かつてはhistiocytosis Xと総称され，好酸球肉芽腫，Hand-Schüller-Christian病，Letterer-Siwe病の3亜型に分類されていた．現在，これらは同じ疾患の異なった表現型であると考えられている．

▶臨床所見　一般的に小児，特に乳幼児に発症することが多く，異常な増殖を示すLangerhans細胞は骨，皮膚，歯周組織，耳，肺，肝，脾，リンパ節などを侵し，様々な臨床症状を呈する．主として骨に単発性病巣を形成する好酸球肉芽腫と呼ばれていたものは，予後は良好である．Hand-Schüller-Christian病と呼ばれていた病変は，比較的慢性の経過を辿る多発性全身性Langerhans細胞組織球症で，通常小児に発症し，発熱や発疹，反復する中耳炎や上気道感染がみられる．骨病変としては頭蓋骨（図1）・顎骨（図2），肋骨，骨盤，肩甲骨などを侵し，頭蓋冠の骨欠損，尿崩症，眼球突出を3主徴とする．Letterer-Siwe病と呼ばれていた急性播種性Langerhans細胞組織球症はLangerhans細胞組織球症の約10%を占め，最も重篤な症状を呈する全身疾患である．頭頸部領域では頭蓋骨の病変に加えて，歯周組織への組織球浸潤に伴う歯肉の腫脹（図3）や，歯槽骨吸収に伴う歯牙の早期喪失などの臨床症状がみられる．

▶組織所見　組織学的に細胞質内に空胞のみられる豊富な細胞質と水疱状の核を持つ腫瘍様細胞の増殖がみられ，周囲に肉芽腫性炎症像が認められる（図4）．増殖細胞は末梢組織にみられる組織球様の形態を示すが，微細構造的に細胞質内にBirbeck顆粒がみられ，Langerhans細胞の特徴を有している．

糖尿病

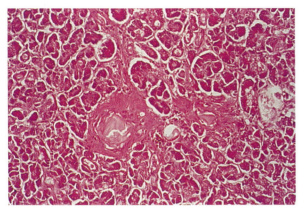

図1 糖尿病の膵臓　膵島の硝子化が著明で, 細胞成分はほとんどみられない.

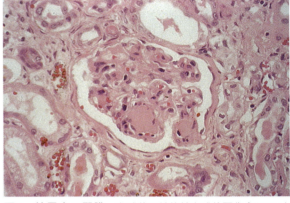

図2 糖尿病の腎臓　糸球体の結節性糸球体硬化 (Kimmelstiel-Wilson症候群) を認める.

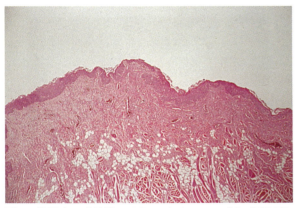

図3 糖尿病の舌粘膜　粘膜下に軽度のリンパ球の浸潤がみられる. 炎症所見は非特異的である.

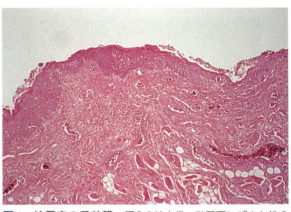

図4 糖尿病の舌粘膜　図3の拡大像. 粘膜下にびまん性のリンパ球浸潤を認める.

●糖尿病 diabetes mellitus とは持続的高血糖状態をいい, 種々の外的・内的因子の作用により引き起こされるインスリンの欠乏あるいはその作用機序の異常により発症する. インスリンは糖, タンパク, 脂質の代謝に関連しており, 糖尿病ではこれらの慢性持続性の代謝障害を招く. その結果, 動脈硬化の促進, 重篤な腎臓機能障害, 網膜の疾患, 末梢神経の障害などを続発する. 糖尿病の成因分類では, 1型, 2型, その他の特定の機序, 疾患によるもの, 妊娠糖尿病がある. 1型は, 主に自己免疫を基礎にした膵のLangerhans島β細胞破壊によるインスリン欠乏のため発症する. 2型は, インスリン分泌低下やインスリン抵抗性をきたす複数の遺伝子に生活習慣が加わり, インスリン作用不足を生じて発症する. また, 糖尿病患者ではすでに存在する炎症性歯周疾患の増悪や齲蝕の発生を増加させることがある.

▶病理発生　糖尿病の成因として, ①膵β細胞不全によるインスリン供給の低下, ②インスリンの標的細胞におけるインスリン受容体の異常, ③標的細胞における細胞内情報伝達機構の異常, があげられている. また, これらの異常を引き起こす原因として遺伝的要因ならびに種々の環境因子が複雑に関与している.

▶組織所見　膵臓では膵Langerhans島の硝子化 (図1) ならびに萎縮と減少, β細胞の水腫様変性, 膵Langerhans島へのリンパ球浸潤などがみられる. 腎臓では糖尿病性腎症と呼ばれる種々の病変がみられ, びまん性糸球体硬化, 結節性糸球体硬化 (Kimmelstiel-Wilson症候群) (図2), 輸出入細動脈の硝子化などの所見を認める. 口腔粘膜では糖尿病に特有の病変はないが, 口腔粘膜や歯肉粘膜における非特異的な炎症所見がみられる (図3, 4).

アミロイドーシス

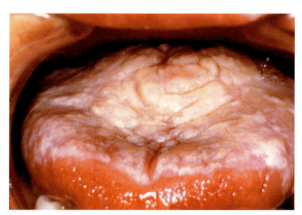

図1 舌アミロイドーシス 舌は腫大し，舌背部に多数の結節状腫瘤がみられる．

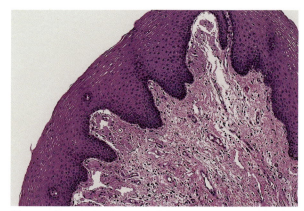

図2 アミロイドーシス 粘膜上皮下に好酸性微細線維状物質の沈着がみられる．

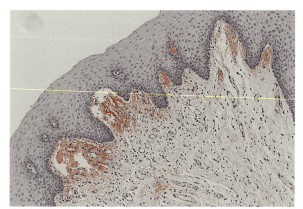

図3 アミロイドーシス このような微細線維状物質はDFS陽性所見を呈している．

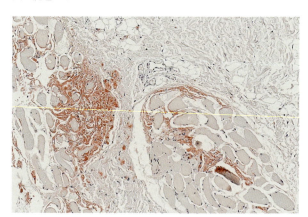

図4 アミロイドーシス 筋線維束間にもDFS陽性のアミロイドタンパクの沈着がみられ，筋線維の変性消失傾向が認められる．

●アミロイドーシス amyloidosisは重屈折性を持つ微細線維性アミロイドタンパクの沈着による疾患である．全身性のALタンパクは免疫グロブリンの軽鎖を前駆タンパクとし，B細胞や形質細胞の腫瘍性増殖に関連し，AAタンパクは慢性炎症性疾患やがんなどが原因となり，肝細胞で産生される血清アミロイドAを前駆タンパクとするなど様々な原因により生じる．この他，老人性アミロイドーシスはトランスサイレチンを前駆タンパクとするATTRの沈着，限局性のものとしてAlzheimer病のβアミロイドから生じるAβアミロイドタンパク，さらにプリオン病のAPrPもアミロイドタンパクの一つである（表1）．

▶臨床所見 口腔領域ではALタンパクとAAタンパクの舌病変が多いが，歯肉，口蓋，唾液腺にもアミロイドタンパクの沈着がみられることがある．舌では舌腫大を伴う結節状腫瘤の形成をみることが多い（図1）．

表1 アミロイドタンパクが関連する病変・疾患

アミロイドタンパク		前駆タンパク質	原因・関連疾患
全身性	AL	免疫グロブリン軽鎖	B細胞の腫瘍性増殖
	AA	血清アミロイドA	慢性炎症性疾患など
	ATTR	トランスサイレチン	老人性アミロイドーシス
限局性	Aβ	βアミロイド前駆物質	Alzheimer病
	APrP	プリオンタンパク	プリオン病

▶組織所見 組織学的に粘膜固有層や筋層に好酸性微細線維の蓄積がみられ，血管壁への沈着がみられることもある（図2）．アミロイドタンパクはcongo赤染色で陽性を示すことが知られているが，現在ではより鋭敏な所見を呈するdirect fast scarlet（DFS）染色によりアミロイドタンパクの検出が行われている（図3，4）．

Peutz-Jeghers症候群

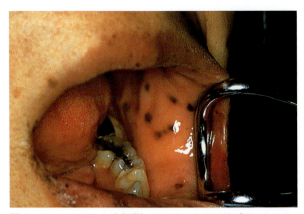

図1 Peutz-Jeghers症候群　頬粘膜に色素沈着が認められる.

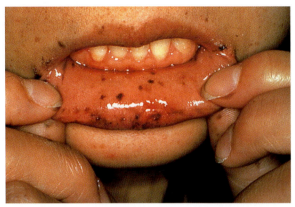

図2 Peutz-Jeghers症候群　下口唇の口腔前庭側に色素沈着がみられる.

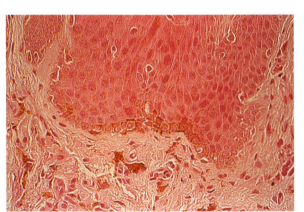

図3 Peutz-Jeghers症候群　口腔粘膜上皮基底層のメラニン色素沈着. 上皮層内に明るいメラニン細胞の増生があり, 上皮下にもメラニン保有細胞がある.

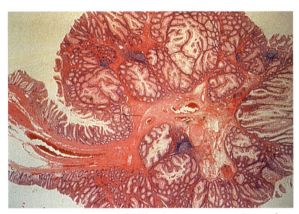

図4 Peutz-Jeghers症候群　大腸にみられたポリープで, 樹枝状に分岐した粘膜筋板の増生とその表層に腺上皮細胞の過形成を認める.

● Peutz-Jeghers症候群は皮膚や粘膜のメラニン色素の沈着と, 組織学的に特徴のある消化管のポリポーシスを合併する症候群で, 常染色体優性遺伝性疾患である.

▶臨床所見　20歳以下に好発する. 口唇, 口腔粘膜, 四肢末端部の皮膚などに点状から斑状の, 黒褐色のメラニン色素の沈着がみられる. 皮膚や粘膜のメラニン色素沈着病変は悪性転化しないとされている. 消化管には種々の大きさの無茎性〜有茎性ポリープが胃, 小腸, 大腸に多発する. ポリープの増大による腸閉塞, 腹痛, 下痢, 下血などの消化器症状のほかにがんの発生も報告されている.

▶組織所見　肉眼的には口腔粘膜, 特に頬粘膜 (図1) と口唇 (図2) に点状から斑状の色素沈着を認め, 組織学的には上皮基底細胞層に一致してメラニンの沈着を認める. また, 上皮下結合組織内にマクロファージがメラニン色素を貪食したメラニン保有細胞が認められる (図3). 消化管ポリープは樹枝状に分岐した粘膜筋板の増生を認め, 表層は腺上皮細胞の過形成性の増殖を認める (図4). 通常1cm以下のポリープにはがん化は認められないが, 2cm以上になるとがんの発生率が高くなる.

筋肉の病変

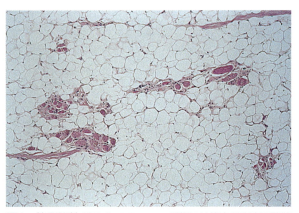

図1 筋緊張性ジストロフィー　舌筋には筋肉の高度の萎縮および筋組織内への脂肪組織の増生がみられる．

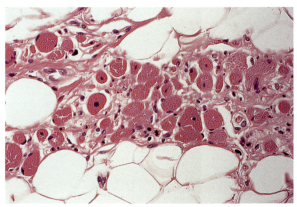

図2 筋緊張性ジストロフィー　萎縮を起こした舌筋は中心核がみられる．

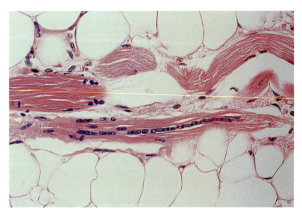

図3 筋緊張性ジストロフィー　筋線維の縦断面で核の鎖状配列の形成がみられる．

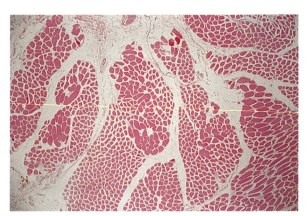

図4 咬筋肥大症　肥大を起こした筋線維は明らかに径が大きく，数本の線維が集合してみられる．

●骨格筋にも，他の組織と同様に種々の病変が発症する．外傷，炎症，腫瘍などの病変についてはそれぞれの項目を参照されたい．骨格筋の病変は神経と密接な関係を有するものがあり，またそのような病変は全身の筋肉に及ぶことがある．これらの病変は先天的遺伝性疾患に属する病変や，自己免疫疾患に含まれるものが多く，前者には進行性筋ジストロフィーprogressive muscular dystrophy，筋緊張性ジストロフィーmyotonic dystrophyなどが，後者には重症筋無力症myasthenia gravisなどがあり，いずれも筋肉組織は萎縮性変化を示す．

▶臨床所見　筋緊張性ジストロフィーは常染色体優性遺伝疾患で，20歳前後に発症する．全身の遠位筋に加え，舌や咬筋の萎縮もみられる．口腔領域にはこのような全身疾患とは別に，咬筋肥大症 hypertrophy of masseter muscleがある．耳下腺部から下顎角にかけてびまん性の膨隆がみられ，顔貌の変化をきたす．

▶病理発生　筋緊張性ジストロフィーは常染色体優性の遺伝様式を示し，近年になって19番染色体の長腕に原因の遺伝子座が存在することが明らかにされた．本疾患では筋肉の障害に加え，白内障，糖尿病，前頭部脱毛，免疫グロブリン低下，性腺萎縮，咬筋肥大症などの臨床症状を示すことが知られている．

▶組織所見　図1～3は筋緊張性ジストロフィーにおける舌の筋肉の高度の萎縮を示す．筋組織内に脂肪組織の増生がみられ，筋線維は高度の萎縮を示す（図1）．また，萎縮を起こした筋肉には中心核（図2）や核の鎖状配列の形成を認める（図3）．咬筋肥大症では個々の筋線維の肥大を認め，横断面の組織像では種々の径を示す肥大した筋線維が集簇性に認められる（図4）．

口腔転移腫瘍

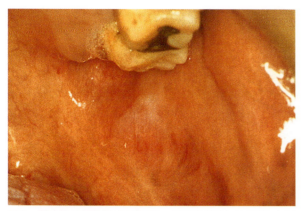

図1 肝癌の口腔転移（下顎骨） 下顎枝前縁から頬側にかけて腫脹が認められる．

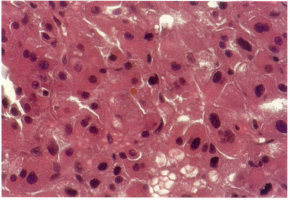

図2 肝癌の口腔転移（下顎骨） 腫瘍細胞は好酸性の細胞質と大型の核を有し，一部に小型の核および偽腺管様構造をみる．

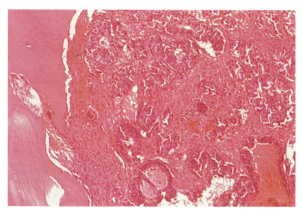

図3 乳癌の口腔転移（上顎骨） 骨吸収部に近接あるいは接して，腔内に無定形物質を入れた腺腔様構造を示す．

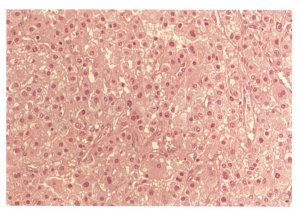

図4 セミノーマの口腔転移（左側下顎） 腫瘍細胞は好酸性微細顆粒を有する明調の細胞質と円形の核を持つ小型の細胞からなる．

● 口腔転移腫瘍は口腔悪性腫瘍の約1％である．原発腫瘍は，男性では肺，腎，前立腺，肝，大腸，精巣が多く，女性では乳腺，女性生殖器，腎，大腸，副腎，甲状腺が多い．組織型では癌腫が多く（70％），その他に肉腫や悪性黒色腫，神経芽細胞腫などの報告もある．1：2の割合で口腔軟組織よりも顎骨に多くみられる．

▶臨床所見 口腔転移腫瘍は大抵が病期の進行したものであり，予後は一般的に不良である．

1) 顎骨への転移．全身では頭蓋骨，脊椎骨，骨盤骨に多いが，口腔では下顎骨の大臼歯部に多い．まれに上下顎に転移がみられることもある．臨床所見としては顎骨の膨隆（図1），疼痛，知覚異常などを伴う．腫瘍は急速に増大し，歯牙の動揺や開口障害を引き起こすこともある．X線所見では，多くの転移腫瘍は境界不明瞭なX線透過像を示すが，前立腺癌ではX線不透過像が混在することがある．

2) 口腔軟組織への転移：歯肉や歯槽粘膜（50％），舌に多く，唾液腺，扁桃，口蓋，口唇，頬粘膜などにも生じうる．臨床所見として膿原性肉芽腫や線維性エプーリスのような隆起性病変を呈することが多く，時に潰瘍を形成することもある．

▶組織所見 転移性腫瘍の組織像は基本的に原発腫瘍と同様の所見を示す（図2〜4）．特に大腸の管状腺癌，腎の明細胞癌，甲状腺癌などの転移の場合，その特徴的な組織・細胞形態により原発巣の特定は比較的容易である．しかしながら，低分化ながんや扁平上皮癌は，組織学的な診断のみでは原発巣の特定に難渋することも少なくない．悪性黒色腫，悪性リンパ腫，前立腺癌などの場合は免疫組織化学的染色も有効である．原発巣の特定には病理組織診断に加えて，臨床的・放射線学的検索を含めた総合的な判断が重要である．

化学物質による傷害

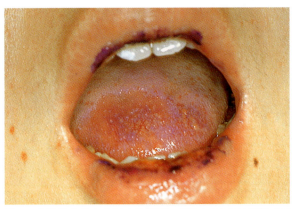

図1　水酸化カリウムによる傷害　実験中の飽和水溶液の誤飲で，舌，上唇，下唇に発赤，びらんがみられる．

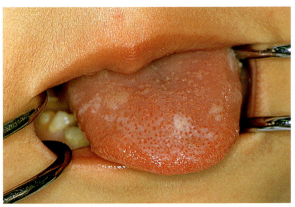

図2　アンモニアによる傷害　アンモニア水の誤飲によるもので，舌乳頭の消失とびらんがみられる．

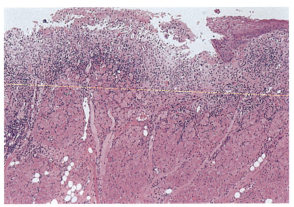

図3　アンモニアによる傷害　アンモニアガス吸引後．舌粘膜の潰瘍，壊死，筋層の炎症性細胞浸潤がみられる．

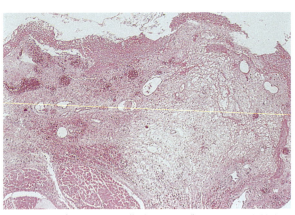

図4　クレゾールによる傷害　クレゾールによる急性中毒で，舌の広範な潰瘍，壊死，血管拡張，浮腫がみられる．

●舌，歯肉，頰粘膜，咽頭，口唇などの口腔粘膜に傷害を与える化学物質には，表に示すように多数の物質がある．

▶臨床所見　強酸や強アルカリによって粘膜は腐食し，熱傷に似た傷害を生じる．発赤，水疱，びらんなどがみられ，塩酸では灰白色，硝酸ではオレンジ色などの色調を呈する．アルカリによる腐食は酸によるものより深層に及んでいることが多く，Ⅲ度の熱傷に相当する変化が認められることがある（図1，2）．

▶組織所見　腐食部位の粘膜表層は壊死に陥り，固有層には炎症性細胞浸潤，浮腫性変化や血管壁の破綻による出血，筋線維や脂肪・結合組織の変性，壊死などの重篤な炎症がみられる（図3，4）．芳香族化合物，脂肪族炭化水素などによる口腔粘膜傷害も基本的には同様の組織像を示すが，金属によるものでは亜鉛による口内炎の際に青白色，水銀による慢性中毒では青黒色線条などの特有の色素沈着をきたすことがある．

分　類	物質名
酸	塩酸，硫酸，硝酸
アルカリ	水酸化ナトリウム，水酸化カリウム，水酸化カルシウム，アンモニア
芳香族化合物	フェノール，ベンゼン，トルエン，キシレン
脂肪族炭化水素	メタン，エタン，プロパン，ホルムアルデヒド，イソシアネート，パラコート
金属とその化合物	ナトリウム，カルシウム，マグネシウム，亜鉛，水銀，酸化カルシウム，塩化亜鉛，次亜塩素酸ナトリウム，炭酸ナトリウム，四塩化チタニウム
非金属とその化合物	フッ素，塩素，臭素，リン，フッ化水素，リン酸，硫化水素，塩化硫黄，四塩化炭素

偽痛風

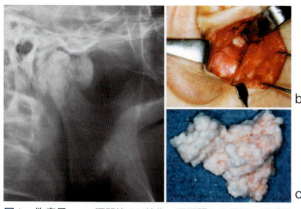

図1 偽痛風　a：顎関節のX線像．下顎頭から周囲に不透過像がみられる．b：顎関節部に菲薄な被膜に被覆された結節状の石灰化物がみられる．c：摘出物はチョーク様白色の石灰化物である．

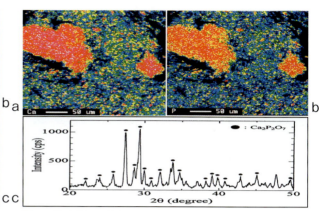

図2 偽痛風　X線分析顕微鏡像．a，b：CaとPが面分析で赤色部に強く，黄色部に次に強く検出されている．c：X線回折スペクトルのピークがピロリン酸カルシウムと同定される．

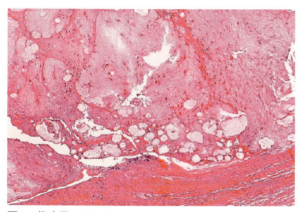

図3 偽痛風　石灰化物の大小の結節は線維性結合組織に囲まれてみられる．

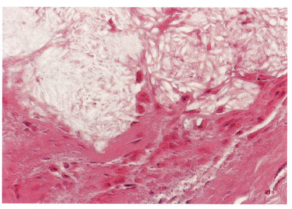

図4 偽痛風　結節状の石灰化物は棒状の結晶からなり，周囲に異物巨細胞や組織球を伴う肉芽組織がみられる．

● 痛風 gout は尿酸塩結晶が関節に沈着することによって生じるのに対して，偽痛風 pseudogout はピロリン酸カルシウム二水和物の結晶が関節に沈着することによって生じる．偽痛風患者では痛風結節は生じないが，関節に沈着し組織の傷害を引き起こす．これにより，痛みを伴う関節炎，慢性の痛みやこわばり，無症状に経過するなど多様な臨床症状を呈する．偽痛風発作は痛風と同様に突然生じ自然に軽快するが，痛みは痛風より軽度で，1〜数ヵ所の関節に数日またはそれ以上の持続した関節炎が出現する．膝関節に発症することが多いが，ときに顎関節に発症することがある．痛風は若年で多発性に発症する遺伝性のものや副甲状腺機能亢進症に続発するものがあるが，偽痛風は通常60〜80歳の高齢者に認められ，男女差はなく，原因は明らかではない．

▶臨床所見　画像所見では，関節頭の軟骨に接して点状あるいは顆粒状の石灰化物を認めることがある（図1a）が，結晶が小さく画像では明らかでない症例も多い．大きな結晶を形成したものでは，顎関節包内に関節頭を被包する細顆粒状物質がみられ（図1b），これらは軟らかな石灰化物からなっている（図1c）．

偽痛風の診断は関節内のピロリン酸カルシウム結晶の存在を証明することで確定される．結晶物の元素分析の結果を図2に示す．蛍光X線解析で，共局在するCaとPが認められ（図2a，b），これらはX線スペクトル解析でピロリン酸カルシウムであると同定された（図2c）．

▶組織所見　組織学的に石灰化物は線維性結合組織で周囲を囲まれ，異物巨細胞やマクロファージの出現を伴う慢性炎症像が認められる（図3，4）．

Addison病

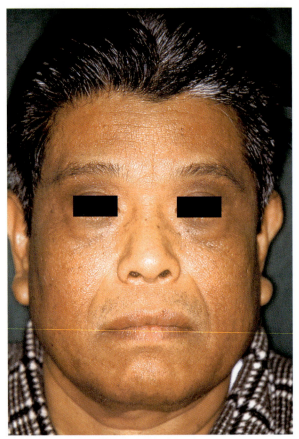

図1 Addison病　皮膚に色素斑が認められる.

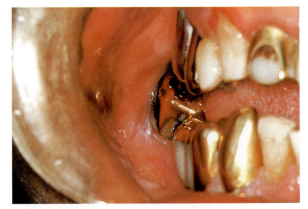

図2 Addison病　頬粘膜に境界不明瞭な褐色の色素斑が認められる.

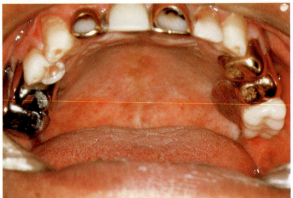

図3 Addison病　口蓋に円形の褐色の色素斑が散在性に認められる.

● Addison病は慢性原発性副腎皮質機能低下症 chronic primary adrenocortical insufficiency ともいわれるように，副腎皮質の機能不全のために副腎皮質から分泌されるホルモンであるコルチゾール，アルドステロン，アンドロゲンの欠乏によって生ずる疾患である．まれな疾患であり，わが国では年間50～100例の発症が報告されているにすぎない．原因としては，かつては副腎結核が多かった．欧米では副腎皮質に対する自己抗体の形成による自己免疫疾患による突発性発症が多い．この場合，橋本病やBasedow病などの自己免疫疾患を合併することがある．また，両側副腎への肺癌あるいは胃癌の転移が原因となることもある．また，口腔領域において最も特徴的な変化は色素沈着であるが，副腎皮質からのホルモン分泌の減少が下垂体からの副腎皮質刺激ホルモン（ACTH）分泌の亢進を招き，その結果として色素沈着を形成する．

▶臨床所見　コルチゾール欠乏症状としては体重減少，無力症，低血糖が生ずる．アルドステロン欠乏症状としては低血圧，代謝性アシドーシスがみられる．アンドロゲン欠乏症状は，女性に多く発現する．女性はアンドロゲンの大部分が副腎由来であるので，欠乏症状としては無月経，脱毛，骨粗鬆症がみられる．下垂体ホルモン過剰症状として，皮膚（図1）や口腔（図2,3）に褐色の色素沈着が点状，線状あるいは無定形に出現する．口腔粘膜の色素沈着は，舌，頬粘膜，歯肉，口蓋など刺激を受けやすい部位に好発する．

▶組織所見　原因が結核性の場合，副腎は多数の結核結節の形成により皮質および髄質ともに肉芽腫に置換され，石灰化することが多い．突発性の場合，副腎は萎縮傾向となり，副腎皮質はリンパ濾胞を形成するリンパ球浸潤と線維の増生がみられる．しかし，髄質の破壊はない．

■ 写真提供者一覧 （所属は写真提供時）

より良いアトラスとするために，本書では臨床写真や希少症例については，多くの先生方にご協力を頂きました．以下にお名前と提供頂いた写真，出典を示し，改めて謝意を表します．文献例はカラー写真を直接提供頂きましたが，本書に掲載されている写真は文献とは異なるものもあることをお断りしておきます．

章	頁	図番号	疾患名	提供者（所属／氏名）	文献
1	5	図1	歯の数の異常	東京歯科大学解剖学講座 井出吉信	
1	5	図3, 4	歯の数の異常	東京歯科大学小児歯科学講座 薬師寺　仁・町田幸雄	
1	6	図1, 2	歯の大きさの異常	東京歯科大学解剖学講座 井出吉信	
1	7	図1, 2	歯の形の異常	東京歯科大学解剖学講座 井出吉信	
1	9	図1, 2	歯内歯	東京歯科大学解剖学講座 井出吉信	
1	11	図1	乳歯の早期萌出（先天歯）	松本歯科大学小児歯科学講座	
1	12	図1～4	歯の変位（位置の異常）	東京歯科大学解剖学講座 井出吉信	
1	13	図1～4	エナメル質形成不全症	東京医科歯科大学歯学部小児歯科学講座　髙木裕三	
1	14	図1～4	象牙質形成不全症	東京医科歯科大学歯学部小児歯科学講座　髙木裕三	
1	15	図1～3	表皮水疱症	明海大学歯学部口腔診断学講座　町野　守	町野　守他：エナメル質不全を伴った先天性表皮水疱症．日口外誌32(1)：35-41，1986
1	15	図4	表皮水疱症	明海大学歯学部口腔診断学講座　内海順夫	町野　守他：エナメル質不全を伴った先天性表皮水疱症．日口外誌32(1)：35-41，1986
1	16	図1	低ホスファターゼ症	東京医科歯科大学歯学部歯科保存学講座　渡辺　久	渡辺　久，他：低ホスファターゼ症に伴う若年期の高度の歯周疾患の1症例について．口病誌58(3)：613-623，1991
1	16	図2～4	低ホスファターゼ症	岩手医科大学歯学部小児歯科学講座　甘利英一	山崎勝之，他：低ホスファターゼ症の歯科学的検索．小児歯誌23(3)：702-715，1985

章	頁	図番号	疾患名	提供者（所属/氏名）	文献
1	17	図1～4	低リン血症性ビタミンD抵抗性くる病	新潟大学歯学部小児歯科学講座　野田　忠	山崎博史，他：齲歯のない乳歯の歯肉膿瘍を契機として低リン血症性ビタミンD抵抗性くる病と診断された1例．小児歯誌23(1)：204-214，1985
1	18	図1～4	ムコ脂質症・ムコ多糖症	東京医科歯科大学歯学部小児歯科学講座　髙木裕三	三輪全三，他：I-cell disease（Mucolipidosis II）I症例の歯科的所見．小児歯誌23(1)：233-242，1985
1	19	図1～4	限局性歯牙異形成症	東京医科歯科大学歯学部小児歯科学講座　石川雅章	石川雅章，他：Regional Odontodysplasiaの1例について．口病誌54(1)：302-309，1987
1	21	図2	Turner歯	広島大学歯学部小児歯科学講座　長坂信夫	長坂信夫，他：エナメル質形成不全歯における病理組織学的検討．小児歯誌28(2)：486-492，1990
1	22	図1	周産期障害による歯の異常	須賀昭一	久田太郎，須賀昭一編：図解口腔病理学，学建書院，1987，p.77（第6章齲蝕）
1	22	図2～4	周産期障害による歯の異常	鶴見大学歯学部小児歯科学講座　大森郁郎	井出正道，他：周生期障害によるエナメル質減形成を有する乳歯の組織学的観察．小児歯誌27(4)：864-875，1989
1	23	図1	歯のフッ素症	須賀昭一	久田太郎，須賀昭一編：図解口腔病理学，学建書院，1987，p.28（第2章歯の構造と質の形成異常）
1	23	図2上段左	歯のフッ素症	松本歯科大学口腔病理学講座　枝　重夫	枝　重夫，他：歯牙フッ素症1症例の病理学的検索．松本歯学18(2)：109-116，1992
1	24	図3,7	歯のフッ素症	松本歯科大学口腔病理学講座　枝　重夫	枝　重夫，他：歯牙フッ素症1症例の病理学的検索．松本歯学18(2)：109-116，1992
1	25	図1	全身疾患による歯の形成障害	東京医科歯科大学歯学部小児歯科学講座　髙木裕三	
1	25	図3	全身疾患による歯の形成障害	日本歯科大学新潟生命歯学部小児歯科学講座　田中聖至	
1	26	図1～4	エナメル斑	広島大学歯学部小児歯科学講座　長坂信夫	長坂信夫，他：エナメル質形成不全歯における病理組織学的検討．小児歯誌28(2)：486-492，1990
1	29	図1	職業性歯科疾患	東京歯科大学名誉教授　西村正雄	

章	頁	図番号	疾患名	提供者(所属/氏名)	文献
1	29	図2	職業性歯科疾患	日本大学歯学部衛生学講座　吉田　茂	
1	29	図3	職業性歯科疾患	松本歯科大学口腔衛生学講座　近藤　武	
1	29	図4	職業性歯科疾患	東京歯科大学名誉教授　西村正雄	西村正雄, 他：カドミウム作業者における歯のカドミウム黄色環について. 口腔衛生会誌38(3)：358-360, 1988
1	30	図1	歯の着色	朝日大学歯学部小児歯科学講座　吉田定宏	藤居明範, 他：4人兄弟に見られた着色歯の症例. 小児歯誌24(3)：615, 1984
1	30	図3, 4	歯の着色	北海道医療大学歯学部小児歯科学講座　五十嵐清治	中村純子, 他：乳歯の着色および形成不全などを伴った低出生体重児の1例. 小児歯誌24(1)：179-190, 1986
1	31	図4	歯の吸収	新潟大学医歯学総合研究科口腔健康科学講座(う蝕学分野)　野杁由一郎	興地隆史, 他編：エンドドンティクス第4版, 永末書店, 2015, pp.193-199(野杁由一郎, 他：第17章歯根吸収)
4	82	図1, 2	侵襲性歯周炎(若年性歯周炎)	愛知学院大学歯学部歯周病学講座　三谷章雄	
4	83	図1左, 2	Papillon-Lefèvre症候群	大阪歯科大学歯周病学講座　梅田　誠	
4	86	図1～3	矯正移動に伴う歯周組織の変化	犬伏矯正歯科クリニック・大阪歯科大学歯科矯正学講座　犬伏俊嗣	
5	91	図1	舌の発育異常	京都大学大学院医学研究科口腔機能病態学　飯塚忠彦	横江善彦, 他：先天性無舌症の1例. 日口外誌31(10)：2450-2456, 1985
5	91	図2	舌の発育異常	ブラザー病院歯科　織田元	織田　元, 他：二裂舌の1例. 日口外誌35(10)：2529-2532, 1989
5	91	図4	舌の発育異常	新潟大学歯学部口腔外科学第1講座　泉　健次・中島民雄	
5	92	図1～4	Down症候群	日本歯科大学新潟歯学部小児歯科学講座　下岡正八	
5	93	図1～3	5p-症候群・4p-症候群	九州大学歯学部小児歯科学講座　中田　稔	野中和明, 他：Cat Cry Syndromeの患児の全身麻酔下での歯科治療と歯科的所見. 小児歯誌31(3)：542-550, 1993

章	頁	図番号	疾患名	提供者(所属/氏名)	文献
5	93	図4	5p-症候群・4p-症候群	東京医科歯科大学歯学部口腔外科学第1講座　吉増秀實	山田俊平, 他：両側性唇顎口蓋裂を伴う4p-症候群の1例. 日口外誌37(5)：1033-1039, 1991
5	94	図1～4	唇顎口蓋裂	東京医科歯科大学歯学部口腔外科学第2講座　石井正俊・榎本昭二	
5	96	図1～4	第一第二鰓弓症候群	金沢医科大学口腔科学講座　出村　昇	高田保之, 他：第一第二鰓弓症候群1例の歯科矯正学的観察. 日矯歯誌43(4)：573-581, 1984
5	97	図2, 4	外胚葉形成異常症	兵庫県立こども病院歯科　船越禧征	大下智友美, 他：外胚葉異形成症の同胞例について. 小児歯誌30(1)：232-238, 1992
5	99	図1～4	口腔・顔面・指趾症候群	昭和大学歯学部口腔外科学第1講座　道　健一	吉田　広, 他：家族性に発現したoral-facial-digital症候群. 日口外誌29(8)：1459-1473, 1983
5	100	図1～4	Apert症候群	兵庫医科大学歯科口腔外科学講座　浦出雅裕	夏目淑子, 他：Apert症候群の1症例. 日口外誌36(11)：2591-2595, 1990
5	101	図1～3	Treacher Collins症候群	愛媛大学医学部歯科口腔外科学講座　谷岡博昭	田口　斉, 他：Treacher Collins症候群の患者における下顎骨形成術の経験. 日口外誌36(6)：1538-1543, 1990
5	102	図1～4	Ellis-van Creveld症候群	東北大学歯学部小児歯科学講座　真柳秀昭	加納能理子, 他：Ellis-van Creveld症候群の一症例―歯科的所見を中心として―. 小児歯誌29(3)：632-640, 1991
5	103	図1～4	Marfan症候群	新潟大学歯学部小児歯科学講座　野田　忠	登内喜美江, 他：Marfan's Syndromeの1症例の歯科的所見. 小児歯誌25(2)：463-476, 1987
5	104	図1～4	Cornelia de Lange症候群	弘前大学医学部歯科口腔外科学講座　木村博人	加賀谷　保, 他：Cornelia de Lange症候群の1症例. 日口外誌37(11)：1886-1887, 1991
5	106	図1, 2	Fordyce斑	新潟大学歯学部口腔外科学第1講座　泉　健次・中島民雄	
5	107	図1	口唇瘻, 舌扁桃	新潟大学歯学部口腔外科学第1講座　泉　健次・中島民雄	
6	113	図1, 2	梅毒	千葉大学医学部歯科口腔外科学講座　佐藤研一	花沢康雄, 他：上唇粘膜部と顎下部にみたまれなる第1期梅毒の1例. 日口外誌36(10)：2371-2375, 1990

章	頁	図番号	疾患名	提供者(所属/氏名)	文献
6	113	図3, 4	梅毒	横浜市立大学医学部口腔外科学講座　藤田浄秀	大村　進, 他：口腔粘膜疹を主症状とした第2期梅毒—症例ならびに文献的考察—. 日口外誌37(3)：682-687, 1991
6	116	図1	カンジダ症(1)	獨協医科大学歯科口腔外科学講座　藤林孝司	
6	117	図1	カンジダ症(2)	三井記念病院歯科・歯科口腔外科　宝田　博	杵渕孝雄, 他：慢性肥厚性カンジダ症の1例. 肥口外誌25(5)：1165-1171, 1979
6	119	図1〜3	ムコール症(接合菌症)	兵庫医科大学歯科口腔外科学講座　浦出雅裕	高橋由美子, 他：上顎洞にみられたムコール症と思われる1例. 肥口外誌39(1)：61-63, 1993
6	120	図1〜4	単純ヘルペス	東北大学名誉教授　三條大助	丸茂町子, 他：再発性口腔ヘルペス感染症のウイルス学的検討. 口科誌38(1)：198-205, 1989
6	121	図3	帯状疱疹	東京医科歯科大学歯学部口腔外科学第1講座　天笠光雄	
6	122	図1, 2	ヘルパンギーナ・手足口病	前北里大学医学部皮膚科学講座　西山茂夫	口腔病理アトラス, 文光堂, 1982, p.39
6	122	図3, 4	ヘルパンギーナ・手足口病	昭和大学歯学部口腔外科学第2講座　南雲正男	長友秀澄, 他：成人にみられた手足口病の2症例. 日口外誌38(7)：1184-1185, 1992
6	123	図1〜4	伝染性単核症	東京医科歯科大学医学部保健衛生学科　神山隆一	
6	124	図1, 2	AIDS	東京都立駒込病院歯科口腔外科　小宮善昭	木津英樹, 他：硬口蓋カポジ肉腫がみられたAIDS患者の1例. 日口外誌39(12)：1353-1355, 1993
6	124	図3, 4	AIDS	大阪急性期・総合医療センター　皮膚科　中島武之, 大阪急性期・総合医療センター　病理科　伏見博彰	
6	125	図1	ネコひっかき病	九州歯科大学口腔外科学第1講座　福田仁一	樋田謙次郎, 他：耳介前部に腫脹をきたした猫ひっかき病の1例. 日口外誌37(11)：1888-1889, 1991
6	126	図1〜4	トキソプラズマ症	北海道大学歯学部口腔外科学第2講座　戸塚靖則	出村美之, 他：オトガイ下リンパ節の腫脹を主症状としたトキソプラズマ症の1例. 日口外誌34(8)：1723-1728, 1988

章	頁	図番号	疾患名	提供者（所属/氏名）	文献
7	131	図3	地図状舌，黒毛舌	新潟大学歯学部口腔外科学第1講座　泉　健次・中島民雄	
7	132	図3	Plummer-Vinson症候群，Möller-Hunter舌炎	沖中記念成人病研究所　三輪史朗	三輪史朗：血液細胞アトラス　第4版，文光堂，1990, pp.130-131
7	132	図4	Plummer-Vinson症候群，Möller-Hunter舌炎	新潟大学歯学部口腔外科学第1講座　泉　健次・中島民雄	
7	135	図4	口唇炎	新潟大学歯学部口腔外科学第1講座　泉　健次・中島民雄	
7	139	図1	多形（滲出性）紅斑	大阪大学歯学部口腔外科学第1講座　松矢篤三	
7	139	図2	多形（滲出性）紅斑	新潟大学歯学部口腔外科学第1講座　泉　健次・中島民雄	
7	140	図1, 2	天疱瘡	神戸市立中央市民病院歯科口腔外科　田中義弘・大西正信	
7	142	図3	色素沈着	新潟大学歯学部口腔外科学第1講座　泉　健次・中島民雄	
7	146	図1	紅板症	大阪大学歯学部口腔外科学第1講座　松矢篤三	
8	149	図8-1〜3		東京医科歯科大学大学院医歯学総合研究科硬組織構造生物学分野　田畑　純	
8	151	図1〜3	鎖骨頭蓋骨異形成症	東京歯科大学市川総合病院歯科　小林　博	小林　博，他：Dysostosis cleido-cranialisの1例―とくに内分泌系の検討―．日口外誌27(2)：192-201, 1978
8	152	図1〜3	大理石骨病	東京歯科大学口腔外科学第2講座　重松知寛	重松司朗，他：大理石骨病の1例．日口外誌41(6)：555-557, 1995
8	154	図1〜4	pycnodysostosis	徳島大学歯学部口腔外科学第1講座　長山　勝	安田勝裕，他：Pycnodysostosisの1例．日口外誌34(8)：1668-1674, 1988

章	頁	図番号	疾患名	提供者（所属/氏名）	文献
8	155	図1〜4	Crouzon症候群	松本歯科大学歯科矯正学講座　出口敏雄	松井啓至，他：Crouzon症候群の1治験例—その歯科矯正学的考察—．松本歯学17(2)：207-214，1991
8	156	図1	軟骨無形成症	兵庫県立こども病院歯科　船越禧征	篠原　稔，他：軟骨無形成症の1例．小児歯誌29(1)：159-166，1991
8	156	図2, 3	軟骨無形成症	岡山大学医学部小児科学講座　田中弘之	
8	157	図1〜3	進行性顔面半側萎縮症	東北大学名誉教授　三條大助	丸茂町子，他：進行性顔面半側萎縮症の1例．口科誌41(4)：731-738，1992
8	159	図1, 3	McCune-Albright症候群	大阪大学医学部小児科学講座　山本戒久	
8	159	図2	McCune-Albright症候群	新潟大学歯学部口腔外科学第1講座　中島民雄	安住知彦，他：Albright症候群の1症例—歯科的所見を中心に—．口科誌29(3)：509-517，1980
8	162	図1	先端巨大症	愛媛大学医学部歯科口腔外科学講座　谷岡博昭	伊藤千鶴，他：末端肥大症の巨顎症に対する手術経験．日口外誌38(4)：703-704，1992
8	162	図2〜5	先端巨大症	九州大学歯学部口腔外科学第1講座　大石正道	東　誠治，他：下顎前突を伴う末端肥大症の1例．口科誌39(4)：1030-1038，1990
8	163	図1	静止性骨空洞	明海大学歯学部病態診断治療学講座　坂下英明	
8	167	図1, 3	慢性びまん性硬化性骨髄炎	鶴見大学歯学部口腔外科学第2講座　浅田洸一	
8	168	図2	放射線性骨壊死・骨髄炎	大阪大学大学院歯学研究科歯科放射線学教室　村上秀明	
8	169	図1, 2	薬剤関連顎骨壊死	東京歯科大学口腔顎顔面外科学講座　柴原孝彦	
8	170	図1	Langerhans細胞組織球症	大阪大学大学院歯学研究科歯科放射線学教室　村上秀明	
8	173	図2, 4	関節リウマチ	鶴見大学歯学部口腔外科学第1講座　瀬戸皖一	高田典彦，他：顎関節における慢性関節リウマチと思われる1例—その関節鏡所見について—．日口外誌42(1)：106-108，1996

章	頁	図番号	疾患名	提供者(所属/氏名)	文献
9	181	図1, 2	含歯性嚢胞	明海大学歯学部病態診断治療学講座　坂下英明	
9	183	図2	歯原性角化嚢胞(2)	日本歯科大学新潟生命歯学部口腔外科学第2講座	
9	185	図1, 4	石灰化歯原性嚢胞	自治医科大学医学部歯科口腔外科学講座　神部芳則	Jinbu Y., et al.：Calcifying odontogenic cyst associated with complex and compound odontoma：Report of a case and immunohistochemical study. Oral Med Pathol. 6：51-55, 2001
9	186	図2, 3	側方性歯周嚢胞	会津中央病院歯科口腔医療センター　濱田智弘	
9	187	図2	腺性歯原性嚢胞	鹿児島大学大学院医歯学総合研究科腫瘍学講座　佐藤強志	
9	191	図1	残存(留)嚢胞	九州歯科大学歯科放射線学講座　大庭　健	
9	192	図1	炎症性傍側嚢胞	Vedtofte P., Praetorius F.	Vedtofte P., Praetorius F.：The inflammatory pradental cyst. Oral Surg 68(2)：182-188, C. V. Mosby Co., 1989
9	193	図1	術後性上顎嚢胞	九州歯科大学歯科放射線学講座　大庭　健	
9	195	図1	単純性骨嚢胞	鹿児島大学大学院医歯学総合研究科腫瘍学講座　佐藤強志	
9	196	図1	萌出嚢胞	イシタニ小児・矯正歯科クリニック　石谷徳人	
9	198	図1	鼻唇(歯槽)嚢胞	福岡大学医学部歯科口腔外科学講座　喜久田利弘	
9	199	図1	類皮嚢胞・類表皮嚢胞	九州歯科大学口腔外科学第2講座　梶山　稔	
9	201	図1	甲状舌管嚢胞	明海大学歯学部病態診断治療学講座　坂下英明	
9	204	図1	上顎洞粘液嚢胞	鹿児島大学大学院医歯学総合研究科腫瘍学講座　佐藤強志	
10	210	図1, 2	エナメル上皮癌	神奈川歯科大学歯学部顎顔面診断科学講座　窪田展久	

章	頁	図番号	疾患名	提供者(所属/氏名)	文献
10	221	図1, 2	扁平歯原性腫瘍	広島大学大学院医歯薬保健学研究科　虎谷茂昭	虎谷茂昭ほか：下顎に生じた扁平歯原性腫瘍の1例. 日口腔科誌　62：281-285, 2013
10	221	図3, 4	扁平歯原性腫瘍	広島大学大学院医歯薬保健学研究科　虎谷茂昭, 高田隆, 広島大学病院口腔検査センター　小川郁子	
10	223	図1, 2	腺腫様歯原性腫瘍	岩手医科大学歯学部臨床病理学分野　武田泰典	武田泰典：歯原性混合腫瘍(その2). 病理と臨20(10)：1057-1062, 2002
10	226	図2	歯牙腫(複雑型)	岩手医科大学歯学部臨床病理学分野　武田泰典	武田泰典：歯原性混合腫瘍(その2). 病理と臨20(10)：1057-1062, 2002
10	227	図1, 3	歯牙腫(集合型)	東京歯科大学口腔病態外科学　片倉　朗	
10	230	図1	セメント芽細胞腫	岩手医科大学歯学部臨床病理学分野　武田泰典	武田泰典：歯原性間葉性腫瘍(その1). 病理と臨20(11)：1169-1174, 2002
10	232	図1	根尖性/限局性セメント質骨性異形成症	大阪大学歯学部歯科放射線学講座　渕端　孟	
10	233	図1	開花性セメント質骨性異形成症	大阪大学歯学部歯科放射線学講座　渕端　孟	
12	268	図1	外傷性神経腫	大阪大学大学院歯学研究科口腔外科学第1教室　大倉正也	
12	273	図1	横紋筋肉腫	大阪大学大学院歯学研究科口腔外科学第1教室　大倉正也	
12	274	図2, 3	母斑細胞母斑	大阪急性期・総合医療センター　病理科　伏見博彰	
12	280	図2	外骨症	岩手医科大学歯学部第二口腔外科講座　杉山芳樹	
12	282	図1	骨芽細胞腫	金沢医科大学臨床病理　野島孝之	
12	284	図1, 2	滑膜軟骨腫症	大阪大学大学院歯学研究科歯科放射線学教室　村上秀明	

章	頁	図番号	疾患名	提供者(所属/氏名)	文献
12	286	図1, 2	類腱線維腫	大阪大学大学院歯学研究科歯科放射線学教室　村上秀明	
12	287	図1	中心性巨細胞肉芽腫・骨巨細胞腫	大阪大学大学院歯学研究科歯科放射線学教室　村上秀明	
13	295	図1	壊死性唾液腺化生(症)	昭和大学歯学部口腔外科学講座　鎌谷宇明	
15	339	図4	顆粒球減少症	日本歯科大学新潟歯学部歯周治療学講座　深井浩一	深井浩一, 他：周期性好中球減少症に伴う歯周疾患の1例. 日歯周誌31(4)：1242-1253, 1989
15	340	図4	血小板異常による出血性素因	千葉県こども病院歯科　甲原玄秋	甲原玄秋, 他：血小板無力症患者の抜歯経験. 日口外誌36(6)：1544-1549, 1990
15	347	図1～4	Crohn病	東京医科歯科大学歯学部口腔外科学第1講座　天笠光雄	中村康洋, 他：口腔内に症状を呈したクローン病の1例. 日口外誌37(89：1494-1498, 1991
15	350	図1～4	Langerhans細胞組織球症	前新潟大学歯学部口腔外科学第1講座　中島民雄	星名由紀子, 他：再発を繰り返したHand-Shuller-Christian病の1例—23年間の経過について—. 日口外誌42(4)：439-441, 1996
15	353	図1～4	Peutz-Jeghers症候群	前鹿児島大学歯学部口腔外科学第1講座　山下佐英	藤崎　誠, 他：Peutz-Jeghers症候群の2例. 日口外誌36(6)：1489-1497, 1990
15	354	図1～4	筋肉の病変	東北大学歯学部口腔病理学講座　大家　清	熊本浩行, 他：筋緊張性ジストロフィー症の1剖検例—舌筋の病態を中心に—. 口科誌41(1)：37-41, 1992
15	356	図1, 2	化学物質による傷害	愛知医科大学附属病院歯科口腔外科　山田史郎	布施秀夫, 他：口腔化学熱傷の2症例. 口科誌37(2)：505-510, 1988
15	356	図3	化学物質による傷害	東北大学歯学部口腔病理学講座　大家　清	大久保　勉, 他：アンモニア吸入致死の1剖検例—口腔病異変を中心として—. 口科誌38(2)：519-524, 1989
15	356	図4	化学物質による傷害	東北大学歯学部口腔病理学講座　大家　清	大野　康, 他：クレゾール急性中毒の一剖検例—口腔病変を中心として—. 口科誌38(2)：513-518, 1989
15	358	図1～3	Addison病	自治医科大学医学部歯科口腔外科学講座　神部芳則	

欧文索引

A

AAタンパク　352
abfraction　28
abrasion　28
acantholysis　140
achondroplasia　156
acinic cell carcinoma　311
acquired immunodeficiency syndrome　124
acromegaly　162
Actinomyces israelii　115
actinomycosis　115
acute lymphocytic leukemia　342
acute myeloid leukemia　341
acute osteomyelitis of the jaw　164
acute pseudomembranous candidiasis　116
acute serous pulpitis　59
acute suppurative pulpitis　60
Addison病　142, 358
adenocarcinoma, not otherwise specified　321
adenoid cystic carcinoma　314, 331
adenomatoid odontogenic tumour　223
adherent denticle　58
adult type fibrosarcoma　260
aggressive NK-cell leukemia　279
aggressive periodontitis　82
agranulocytosis　339
AIDS　117, 124
ALタンパク　352
Albright症候群　159
ALL　342
ameloblastic carcinoma　210
ameloblastic fibrodentinoma　224
ameloblastic fibrodentinosarcoma　215
ameloblastic fibroma　224
ameloblastic fibro-odontoma　225
ameloblastic fibro-odontosarcoma　215
ameloblastic fibrosarcoma　214
ameloblastoma　216
―― (extraosseous/peripheral type)　220
―― (unicystic type)　219
amelogenesis imperfecta　13
amputation neuroma　268
amyloidosis　352
anaplastic carcinoma　245
anaplastic large cell lymphoma　278
ANCA　257
ancient Schwannoma　270
aneurysmal bone cyst　194
angioimmunoblastic T-cell lymphoma　278
angiolipoma　267
angular cheilitis　135
ankyloglossia　91
ankylosis of temporomandibular joint　172
anodontia　5
anomaly　89
anti-neutrophil cytoplasmic antibody　257
APC　98
Apert症候群　100
aphthous stomatitis　134
aplastic anemia　338
arteriovenous haemangioma　265
arthrosis deformans　171
aspergillosis of maxillary sinus　118
Aspergillus fumigatus　118
ATL/L　342
atrophy　56
attrition　27
atypical lipomatous tumour　260

B

β-カテニン　259
bacterial infections　110
Bartonella henselae　125
basal cell adenocarcinoma　318
basal cell adenoma　328
basal cell nevus syndrome　183
*bcl-2*遺伝子　276
Behçet病　134, 147, 335
Bence Jonesタンパク　343
benign lymphoepithelial lesion　303
bifid tongue　91
Birbeck顆粒　170
black hairy tongue　131
Blandin-Nuhn腺囊胞　202
BMT　345
Bohnの小結節　197
bone marrow transplantation　345
bony ankylosis　172
*BRAF*遺伝子　170
branchial cyst　200
Broca分類　27
bud-shaped tooth　6
bulge　128
bullous pemphigoid　141
Burkitt lymphoma　277
Burkittリンパ腫　123, 277

C

calcareous degeneration　56
calcifying epithelial odontogenic tumour　222
calcifying odontogenic cyst　185
Caldwell-Luc法　179
canalicular adenoma　328
Candida albicans　117
candidiasis　116, 117
capillary haemangioma　265
Carabelli結節　7
carbonic anhydrase II　152
carcinoma ex pleomorphic adenoma　323
carcinoma in situ　242
carcinosarcoma　247, 323
caries crack　44
carious cone　34, 37
cat cry syndrome　93
cat scratch disease　125
cavernous haemangioma　265
cementicle　65
cementoblastoma　230
cemento-osseous dysplasia　232
cemento-ossifying fibroma　231
cementum caries　50
cementum hyperplasia　63
cementum resorption　64
central giant cell granuloma　287
central giant cell lesion　287
cervical caries　47
cheilitis exfoliativa　135
cheilitis granulomatosa　108, 136

chemicoparasitic theory　33
cherubism　288
chondrosarcoma　285
chronic apical periodontitis　66
chronic desquamative gingivitis　78
chronic diffuse sclerosing
　　osteomyelitis　167
chronic focal sclerosing
　　osteomyelitis　166
chronic granulomatous apical
　　periodontitis　66
chronic hyperplastic pulpitis　62
chronic myeloid leukemia　341
chronic periapical abscess　66
chronic periodonititis　79
chronic pulpitis　61
chronic sclerosing sialadenitis　298
chronic suppurative apical
　　periodontitis　66
chronic ulcerative pulpitis　61
circular caries　52
Civatte body　138
clear cell odontogenic carcinoma
　　213
cleft palate　95
clefts lip　94
cleidocranial dysostosis　151
cleidocranial dysplasia　151
collision tumour　247
comedonecrosis　320
compound nevus　274
concrescent tooth　8
condyloma acuminatum　240
cone-shaped tooth　6
congenital aglossia　91
congenital epulis　253
congenital lip fistula　107
congenital tooth　11
congenital toxoplasmosis　126
contact cheilitis　135
Cornelia de Lange症候群　104
craniofacial dysostosis　155
craniosynostosis　155
Crohn病　335, 347
Crouzon症候群　100, 155
crowding　12
CTSK　154
cyclic neutropenia　339
cystadenocarcinoma
cystadenoma　330
cytomegalic inclusion disease　300

D

dead tract　27
Deanの分類　23
decalcified layer　35
dedifferentiation　315
degeneration　56
degenerative joint disease　171
demineralization　33
dens in dente　9
dens invaginatus　9
dental caries　33
dental erosion　33
dental fluorosis　23
denticle　58
dentigerous cyst　181
dentinogenesis imperfecta　14
dentinogenic ghost cell tumour　228
dentinoid　185
denture fibroma　255
dermoid cyst　199
desmoid type fibromatosis　259, 286
desmoid type infantile fibromatosis
　　259
desmoplastic fibroma　286
developing odontoma　225
diabetes mellitus　351
diastema　12
diffuse large B-cell lymphoma　276
Down症候群　92
drug-induced gingival hyperplasia
　　76
druse　115
dry socket　87
ductal papilloma　330
dystrophic calcification　56

E

Ebnerの成長線　22
Ebnerの象牙層板　44
Ebstein真珠　197
EBV　123
ectodermal dysplasia　97
ectopic salivary gland　293
Ellis-van Creveld症候群　102
enamel caries　43
enamel drop　10
enamel opacity　26
enamel pearl　10
eosinophilic granuloma of the soft
　　part　349
epidermoid cyst　199

epidermolysis bullosa　15
epithelial dysplasia　242
epithelial-myoepithelial carcinoma
　　317
epithelized radicular (periapical)
　　granuloma　67, 68
Epstein-Barr virus（ウイルス）
　　123, 279, 324
epulis　253
eruption cyst　196
erythema (exsudativum)
　　multiforme　139
erythema multiforme　344
erythroplakia　146
ETV6-NTRK3融合遺伝子　312
EVC　102
EVC2　102
exostosis　280
external resorption　31
extra-abdominal desmoid　259
extramedullary plasmacytoma　343
extranodal marginal zone
　　lymphoma of mucosa-associated
　　lymphoid tissue　277
extranodal NK/T-cell lymphoma,
　　nasal type　279

F

false denticle　58
fatty degeneration　293
FBN1　103
FDG-PET　310
FGFR3遺伝子　156
fibroepithelial polyp　255
fibrolipoma　267
fibrous ankylosis　172
fibrous dysplasia of bone　158
fibrous epulis　253
first and second branchial arch
　　syndrome　96
florid cemento-osseous dysplasia
　　232, 233
FNA　331
focal cemento-osseous dysplasia
　　232
follicular lymphoma　276
follicular type　216
Fontana-Masson染色　143
Fordyce斑　106, 128
Fournier歯　2
free denticle　58
fused tooth　8

G

Gardner症候群　98, 250, 281
Garré osteomyelitis　165
Garré骨髄炎　165
geographic tongue　131
Gerber隆起　198
ghost cell　185, 228
giant cell epulis　253
giant cell tumour of bone　287
GINGF1　77
GINGF2　77
gingival cyst　197
gingival fibromatosis　77
gingivitis　75
glandular odontogenic cyst　187
*GNAS*遺伝子　158
Goldenhar症候群　101
graft versus host disease　137, 345
granular cell tumour　269
granulocytopenia　339
granulomatosis with polyangiitis　257
granulomatous epulis　253
GVHD　137, 345

H

haemangioendothelioma　266
haemangioma　264
haemangiopericytoma　265
hand, foot and mouth disease　122
Hand-Schüller-Christian病　170
healing of extraction wound　87
hemifacial microsomia　96
herpangina　122
herpes simplex virus　120
herpes zoster　121
herringbone pattern　260
Hertwig上皮鞘　1, 216
high-grade transformation　315
HIV　124
HL　279
Hodgkin lymphoma　279
Hodgkin細胞　123
Hodgkinリンパ腫　279
holoprosencephaly　105
Howship窩　64
HPV　235, 246
HSV　120
human immunodeficiency virus　124
human papilloma virus　235

Hunter病　18
Hutchinson歯　2
hyaline body (bodies)　181, 190
hyaline degeneration　56
hyperparathyroidism　161
hypochondroplasia　156
hypophosphatasia　16
hypophosphatemic vitamin D-resistant rickets　17

I

I-cell病　18
idiopathic bone cavity　163
idiopathic thrombocytopenic purpura　340
IgG4関連硬化性疾患　298
IgG4関連疾患　292, 335
IL-1　73
incisive canal cyst　188
infection of post exodontia　88
infectious mononucleosis　123
infraversion　12
interleukin-1　73
internal granuloma　31
internal resorption　31
interstitial denticle　58
intradermal nevus　274
intraductal carcinoma　319
intraductal papilloma　330
intraepithelial carcinoma　242
intramucosal nevus　274
intraosseous mucoepidermoid carcinoma　187
inversion　12
inverted ductal papilloma　330
inverted papilloma　241
iron deficiency anemia　338
irritation fibroma　255
ITP　340

J

jigsaw puzzle様　318
junctional nevus　274

K

Küttner腫瘍　292
Kaposi肉腫　124
Keyesの輪　33
Ki-67　210
Kimmelstiel-Wilson症候群　351
Kimura disease　349
Klippel-Trenaunay-Weber症候群　264
koilocytosis　191
Kostmann症候群　339

L

Langerhans cell histiocytosis　170
Langerhans細胞　127, 350
Langerhans細胞組織球症　170, 350
Langhans型巨細胞　111, 112
large cell neuroendocrine carcinoma　324
latent bone cavity　163
lateral facial cleft　95
lateral periodontal cyst　186
LCNEC　324
Letterer-Siwe病　170
leukoplakia　144
Li-Fraumeni症候群　250
lingual tonsil　107
lipoma　267
liposarcoma　260
lymphangioma　263
lymphoepithelial carcinoma　245, 324
lymphoepithelial cyst　200, 294
lymphoplasmacytic lymphoma　277

M

Möller-Hunter舌炎　132, 338
macrodont　6
macroglossia　91
Malassez上皮遺残　65, 68, 216
malignant fibrous histiocytoma　262
malignant peripheral nerve sheath tumour　266
MALTリンパ腫　277
mandibular infected buccal cyst　192
mandibular torus　280
marble bone disease　152
Marfan症候群　103
marginal secondary caries　51
maxillary sinus mucocele　204
Max Joseph spaces　138
McCune-Albright症候群　142, 158, 159
median cervical cyst　201
medication-related osteonecrosis of the jaw　169
megaloblastic anemia　338
melanocytic nevus　274
melanotic neuroectodermal tumour of infancy　289

melanotic progonoma　289
Melkersson-Rosenthal syndrome　108
Melkersson-Rosenthal症候群　136
Melkersson症候群　108
Merkel細胞　127
metastasizing pleomorphic adenoma　323
MFH　262
microdont　6
Miescher肉芽腫性口唇炎　136
Mikulicz病　292, 298
Miller, WD　33
missing tooth　5
mixed type haemangioma　265
Morquio症候群　18
mottled tooth　23
MPNST　266
MRONJ　169
MRS　108
MTX関連リンパ増殖性疾患　336
mucinous adenocarcinoma　321
mucinous cystadenoma　330
mucocele　202
mucoepidermoid carcinoma　313, 331
mucolipidosis　18
mucopolysaccharidosis　18
mucormycosis　119
mucosa-associated lymphoid tissue lymphoma　277
mucous cyst　202
―― of the maxillary sinus　204
Munro膿瘍　131
Mutans streptococci　33
myasthenia gravis　354
Mycoses　110
mycosis fungoides　278
myoepithelial carcinoma　322
myoepithelioma　327
myotonic dystrophy　354
myxofibroma　229

N

N/C比　128
nasopalatine duct cyst　188
nasopharyngeal carcinoma　245
natal tooth　11
necrosis　56
necrotizing sialometaplasia　295
necrotizing ulcerative gingivitis　84
neonatal line　22

neonatal tooth　11
neurofibroma　271
neurofibromatosis type I　272
neurtopenia　339
nevocellular nevus　274
nevus cell nevus　143
*NF1*遺伝子　272
Nikolsky現象　140
nodular fasciitis　258

O

occlusal caries　38
occlusal trauma　85
odontoameloblastoma　218
odontoclast　64
odontogenic fibroma　229
odontogenic keratocyst　182
odontogenic myxoma　229
odontoma　226
――（compound type）　227
OFD症候群　99
oncocytic carcinoma　319
oncocytic metaplasia　293
opaque enamelspots　26
opaque layer　35
oral-facial-digital syndrome　99
oral lichen planus　137
oral mucosal melanoma　275
oral potentially malignant disorder　116
oral squamous cell carcinoma　235
orthodontic tooth movement　86
orthokeratinized odontogenic cyst　184
ossifying myositis　258
osteitis fibrosa cystica　161
osteoarthrosis　171
osteoblastoma　282
osteochondroma　285
osteodentin　57
osteogenesis imperfecta　153
osteoma　281
osteopetrosis　152
osteoplastic epulis　253
osteoradionecrosis　168
osteosarcoma　283
Owen外形線　22

P

*p53*遺伝子　283
packed open法　179
――，摘出・開窓法　179

Paget disease of bone　160
Paget骨病　160
palatal torus　280
palisading pattern　318
pancytopenia　338
papillary cystadenoma　330
papillary hyperplasia　241
papilloma　240
Papillon-Lefèvre症候群　83
parosteal osteosarcoma　283
partial suppurative pulpitis　60
Partsch I 法　179
Partsch II 法　179
peg-shaped tooth　6
pemphigus　140
―― vulgaris　140
periapical cemento-osseous dysplasia　232
periosteal osteosarcoma　283
periostitis ossificans　165
peripheral giant cell granuloma　287
peripheral T-cell lymphoma, NOS　278
pernicious anemia　338
Peutz-Jeghers症候群　142, 353
Pierre Robin症候群　95
Pierre Robin複合奇形　95
pigmentation　142
pigmented nevus　274
pink spot　4, 31
pit and fissure caries　37, 38
plasma cell myeloma　343
plasmocystosis circumorificialis　348
Plaut-Vincent歯肉炎　114
pleomorphic adenoma　325, 331
plexiform neurofibroma　271
plexiform type　217
Plummer-Vinson症候群　132, 338
polymorphous adenocarcinoma　316
polymorphous low-grade adenocarcinoma　316
poorly differentiated carcinoma　324
postoperative maxillary cyst　193
primary intraosseous carcinoma derived from odontogenic cyst　212
primordial cyst　183
progressive facial hemiatrophy　157
progressive muscular dystrophy　354

proliferative fasciitis 258
proliferative myositis 258
proximal caries 41
pseudoepitheliomatous hyperplasia 269
pseudogout 357
pseudosarcoma 247
pseudosarcomatous fibromatosis 258
*PTCH*遺伝子 183
PTH 161
pulp amputation 70
pulp capping 70
pulp gangrene 60
punched-out 343
pycnodysostosis 154
pyogenic granuloma 254, 256

R

RA 173
radiation osteomyelitis 168
radicular cyst 189
radicular (periapical) cyst 66
radicular (periapical) granuloma 66, 67
rampant caries 52
RANKL 287
ranula 202, 291
*Rb*遺伝子 283
reactionary dentin 57
recurrent caries 51
red type (oral lichen planus) 137
Reed-Sternberg細胞 123, 279
regional odontodysplasia 19
remineralization 33
residual cyst 88, 191
reticular atrophy 56
Retzius線条 22
rhabdomyosarcoma 273
rheumatoid arthritis 173, 344
Riga-Fede病 11
Roman bridge 320
root surface caries 47
rotation 12
RS細胞 279
rudimentary tooth 6
Rushton bodies 190
Russell小体 348

S

S-100タンパク 268
salivary duct carcinoma 320

salivary duct cyst 203
SAPHO症候群 337
sarcoidosis 346
sarcomatoid carcinoma 247
Schwann細胞 268, 269, 270, 271
Schwannoma 270
sebaceous adenocarcinoma 319
secondary caries 51
secondary dentin 57
secretory carcinoma 312
Shields Ⅰ型 14
Shields Ⅱ型 14
sialadenitis 297
sialadenoma papilliferum 330
sialolithiasis 296
simple bone cyst 195
simple radicular (periapical) granuloma 67
Sistrunk法 180
Sjögren症候群 301
small cell neuroendocrine carcinoma 324
smooth surface caries 41
snow-capped tooth 13
solitary fibrous tumour 265
solitary plasmacytoma of bone 343
spindle cell lipoma 267
spindle cell squamous cell carcinoma 247
Spitz母斑 274
squamous cell carcinoma 243, 324
squamous cell papilloma 240
squamous metaplasia 293
squamous odontogenic tumour-like epithelial islands 221
squamous odontogenic tumour 221
static bone cavity 163
Stevens-Johnson症候群 139
Sturge-Weber症候群 264
supernumerary tooth 5
supraversion 12
synovial chondromatosis 284
synovial osteochondromatosis 284

T

TALP 311, 313
TEN 139
tertiary dentin 57
TGFBR2 103
thanatophoric dysplasia 156
thrombasthenia 340
thrombotic thrombocytopenic

purpura 340
thyroglossal duct cyst 201
tipping 12
TNF-α 73
TNM分類 238
total suppurative pulpitis 60
toxic epidermal necrolysis 139
Toxoplasma gondii 126
TP 113
transparent layer 35
transversion 12
traumatic bone cyst 195
traumatic neuroma 268
Treacher Collins症候群 101
Treponema pallidum 113
true denticle 58
TTP 340
tuberculosis 111
tuberculous lymphadenitis 112
tumour-associated lymphoid proliferation 311, 313
tumour necrosis factor 73
Turner歯 2, 21
Tzanck細胞 140, 141

U

undermining caries 38
undifferentiated carcinoma 245
undifferentiated pleomorphic sarcoma 262

V

vacuolar degeneration 56
venous haemangioma 265
verruciform xanthoma 261
verrucous squamous cell carcinoma 246
version 12
Vincent歯肉炎 84
Vincent症状 164
viral infections 110
von Recklinghausen病 142, 271, 272

W

Warthin腫瘍 329, 331
Wassermann反応 113
wedge-shaped defect 28
Wegener肉芽腫症 257
white sponge nevus 133
white spot 43
white type (oral lichen planus) 137
Wolf-Hirschhorn症候群 93

wound healing　87
WSD　28

Z
zygomycetes　119

zygomycosis　119

数字
4p-症候群　93
5p-症候群　93

^{99m}TcO4-シンチグラフィ　310

和文索引

あ
悪性黒色腫　252, 275
悪性線維性組織球腫　262
悪性唾液腺腫瘍の分類　308
悪性貧血　135, 338
悪性末梢神経鞘腫瘍　266
悪性リンパ腫　252, 276, 277, 278, 279
アタッチメントロス　74
圧迫側　86
アフタ性潰瘍　147
アフタ性口内炎　134
アブフラクション　28
アミロイドーシス　352
アミロイド様物　222
アルカリ　356
アレルギー性口腔粘膜炎　130

い
異栄養性石灰化　56
異角化　145
異型オンコサイト　319
異型脂肪腫様腫瘍　260
異型上皮　130
萎縮　53, 56
異常　7
移植片対宿主病　137, 345
異所性唾液腺　293
イスラエル型放線菌　115
一次および二次口蓋裂　94
一次口蓋裂　94
一次性治癒　87
一部性化膿性歯髄炎　60
一部性漿液性歯髄炎　59
移転　12
遺伝子病　89
異物巨細胞　71, 190
異物反応　71
インターロイキン　73

う
ウイルス感染症　110
齲蝕　33
　――円錐　34, 37
　――検知液　36
　――裂隙　44, 45
打ち抜き像　343

え
栄養障害型（表皮水疱症）　15
鋭利なナイフカット状の歯根吸収　178
壊死　53, 56
壊死性炎症反応　110
壊死性潰瘍性歯肉炎　84
壊死性潰瘍性歯肉口内炎　114
壊死性唾液腺化生（症）　295
壊疽　53
エナメル器　1, 216
エナメル質　1
エナメル質齲蝕　43
エナメル質形成不全　22
エナメル質形成不全症　13
エナメル質減形成　103
エナメル上皮癌　210
エナメル上皮腫　216, 217
　――，骨外型／周辺型　220
　――，単嚢胞型　219
エナメル上皮線維歯牙腫　225
エナメル上皮線維歯牙肉腫　215
エナメル上皮線維腫　224
エナメル上皮線維象牙質腫　224
エナメル上皮線維象牙質肉腫　215
エナメル上皮線維肉腫　214
エナメル真珠　10
エナメル滴　2, 10
エナメル斑　26
エプーリス　253

円形異角化巣　145
炎症性サイトカイン　73
炎症性傍側嚢胞　192
炎症反応　110
円錐歯　6

お
横顔裂　95
横紋筋芽細胞　273
横紋筋肉腫　273
大きさの異常　6
オンコサイト　306, 329
　――化生　203, 291, 293
　――癌　319

か
外エナメル上皮　1
開花性セメント質骨性異形成症　232, 233
開口部周囲性形質細胞症　348
外骨症　98, 280
外混濁層　35
介在結節　7
介在性象牙（質）粒　58
外傷　20
外傷性骨嚢胞　195
外傷性神経腫　268
開窓術　180
外胚葉形成異常症　97
外胚葉形成不全　102
外部吸収　31
海綿状血管腫　265
外来性色素　142
解離性大動脈瘤　103
下顎感染性頰部嚢胞　192
下顎顔面異骨症　101
化学細菌説　33
化学物質　334, 356
下顎隆起　280

核／細胞質比　128
角化層　127
顎関節強直症　172
核内封入体　121
仮骨期　87
化骨性骨膜炎　165
過誤角化症　145
菓子製造業　29
過剰歯　5
過正角化症　130, 145
数の異常　5, 7
仮性象牙（質）粒　58
仮性ポケット　74
家族性低リン血症性くる病　17
家族性網膜芽細胞腫　250
顎骨切除　209
顎骨内粘表皮癌　187
顎骨保存外科療法　209
滑膜骨軟骨腫症　284
滑膜軟骨腫症　284
カテプシンC　83
カテプシンK遺伝子　154
化膿性炎症反応　110
下部消化管　347
ガマ腫　178, 202, 291
顆粒球減少症　339
顆粒細胞腫　269
ガルゴイリズム様顔貌　18
加齢　293
管間象牙質　46
含歯性嚢胞　178, 181, 196
カンジダ症　116, 117
間質嚢胞　217
管周象牙質　46
環状齲蝕　52
関節リウマチ　173, 344
乾癬　130
感染空洞　45
感染根管　72
感染症　109
完全摘出・閉鎖術　179
癌肉腫　247, 323
嵌入歯　2, 9
顔面神経麻痺　309
間葉系悪性腫瘍　252
乾酪壊死　112
　――巣　111

き

偽黄色腫性肉芽組織　68
奇形　89, 95
偽口蓋裂　100

義歯性線維腫　255
器質化　67
偽上皮腫様過形成　269
偽痛風　357
基底細胞癌　220
基底細胞腺癌　318
基底細胞腺腫　328
基底細胞母斑症候群　183
基底細胞様扁平上皮癌　236
基底層　127
偽肉腫　247
偽肉腫性線維腫症　258
偽嚢胞　175
偽膜　84
木村病　349
キメラ遺伝子　250
逆生　12
逆モンゴロイド型眼瞼裂　101
臼後歯　5
吸収　4, 31
急性齲蝕　45
急性顎骨骨髄炎　164
急性化膿性歯髄炎　60
急性偽膜性カンジダ症　116
急性骨髄性白血病　341
急性根尖性歯周炎　54
急性歯髄炎　54
急性漿液性歯髄炎　69
急性漿液性（単純性）歯髄炎　59
急性唾液腺炎　297
急性リンパ性白血病　342
臼傍結節　7
境界母斑　274
凝血塊　72
凝血期　87
矯正学的歯の移動　86
強直　54
棘細胞層　127
棘融解　140
棘融解型扁平上皮癌　236
巨細胞性エプーリス　253, 254
巨細胞封入体症　300
鋸歯状変化　138
巨赤芽球性貧血　132, 338
巨大歯　2, 6
巨（大）舌症　91
菌球　118
筋緊張性ジストロフィー　354
菌交代現象　117
菌状息肉症　278
筋上皮癌　322
筋上皮腫　327

金属アレルギー　137

く

区域性病変　347
空胞変性　56
楔状欠損　28
掘削性齲蝕　38
クモ指趾症　103
くり抜き法　180
くる病　17

け

形質細胞浸潤　348
形質細胞性骨髄腫　343
形質細胞様細胞　306
傾斜　12
形成障害　20, 25
形態異常　7
血液疾患　333
結核結節　111, 112
結核症　111, 112
結核性リンパ節炎　112
血管脂肪腫　267
血管腫　264
血管周皮腫　265
血管腫性エプーリス　256
血管内皮腫　266
血管免疫芽球型T細胞リンパ腫　278
血小板無力症　340
欠如歯　5
結節性筋膜炎　258
結節性糸球体硬化　351
血栓性血小板減少性紫斑病　340
血鉄素　142
ケラチン変性物　199
ケルビズム　288
牽引側　86
原因不明疾患　333
幻影細胞　185, 228
限局性骨炎　88
限局性歯牙異形成症　19
限局性セメント質骨性異形成症
　232
原始性嚢胞　183
原生象牙質　45
原発性骨内癌　211, 212
　――NOS　211

こ

コイロサイトーシス　191
高悪性度転化　315
高位　12

和文索引　375

紅暈　134
口蓋乳頭嚢胞　188
口蓋隆起　280
口蓋裂　95, 103
口角びらん　135
口腔アレルギー症候群　130
口腔癌（がん）　130, 235
口腔乾燥症　292
口腔症状　333
口腔潜在的悪性疾患　116
口腔転移腫瘍　355
口腔軟組織・顎骨の腫瘍および腫瘍
　　様病変（臨床的事項）　251
口腔粘膜　127
　　──の感染症　109, 110
口腔粘膜下線維症　130
口腔粘膜上皮の腫瘍および腫瘍状病
　　変（臨床的事項）　237
口腔扁平上皮癌　235
口腔扁平苔癬　130, 137
口腔・顔面・指趾症候群　99
高口蓋　103
咬合性外傷　63, 64, 85
抗好中球細胞質抗体　257
咬合面齲蝕　38, 39, 40
交叉咬合　103
好酸球肉芽腫　170
溝状舌　131, 136
甲状舌管嚢胞　201
紅色型（口腔扁平苔癬）　137
紅色斑点　4
口唇炎　135
好中球減少症　339
後天性免疫不全症候群　124
高度異型上皮　146
孔道癌　236
高熱曝露　29
紅板症　130, 146, 243
咬耗　27
黒毛舌　129, 131, 142
孤在性線維性腫瘍　265
骨芽細胞腫　282
骨化性筋炎　258
骨関節症　171
骨吸収　16, 81
骨巨細胞腫　287
骨形成性エプーリス　253, 254
骨形成不全症　153
骨系統疾患　150
骨腫　98, 281
骨髄移植　345
骨髄性白血病　341

骨性強直　172
骨軟骨腫　285
骨肉腫　283
骨病変　350
骨膜性骨肉腫　283
骨様象牙質　16, 57
コメド癌　320
孤立性形質細胞腫　343
コレステリン結晶　190
コロイド小体　138
根管充填　72
　　──後の根尖病巣　71
根管消毒剤　72
混合型血管腫　265
混合感染　114
痕跡歯　6
根尖性歯周炎　54
根尖性セメント質骨性異形成症　232
根面齲蝕　36, 47

さ

細管状腺腫　328
細菌感染症　110
細菌感染層　45
細菌少数層　35
細菌多数層　35
再生不良性貧血　338
再石灰化　33, 43
鰓嚢胞　200
再発齲蝕　51
再発性耳下腺炎　297
細胞外基質　128
細胞傷害性炎症反応　110
細胞診ガイドライン　238
細胞（性）セメント質　63
柵状配列　318
鎖骨頭蓋異形成症　151
鎖骨頭蓋異骨症　151
錯角化重層扁平上皮　182
サルコイドーシス　346
酸　356
酸蝕症　4, 29, 33
残存（残留）嚢胞　88
残存（留）嚢胞　178, 191

し

歯牙エナメル上皮腫　218
歯牙腫　226
　　──（集合型）　227
　　──（複雑型）　226
歯牙フッ素症　2
歯冠　1

歯間乳頭部　79
色素細胞母斑　274
色素性プロゴノーマ　289
色素性母斑　274
色素沈着　142
　　──症　128
軸索　268
シクロスポリンA　76
歯頸部　36
　　──齲蝕　47, 48, 49
刺激性線維腫　255
歯原性角化嚢胞　178, 182, 183
歯原性腫瘍　205
　　──のWHO組織分類（2017）　206
　　──（臨床的事項）　207
歯原性上皮　219
歯原性上皮性腫瘍　216
歯原性線維腫　229
歯原性粘液腫　229
歯原性嚢胞　212
自己抗体　130
自己免疫機構　344
歯根吸収　208
歯根肉芽腫　66, 67
歯根嚢胞　66, 178, 189
歯根膜　1
歯周組織への組織球浸潤に伴う歯肉
　　の腫脹　350
歯周病　73
歯周ポケット　49, 74, 79
篩状構造　306, 314
茸状乳頭　131
糸状乳頭　131
　　──間　129
　　──部　129
歯小嚢　1
歯髄　1
　　──壊死　54
　　──壊疽　54, 60
　　──炎　53
　　──失活剤　72
　　──充血　53
　　──息肉　62
　　──ポリープ　62
歯石　80
自然気胸　103
脂腺腺癌　319
死帯　27
歯堤　1
歯内歯　2, 9
歯肉炎　75
歯肉縁下歯石　80

歯肉縁下プラーク　80
歯肉縁から歯間乳頭部　114
歯肉縁上歯石　80
歯肉縁上プラーク　80
歯肉線維腫症　77
歯肉増殖　76
歯肉囊胞　197
歯肉扁平上皮癌　239
歯肉ポケット　74
歯乳頭　1
歯胚　1
脂肪腫　267
脂肪肉腫　260
脂肪変性　293
若年性歯周炎　82
シャベル状切歯　7
周期性好中球減少症　339
周産期障害　22
シュウ酸漂白法　143
重症筋無力症　354
重積歯　9
縦走潰瘍　347
周辺性巨細胞肉芽腫　287
樹状細胞　127
出芽状上皮釘脚　182
術後性上顎囊胞　178, 193
出生歯　11
腫瘍壊死因子　73
腫瘍随伴リンパ組織増生　311, 313
腫瘍性筋上皮　327
　　――細胞　325, 326
腫瘍性病変　333
漿液性腺房細胞類似細胞　311
上顎洞アスペルギルス症　118
上顎洞粘液囊胞　204
小窩裂溝齲蝕　37, 38
小細胞神経内分泌癌　324
硝子軟骨結節　284
硝子（様）変性　56
掌蹠角化症　83
常染色体優性遺伝疾患　288
消毒剤　72
衝突癌　247
嬢囊胞　182
上皮異成　244
　　――症　144
上皮過形成症　144
上皮筋上皮癌　317
上皮性異形成症　235, 242
上皮性歯根肉芽腫　67, 68
上皮性唾液腺腫瘍　305
上皮内癌　130, 144, 146, 235, 242,
244
静脈性血管腫　265
職業性歯科疾患　4, 29
褥瘡　130
褥瘡性潰瘍　11
唇顎口蓋裂　94
真菌感染症　110
神経鞘腫　270
神経線維腫　271
　　――症Ⅰ型　272
神経堤　289
神経内分泌細胞　127
侵攻性NK細胞白血病　279
進行性顔面半側萎縮症　157
進行性筋ジストロフィー　354
新産線　2, 22
侵襲性歯周炎　82
尋常性天疱瘡　140
新生歯　11
真性象牙（質）粒　58
真性囊胞型　189
真性ポケット　74
真皮　127
真皮内母斑　143, 274

す

髄外性形質細胞腫　343
水痘　121
水疱性発疹　122
頭蓋顔面異骨症　155
頭蓋骨縫合早期癒合症　155
杉綾模様　260

せ

正角化性歯原性囊胞　184
静止性骨空洞　163
星状網　1
青色母斑　143
成人T細胞白血病/リンパ腫　342
成人型線維肉腫　260
成人の歯肉囊胞　197
正中頸囊胞　201
正中歯　5
正中離開　12
星芒体　346
生理的第二象牙質　53, 57
石灰塩　44
石灰化歯原性囊胞　185
石灰化上皮性歯原性腫瘍　222
節外性NK/T細胞リンパ腫, 鼻型　257, 279
節外性リンパ腫　250
石灰変性　56
舌下腺摘出術　180
接合菌　119
接合性母斑　143
接合部型（表皮水疱症）　15
切歯管囊胞　178, 188
切歯結節　7
接触性口唇炎　135
節性リンパ腫　250
切断神経腫　268
舌扁桃　107
舌癒着症　91
セメント芽細胞腫　230
セメント質　1
　　――齲蝕　36, 50
　　――吸収　54, 64
　　――増生　54, 63
セメント質骨形成線維腫　231
セメント質骨性異形成症　232
セメント質増殖症　63
セメント（質）粒　65
セメント粒様　233
線維芽細胞成長因子受容体3　156
線維脂肪腫　267
線維腫　255
線維上皮性ポリープ　255
線維性エプーリス　253
線維性強直　172
線維性骨異形成症　158
線維性腫瘍　98
腺管状構造　306
腺癌NOS　321
前がん病変　130
前駆B細胞リンパ芽球性リンパ腫　277
尖圭コンジローマ　240
潜在性骨空洞　163
穿刺吸引細胞診　331
腺腫様歯原性腫瘍　223
栓状歯　6
染色体異常（唾液腺腫瘍）　307
染色体転座　250
全身疾患　25, 333
　　――に伴う口腔病変（臨床的事項）　335
腺性歯原性囊胞　187
全前脳胞症　105
先端巨大症　162
先天歯　11
先天性エプーリス　253
先天性強直症　172
先天性口唇瘻　107

先天性心疾患　102
先天性トキソプラズマ症　126
先天無舌症　91
尖頭合指症　100
潜伏感染　123
全部性化膿性歯髄炎　60
全部性漿液性歯髄炎　59
腺扁平上皮癌　236
腺房細胞癌　311
前房蓄膿性虹彩毛様体炎　147
腺房様充実性増殖　311
腺様嚢胞癌　314, 331

そ

早期萌出　11
象牙質　1
　――齲蝕　44, 46
　――桿状体　69
　――の発育線　44
象牙質形成性幻影細胞腫　228
象牙質形成不全　103
　――症　14
象牙（質）粒　53, 58
叢状型　217
叢状神経線維腫　271
創傷治癒　87
増殖性筋炎　258
増殖性筋膜炎　258
叢生　12
双生歯　2
側方性歯周嚢胞　178, 186
組織球症Ｘ　170
損傷　3

た

第一第二鰓弓症候群　95, 96, 101
胎芽病　90
退形成癌　245
大細胞神経内分泌癌　324
第三象牙質　45, 53, 57
胎児病　90
代謝異常　334
退縮エナメル上皮　216
帯状のリンパ球浸潤　138
帯状疱疹　121
苔癬様組織反応　138
大腸ポリポーシス　98
第二象牙質　53, 57
大理石骨病　152
唾液腺炎　297
唾液腺腫瘍　305
　――免疫染色性　307

　――（臨床的事項）　309
唾液腺導管癌　320
唾液腺導管嚢胞　203
多核巨細胞　346
多型腺癌　316
多形腺腫　325, 326, 331
　――由来癌　323
多型低悪性度腺癌　316
多形（滲出性）紅斑　130, 139, 344
多肢症　102
唾石症　296
多段階発がん　235
脱灰　33
　――標本　44
　――層　35
多発血管炎性肉芽腫症　257
多発性齲蝕　36
多発性の骨腫　98
単核球反応　110
単純型（表皮水疱症）　15
単純性骨嚢胞　195
単純性歯根肉芽腫　67
単純ヘルペスウイルス　120
断髄　70
単層性腺管　316
淡明細胞　306

ち

致死性骨異形成症　156
地図状舌　130, 131
着色　4, 30
中心壊死　320
中心結節　7
中心性巨細胞肉芽腫　287
中心性巨細胞病変　287
治癒期　87
陳旧性神経鞘腫　270

て

手足口病　122
低位　12
低身長　102
停滞型粘液嚢胞　203
低分化癌　324
低ホスファターゼ症　16
低リン血症性ビタミンＤ抵抗性くる病　17
デスモイド　250
　――型線維腫症　259, 286
鉄欠乏性貧血　338
テトラサイクリン系抗菌薬　30
デノスマブ　337

転位　12
転移性エナメル上皮腫　218
転移性腫瘍　355
転移性多形腺腫　323
伝染性単核症　123
天疱瘡　130, 140

と

樋状根　7
導管内癌　319
導管内乳頭腫　330
導管乳頭腫　330
動静脈性血管腫　265
糖尿病　135, 351
糖尿病性腎症　351
動脈瘤性骨嚢胞　178
動脈瘤様骨嚢胞　194
透明層　35
トキソプラズマ症　126
トキソプラズマ・ゴンディ　126
毒性表皮壊死融解症　139
特発性血小板減少性紫斑病　340
特発性骨空洞　163
独立皮脂腺　128
ドライソケット　87
ドライマウス　292

な

内エナメル上皮　1
内混濁層　35
内在性色素　142
内反性導管乳頭腫　330
内反性乳頭腫　241
内部吸収　31
内部肉芽腫　31
内分泌障害　334
軟化象牙質　36
軟骨形成不全　102
軟骨低形成症　156
軟骨内骨化　150
軟骨肉腫　285
軟骨無形成症　156
軟部好酸球肉芽腫　349

に

肉芽腫性エプーリス　253, 254
肉芽腫性口唇炎　108, 136
肉芽組織期　87
肉腫様癌　247
二次齲蝕　36, 51
二次口蓋裂　94
二次性治癒　87

ニフェジピン　76
乳歯齲蝕　36
乳児線維腫症　259
乳児の歯肉嚢胞　197
乳児のメラニン（黒色）性神経外胚
　　葉性腫瘍　289
乳頭腫　240
乳頭状過形成　241
乳頭状構造　306
乳頭状唾液腺腺腫　330
乳頭状囊胞腺腫　330
乳頭状扁平上皮癌　236
ニューモシスチス肺炎　124
二裂舌　91
妊娠性エプーリス　256

ね

ネコ鳴き症候群　93
ネコひっかき病　125
粘液性囊胞腺腫　330
粘液線維腫　229
粘液腺癌　321
粘液囊胞　202
　　――（粘液瘤）　202
粘液瘤　202
念珠状拡張　44
捻転　12
粘表皮癌　313, 331
粘膜下層　127
粘膜関連リンパ組織型節外性辺縁帯
　　リンパ腫　277
粘膜固有層　127
粘膜上皮層　127
粘膜内母斑　274
粘膜斑　113

の

膿原性肉芽腫　254, 256
囊胞　175
　　――の分類　176
　　――（臨床的事項）　178
　　――腔　190
囊胞性線維性骨炎　161
囊胞腺癌　321
囊胞腺腫　330
囊胞壁　190
囊胞様構造　219
膿瘍腔　67
膿瘍膜　60, 67

は

肺結核　112

梅毒　113
　　――トレポネーマ　113
白色海綿状母斑　129, 133
白色型（口腔扁平苔癬）　137
白斑　43
白板症　130, 144, 243
剥離性口唇炎　135
破骨細胞型巨細胞肉芽腫　288
破骨細胞型多核巨細胞　288
破歯細胞　64
発育異常　1
発育期の歯牙腫　225
発育線　44
抜歯後感染　88
抜歯創の治癒　87
抜髄　72
波動　178
鳩胸　103
花むしろ状　262
バニリルマンデル酸　289
バルジ　128
汎血球減少症　338
半月状顆粒　126
瘢痕治癒　72
斑状歯　23
パンヌス　173
反応象牙質　57

ひ

ヒアリン体　181, 190
鼻咽頭癌　245
皮下組織　127
鼻腔　119
鼻口蓋管囊胞　178, 188
微小膿瘍　131
非上皮性腫瘍　251
鼻唇（歯槽）囊胞　198
ビスホスホネート系薬剤　337
ビタミンD依存性くる病I型　17
ビタミンD依存性くる病II型　17
ヒトパピローマウイルス　235
皮膚色素斑　158
びまん性大細胞型B細胞リンパ腫
　　276
表層下脱灰　42, 43
病的第二象牙質　53, 57
表皮　127
表皮水疱症　15, 130
日和見感染　119
　　――症　118, 124
ピロリン酸カルシウム二水和物
　　357
ピンクスポット　4, 31
貧血　338

ふ

フェニトイン　76
副腔形成術　179
副甲状腺機能亢進症　161
副甲状腺ホルモン　161
複合性母斑　274
覆髄　70
覆罩　70
副鼻腔　119
腹壁外デスモイド　259
腐食　4
フッ化水素　29
フッ素症　23
ブドウ状歯原性囊胞　186
不透明層　35
不透明象牙質　27
プラーク　80, 186
プリズム状根　7
プロトスタイリッド　7
分泌癌　312
分裂舌　91

へ

平滑面齲蝕　37, 41
壁着性象牙（質）粒　58
ヘモグロビン　142
ヘモジデリン　142
ヘルパンギーナ　122
ヘルペス性歯肉口内炎　120
変位　12
辺縁性二次齲蝕　51
変形性関節症　171
変性　53, 56
変性関節疾患　171
片側小顔症　96
扁平歯原性腫瘍　221
扁平歯原性腫瘍様上皮島　221
扁平上皮化生　293, 295, 326
扁平上皮癌　130, 220, 243, 324
扁平上皮乳頭腫　240
扁平苔癬　137

ほ

崩壊層　35
傍基底層　127
芳香族化合物　356
傍骨性骨肉腫　283
放射線照射　29, 299

放射線性骨壊死　168
放射線性骨髄炎　168
萌出嚢胞　196
紡錘形細胞　306
紡錘細胞性脂肪腫　267
紡錘細胞扁平上皮癌　236, 247
放線菌症　115
泡沫細胞　68
発疹　121
母斑　130
　　──細胞母斑　143, 274
母斑性基底細胞癌症候群　183
ポリポーシス　353

ま
埋伏歯　2, 223
膜性骨化　150
末梢性T細胞リンパ腫，非特定型　278
摩耗（症）　4, 28
慢性潰瘍性歯髄炎　61
慢性化膿性根尖性歯周炎　66
慢性硬化性骨髄炎　166
慢性硬化性唾液腺炎　291, 298
慢性骨髄性白血病　341
慢性根尖周囲膿瘍　66
慢性根尖性歯周炎　54, 66
慢性再発性唾液腺炎　291
慢性歯周炎　79
慢性歯髄炎　54, 61
慢性巣状硬化性骨髄炎　166
慢性増殖性歯髄炎　62
慢性唾液腺炎　296
慢性肉芽性根尖性歯周炎　66
慢性剝離性歯肉炎　78
慢性びまん性硬化性骨髄炎　166, 167

み
未分化癌　245
未分化大細胞型リンパ腫　278
未分化多形肉腫　262
ミュータンスレンサ球菌群　33

む
無顆粒球症　339

ムコ脂質症　18
ムコ多糖症　18
ムコール症　119
無細胞セメント質　63, 233
無歯症　5

め
明細胞　317
明細胞性歯原性癌　213
メラニン　128
　　──色素　142, 289, 353
メラノサイト　127, 142, 275
免疫異常　333
免疫染色性　307

も
毛細血管腫　265
網状白色病変　137
毛状白板症　124
毛舌　129
盲嚢型　189
網膜ぶどう膜炎　147
網様萎縮　56

や
薬剤関連顎骨壊死　169
薬疹　130
薬物アレルギー　137
薬物誘発性歯肉増殖症　76

ゆ
融合　7
　　──遺伝子（唾液腺腫瘍）　307
　　──・軸合　7
疣贅状扁平上皮癌　236, 246
疣贅性黄色腫　261
遊離エナメル質　37, 38
遊離性象牙（質）粒　58
癒（融）合歯　2, 8
癒着歯　2, 8

よ
溶解原巣　45
羊皮紙様感（音）　178
横線層　35

ら
蕾状歯　6
ラヌーラ　178, 202, 291

り
離開　7, 12
裏装上皮　190
流行性耳下腺炎　292
粒子線治療　310
領域性発がん　235
良性リンパ上皮性疾患　292, 303
輪状齲蝕　52
隣接面齲蝕　41
隣接面のエナメル質齲蝕　42
リンパ管腫　263
リンパ形質細胞性リンパ腫　277
リンパ上皮癌　236, 245, 324
リンパ上皮性嚢胞　200, 294
リンパ性白血病　342

る
類円形腫瘍細胞　311
類腱線維腫　286
類骨骨腫　282
類上皮細胞　112, 126
　　──肉芽腫　346
類象牙質　185
類天疱瘡　130, 141
類皮嚢胞　199
類表皮嚢胞　199

ろ
漏斗胸　103
濾胞型　216
濾胞性リンパ腫　276

わ
矮小歯　2, 6
彎曲　7

検印省略

口腔病理アトラス
定価（本体 15,000円＋税）

1998年 2月25日　第1版　第1刷発行
2006年 3月15日　第2版　第1刷発行
2018年 2月15日　第3版　第1刷発行

監修者　髙木　實（たかぎ　みのる）
発行者　浅井　麻紀
発行所　株式会社 文光堂
　　　　〒113-0033　東京都文京区本郷7-2-7
　　　　TEL （03）3813-5478（営業）
　　　　　　（03）3813-5411（編集）

©髙木 實, 2018　　　　　　　　　印刷・製本：真興社

乱丁，落丁の際はお取り替えいたします．

ISBN978-4-8306-7004-6　　　　　　　　　Printed in Japan

- 本書の複製権，翻訳権・翻案権，上映権，譲渡権，公衆送信権（送信可能化権を含む），二次的著作物の利用に関する原著作者の権利は，株式会社文光堂が保有します．
- 本書を無断で複製する行為（コピー，スキャン，デジタルデータ化など）は，私的使用のための複製など著作権法上の限られた例外を除き禁じられています．大学，病院，企業などにおいて，業務上使用する目的で上記の行為を行うことは，使用範囲が内部に限られるものであっても私的使用には該当せず，違法です．また私的使用に該当する場合であっても，代行業者等の第三者に依頼して上記の行為を行うことは違法となります．
- JCOPY〈出版者著作権管理機構 委託出版物〉
本書を複製される場合は，そのつど事前に出版者著作権管理機構（電話 03-3513-6969，FAX 03-3513-6979，e-mail：info@jcopy.or.jp）の許諾を得てください．